高等学校“十三五”规划教材

医用化学

第二版

朱 焰　姜洪丽　申世立 ◉ 主编

化学工业出版社

·北京·

《医用化学》(第二版)是将传统的无机化学、分析化学、有机化学、物理化学、结构化学等内容中与医药关系密切的内容有机整合而成的一门化学基础课教材，主要包括无机化学和有机化学两个部分。无机化学部分主要讲述溶液，电解质和缓冲溶液，氧化还原反应和电极电势，原子结构、共价键和分子间作用力，配合物；有机化学部分主要讲述各类有机化合物的命名、性质、结构特点及常用鉴别方法。

《医用化学》(第二版)可作为高等院校护理、医学影像、康复医疗、针灸推拿、应用物理、生物医学工程、医学检验、法医、卫生管理、医学信息等相关专业的基础课教材。

图书在版编目（CIP）数据

医用化学/朱焰，姜洪丽，申世立主编．—2版．—北京：化学工业出版社，2019.6（2023.1重印）
高等学校“十三五”规划教材
ISBN 978-7-122-34193-8

Ⅰ.①医… Ⅱ.①朱…②姜…③申… Ⅲ.①医用化学-高等学校-教材 Ⅳ.①R313

中国版本图书馆CIP数据核字（2019）第056896号

责任编辑：褚红喜　宋林青　　　　装帧设计：关　飞
责任校对：宋　夏

出版发行：化学工业出版社（北京市东城区青年湖南街13号　邮政编码100011）
印　　装：三河市延风印装有限公司
787mm×1092mm　1/16　印张19¼　彩插1　字数505千字　2023年1月北京第2版第6次印刷

购书咨询：010-64518888　　　　售后服务：010-64518899
网　　址：http://www.cip.com.cn
凡购买本书，如有缺损质量问题，本社销售中心负责调换。

定　　价：39.80元

《医用化学(第二版)》编写组

主　　编： 朱　焰　姜洪丽　申世立

编写人员（以姓氏笔画为序）：

王玉民　申世立　朱　焰　孙立平

陈　震　林晓辉　侯　超　姜洪丽

曹晓群　葛燕青

前言

《医用化学》在多年使用过程中，受到了广大师生的一致好评，普遍反映本教材的内容与章节编排合理，文字叙述深入浅出、简明扼要，特色性突出。第二版教材继续延续了这一风格特色，在第一版内容基础上，对具体章节内容做了修订或修正。此外，补充“第十七章　萜类化合物”的内容，从而使医用化学的体系更加完整。

本次编写与修订由山东第一医科大学负责完成，具体分工如下：申世立编写第一章、第二章；孙立平编写第三章；侯超编写第四章、第五章；林晓辉编写第六章、第七章、第十章；姜洪丽编写第八章、第九章；王玉民编写第十一章、第十二章；朱焰编写第十三章、第十六章、第十七章；陈震编写第十四章；葛燕青编写第十五章；曹晓群编写第十八章。

在此，感谢《医用化学》第一版所有编委和编写人员的辛苦付出！感谢使用并对本次修订工作提出宝贵意见的各位老师和同学！由于编者水平有限，书中疏漏之处在所难免，恳切期望广大师生批评指正。

编　者

2019 年 3 月

第一版前言

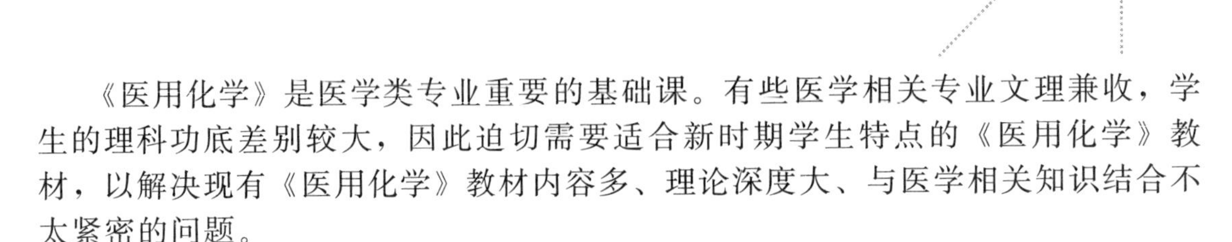

《医用化学》是医学类专业重要的基础课。有些医学相关专业文理兼收，学生的理科功底差别较大，因此迫切需要适合新时期学生特点的《医用化学》教材，以解决现有《医用化学》教材内容多、理论深度大、与医学相关知识结合不太紧密的问题。

本教材是将传统的无机化学、分析化学、有机化学、物理化学、结构化学等课程中与医药关系密切的内容有机整合而成的一门化学基础课程，主要包括无机化学和有机化学两个部分。无机化学部分主要讲述溶液，电解质和缓冲溶液，氧化还原反应和电极电势，原子结构、共价键和分子间作用力，配合物；有机化学部分主要讲述各类有机化合物的命名、性质、结构特点及常用鉴别方法，删去了有机合成、反应机理等与医药学专业联系不十分紧密的内容。本教材淡化了化学知识本身的系统性，降低了化学理论难度，加强与医药的联系点，突出创新性和适用性。编写过程中努力体现“反映特色，加强基础，注意交叉，够用为度”的现代课程建设理念。

本教材适用对象主要以医学相关专业学生为主（不包括临床医学），如护理、医学影像、康复医疗、针灸推拿、应用物理、生物医学工程、医学检验、法医、卫生管理、医学信息等专业。本教材由泰山医学院与德州学院共同编写，分工如下：宋新峰编写第一章、第二章；孙立平编写第三章；侯超编写第四章、第五章；林晓辉编写第六章、第七章、第十章；姜洪丽编写第八章、第九章；王玉民编写第十一章；朱焰编写第十二章、第十三章；陈震编写第十四章；葛燕青编写第十五章；曹晓群编写第十六章、第十七章。

为了加强实验教学，医用化学实验单独成书，不再列在理论教材后面。

本书在编写时参考了部分已出版的高等学校教材和有关著作，从中借鉴了许多有益的内容，在此向有关的作者表示感谢。同时感谢化学工业出版社在本书出版过程中所给予的支持和帮助。

由于编者水平有限，本书难免存在疏漏和不当之处，恳切希望广大读者批评指正，以便本书重印或再版时改正。

编　者

2015 年 3 月

目录

第一章 溶液

第二章 电解质和缓冲溶液

第三章 氧化还原反应和电极电势

第四章 原子结构、共价键和分子间作用力

第五章　配合物

第六章　有机化学概述

第七章 烃

第八章 对映异构

第九章 卤代烃

第十三章　胺类化合物和生物碱

第十四章　杂环化合物

第十五章　糖类化合物

第十六章　脂类和甾族化合物

第十七章　萜类化合物

第十八章　氨基酸和蛋白质

参考答案

附录

参考文献

第一章 溶液

Chapter 1

学习目标

1. 掌握：溶液渗透压的表示及有关计算；溶胶的性质；胶团的结构。

2. 熟悉：溶液的组成量度表示方法及有关计算；胶体、高分子化合物溶液的概念。

3. 了解：溶液、渗透压在医学领域的意义。

溶液属于一种或几种物质分散在另一种物质中所形成的分散系，根据分散相粒子的直径的不同，可分为真溶液和胶体溶液。真溶液粒子直径小于1nm，胶体溶液的粒子直径则在1～100nm范围。它们与科学研究和生命活动关系密切，人体内的组织间液、血液及各种腺体分泌液都属于溶液，许多生理活动都在溶液中进行。溶液的相关知识是医学及相关专业学习和工作的基础。

第一节 溶液的组成量度

溶液的组成量度是指一定量的溶液或溶剂中所含溶质的量，以前称为浓度。从1983年开始，“浓度”一词指物质的量浓度，是溶液的组成量度中常用的表示方式。溶液中溶质和溶剂的相对含量将影响到溶液的性质。给患者输液或用药时，必须规定药液的量度和用量。因为药液过稀，就不会产生明显的疗效，但药液过浓反而对人体有害，甚至会危及患者的生命安全。所以，溶液的组成量度是溶液的重要特征。

物质的量和质量是国际单位制（SI）规定的两个基本物理量，质量的SI单位为千克（kg），而物质的量的SI单位是摩尔（mol）。之前SI规定：“一摩尔任何物质所含的基本单元数与0.012kg ^{12}C的原子数相等”。0.012kg ^{12}C中含有的原子数为阿伏伽德罗常数N_A，约为$6.023\times10^{23}mol^{-1}$。也就是说，一摩尔任何物质均含有$N_A$个基本单元。2018年11月第26届国际计量大会（CGPM）对“摩尔”进行了重新定义：1摩尔精确包含6.02214076×10^{23}个基本粒子。该数即为以单位mol^{-1}表示的阿伏伽德罗常数N_A的固定数值，称为阿伏伽德罗常数。

在使用摩尔时应指明基本单元，如原子、分子、离子、电子或其他粒子的特定组合。世界卫生组织建议：①凡是已知分子量的物质在人体内的含量，都应当用物质的量浓度单位取代旧单位制所表示的质量浓度单位；②人体体液中有少数物质的分子量还未精确测得，可以暂用质量浓度表示；③统一用升（L）作为单位的分母，以避免过去用其他作不同分母时的混乱，更不宜使用计量单位的“%”来表示每百毫升。

一、物质的量浓度

溶液中某溶质B的物质的量浓度，用符号 c_B 或［B］表示。它的定义是溶质B的物质的量（n_B）除以溶液的体积（V），即

$$c_B = n_B/V \tag{1-1}$$

式中，n_B 为溶质B的物质的量，mol；V 为溶液的体积，化学和医学上常用单位为升（L），有时也用毫升（mL）、微升（μL）表示。在说明某物质的 c_B 时，需要指明基本单元。例如，某一硫酸溶液，H_2SO_4 的物质的量浓度 $c(H_2SO_4)=0.1\text{mol}\cdot\text{L}^{-1}$；该溶液也可以用$\frac{1}{2}H_2SO_4$ 表达，如 $c\left(\frac{1}{2}H_2SO_4\right)=0.2\text{mol}\cdot\text{L}^{-1}$等。括号中的符号表示物质的基本单元。

二、质量浓度

溶液中某溶质B的质量除以溶液的体积，称为该物质的质量浓度。单位为 $\text{kg}\cdot\text{m}^{-3}$，化学和医学上还常用 $\text{g}\cdot\text{L}^{-1}$、$\text{mg}\cdot\text{L}^{-1}$或 $\mu\text{g}\cdot\text{L}^{-1}$等单位，用符号 ρ_B 表示，即

$$\rho_B = m_B/V \tag{1-2}$$

式中，m_B 为该溶质的质量，以千克(kg)作单位；V 为 溶液的体积，以立方米(m^3)作单位。

对于注射液，一般应同时标明物质的量浓度和质量浓度。

三、体积分数

同温同压下，溶液中某溶质B的体积除以各组分的体积之和，称为该溶质的体积分数。单位为1，或者用%，用符号 φ_B 表示，即

$$\varphi_B = \frac{V_B}{\sum_A V_A} \tag{1-3}$$

式中，V_B 为纯组分B的体积，$\sum_A V_A$ 代表组成混合物的各组分的纯物质的体积之和。

医学上常用体积分数表示溶质为液体的溶液的组成，如消毒酒精中的酒精的体积分数为0.75或75%。

四、质量分数

溶液中某溶质B的质量除以溶液的质量，称为该溶质的质量分数，可用小数或百分数来表示，其符号为 w_B，即

$$w_B = m_B/m \tag{1-4}$$

式中，m_B 为该溶质的质量；m 为溶液的质量，两者的单位应相同。

例如市面上销售的浓硫酸，其质量分数为98%；将100g蔗糖溶于水配制成160g糖浆，此糖浆中蔗糖的质量分数为62.5%。

临床上常用分子浓度表示体液中细胞的组成。另外，摩尔分数和质量摩尔浓度的表示方

法也经常被使用。

五、溶液组成量度的换算

在实际工作中，对同一种溶液的组成量度有时候采用不同的表示方法，掌握不同表示方法之间的换算关系是非常重要的。

1. 物质的量浓度与质量浓度之间的换算

因为某物质的物质的量（n）等于质量（m）除以摩尔质量（M），所以

$$c_B = n_B/V = (m_B/M_B)/V = (m_B/V)/M_B = \rho_B/M_B \tag{1-5}$$

2. 物质的量浓度与质量分数之间的换算

因为某物质的物质的量（n）等于质量（m）除以摩尔质量（M），溶液的体积（V）等于质量（m）除以密度（ρ），所以

$$c_B = n_B/V = (m_B/M_B)/(m/\rho) = (m_B/m)(\rho/M_B) = w_B\rho/M_B \tag{1-6}$$

【例 1-1】 实验室常用的浓盐酸密度为 $1.19g \cdot cm^{-3}$，质量分数为 37%，试求其物质的量浓度。

解：$c_{HCl} = w_{HCl}\rho/M_{HCl} = 37\% \times 1.19g \cdot cm^{-3}/36.5g \cdot mol^{-1} = 0.012mol \cdot cm^{-3} = 12mol \cdot L^{-1}$

溶液的配制与稀释是化学和医学工作中常用的基本操作。在进行这些工作时，必须熟练掌握各种溶液组成量度的公式及换算关系。

【例 1-2】 某患者需用 $0.56mol \cdot L^{-1}$ 葡萄糖溶液，现有 $2.78mol \cdot L^{-1}$ 葡萄糖溶液，问要取这种溶液多少毫升才能配制成 500mL 的 $0.56mol \cdot L^{-1}$ 葡萄糖溶液？

解：设要取 $2.78mol \cdot L^{-1}$ 葡萄糖溶液为 xL，根据配制前后葡萄糖的物质的量不变，得：

$$2.78mol \cdot L^{-1} x = 0.56mol \cdot L^{-1} \times 0.5L$$

$$x = 0.101L = 101mL$$

第二节　溶液的渗透压

一、渗透现象和渗透压

如果向一杯水里加些蔗糖，蔗糖会不断溶解，不久后，水的各个部分均会有甜味；如果向一杯水里滴一滴墨水，颜色区域不断扩大，最后充满了水域。这些现象说明，分子在不停地运动，从而产生扩散。当两种浓度不同的溶液相互接触时，都会发生扩散现象，有浓度均匀化的趋势。

如果用一种半透膜将溶液与纯溶剂分开，如图 1-1（a）所示。一段时间后，可以看到溶液一侧的液面不断上升，如图 1-1（b）所示，说明溶剂分子不断地通过半透膜转移到溶液中。这种溶剂分子通过半透膜进入到溶液或由稀溶液进入到浓溶液的现象，称为渗透现象。不同浓度的两个溶液用半透膜隔开时，都有渗透现象发生。

半透膜的种类多种多样，通透性也不相同。它是一种只允许某些物质透过，而不允许另一些物质透过的薄膜。动物的膀胱膜、细胞膜、人造羊皮纸和火棉胶膜等都是半透膜。

图 1-1 中的半透膜只允许溶剂分子自由透过，不允许溶液中溶质分子透过。由于膜两侧单位体积内溶剂分子数不等，单位时间内由纯溶剂进入溶液中的溶剂分子数要比由溶液进入纯溶剂的多，膜两侧渗透速度不同，结果是溶液一侧的液面上升。因此，渗透现象的产生必须具备两个条件：一是有半透膜存在；二是半透膜两侧单位体积内溶剂的分子数不相等。

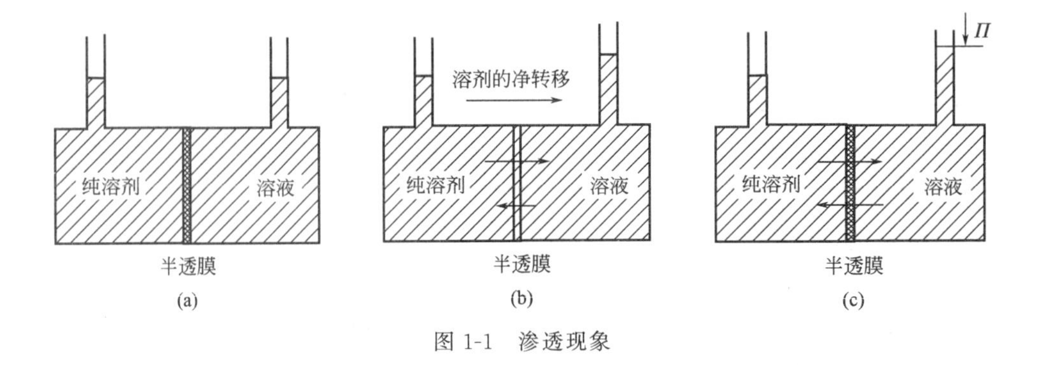

图 1-1　渗透现象

二、渗透压和浓度、温度的关系

实验证明，在一定温度下，溶液的渗透压与它的浓度成正比；在一定浓度时，溶液的渗透压与热力学温度成正比。1886 年荷兰物理化学家 van't Hoff 通过实验得出稀溶液的渗透压与溶液浓度、热力学温度之间的关系：

$$\Pi V = n_B RT \tag{1-7}$$

$$\Pi = c_B RT \tag{1-8}$$

式中，Π 为溶液的渗透压，kPa；V 为溶液的体积，L；n_B 为该体积中所含溶质的物质的量，mol；R 为摩尔气体常数，8.314kPa·L·K^{-1}·mol^{-1}；T 为热力学温度，T/K＝273.15＋t/℃；c_B 为溶液物质的量浓度，mol·L^{-1}。

van't Hoff 公式的意义：一定温度下，溶液的渗透压只与溶液的浓度成正比。也就是说，渗透压与单位体积溶液中溶质的物质的量（质点的数目）成正比，而与溶质的本性无关。

【例 1-3】 将 2.00g 蔗糖（$C_{12}H_{22}O_{11}$）溶于水，配成 50.0mL 溶液，求其在 37℃时的渗透压。

解：$C_{12}H_{22}O_{11}$ 的摩尔质量为 342g·mol^{-1}，则

$$c_{C_{12}H_{22}O_{11}} = \frac{n}{V} = \frac{2.00\text{g}}{342\text{g·mol}^{-1} \times 0.0500\text{L}} = 0.117\text{mol·L}^{-1}$$

$$\Pi = c_B RT = 0.117\text{mol·L}^{-1} \times 8.314\text{kPa·L·K}^{-1}\text{·mol}^{-1} \times 310.15\text{K} = 302\text{kPa}$$

由此看出，0.117mol·L^{-1}的蔗糖溶液在 37℃可产生 302kPa 的渗透压，相当于 30.8m 水柱的压力。这一点表明渗透压是比较强大的，而用普通半透膜精确测定渗透压是比较困难的。

对于电解质稀溶液产生的渗透压，需要考虑电解质的电离，在渗透压公式中引入一个校正因子 i，计算公式为：

$$\Pi = ic_B RT \tag{1-9}$$

【例 1-4】 临床上常用的生理盐水是 9.0g·L^{-1} NaCl 溶液，求其在 37℃时的渗透压。

解：NaCl 在稀溶液中完全解离，i 可按 2 计算，NaCl 的摩尔质量为 58.5g·mol^{-1}。

根据 $\Pi = ic_B RT$，有：

$\Pi = 2 \times 9.0\text{g·L}^{-1} / 58.5\text{g·mol}^{-1} \times 8.314\text{kPa·L·K}^{-1}\text{·mol}^{-1} \times 310.15\text{K} = 7.9 \times 10^2\text{kPa}$

测定渗透压的方法可用于测定溶质的分子量，尤其适用于高分子化合物，如蛋白质等分子量的测定。

【例 1-5】 将 1.00g 血红素溶于适量纯水中，配制成 100mL 溶液，在 20℃ 时测得溶液的渗透压为 0.366kPa，求血红素的分子量。

解：根据 van′t Hoff 公式，得：

$$\Pi V = n_B RT = \frac{m_B}{M_B} RT$$

$$M_B = \frac{m_B RT}{\Pi V}$$

式中，M_B 为血红素的摩尔质量，$g \cdot mol^{-1}$；m_B 为血红素质量，g；V 为溶液体积，L，代入相应数值，得：

$$M_{血红素} = 1.00g \times 8.314kPa \cdot L \cdot K^{-1} \cdot mol^{-1} \times 293.15K / (0.366kPa \times 0.100L)$$
$$= 6.66 \times 10^4 g \cdot mol^{-1}$$

三、渗透压在医学上的意义

1. 渗透浓度

由于渗透压仅与溶液中溶质粒子的浓度有关，而与粒子的本性无关，故人们把溶液中产生渗透效应的溶质粒子（分子、离子）统称为渗透活性物质。根据 van′t Hoff 公式，在一定温度下，对于任一稀溶液，其渗透压应与渗透活性物质的物质的量浓度成正比。因此，也可以用渗透活性物质的物质的量浓度来衡量溶液渗透压的大小。

医学上常用渗透浓度来比较溶液渗透压的大小，定义为渗透活性物质的物质的量除以溶液的体积，以符号 c_{os} 表示，单位为 $mol \cdot L^{-1}$ 或 $mmol \cdot L^{-1}$。

【例 1-6】 计算医院补液用的 $50.0g \cdot L^{-1}$ 葡萄糖溶液和 $9.00g \cdot L^{-1}$ NaCl 溶液（生理盐水）的渗透浓度（以 $mmol \cdot L^{-1}$ 表示）。

解：葡萄糖（$C_6H_{12}O_6$）在水溶液中不电离，其摩尔质量为 $180g \cdot mol^{-1}$，$50.0g \cdot L^{-1}$ $C_6H_{12}O_6$ 溶液的渗透浓度为：

$$c_{os} = \frac{50.0g \cdot L^{-1} \times 1000mmol \cdot mol^{-1}}{180g \cdot mol^{-1}} = 278mmol \cdot L^{-1}$$

NaCl 的摩尔质量为 $58.5g \cdot mol^{-1}$，NaCl 在水溶液中几乎完全电离，渗透活性物质为 Na^+ 和 Cl^-，因此，$9.00g \cdot L^{-1}$ NaCl 溶液的渗透浓度为：

$$c_{os} = \frac{9.00g \cdot L^{-1} \times 1000mmol \cdot mol^{-1}}{58.5g \cdot mol^{-1}} \times 2 = 308mmol \cdot L^{-1}$$

表 1-1 列出了正常人血浆、组织间液和细胞内液中各种渗透活性物质的渗透浓度。

表 1-1 正常人血浆、组织间液和细胞内液中各种渗透活性物质的渗透浓度

渗透活性物质	血浆中浓度/$mmol \cdot L^{-1}$	组织间液中浓度/$mmol \cdot L^{-1}$	细胞内液中浓度/$mmol \cdot L^{-1}$
Na^+	144	37	10
K^+	5	4.7	141
Ca^{2+}	2.5	2.4	
Mg^{2+}	1.5	1.4	31
Cl^-	107	112.7	4
HCO_3^-	27	28.3	10
HPO_4^{2-}、$H_2PO_4^-$	2	2	11
SO_4^{2-}	0.5	0.5	1
磷酸肌酸			45
肌肽			14

续表

渗透活性物质	血浆中浓度/$mmol \cdot L^{-1}$	组织间液中浓度/$mmol \cdot L^{-1}$	细胞内液中浓度/$mmol \cdot L^{-1}$
氨基酸	2	2	8
肌酸	0.2	0.2	9
乳酸盐	1.2	1.2	1.5
三磷酸腺苷			5
一磷酸己糖			3.7
葡萄糖	5.6	5.6	
蛋白质	1.2	0.2	4
尿素	4	4	4
总浓度	303.7	302.2	302.2

2. 等渗、低渗和高渗溶液

在临床上，对患者进行大量补液时，常用 $0.15mol \cdot L^{-1}$ 生理盐水和 $0.28mol \cdot L^{-1}$ 葡萄糖溶液，这是由体液渗透压所决定的。将正常细胞置于渗透压不同的溶液中时，细胞会呈现不同的变化。

若将红细胞置于纯水或稀 NaCl 溶液（远小于 $0.15mol \cdot L^{-1}$）中，在显微镜下，可以观察到红细胞逐渐胀大，最后破裂，释放出红细胞内的血红蛋白使溶液染成红色，医学上将这一过程称为“细胞溶血”，如图 1-2（a）所示。产生这种现象的原因是细胞内溶液的渗透压高于细胞外液，细胞外液的水向细胞内渗透所致。

若将红细胞置于较高浓度的 NaCl 溶液（远大于 $0.15mol \cdot L^{-1}$）中，在显微镜下可见红细胞逐渐皱缩，如图 1-2（b）所示，皱缩的红细胞互相聚结成团，这种现象称为“胞质分离”。若此现象发生于血管内，将产生“栓塞”。产生这些现象的原因是红细胞内液的渗透压低于细胞外液，红细胞内的水向细胞外渗透所致。

若将红细胞置于生理盐水中，在显微镜下观察，红细胞既不膨胀，也不皱缩，细胞形态基本不变，如图 1-2（c）所示。这是因为生理盐水与红细胞内液的渗透压力相等，细胞内外液处于渗透平衡状态。

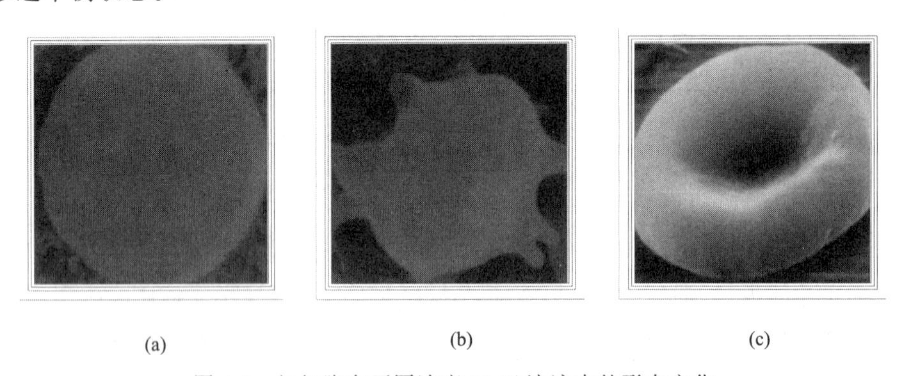

(a) (b) (c)

图 1-2 红细胞在不同浓度 NaCl 溶液中的形态变化

渗透压相等的两种溶液互称为等渗溶液。渗透压不相等的两种溶液中，渗透压相对高的溶液称为高渗溶液，渗透压相对低的溶液称为低渗溶液。

医学上溶液的等渗、低渗、高渗是以血浆的总渗透压为标准的。从表 1-1 可知，正常人血浆的渗透浓度为 $303.7mmol \cdot L^{-1}$。所以临床上规定渗透浓度在 $280 \sim 320mmol \cdot L^{-1}$ 的溶液为等渗溶液。

在临床治疗中，当为患者大剂量补液时，要选择等渗溶液，这样细胞不致被破坏而保持正常的生理功能，否则可能导致机体内水分调节失常，从而引起细胞的变形和破裂。临床常用 0.15mol·L^{-1}氯化钠溶液和 0.28mol·L^{-1}葡萄糖溶液，因为这两种溶液对应于血浆渗透压而言都是等渗溶液。

临床治疗上除了使用等渗溶液外，也有使用高渗溶液的情况，如治疗失血性休克、烧伤休克、脑水肿等。使用高渗溶液时，输入量不能太多，输入速度不能太快，否则易造成局部高渗，导致机体内水分调节失常，进而引起细胞的变形和破裂。

3. 晶体渗透压和胶体渗透压

人体体液能维持恒定的渗透压，对水盐的代谢过程非常重要。血浆的渗透压是小分子晶体物质（主要是 NaCl、$NaHCO_3$、葡萄糖等）和高分子胶体物质（主要是白蛋白、球蛋白等）所产生的渗透压的总和。

血浆中由小分子晶体物质形成的渗透压称为晶体渗透压，约为 766kPa。晶体物质比较容易通过毛细血管，因此血浆和组织间液两者之间的晶体渗透压基本相同。但由于细胞内外所含离子浓度不同，而细胞膜对离子通透又具有选择性，因此血浆晶体渗透压的稳定对细胞内外水、电解质平衡及血液细胞的正常形态和功能十分重要。血浆中由大分子物质形成的渗透压称为胶体渗透压，其数值较小，不到 4kPa。由于胶体物质一般不能通过毛细血管壁，所以它直接影响血液与组织间液的水分交换。

人体内的毛细血管壁和细胞膜都属于半透膜，由于它们的通透性不同，晶体渗透压和胶体渗透压在维持体内水、电解质平衡功能上也不相同。

细胞膜只允许水分子、葡萄糖等小分子自由通过，而 Na^+、K^+ 等离子不易自由通过。因此，晶体渗透压对维持细胞内外液的水、电解质平衡起主要作用。如果由于某种原因造成人体缺水，细胞外液中电解质的浓度有可能相对升高，晶体渗透压将增大，这时细胞内液的水分子通过细胞膜向细胞外液渗透，造成细胞内失水。如果大量饮水或输入过多的葡萄糖溶液，细胞外液电解质的浓度就要降低，晶体渗透压可能减小，这时细胞外液中的水分子就要通过半透膜进入细胞内液，严重时可产生水中毒。在高温环境下补充含电解质类物质的水，就是为了保持细胞外液晶体渗透压的恒定。

毛细血管壁允许水分子、离子和小分子物质自由通过，不允许直径大于 3nm 的大分子、大离子通过。因此，晶体渗透压对维持毛细血管内外水盐的相对平衡不起作用，起主要作用的是胶体渗透压。在正常情况下，血浆中的蛋白质浓度比组织间液高，可以使水分从组织间液渗透进入毛细血管，又可以阻止血管内水分过分渗透到组织间液中，从而维持着血管内外水的相对平衡，保持血容量。如果由于某种疾病造成血浆蛋白减少，血浆胶体渗透压降低，血浆中的水和小分子溶质就会过多地通过毛细血管壁进入组织间液，造成血容量降低而组织间液增多，这是形成水肿的原因之一。临床上对大面积烧伤或失血过多等原因造成血容量下降的患者进行补液时，由于这类患者血浆蛋白损失较多，除补电解质溶液外，还要输入血浆或右旋糖酐，以恢复血浆的胶体渗透压并增加血容量。

血液透析是血液净化的一种方式，目的在于替代肾衰竭所丧失的部分功能，如清除代谢废物，调节水、电解质和酸碱平衡。血液净化技术是在血液与透析液间放置一透析膜，利用弥散、对流原理，以超滤、吸附等方式清除体内水分与溶质或向体内补充溶质的一种治疗方法。

第三节　胶体溶液

1861 年，英国化学家格莱谟首次提出胶体概念。格莱谟在研究溶液中溶质分子的扩散时发现，一些物质如无机盐可以通过半透膜，且扩散速率很快，当蒸发溶剂时，这些物质易形成晶体析出；另一类物质如明胶、蛋白质、氢氧化铝等，扩散速率很慢，且很难甚至不能通过半透膜，蒸发溶剂时，这些物质不能形成晶体，而是形成黏稠的胶态。据此，他把前一类物质称为晶体，后一类称为胶体。40 多年后俄国化学家韦曼指出，晶体和胶体并不是不同的两类物质，而是物质的两种不同的存在状态。

现代科学认为，胶体溶液属于分散系，其分散相粒子的直径在 1～100nm 之间。但是，分散相粒子的组成有所不同。由分子、离子或原子聚集体组成分散相粒子的胶体称为溶胶；由高分子化合物组成分散相粒子的胶体称为高分子化合物溶液。

一、溶胶

1. 溶胶的制备

任何固、液态物质在一定介质中用适当的方法分散，并使分散相粒子的大小落在胶体分散系的范围之内都能制备成溶胶。溶胶的制备通常有分散法、凝聚法等。

分散法是采用物理破碎的方法使大颗粒物质分散成胶粒的。例如，利用球磨机、胶体磨等装置将物质研磨至胶体颗粒范围，再以适当的分散剂和稳定剂制成溶胶。如一些纳米药物制剂的制备，就是将原药破碎制备成溶胶。

凝聚法是采用化学反应使分子或离子聚集成胶粒的。例如，将 $FeCl_3$ 溶液缓慢滴加到沸水中，反应为：

$$FeCl_3+3H_2O \longrightarrow Fe(OH)_3+3HCl$$

生成的许多 $Fe(OH)_3$ 分子凝聚在一起，形成透明的红棕色溶胶。

又如，在生物医学研究中，在 $HAuCl_4$ 溶液中用 H_2O_2（或白磷、抗坏血酸等）作为还原剂，由反应 $2HAuCl_4+3H_2O_2 \longrightarrow 2Au+8HCl+3O_2$ 制得的金溶胶，可与抗体蛋白结合并保持抗体不丧失活性，形成胶体金标记抗体，可方便地在电子显微镜下观察抗原在组织细胞内的分布。

由极小的固体或液体粒子悬浮在气体介质中所形成的胶体分散系称为气溶胶。例如，细小水滴（雾）或固体粒子（烟和粉尘）分散在空气中形成气溶胶；大量使用煤炭燃料的地区，由于煤炭燃烧过程中释放的大量颗粒物、SO_2 和 CO_2，在低温、潮湿的静风天气下，形成了含有硫酸和硫酸盐的气溶胶，在近地层聚集，严重危害人类的呼吸系统；长期吸入粉尘气溶胶会引起以心肺组织纤维化为主的全身性疾病（尘肺）；临床上某些药物的溶液或极细粉末经超声等方式雾化，并加入适当浓度的氧气，形成气溶胶，经口鼻吸入、肺泡吸收以治疗疾病。

2. 溶胶的性质

因为溶胶粒子小、分散度大，具有很大的比表面和表面能，因此，溶胶具有多相性、高分散性和热力学不稳定性，在光学、动力学和电学等方面有独特的性质。

(1) 溶胶的光学性质——丁铎尔现象

在暗室或黑暗背景下，用一束强光照射在 $Fe(OH)_3$ 溶胶上，从光束的垂直方向观察，可以清晰地看到溶胶光线通过的区域呈一道浑浊发亮的光径，如图 1-3 所示，而照射硫酸铜溶液没有出现光径，这是胶体分散系特有的光学性质，称为丁铎尔现象。夜空中所能看到远处探照灯射出的光柱是气溶胶的丁铎尔现象。

丁铎尔现象是溶胶粒子对光产生散射的结果。当一束光线照射到胶体溶液时，只有一部分光线通过，其余部分则被吸收、反射或散射。光的吸收情况主要取决于体系的化学组成。当入射光的频率与胶粒中分子的固有频率相同时，则发生光的吸收；而光的反射和散射的强弱则与胶体粒子大小有关。当粒子的大小和可见光的波长（380～780nm）接近或略小时，如溶胶粒子直径在 1～100nm 之间，则发生光的散射，即光在绕过微粒前进的同时，又会从粒子的各个方向上散射。这时溶胶粒子就像一个个小发光体，这无数个发光体就产生丁铎尔现象。若粒子直径大于波长，则光波以一定的角度从粒子表面反射出来，不仅形成强烈的反射光，而且阻挡了光的继续传播，故仅能在入射区域看到光斑，看不到散射光带；若粒子直径小于 1nm，如真溶液，则入射光直接绕过，光的传播不受粒子的物理阻挡，以透射和吸收为主。所以丁铎尔现象可用以区别胶体溶液和真溶液。

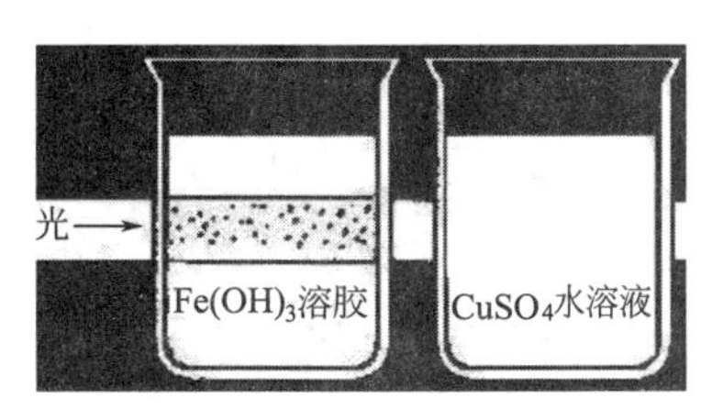

图 1-3　丁铎尔现象

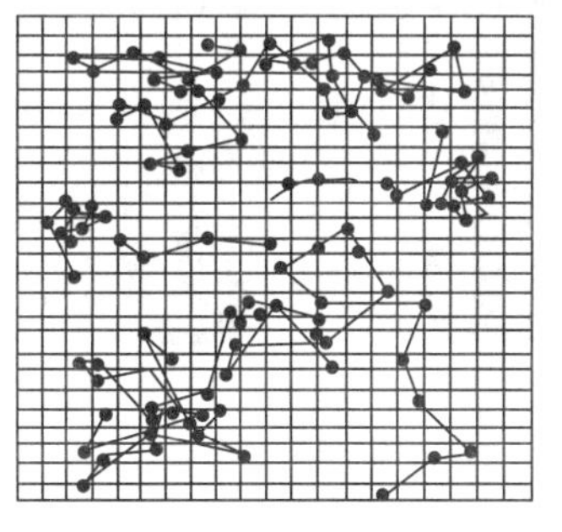
图 1-4　布朗运动

（2）溶胶的动力学性质——布朗运动、沉降和扩散

在超显微镜下观察溶胶时，胶体粒子时刻处于无规则的运动状态，称为布朗运动。

溶胶粒子的布朗运动的本质是热运动，是由于分散相粒子受到介质分子不同方向的碰撞，其合力不能完全被抵消所致。图 1-4 是用超显微镜观察到的胶粒的布朗运动。

溶胶是高度分散的多相亚稳定系统。当分散相粒子的密度大于分散介质的密度时，则在重力场的作用下，胶粒有向下沉降的趋势。悬浮在介质（气体或液体）中的固体颗粒在重力作用下下沉而与介质分离的过程称为沉降。沉降的结果使得体系下层粒子浓度变大，这就破坏了粒子分布的均匀性，胶粒就通过布朗运动从分散密度大的区域向分散密度小的区域迁移，这种现象称为扩散。

胶粒质量越小，温度越高，溶胶的黏度越小，则粒子运动速度越大，布朗运动越剧烈，越容易扩散。扩散现象是由胶粒的布朗运动引起的，它使胶粒克服重力沉降，因而是溶胶的稳定因素之一——动力学稳定因素。

溶胶的分散系中，扩散和沉降两种作用同时存在。当沉降速度等于扩散速度时，系统处于沉降平衡状态，这时，胶粒的分散密度从上到下逐渐增大，形成一个稳定的分散密度梯度（图 1-5）。

由于胶体粒子的粒径很小，在重力场中的沉降速度很慢，需要很长的时间才能达到沉降平衡。瑞典科学家斯维德伯格用超速离心机使胶体分散粒子迅速沉降。应用超速离心技术，可以测定胶体分散系中颗粒的大小以及它们的分子量，这也是生物医学研究中的重要分离手段。

图 1-5　沉降平衡分散密度梯度

（3）溶胶的电学性质——电泳和电渗

在溶胶中插入两个电极，通入直流电后，可观察到胶粒向某一电极定向移动。这种在电场作用下，带电粒子在介质中的定向运动称为电泳。

如图 1-6 所示，在 U 形管中注入 $Fe(OH)_3$ 红棕色溶胶，在 U 形管两臂溶胶上面小心地注入纯水，使溶胶与纯水间保持清晰的界面，并使两液面基本水平。接通直流电场，片刻可见 U 形管一臂的 $Fe(OH)_3$ 溶胶红棕色界面向负极上升而正极溶胶界面下降。电泳实验说明，溶胶粒子是带电的，由电泳的方向可以判断胶粒所带电荷的性质。大多数金属硫化物、硅酸、金、银等溶胶的胶粒带负电，称为负溶胶；大多数金属氢氧化物的胶粒带正电，称为正溶胶。

由于整个溶胶系统是电中性的，而胶粒带某种电荷，介质必然显现与胶粒带相反的电荷。在外加电场作用下，分散介质发生定向移动的现象称为电渗。将溶胶吸附于多孔陶瓷、活性炭、黏土等多孔性物质中，然后在多孔性物质两侧加电压，通电后从毛细管液面的升降可观察到液体介质的移动方向，如图 1-7 所示。

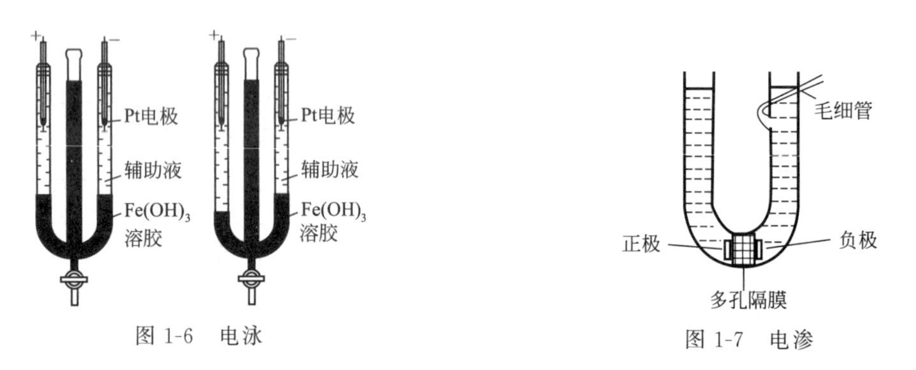

图 1-6　电泳

图 1-7　电渗

电泳和电渗都是带电的分散相粒子和分散介质在电场中相对运动的电动现象。

电泳技术在生命活性物质如氨基酸、多肽、蛋白质及核酸等物质的分离和分析研究中有广泛的应用。

3. 溶胶胶团的结构

(1) 胶粒带电的原因

胶体的电学性质说明胶粒带电，胶粒带电的主要原因有以下两种。

① 胶核表面的选择性吸附　溶胶的胶核会选择性地吸附与其组成类似的某种离子作为稳定剂，使其表面带有一定的电荷。例如，将 $FeCl_3$ 溶液缓慢滴加到沸水中制备 $Fe(OH)_3$ 溶胶，反应为：

$$FeCl_3+3H_2O \longrightarrow Fe(OH)_3+3HCl$$

溶液中部分 $Fe(OH)_3$ 与 HCl 作用生成 FeOCl。

$$Fe(OH)_3+HCl \longrightarrow FeOCl+2H_2O$$

生成的 FeOCl 再解离为 FeO^+ 和 Cl^-。

$$FeOCl \longrightarrow FeO^+ + Cl^-$$

许多 $Fe(OH)_3$ 分子的聚集体称为胶核$[Fe(OH)_3]_m$，$[Fe(OH)_3]_m$ 胶核吸附与其组成类似的 FeO^+ 而带正电荷，形成正溶胶。

又如 $AgNO_3$ 稀溶液与过量的 KI 稀溶液混合后制备 AgI 溶胶。

$$AgNO_3+KI \longrightarrow AgI+KNO_3$$

胶核 $(AgI)_m$ 选择性地吸附与其有关的 I^- 而带负电荷，形成负溶胶。

② 胶核表面分子的解离　有些胶粒本身含有可解离的基团，在水溶液中可解离成离子从而带电。例如，硅酸溶胶的表面解离为 SiO_3^{2-} 和 H^+，H^+ 扩散到介质中去，而 SiO_3^{2-} 则留在胶核表面使胶粒带负电。

(2) 胶团结构

溶胶的胶核是分散相原子、分子或离子的聚集体，带电荷。介质中部分与胶核电性相反的离子，一方面受已带电胶核的静电吸引，使它接近胶核；另一方面反离子因本身的扩散作用，分散到介质中。在大多数情况下，少部分反离子和胶核紧密结合在一起，电泳时同时迁移。这部分反离子和胶核表面上的吸附离子共同形成的带电层称为吸附层。胶核和吸附层组成胶粒。分布在胶粒外围的反离子浓度离胶粒越远越稀，形成符号与吸附层相反的另一个带电层——扩散层。这样由吸附层和扩散层构成了电性相反的双电层。胶粒与扩散层构成胶团。溶胶就是指所有胶团和胶团间液构成的整体，如图 1-8 所示。

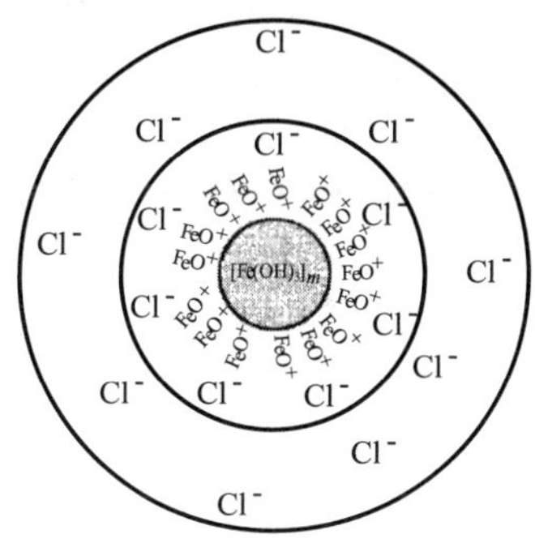

图 1-8 $Fe(OH)_3$ 胶团

$Fe(OH)_3$ 溶胶的胶团结构式写作：

$$\left\{[Fe(OH)_3]_m \cdot nFeO^+ \cdot (n-x)Cl^-\right\}^{x+} \cdot xCl^-$$

胶核　　吸附层　　扩散层

胶粒

胶团

【例 1-7】 利用 $AgNO_3$ 溶液和 KI 溶液可以制备 AgI 溶胶。若将 24.0mL 0.0200mol·L^{-1} KI 溶液和 200mL 0.0500mol·L^{-1} $AgNO_3$ 溶液混合，制备 AgI 溶胶，写出该溶胶的胶团结构式，并判断其在电场中的电泳方向。

解：加入 KI 和 $AgNO_3$ 的物质的量分别为：

$$n_{KI}=0.0200\text{mol}\cdot\text{L}^{-1}\times0.0240\text{L}=4.80\times10^{-4}\text{mol}$$

$$n_{AgNO_3}=0.0500\text{mol}\cdot\text{L}^{-1}\times0.200\text{L}=1.00\times10^{-2}\text{mol}$$

$AgNO_3$ 过量，故 AgI 胶核吸附过量的 Ag^+ 而带正电荷，在电场中向负极泳动。其胶团结构式为：

$$[(AgI)_m\cdot nAg^+\cdot(n-x)NO_3^-]^{x+}\cdot xNO_3^-$$

4. 溶胶的相对稳定因素及聚沉

(1) 溶胶的相对稳定因素

溶胶为高度分散的多相体系，具有很大的比表面和表面能，是热力学不稳定体系，有自动聚集而下沉的趋势。但实际上溶胶体系总是能稳定一定的时间，有的长达数年或几十年，使溶胶保持相对稳定的因素主要有以下几点。

① 胶粒带电　由于同符号电荷的排斥作用，阻止了胶粒碰撞聚集变大，增强了相对稳定性。因此，胶团的双电层结构是决定溶胶稳定性的主要因素。

② 溶胶表面的水合膜　胶团中的离子都是溶剂化的。以水为溶剂的溶胶，胶团的双电层结构中的离子都是水化的，胶粒被水分子包裹形成的水合膜犹如一层弹性隔膜，可造成胶粒相互接近时的机械阻力，从而阻止溶胶聚沉。

③ 布朗运动　溶胶粒子的布朗运动，能阻止胶粒在重力作用下的沉降。溶胶的分散度越大，布朗运动越剧烈，胶粒就越不容易聚沉。

(2) 溶胶的聚沉

溶胶是热力学不稳定系统，它的稳定性只是相对的，一旦稳定因素被削弱或破坏，胶粒便聚集成较大的颗粒而沉降，这一现象称为聚沉。引起聚沉的因素很多，但电解质的作用是主要的。溶胶对电解质非常敏感，当向溶胶中加入一定量电解质，电解质中与溶胶所带电荷相反的离子起作用，迫使反离子进入吸附层，从而使扩散层变薄，胶粒表面的电荷被进入吸附层中的反离子抵消，胶粒变成电中性，因而能迅速碰撞聚集导致沉淀。

不同的电解质，对溶胶的聚沉能力不同，通常用临界聚沉浓度来衡量电解质对溶胶聚沉能力的大小。临界聚沉浓度是指一定量溶胶在一定时间内发生完全聚沉所需电解质溶液的最低浓度。电解质的临界聚沉浓度越小，表示该电解质的聚沉能力越强。

叔尔采-哈迪经验规则表明，电荷相同的反离子，聚沉能力几乎相等；而反离子的电荷越高，聚沉能力也急剧增强。对于给定的溶胶，反离子电荷绝对值为1、2、3的电解质，其临界聚沉浓度之比约为$\left(\frac{1}{1}\right)^6:\left(\frac{1}{2}\right)^6:\left(\frac{1}{3}\right)^6$。

【例 1-8】 将等体积的0.0080mol·L^{-1} KI溶液和0.010mol·L^{-1} $AgNO_3$溶液混合制备AgI溶胶。现将$MgSO_4$、$K_3[Fe(CN)_6]$及$AlCl_3$三种电解质的同浓度等体积溶液分别滴加入上述溶胶，试判断三种电解质对溶胶聚沉能力的大小顺序。

解：因$AgNO_3$过量，胶核吸附过量的Ag^+而带正电荷，电解质负离子起主要聚沉作用，负离子所带电荷越多，聚沉能力越强。

三种电解质溶液对溶胶聚沉能力的大小顺序为：

$$K_3[Fe(CN)_6] > MgSO_4 > AlCl_3$$

当正、负溶胶按适当比例混合致使胶粒所带电荷恰被互相抵消时，就可完全聚沉。

医学上利用血液（胶体）相互聚沉判断血型；明矾净水也是利用明矾水解生成$Al(OH)_3$正溶胶与水中带负电荷的污物溶胶相互聚沉，从而达到净水的目的。

二、高分子化合物溶液

高分子化合物通常是指分子量大于10000的化合物。它们可以是天然的有机化合物，如蛋白质、淀粉、核酸、纤维素、天然橡胶；也可以是人工合成的有机化合物，如合成纤维、合成橡胶等。高分子化合物分散到合适的分散介质中形成的均匀的分子、离子分散系称为高分子化合物溶液。高分子化合物溶液的分散相粒径在1～100nm之间，所以具有胶体分散系共有的性质。在高分子化合物溶液中，分散相颗粒是单个高分子，分散相与分散介质之间没有界面，因此高分子溶液是均相系统，在热力学上是稳定的，这是高分子化合物溶液与溶胶的主要不同点。

1. 高分子化合物溶液的盐析

许多高分子化合物具有较多的亲水基团，例如生物体内大量存在的多糖、蛋白质、核酸等高分子化合物，与水分子有较强的亲和力，在高分子化合物周围形成一层水合膜，这是高分子化合物溶液具有稳定性的主要原因。

在蛋白质溶液中加入一定量的易溶强电解质离子化合物［如$(NH_4)_2SO_4$、Na_2SO_4等］时，离子强烈的水合作用，使蛋白质的水合程度大为降低，蛋白质因水合膜受破坏而析出沉淀。这种因加入易溶强电解质离子化合物而使高分子化合物从溶液中沉淀析出的作用称为盐析。盐析过程实质上是蛋白质的脱水过程。

$(NH_4)_2SO_4$对大多数蛋白质的组成基团具有较高的化学惰性，即使浓度很高也不会引起蛋白质失活。在25℃时，$(NH_4)_2SO_4$饱和溶液浓度可达4.1mol·L^{-1}，且饱和溶液浓度随温度变化不大，因此在生物活性蛋白分离制备时常用$(NH_4)_2SO_4$溶液作为盐析试剂。

除无机易溶强电解质离子化合物外，在蛋白质溶液中加入可与水强烈结合的有机溶剂（如乙醇、甲醇、丙酮、乙腈等）也能使蛋白质沉淀出来，这些有机溶剂常用作生物样品分析测定前处理过程的去蛋白试剂。

2. 高分子化合物溶液对溶胶的保护作用

在溶胶中加入适量高分子化合物溶液，可以显著地增加溶胶对电解质的相对稳定性，这种现象称为高分子化合物溶液对溶胶的保护作用。由于高分子化合物被吸附在胶粒的表面上，形成一层高分子保护膜，包围了胶体粒子，把亲水性基团伸向水中，并具有一定厚度，所以胶粒在相互接近时的吸引力就大为削弱，且这层保护膜还会增加相互排斥力，因此增加了胶体的稳定性。

高分子化合物溶液对溶胶的保护作用在生命体中非常重要。血液中的难溶电解质如 $CaCO_3$ 或 $Ca_3(PO_4)_2$ 等，它们是以溶胶的形式存在于血液中，血液中的蛋白质对这些溶胶起到保护作用，因此，虽然它们在血液中的浓度比在体外纯水中的浓度高了近 5 倍，但仍能稳定存在而不发生聚沉。如果发生某些疾病使血液中的蛋白质浓度减小时，这些盐类溶胶就会因失去高分子的保护作用而聚沉，形成肾、胆、膀胱等内脏结石。

阅读材料

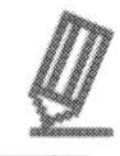

化学与医学

化学是以实验为载体，在分子、原子层次上研究物质的组成、结构、性质及其变化规律的自然科学。化学与人类生活息息相关，涉及生活的方方面面，人类的“衣食住行”都离不开化学，2011 年被联合国确定为“国际化学年”。

18、19 世纪，科学元素论和原子-分子论相继提出，元素周期律被发现，碳键的四面体结构及苯的六元环结构被确定，化学实现了从经验到理论的腾飞。相继建立了无机化学、分析化学、有机化学、物理化学四大基础化学。20 世纪开始，化学与其他学科之间相互渗透，相互融合，不断形成许多新的边缘学科和应用学科，如生物化学、环境化学、药物化学、结构化学、高分子化学以及医学化学等。

早在 16 世纪，欧洲化学家就致力于研制医治疾病的化学药物，从而推动了医学与化学的同步发展。1800 年，英国化学家戴维发现了 N_2O 的麻醉作用，后来乙醚、普鲁卡因等更加有效的麻醉药物相继问世，使无痛外科手术成为可能。1932 年，德国生物化学家多马克发现一种偶氮磺胺染料，可治愈细菌性败血症，标志着人们迎来了抗生素时代。20 世纪下半叶，分子生物学的兴起标志着生命科学的迅速发展。从分子水平上理解生物体和生命过程，实际上也就是从化学的观点去从事现代生命科学的研究。许多医学专业的专业基础课程和专业课程都跟化学相关，比如生理学、生物化学、免疫学、药理学、病理学等。这种发展使得化学在高等医药院校公共基础课中占据更高的地位。

化学与医学的关系，主要表现在如下几个方面。

（1）人体内的生理现象和物质转化都以化学反应为基础。人体内的许多生理现象和病理现象，如消化、吸收、呼吸、排泄等都包含着复杂的化学变化。掌握一定的化学知识，才能更好地研究生理、病理现象的实质。

（2）药物的药理作用和疗效是由其化学结构和性质决定的。药物的主要作用是调整因疾病而引起的机体的种种异常变化。例如，水溶液中呈碱性的碳酸氢钠、乳酸钠可做抗酸药；左旋多巴可转化成多巴胺治疗帕金森综合征；枸橼酸钠可与铅配位用于治疗铅中毒；顺式二氯二氨合铂（Ⅳ）能破坏癌细胞 DNA 的复制能力，抑制癌细胞生长，是第一代抗癌药。

（3）疾病的诊断需要运用化学的原理和方法。在疾病的诊断、治疗过程中，需要进行化验和用药，这也与化学密切相关。例如，用化学方法确定尿液中葡萄糖和丙酮的含量，可以确诊糖尿病；测定血液中转氨酶活性的变化，可以判定肝和心肌的功能变化等。在卫生监督、疾病预防等方面，如环境卫生、营养卫生、劳动卫生等，常需要进行饮水分析、食品检验、环境监测等，这些都离不开化学。

本课程前半段主要介绍化学的基本原理和概念，可以称为基础化学，后半段主要是介绍与医学密切相关的碳氢化合物及其衍生物，属于有机化学。

学习小结

1. 溶液的含义；溶液的组成量度及换算关系。

2. 渗透现象产生的条件；渗透压的计算；渗透浓度；渗透现象在医学上的应用。

3. 胶体的概念；溶胶及高分子化合物溶液的性质及在医学上的应用。

4. 胶团结构；溶胶的相对稳定性及电解质对溶胶的聚沉能力。

（申世立）

复习题

一、选择题

1. 正常人平均每 100mL 血液含有 Na^+ 0.326g，则血液中 Na^+ 的渗透浓度约为（　　）。

A. 142$mol \cdot L^{-1}$　　B. 1.42$mol \cdot L^{-1}$　　C. 142$mmol \cdot L^{-1}$　　D. 14.2$mmol \cdot L^{-1}$

2. 在相同温度下，下列溶液渗透压最大的是（　　）。

A. 0.2$mol \cdot L^{-1}$葡萄糖　　B. 0.15$mol \cdot L^{-1}$ NaCl

C. 0.15$mol \cdot L^{-1}$ $CaCl_2$　　D. 0.1$mol \cdot L^{-1}$ $AlCl_3$

3. 下列溶液用半透膜隔开，能产生渗透现象的是（　　）。

A. 0.28$mol \cdot L^{-1}$葡萄糖和 0.28$mol \cdot L^{-1}$氯化钠

B. 0.30$mol \cdot L^{-1}$葡萄糖和 0.15$mol \cdot L^{-1}$氯化钠

C. 0.30$mol \cdot L^{-1}$葡萄糖和 0.30$mol \cdot L^{-1}$蔗糖

D. 0.15$mol \cdot L^{-1}$氯化钠和 0.10$mol \cdot L^{-1}$氯化钙

4. 0.152$mol \cdot L^{-1}$ $NaHCO_3$ 溶液的渗透浓度是（　　）。

A. 0.152$mol \cdot L^{-1}$　　B. 152$mol \cdot L^{-1}$　　C. 0.304$mol \cdot L^{-1}$　　D. 304$mol \cdot L^{-1}$

5. 将红细胞置于生理盐水中，红细胞会（　　）。

A. 保持正常状态　　B. 膨胀　　C. 皱缩　　D. 破裂

6. 下列溶液中不是临床上等渗溶液的是（　　）。

A. 生理盐水　　B. 50$g \cdot L^{-1}$葡萄糖溶液　　C. 90$g \cdot L^{-1}$ NaCl 溶液　　D. 12.5$g \cdot L^{-1}$ $NaHCO_3$ 溶液

7. 下列关于胶体的说法中正确的是（　　）。

A. 胶体外观不透明

B. 胶体微粒直径在 1～100nm 之间

C. 胶粒不能通过滤纸

D. 胶体不稳定，静置后容易产生沉淀

8. 真溶液、胶体溶液分散质的根本区别是（　　）。

A. 是否为大量分子或离子的集合体　　B. 分散质微粒直径的大小

C. 能否透过滤纸或半透膜　　D. 是否均一、稳定、透明

9. 下列不属于胶体的是（　　）。

A. 水银　　B. 烟、云、雾
C. 有色玻璃　　D. 淀粉溶液

10. 鉴别胶体和溶液可以采取的方法是（　　）。
A. 蒸发　　B. 从外观观察
C. 稀释　　D. 利用丁铎尔现象实验

11. 对于 As_2S_3（负溶胶），聚沉能力最强的是（　　）。
A. K_2SO_4　　B. $CaCl_2$　　C. $AlCl_3$　　D. Na_3PO_4

二、计算题

1. 医院需要配制 0.2%过氧乙酸溶液 3000mL，现有的过氧乙酸溶液浓度为 40%，问需 40%过氧乙酸溶液多少毫升？

2. 市售浓硫酸的质量分数 $w_B=0.98$，密度 $\rho=1.84\text{kg}\cdot\text{L}^{-1}$，计算其物质的量浓度。

3. 100mL 水溶液中含有 2.00g 白蛋白，25℃时此溶液的渗透压为 0.717kPa，求白蛋白的分子量。

4. 树的内部汁液的上升是由渗透压差造成的，1kPa 压力可以使水柱上升 10.2cm。若已知树汁的含糖浓度为 $0.20\text{mol}\cdot\text{L}^{-1}$，树汁小管外部水溶液的渗透浓度为 $0.005\text{mol}\cdot\text{L}^{-1}$，试问在 25℃时，树汁能上升多少米？

三、问答题

1. 胶粒为何会带电？何种情况带正电荷？何种情况带负电荷？

2. 已知用 H_2O_2 还原 $HAuCl_4$ 溶液制备金溶胶的反应为 $2HAuCl_4+3H_2O_2 \longrightarrow 2Au+8HCl+3O_2$，并在系统中加入适量 NaOH 产生稳定剂成分 AuO_2^-，反应为 $HAuCl_4+5OH^- \longrightarrow 4Cl^-+3H_2O+AuO_2^-$，写出溶胶的胶团结构式并判断其在电场中的迁移方向。

3. 怎样解释高分子化合物对溶胶的保护作用？

4. 溶胶与高分子化合物溶液具有稳定性的原因是哪些？用什么方法可以分别破坏它们的稳定性？

5. 有一金溶胶，先加明胶溶液再加 NaCl 溶液，与先加 NaCl 溶液再加明胶溶液相比，现象有何不同？

6. 总结真溶液与胶体溶液的区别。

7. 总结溶胶与高分子化合物溶液的异同点。

第二章 Chapter 2

电解质和缓冲溶液

学习目标

1. 掌握：酸碱质子理论；一元弱酸、弱碱溶液 pH 值的计算；缓冲溶液的概念、组成及 pH 值的计算；酸碱滴定法的基本原理和滴定分析法测定结果的计算。

2. 熟悉：水的质子自递平衡及水的离子积；缓冲溶液的配制原则、方法和步骤。

3. 了解：缓冲溶液在医学上的意义。

电解质是溶于水中或熔融状态下能导电的化合物，这些化合物的水溶液称为电解质溶液。人体体液如血浆、胃液、泪水和尿液等都含有许多电解质离子，如 Na^+、K^+、Ca^{2+}、Cl^-、HCO_3^-、CO_3^{2-}、HPO_4^{2-} 等，是维持体液渗透浓度、pH 值和其他生理功能必需的成分。因此，掌握电解质溶液的基本理论、基本特性和变化规律等知识，对医学科学的学习是十分重要的。正常人体血液的 pH 值范围为 7.35～7.45，且不受代谢过程的影响而保持 pH 值基本恒定。若超出这个范围，就会出现不同程度的酸中毒或碱中毒症状，严重时可危及生命。能够保持 pH 值相对恒定的溶液——缓冲溶液，在生命科学中具有重要的意义。

第一节 电解质溶液

根据电解质在水溶液中的解离程度不同，可将其分为强电解质和弱电解质两类。在水溶液中能完全解离成离子的化合物是强电解质，如 NaCl、$CuSO_4$ 等物质，它们的晶体是由离子组成的，因而在熔融状态下也能导电。在水溶液中只能部分解离成离子，大部分仍以分子状态存在的化合物称为弱电解质，如 HAc、$NH_3 \cdot H_2O$ 等。

弱电解质在水溶液中只有部分分子解离成离子，这些离子又互相吸引，一部分重新结合成分子，因而解离过程是可逆的。在一定温度下，当分子解离成离子和离子结合成分子的速率相等时，溶液中各组分的浓度不再发生改变，即达到动态平衡，这种状态称为解离平衡。如醋酸的解离平衡可表示为：

$$HAc \rightleftharpoons H^+ + Ac^-$$

电解质的解离程度可以定量地用解离度来表示。解离度 α 是指在一定温度下，弱电解质达到解离平衡时，已解离的分子数和原有的分子总数之比。

$$\alpha = \frac{\text{已解离的分子数}}{\text{原有的分子总数}} \tag{2-1}$$

解离度 α 习惯上也可以百分数来表示。

在相同条件下，不同的弱电解质解离度不同，解离度的大小可以反映出弱电解质的相对强弱。解离度越小，弱电解质相对越弱；相反，解离度越大，弱电解质相对越强。影响解离度的因素有弱电解质本身的极性大小、溶液的浓度、温度、溶剂的极性、pH 值以及其他电解质的存在等。应注意，表示解离度时，必须指明溶液的温度和浓度。

第二节 酸碱质子理论

酸和碱是两类重要的电解质。人们通过对酸碱的性质、组成及结构关系的研究，提出了一系列的酸碱理论，其中有 S. A. Arrhenius 的酸碱电离理论、J. N. Brönsted 与 T. M. Lowry 的酸碱质子理论和 G. N. Lewis 的酸碱电子理论等。

一、酸碱理论

1. 酸碱电离理论

酸碱电离理论是 1887 年由瑞典化学家阿伦尼乌斯（S. A. Arrhenius）提出的。

酸碱电离理论认为：在水中电离出的阳离子全部是 H^+ 的化合物是酸；电离出的阴离子全部是 OH^- 的化合物是碱。酸碱反应的实质是 H^+ 与 OH^- 反应生成 H_2O。

酸碱电离理论把酸碱反应只限于水溶液中，把酸碱范围也限制在能解离出 H^+ 或 OH^- 的物质。这种局限性就必然产生许多与化学事实相矛盾的现象。有些物质如 NH_4Cl 水溶液呈酸性，Na_2CO_3、Na_3PO_4 等物质的水溶液呈碱性，但前者自身并不含 H^+，后者也不含有 OH^-。

2. 酸碱质子理论

1923 年，布朗斯特（J. N. Brönsted）和劳莱（T. M. Lowry）提出了酸碱质子理论。

酸碱质子理论认为：凡能给出质子的物质都是酸，凡能接受质子的物质都是碱。酸和碱不是孤立的，酸给出质子后余下的部分就是碱，碱接受质子后即成为酸。酸和碱之间的转化关系可表示为：

$$\text{酸} \rightleftharpoons \text{质子} + \text{碱}$$

$$HCl \rightleftharpoons H^+ + Cl^-$$

$$HAc \rightleftharpoons H^+ + Ac^-$$

$$H_2CO_3 \rightleftharpoons H^+ + HCO_3^-$$

$$HCO_3^- \rightleftharpoons H^+ + CO_3^{2-}$$

$$NH_4^+ \rightleftharpoons H^+ + NH_3$$

$$H_3O^+ \rightleftharpoons H^+ + H_2O$$

$$H_2O \rightleftharpoons H^+ + OH^-$$

上述的关系式又称为酸碱半反应，酸碱半反应两边的酸碱物质称为共轭酸碱对。一种酸释放一个质子后形成其共轭碱，或者说一种碱结合一个质子后形成其共轭酸。酸比它的共轭碱多一个质子。由此可见，酸和碱相互依存，又可以互相转化。若酸给出质子的倾向越强，则其共轭碱接受质子的倾向越弱；若碱接受质子的倾向越强，则其共轭酸给出质子的倾向越弱。

从质子酸碱的概念可以看出：

① 有些物质既能给出质子，也能接受质子，这些物质称为酸碱两性物质，如 H_2O、HCO_3^-、HPO_4^{2-} 等都是两性物质；

② Na_2CO_3，在阿伦尼乌斯酸碱电离理论中称为盐，但酸碱质子理论则认为 CO_3^{2-} 是碱，而 Na^+ 是非酸非碱物质，它既不给出质子，又不接受质子；

③ 酸碱质子理论体现了酸和碱这对矛盾相互转化和相互依存的关系，并且大大地扩大了酸碱物质的范围，而且酸越强，其共轭碱越弱；反之亦然。

根据酸碱质子理论，一种酸（酸$_1$）和一种碱（碱$_2$）的反应，总是导致一种新酸（酸$_2$）和一种新碱（碱$_1$）的生成。并且酸$_1$ 和生成的碱$_1$ 组成一对共轭酸碱对，碱$_2$ 和生成的酸$_2$ 组成另一对共轭酸碱对。这说明酸碱反应的实质是两对共轭酸碱对之间的质子传递反应。这种质子传递反应，既不要求反应必须在溶液中进行，也不要求先生成独立的质子再加到碱上，而只是质子从一种物质（酸$_1$）转移到另一种物质（碱$_2$）中去。因此，反应可在水溶液中进行，也可在非水溶剂中或气相中进行。

$$\underset{酸_1}{HAc} + \underset{碱_2}{H_2O} \overset{H^+}{\rightleftharpoons} \underset{酸_2}{H_3O^+} + \underset{碱_1}{Ac^-}$$

酸碱质子理论扩大了酸和碱的范围，解决了非水溶液和气体间的酸碱反应。但是酸碱质子理论也有局限性，它把酸碱只限于质子的给予或接受，不能解释没有质子传递的酸碱反应。

二、水的质子自递平衡

水分子是一种两性物质，它既可给出质子，又可接受质子。于是在水分子间也可发生质子传递反应，称为水的质子自递反应。

$$\underset{酸_1}{H_2O} + \underset{碱_2}{H_2O} \overset{H^+}{\rightleftharpoons} \underset{碱_1}{OH^-} + \underset{酸_2}{H_3O^+} \tag{2-2}$$

式（2-2）的平衡常数表达式为：

$$K=\frac{[H_3O^+][OH^-]}{[H_2O][H_2O]}$$

式中的 $[H_2O]$ 可以看成是一常数，将它与 K 合并，则

$$K_w=[H_3O^+][OH^-]$$

为简便起见，用 H^+ 代表水合氢离子 H_3O^+，则

$$K_w=[H^+][OH^-] \tag{2-3}$$

K_w 称为水的质子自递平衡常数，又称水的离子积，其数值与温度有关。例如，在 0℃时 K_w 为 1.10×10^{-15}，25℃时 K_w 为 1.00×10^{-14}，100℃时 K_w 为 5.50×10^{-13}。在 25℃的纯水中，有：

$$[H^+]=[OH^-]=\sqrt{K_w}=1.00\times10^{-7}\,mol\cdot L^{-1}$$

水的离子积不仅适用于纯水，也适用于所有稀水溶液。因为水溶液中的 H^+ 浓度和 OH^- 浓度的乘积是一个常数，只要知道溶液中的 H^+ 浓度，就可以根据式（2-3）计算其中的 OH^- 浓度。

三、弱电解质的解离常数

根据质子酸碱理论，酸或碱的强度是指它们给出或接受质子的能力。在水溶液中，酸的强度取决于酸将质子传递给水的能力，碱的强度取决于碱从水中取得质子的能力。强酸强碱在水溶液中发生完全的质子传递，而弱酸和弱碱的强度可以用解离常数来衡量。

1. 一元弱酸、弱碱的解离常数

在水溶液中，酸 HB 与水分子的质子传递反应达到平衡时，可用下式表示：

$$HB + H_2O \rightleftharpoons B^- + H_3O^+$$

其解离常数为：

$$K_a = \frac{[H_3O^+][B^-]}{[HB][H_2O]}$$

在稀溶液中，$[H_2O]$ 可看成是常数，上式可改写为：

$$K_a = \frac{[H_3O^+][B^-]}{[HB]} \tag{2-4}$$

式中，K_a 称为酸解离常数。在一定温度下，其值一定。K_a 是水溶液中酸强度的量度，它的大小表示酸在水中释放质子能力的强弱。一定温度下，K_a 值越大，酸性越强，反之亦然。一些弱酸的 K_a 值非常小，为使用方便，也常用 pK_a 表示，它是酸的解离常数的负对数。

类似地，碱 B^- 在水溶液中有下列平衡：

$$B^- + H_2O \rightleftharpoons HB + OH^-$$

$$K_b = \frac{[HB][OH^-]}{[B^-]} \tag{2-5}$$

式中，K_b 为碱解离常数。K_b 值的大小同样可以表示该碱在水中接受质子能力的强弱，pK_b 是碱的解离常数的负对数。一定温度下，K_b 值越大，碱性越强。

附录Ⅱ中列出了一些最常用的一元弱酸和一元弱碱的解离常数。

2. 共轭酸碱解离常数的关系

酸的解离常数 K_a 与其共轭碱的解离常数 K_b 之间有确定的对应关系。如设酸 HB 的质子传递平衡：

$$HB + H_2O \rightleftharpoons B^- + H_3O^+$$

$$K_a = \frac{[H_3O^+][B^-]}{[HB]}$$

而其共轭碱的质子传递平衡：

$$B^- + H_2O \rightleftharpoons HB + OH^-$$

$$K_b = \frac{[HB][OH^-]}{[B^-]}$$

又因为溶液中同时存在水的质子自递平衡：

$$H_2O + H_2O \rightleftharpoons OH^- + H_3O^+$$

$$K_w = [H^+][OH^-]$$

以 K_a、K_b 代入，得

$$K_aK_b = K_w \tag{2-6}$$

式（2-6）表示，K_a 与 K_b 成反比，说明酸越弱，其共轭碱越强；碱越弱，其共轭酸越强。若已知酸的解离常数 K_a，就可求出其共轭碱的解离常数 K_b，反之亦然。

【例 2-1】 已知 NH_3 的 K_b 为 1.79×10^{-5}，试求 NH_4^+ 的 K_a。

解：NH_4^+ 是 NH_3 的共轭酸，故

$$K_a=K_w/K_b=1.00\times10^{-14}/(1.79\times10^{-5})=5.59\times10^{-10}$$

3. 弱电解质解离平衡的移动

质子传递平衡会受到外界因素的影响而发生移动，这些影响因素主要有浓度、同离子效应和盐效应。

(1) 浓度

弱酸 HB 在水中的质子传递平衡为：

$$HB+H_2O \rightleftharpoons H_3O^+ + B^-$$

平衡建立后，若增大溶液中 HB 的浓度，则平衡被破坏，向着 HB 解离的方向移动，即 H_3O^+ 和 B^- 的浓度增大。

【例 2-2】 试计算 $0.100mol\cdot L^{-1}$ HAc 溶液的解离度 α 及 $[H^+]$。

解：已知 HAc 的 $K_a=1.74\times10^{-5}$

根据

$$HAc \rightleftharpoons H^+ + Ac^-$$

$$c(1-\alpha)\approx c \qquad c\alpha \qquad c\alpha$$

$$K_a=\frac{c\alpha\times c\alpha}{c}=c\alpha^2$$

得

$$\alpha=\sqrt{K_a/c}=\sqrt{\frac{1.74\times10^{-5}}{0.100}}=1.32\times10^{-2}=1.32\%$$

$$[H^+]=c\alpha=(0.100\times1.32\%)mol\cdot L^{-1}=1.32\times10^{-3}mol\cdot L^{-1}$$

(2) 同离子效应

在 HAc 溶液中，加入少量 NaAc，由于 NaAc 是强电解质，在水溶液中全部解离为 Na^+ 和 Ac^-，使溶液中 Ac^- 的浓度增大，HAc 在水中的质子传递平衡向着生成 HAc 分子的方向移动，从而降低了 HAc 的解离度。即

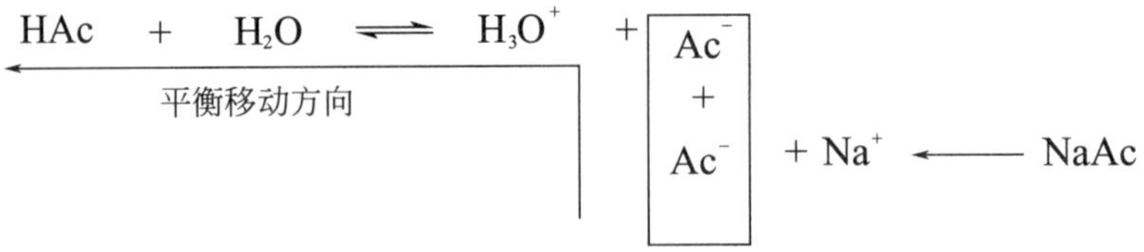

$$HAc + H_2O \rightleftharpoons H_3O^+ + \boxed{Ac^- + Ac^-}$$

$$\boxed{Ac^-} + Na^+ \longleftarrow NaAc$$

← 平衡移动方向

同理，在 $NH_3\cdot H_2O$ 中，若加入少量强电解质 NH_4Cl，则弱碱在水中的质子传递平衡将向着生成 $NH_3\cdot H_2O$ 分子的方向移动，导致 $NH_3\cdot H_2O$ 的解离度降低。即

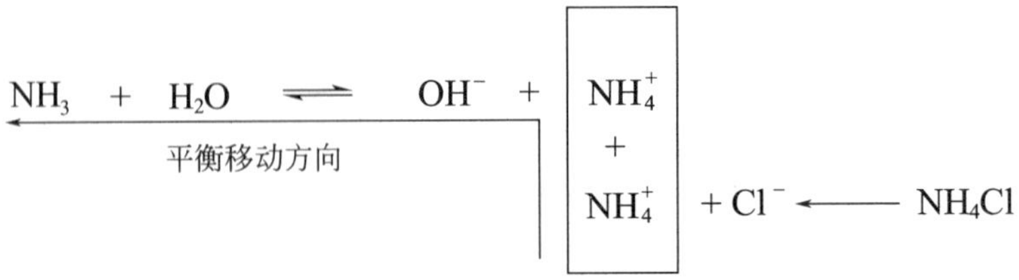

$$NH_3 + H_2O \rightleftharpoons OH^- + \boxed{NH_4^+ + NH_4^+}$$

$$\boxed{NH_4^+} + Cl^- \longleftarrow NH_4Cl$$

← 平衡移动方向

这种在弱电解质的水溶液中，加入与弱电解质含有相同离子的易溶性强电解质，使弱电解质解离度降低的现象称为同离子效应。

【例 2-3】 在 $0.10mol\cdot L^{-1}$ HAc 溶液中加入固体 NaAc，使其浓度为 $0.10mol\cdot L^{-1}$（设

溶液体积不变），计算溶液的 $[H^+]$ 和解离度。

解： $HAc + H_2O \rightleftharpoons H_3O^+ + Ac^-$

平衡时 $0.1-[H^+]\approx0.1mol\cdot L^{-1}$ $[H^+]$ $0.1+[H^+]\approx0.1mol\cdot L^{-1}$

根据 $[H^+][Ac^-]/[HAc]=K_a$

$$[H^+]=K_a[HAc]/[Ac^-]=(1.74\times10^{-5}\times0.10/0.10)mol\cdot L^{-1}$$
$$=1.74\times10^{-5}mol\cdot L^{-1}$$
$$\alpha=[H^+]/c_{HAc}=1.74\times10^{-5}mol\cdot L^{-1}/0.10mol\cdot L^{-1}$$
$$=1.74\times10^{-4}=0.0174\%$$

$0.100mol\cdot L^{-1}$ HAc 溶液 $\alpha=1.32\%$，$[H^+]=1.32\times10^{-3}mol\cdot L^{-1}$（见例 2-2）。可见，由于同离子效应，$[H^+]$ 和 HAc 的解离度降低到原来的 1/89。

（3）盐效应

若在 HAc 溶液中加入不含相同离子的强电解质如 NaCl，则因离子强度增大，溶液中离子之间的相互牵制作用增大，使 HAc 的解离度略有增大，这种作用称为盐效应。

产生同离子效应时，必然伴随有盐效应，但同离子效应的影响比盐效应要大得多，所以一般情况下，不考虑盐效应也不会产生显著影响。

第三节 溶液酸碱度的计算

一、酸度与pH值

在水溶液中同时存在 H^+ 和 OH^-，它们的含量不同，溶液的酸碱性也不同。即

中性溶液：$[H^+]=[OH^-]=1.00\times10^{-7}mol\cdot L^{-1}$

酸性溶液：$[H^+]>1.00\times10^{-7}mol\cdot L^{-1}>[OH^-]$

碱性溶液：$[H^+]<1.00\times10^{-7}mol\cdot L^{-1}<[OH^-]$

在生产和科学研究中，经常使用一些 H^+ 浓度很小的溶液，如血清中 $[H^+]=3.98\times10^{-3}mol\cdot L^{-1}$，书写十分不便。为此，定义 pH 即 H^+ 浓度的负对数值来表示。

$$pH=-lg[H^+]$$

溶液的酸碱性也可用 pOH 表示，pOH 是 OH^- 浓度的负对数值。

$$pOH=-lg[OH^-]$$

在 298.15K 时，水溶液中 $[H^+][OH^-]=1.00\times10^{-14}$，故有 pH+pOH=14。

当溶液中的 H^+ 浓度为 $10^{-14}\sim1mol\cdot L^{-1}$ 时，pH 值范围在 0～14。如果溶液中的 H^+ 浓度或 OH^- 浓度大于 $1mol\cdot L^{-1}$ 时，可直接用 H^+ 或 OH^- 的浓度来表示。人体的各种体液都有各自的 pH 值范围，生物体中的一些生物化学变化，只能在一定的 pH 值范围内才能正常进行，各种生物催化剂——酶也只有在一定的 pH 值时才有活性，否则将会降低或失去其活性。表 2-1 列出了正常人各种体液的 pH 值范围。

表 2-1 人体各种体液的 pH 值范围

体液	pH 值	体液	pH 值
血清	7.35～7.45	大肠液	8.3～8.4
成人胃液	0.9～1.5	乳汁	6.0～6.9
婴儿胃液	5.0	泪水	约 7.4

续表

体液	pH 值	体液	pH 值
唾液	6.35～6.85	尿液	4.8～7.5
胰液	7.5～8.0	小肠液	约 7.6

二、一元弱酸、弱碱溶液 pH 值的计算

一元弱酸或弱碱水溶液 pH 值的计算，在误差允许范围内，可运用简化公式。例如，在弱酸 HA 的水溶液中，存在着两种质子传递平衡。

$$HA + H_2O \rightleftharpoons H_3O^+ + A^-$$

$$K_a = \frac{[H_3O^+][A^-]}{[HA]}$$

$$H_2O + H_2O \rightleftharpoons H_3O^+ + OH^-$$

$$K_w = [H_3O^+][OH^-]$$

H_3O^+、A^-、OH^- 和 HA 四种粒子的浓度都是未知的，要精确求得 $[H_3O^+]$，计算相当麻烦。因此，我们可考虑采用下面的方法近似处理。

(1) 当 $K_a c_a \geqslant 20K_w$ 时，可以忽略水的质子自递平衡，只需考虑弱酸的质子传递平衡。

$$HA + H_2O \rightleftharpoons H_3O^+ + A^-$$

平衡时　　$c_a(1-\alpha)$　　$c_a\alpha$　　$c_a\alpha$

$$K_a = \frac{[H_3O^+][A^-]}{[HA]} = \frac{c_a\alpha \cdot c_a\alpha}{c_a(1-\alpha)} = \frac{c_a\alpha^2}{1-\alpha} \tag{2-7}$$

由此近似公式，可先求得 α，再由 $[H^+] = c_a\alpha$ 求 $[H^+]$。

(2) 当弱酸的 $c_a/K_a \geqslant 500$ 或 $\alpha < 5\%$，已解离的酸极少，$1-\alpha \approx 1$，式（2-7）变为：

$$K_a = c_a\alpha^2 \qquad 或 \qquad \alpha = \sqrt{K_a/c_a}$$

由此计算

$$[H^+] = c_a\alpha \text{ 或 } \qquad [H^+] = \sqrt{K_a c_a} \tag{2-8}$$

式（2-8）是求算一元弱酸溶液中 $[H^+]$ 的最简式。

一般来说，当 $K_a c_a \geqslant 20K_w$，且 $c_a/K_a \geqslant 500$ 时，即可采用最简式计算，误差不大于 5%。

对一元弱碱溶液，$K_b c_b \geqslant 20K_w$，且 $c_b/K_b \geqslant 500$ 时，同理可以得到简化式

$$[OH^-] = \sqrt{K_b c_b}$$

【例 2-4】 计算 $0.100 mol \cdot L^{-1}$ HAc 溶液的 pH 值。

解： 已知 $K_a = 1.74 \times 10^{-5}$，$c_a = 0.100 mol \cdot L^{-1}$，$K_a c_a = 1.74 \times 10^{-6} > 20K_w$，

又因 $c_a/K_a = 0.100/(1.74 \times 10^{-5}) > 500$，可用简化式（2-8）进行计算。

$$[H^+] = \sqrt{K_a c_a} = \sqrt{1.74 \times 10^{-5} \times 0.100} mol \cdot L^{-1} = 1.32 \times 10^{-3} mol \cdot L^{-1}$$

即　　$pH = 2.88$

必须注意仅当弱酸（或弱碱）的 $K_a c_a$（或 $K_b c_b$）$\geqslant 20K_w$，并且同时满足 c_a/K_a（或 c_b/K_b）$\geqslant 500$ 或 $\alpha < 5\%$ 时，才能使用简化式进行计算，否则将造成较大的误差。

【例 2-5】 计算 $0.100 mol \cdot L^{-1}$ NaAc 溶液的 pH 值。

解： 已知 $K_a(HAc) = 1.74 \times 10^{-5}$，$K_b(Ac^-) = K_w/K_a(HAc) = 1.00 \times 10^{-14}/(1.74 \times 10^{-5}) = 5.75 \times 10^{-10}$。

由于　　$K_b c_b \geqslant 20K_w$，$c_b/K_b = 0.100/(5.75 \times 10^{-10}) > 500$

则 $[OH^-]=\sqrt{K_b c_b}=\sqrt{5.75\times10^{-10}\times0.100}\,mol\cdot L^{-1}=7.58\times10^{-6}\,mol\cdot L^{-1}$

$$[H^+]=K_w/[OH^-]=[1.00\times10^{-14}/(7.58\times10^{-6})]\,mol\cdot L^{-1}$$

即
$$pH=8.88$$

第四节　滴定分析溶液的酸碱含量

一、滴定分析概述

滴定分析法是分析化学中一种重要的分析方法。

1. 滴定分析的基本概念

将已知准确浓度的标准溶液从滴定管中滴加到被测物质溶液中，直到反应完全为止，然后根据滴加试剂的浓度和体积，求出被测物质的含量，这种分析方法称为滴定分析法。滴定分析法具有快速、准确、操作简便、仪器要求低的特点，相对误差一般在±0.2%以下。在环境检测、药物分析和临床检验等方面具有广泛的应用。

使用滴定分析法测定物质含量时，通常将待测物质溶液置于锥形瓶中，加入几滴指示剂，然后用一已知浓度的标准溶液，通过滴定管逐滴加入锥形瓶中，这一操作过程称为滴定。在滴定过程中，当滴加的标准溶液与被测物质按照反应方程式所表示的化学计量关系定量反应完全时，即到达了化学计量点，亦称滴定反应的理论终点。化学计量点常常利用指示剂的颜色变化来确定，指示剂发生颜色变化时停止滴定，称为滴定终点。滴定终点与化学计量点不一定恰好符合，由此产生的分析误差称为滴定误差。因此，在滴定分析中必须选择合适的指示剂，使滴定终点与化学计量点尽可能接近，以减小滴定分析误差。

必须指出，并非所有的化学反应都可以用于滴定分析，适用于滴定分析的化学反应必须具备以下三个条件：一是反应必须定量完成，没有副反应，而且进行完全(要求达到99.9%以上)；二是在滴定过程中，反应能迅速完成；三是有简便可靠的方法确定化学计量点。

2. 滴定分析的基本操作程序

滴定分析的基本操作程序包括：标准溶液的配制和被测物质含量的测定。

标准溶液的配制，通常有两种方法：直接配制法和间接配制法。

(1) 直接配制法

准确称取一定量基准物质，溶解后配成一定体积的溶液，定量转移至容量瓶中，根据基准物质的质量和溶液的体积，计算出溶液的准确浓度。

所谓基准物质是指能用于直接配制准确浓度溶液的物质，必须具备下列条件。

① 物质的组成应与它的化学式完全符合。若含结晶水，其结晶水含量也应与化学式完全符合。

② 纯度高。一般要求纯度在99.9%以上，一般应为分析纯和保证试剂。

③ 参加反应时，应按化学反应式所表示的化学计量关系进行，没有副反应。

④ 在一般条件下应很稳定，不易吸收空气中的水分和二氧化碳，也不易被空气氧化。

⑤ 最好有较大的摩尔质量。

(2) 间接配制法

配制标准溶液的物质，若不具备基准物质的条件，不能用直接法进行配制。这时可按要求配制出近似所需浓度的溶液，然后用基准物质或另一种标准溶液进行滴定，以确定所配溶液的准确浓度，这种操作称为标定。标定时，无论采用哪种方法，需在同一条件下平行测定三次以上，标定结果的相对平均偏差不能超过±0.2%。

标准溶液的浓度确定后，通过滴定分析的方法可测定被测物质的含量。例如，已经标定的盐酸可以测定某些碱性物质含量；已标定的氧化剂溶液可以测定某些还原性物质含量。

3. 滴定分析的计算

在滴定过程中，设滴定剂 A 与被测组分 B 按以下化学方程式进行反应：

$$aA + bB = cC + dD$$

达到化学计量点时，$a$mol 的 A 物质与 $b$mol 的 B 物质恰好反应完全，生成了 C 物质和 D 物质。滴定剂的物质的量 n_A 与被测组分的物质的量 n_B 之间的计量关系为：

$$\frac{n_A}{n_B} = \frac{a}{b} \tag{2-9}$$

若被测物质 B 的溶液体积为 V_B，滴定时消耗浓度为 c_A 的滴定剂体积为 V_A，则被测物质的浓度由式(2-9)可得：

$$c_B = \frac{\frac{b}{a}c_A V_A}{V_B} \tag{2-10}$$

利用式(2-10)，可求出被测溶液的浓度。

4. 滴定分析的结果和误差

(1) 准确度与误差

在定量分析时，由于受分析方法、测量仪器、所用试剂等方面的限制，使测定结果不可能和真实值完全一致。测定值与真实值之间的差值，称为误差。差值越小，表明分析结果与真实值越接近，准确度越高。误差分为绝对误差 E 和相对误差 E_r。

绝对误差 E 是指测量值(x)与真实值(x_t)之差。

$$E = x - x_t \tag{2-11}$$

相对误差 E_r 是指绝对误差(E)在真实值(x_t)中所占百分率。

$$E_r = \frac{E}{x_t} \times 100\% \tag{2-12}$$

绝对误差和相对误差都有正、负值。误差为正值时，表示测量值比真实值偏高；误差为负值时，表示测量值比真实值偏低。

(2) 精密度与偏差

在实际工作中，试样含量的真实值是未知的，无法衡量分析结果的准确度，因此在分析工作中，通常用精密度来判断测定结果的好坏。精密度是指几次平行测定结果相互接近的程度，它表明了测定结果的再现性。精密度的高低用偏差来衡量。偏差是指个别测量值(x_i)与平均值($\bar{x}$)之差，偏差越小，精密度就越高，测量结果的再现性就越好。偏差又可分为绝对偏差(d)和相对偏差(d_r)，其定义分别为：

$$d = x_i - \bar{x} \tag{2-13}$$

$$d_r = \frac{d}{\bar{x}} \times 100\% \tag{2-14}$$

利用绝对偏差和相对偏差表示精密度比较简单，而对一些大偏差得不到应有的反映。在用数理统计方法处理数据时，常用标准偏差(S)和相对标准偏差(S_r)表示分析结果的精密度。标准偏差和相对标准偏差分别定义为：

标准偏差(S) $$S=\sqrt{\frac{\sum d_i^2}{n-1}}=\sqrt{\frac{\sum(x_i-\bar{x})^2}{n-1}} \tag{2-15}$$

相对标准偏差(S_r) $$S_r=\frac{S}{\bar{x}}\times 100\% \tag{2-16}$$

二、酸碱滴定法

酸碱滴定法是以酸碱反应为基础的滴定分析方法。一般酸、碱以及能与酸碱直接或间接发生质子转移反应的物质，如胃液、尿液、食品、蛋白质的含氮量以及酸碱性药物的含量等，几乎都可以用酸碱滴定法测定。酸碱滴定法是分析化学的基本内容之一。

在酸碱滴定中，选择合适的酸碱指示剂来确定滴定反应的化学计量点是获得准确结果的关键。

1. 酸碱指示剂

酸碱指示剂一般是有机弱酸或有机弱碱，它的酸式与其共轭碱式具有明显不同的颜色。当溶液的 pH 值变化时，指示剂失去质子由酸式转变为碱式，或得到质子由碱式转变为酸式，从而引起颜色的变化。例如酚酞是一种有机弱酸，它在溶液中存在下列解离平衡：

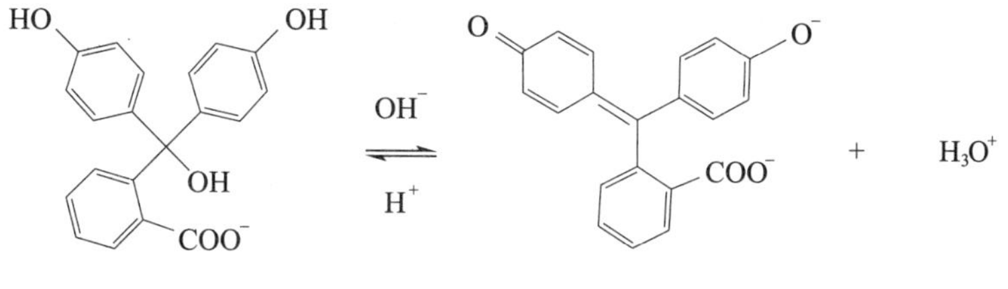

HO OH OH COO^- $\underset{H^+}{\overset{OH^-}{\rightleftharpoons}}$ O O^- COO^- + H_3O^+

无色(酸式) 红色(碱式)

当溶液的 pH 值减小时，解离平衡向左移动，酚酞主要以无色的酸式存在；当溶液 pH 值增大时，解离平衡向右移动，酚酞主要以红色的碱式存在。当溶液的 pH 值等于酚酞的 pK_a 时，弱酸与其共轭碱的浓度相等，溶液呈浅红色，此时的 pH 值称为指示剂的变色点。一般酸碱指示剂发生颜色转变的 pH 值范围大约是 $pK_a\pm1$，称为指示剂的变色范围。在实际工作中，酸碱指示剂的变色范围是依靠人眼观察出来的。

2. 强碱滴定强酸

强碱滴定强酸时发生的反应为：

$$H_3O^+ + OH^- = 2H_2O$$

以 $0.1000mol\cdot L^{-1}$ NaOH 溶液滴定 20.00mL $0.1000mol\cdot L^{-1}$ HCl 溶液为例，讨论滴定过程中溶液 pH 值的变化情况。滴定过程中溶液的 pH 值按以下四个阶段分别进行计算。

(1) 滴定前

溶液的 pH 值取决于 HCl 溶液的初始浓度。

$$c_{H_3O^+}=c_{HCl}=0.1000mol\cdot L^{-1}$$
$$pH=1.00$$

(2) 滴定开始至化学计量点前

溶液 H_3O^+ 浓度决定于剩余 HCl 的浓度。例如，当滴入 19.98mL NaOH 溶液时，溶液的 H_3O^+ 浓度和 pH 分别为：

$$c_{H_3O^+}=\frac{c_{HCl}V_{HCl}-c_{NaOH}V_{NaOH}}{V_{HCl}+V_{NaOH}}$$

$$=\frac{0.1000mol\cdot L^{-1}\times 20.00mL\times 10^{-3}-0.1000mol\cdot L^{-1}\times 19.98mL\times 10^{-3}}{20.00mL\times 10^{-3}+19.98mL\times 10^{-3}}$$

$$=5.00\times 10^{-5}mol\cdot L^{-1}$$

$$pH=-\lg(5.00\times 10^{-5})=4.30$$

(3) 化学计量点时

当加入 20.00mL NaOH 溶液时，溶液被 100%中和，变成中性的水溶液，pH 值为 7。

(4) 化学计量点后

溶液的 pH 值由过量的 NaOH 溶液的量和溶液的总体积决定。例如，当加入 20.02mL NaOH 溶液时，NaOH 溶液过量 0.02mL。溶液的总体积为 40.02mL，则溶液的 OH^- 浓度为：

$$c_{OH^-}=\frac{c_{NaOH}V_{NaOH}-c_{HCl}V_{HCl}}{V_{HCl}+V_{NaOH}}$$

$$=\frac{0.1000mol\cdot L^{-1}\times 20.02mL\times 10^{-3}-0.1000mol\cdot L^{-1}\times 20.00mL\times 10^{-3}}{20.02mL\times 10^{-3}+20.00mL\times 10^{-3}}$$

$$=5.00\times 10^{-5}mol\cdot L^{-1}$$

$$pH=pK_w-pOH=14.00+\lg(5.00\times 10^{-5})=9.70$$

按照上述方法逐一计算，并把计算结果列于表 2-2 中。

表 2-2　0.1000mol·L^{-1} NaOH 溶液滴定 20.00mL 0.1000mol·L^{-1} HCl 溶液的 pH 值的变化

V_{NaOH}(加入)/mL	V_{HCl}(剩余)/mL	V_{NaOH}(过量)/mL	pH 值
0.00	20.00		1.00
18.00	2.00		2.28
19.80	0.20		3.30
19.98	0.02		4.30
20.00	0.00	0.00	7.00
20.02		0.02	9.70
20.20		0.20	10.70
22.00		2.00	11.70
40.00		20.00	12.50

根据表 2-2 中的数据，以滴加的 NaOH 标准溶液的体积为横坐标，对应的溶液 pH 值为纵坐标作图，即可得到强碱滴定强酸的滴定曲线，如图 2-1 所示。

从表 2-2 和图 2-1 可见滴定过程中 pH 值变化规律。从滴定开始到加入 19.98mL NaOH 溶液时，溶液的 pH 值变化较慢，仅改变了 3.30 个 pH 单位，但从加入 19.98mL 到 20.02mL NaOH 溶液(滴定相对误差为−0.1%～+0.1%)，只滴加了 0.04mL NaOH 溶液，溶液的 pH 值却从 4.30 急剧增大到 9.70，增加了 5.40 个 pH 单位，溶液由酸性变为碱性。

在分析化学中，把化学计量点前后相对误差在−0.1%～+0.1%内包含的 pH 值变化范围称为酸碱滴定突跃范围。此后再继续加入 NaOH 溶液，则溶液 pH 值的变化又越来越小，曲线比较平坦。滴定突跃范围是选择指示剂的主要依据，所选用的指示剂的变色范围必须全部或部分落在滴定突跃范围之内。在上面所讨论例子中，其滴定突跃范围在 4.30～9.70，甲基红、甲基橙和酚酞都可作指示剂。

3. 强碱滴定弱酸

现以 0.1000mol·L^{-1} NaOH 溶液滴定 20.00mL 0.1000mol·L^{-1} HAc 溶液为例，讨论

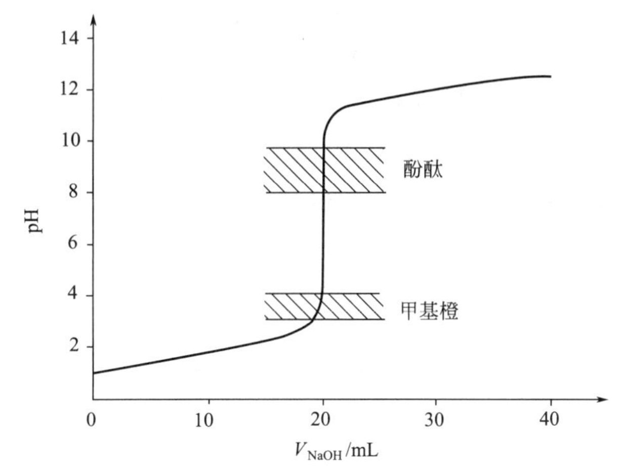

图 2-1 0.1000mol·L^{-1} NaOH 溶液滴定 20.00mL 0.1000mol·L^{-1} HCl 溶液的滴定曲线

滴定过程中溶液 pH 值的变化情况。其反应式为：

$$NaOH + HAc = NaAc + H_2O$$

与强碱滴定强酸相似，整个滴定过程也可分为以下四个阶段。

（1）滴定前

溶液的酸度主要决定于 HAc 的解离。HAc 是一元弱酸，$K_a(HAc)=1.8\times10^{-5}$（$pK_a=4.74$），由于 $c/K_a>500$，可用最简公式进行计算，溶液的 H_3O^+ 浓度和 pH 分别为：

$$c_{H_3O^+}=\sqrt{c_{HAc}K_a(HAc)}$$
$$=\sqrt{0.1000\times1.8\times10^{-5}}\,\text{mol·L}^{-1}=1.32\times10^{-3}\,\text{mol·L}^{-1}$$
$$pH=-\lg(1.32\times10^{-3})=2.88$$

（2）滴定开始至化学计量点前

溶液中未反应的 HAc 和反应物 NaAc 组成一个缓冲体系，溶液的 pH 值可按缓冲溶液计算公式求得：

$$pH=pK_a(HAc)+\lg\frac{c_{NaOH}V_{NaOH}}{c_{HAc}V_{HAc}-c_{NaOH}V_{NaOH}}$$

当滴入 NaOH 溶液 19.98mL 时，则溶液 pH 值为：

$$pH=4.74+\lg\frac{0.1000\text{mol·L}^{-1}\times19.98\text{mL}\times10^{-3}}{0.1000\text{mol·L}^{-1}\times(20.00-19.98)\text{mL}\times10^{-3}}=7.74$$

（3）化学计量点时

HAc 恰好全部被反应生成 NaAc，其浓度为 0.0500mol·L^{-1}，溶液 pH 由生成的 Ac^- 决定。Ac^- 是一元弱碱，$K_b(Ac^-)=5.6\times10^{-10}$，因为 $c/K_b>500$，可利用最简公式进行计算，溶液的 OH^- 浓度和 pH 分别为：

$$c_{OH^-}=\sqrt{c_{Ac^-}K_b(Ac^-)}$$
$$=\sqrt{0.0500\times5.6\times10^{-10}}\,\text{mol·L}^{-1}=5.27\times10^{-6}\,\text{mol·L}^{-1}$$
$$pH=14.00+\lg(5.27\times10^{-6})=8.72$$

（4）化学计量点后

由于 NaOH 过量，溶液的 pH 值主要取决于过量的 NaOH。OH^- 浓度的计算公式为：

$$c_{OH^-}=\frac{c_{NaOH}V_{NaOH}-c_{HAc}V_{HAc}}{V_{NaOH}+V_{HAc}}$$

例如，加入 20.02mL NaOH 溶液时，溶液的 OH^- 浓度和 pH 值分别为：

$$c_{OH^-}=\frac{0.1000mol\cdot L^{-1}\times 20.02mL\times 10^{-3}-0.1000mol\cdot L^{-1}\times 20.00mL\times 10^{-3}}{20.02mL\times 10^{-3}+20.00mL\times 10^{-3}}$$

$$=5.00\times 10^{-5}mol\cdot L^{-1}$$

$$pH=14.00+\lg(5.00\times 10^{-5})=9.70$$

按照上述方法逐一计算，并把计算结果列于表 2-3 中。

表 2-3　0.1000mol·L^{-1} NaOH 溶液滴定 20.00mL 0.1000mol·L^{-1} HAc 溶液的 pH 值的变化

V_{NaOH}(加入)/mL	V_{HAc}(剩余)/mL	V_{NaOH}(过量)/mL	pH 值
0.00	20.00		2.87
18.00	2.00		5.69
19.80	0.20		6.74
19.98	0.02		7.74
20.00	0.00	0.00	8.72
20.02		0.02	9.70
20.20		0.20	10.70
22.00		2.00	11.70
40.00		20.00	12.50

根据表 2-3 中的数据绘出滴定曲线，如图 2-2 所示。

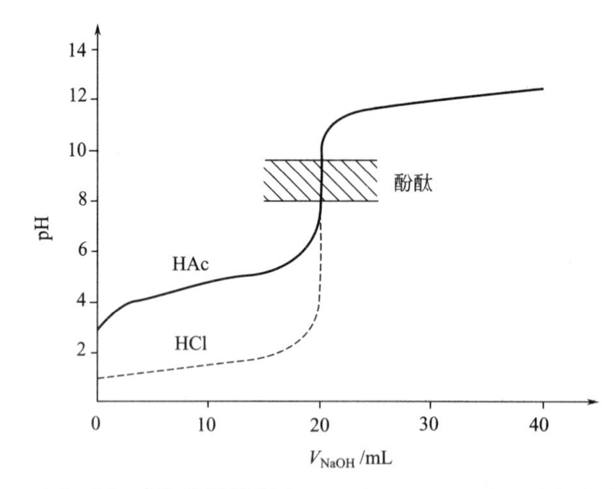

图 2-2　0.1000mol·L^{-1} NaOH 溶液滴定 20.00mL 0.1000mol·L^{-1} HAc 溶液的滴定曲线

由表 2-3 和图 2-2 可以看出，滴定曲线起点的 pH 值在 2.87，而不在 1.00，起点升高，这是因为 HAc 是弱酸，溶液的 H_3O^+ 浓度低。开始滴定时溶液 pH 值增大较快，随后 pH 值增大稍慢，接近化学计量点时 pH 值增大又加快。这是因为滴定刚开始时，由于生成的 NaAc 抑制了 HAc 的解离，溶液中的 H_3O^+ 浓度降低较迅速，于是出现 pH 值增幅较大的曲线部分；随着滴定的进行，形成缓冲溶液（见本章第五节），且溶液中 c_{Ac^-} 与 c_{HAc} 的比值越来越接近 1∶1，缓冲能力增大，溶液 pH 值的变化幅度变小，滴定曲线越来越平坦，直到滴定到 50%时，缓冲比等于 1∶1，溶液的缓冲能力最强，滴定曲线最平坦；此后当 c_{Ac^-} 与 c_{HAc} 的比值逐渐远离 1∶1，缓冲能力减弱，溶液 pH 值的变化幅度变大，因而又出现坡度较大的曲线部分。在化学计量点附近 pH 值发生突变，产生滴定突跃的范围为 7.74～9.70，可选用酚酞为指示剂。在化学计量点后，溶液的 pH 值由过量的 NaOH 决定，故滴定曲线与强碱滴定强酸的曲线相似。

强碱滴定一元弱酸的滴定突跃范围不仅与酸、碱的浓度有关，还取决于一元弱酸的解离常数。当酸、碱浓度较大且弱酸的解离常数较大时，滴定突跃范围就较大；反之，滴定突跃范围则较小。一般说来，当 $c_a K_a \geqslant 10^{-8}$ 时，才能用指示剂指示终点，因此以此作为强碱能够直接准确滴定一元弱酸的判据。

同理，对于一元弱碱溶液，只有当 $c_b K_b \geqslant 10^{-8}$ 时，才能用强酸溶液直接准确进行滴定。

酸碱滴定法既能测定一般的酸碱以及能与酸碱起反应的物质，还能通过一些转化，间接测定一些非酸及非碱物质，因此应用范围非常广泛，如可以测定食醋中的总酸度、阿司匹林的含量等。

第五节 缓冲溶液

溶液的 pH 值是影响化学反应的重要因素之一。许多反应，包括生物体内的化学反应，往往需要在一定 pH 值条件下才能正常进行。例如细菌培养、生物体内的酶催化反应等。当 pH 值不合适或反应过程中溶液的 pH 值有较大改变时，都会影响反应的正常进行。

一、缓冲作用、缓冲溶液及其组成

由 HAc 和 NaAc 组成的溶液，具有抵抗少量外加强酸、强碱或稍加稀释而保持 pH 值基本不变的能力。这类能抵抗少量外来强酸、强碱或稍加稀释而保持其 pH 值基本不变的溶液称为缓冲溶液。缓冲溶液对强酸、强碱或稀释的抵抗作用称为缓冲作用。

缓冲溶液一般是由具有足够浓度、适当比例的共轭酸碱对的两种物质组成，如 HAc-NaAc、NH_3-NH_4Cl、NaH_2PO_4-Na_2HPO_4 等。

组成缓冲溶液共轭酸碱对的两种物质合称为缓冲系或缓冲对。

二、缓冲机制

缓冲溶液为什么具有缓冲作用呢？现以 HAc-NaAc 缓冲溶液为例，说明缓冲溶液的作用原理。

在 HAc-NaAc 混合溶液中，NaAc 是强电解质，在溶液中完全解离，以 Na^+ 和 Ac^- 的状态存在。HAc 是弱电解质，解离度很小，主要以 HAc 分子形式存在。因此在 HAc-NaAc 混合溶液中存在有大量的 HAc 和 Ac^-，且二者是共轭酸碱对，在水溶液中存在如下质子转移平衡：

$$\underset{(\text{大量})}{HAc} + H_2O \rightleftharpoons H_3O^+ + \underset{(\text{大量})}{Ac^-}$$

当向该溶液中加入少量强酸时，Ac^- 接受 H_3O^+，使 HAc 质子转移平衡左移，消耗掉外来的 H_3O^+，故溶液中 H_3O^+ 浓度没有明显地升高，溶液的 pH 值基本保持不变。共轭碱 Ac^- 发挥了抵抗少量外来强酸的作用，故称之为缓冲溶液的抗酸成分。

当向溶液中加入少量强碱时，OH^- 接受溶液中 H_3O^+ 传递的质子，使 HAc 质子转移平衡右移，HAc 分子进一步解离以补充消耗掉的 H_3O^+，故溶液中的 H_3O^+ 浓度不会明显降低，溶液的 pH 值基本保持不变。共轭酸 HAc 发挥了抵抗少量外来强碱的作用，故称之为缓冲溶液的抗碱成分。

可见，缓冲作用是在有足量的抗酸成分和抗碱成分共存的缓冲体系中，通过共轭酸碱对之间的质子转移平衡移动来实现的。

三、缓冲溶液 pH 值的计算

弱酸(HB)及其共轭碱(B^-)组成的缓冲溶液中，HB 和 B^- 之间的质子转移平衡为：

$$HB + H_2O \rightleftharpoons H_3O^+ + B^-$$

则

$$K_a = \frac{[H_3O^+][B^-]}{[HB]}$$

$$[H_3O^+] = K_a \times \frac{[HB]}{[B^-]}$$

利用上式可以计算缓冲溶液的 $[H_3O^+]$。如果等式两边各取负对数，则得

$$pH = pK_a + \lg\frac{[B^-]}{[HB]} = pK_a + \lg\frac{[共轭碱]}{[共轭酸]} \qquad (2\text{-}17)$$

式(2-17)是计算缓冲溶液 pH 值的 Henderson-Hasselbalch 方程式。式中，pK_a 为弱酸解离常数的负对数，[HB] 和 $[B^-]$ 均为平衡浓度。$[B^-]$ 与 [HB] 的比值称为缓冲比。

设 HB 的初始浓度为 c_{HB}，其已离解部分的浓度为 c'_{HB}，NaB 的初始浓度为 c_{NaB}，则平衡时 HB 和 B^- 的平衡浓度分别为：

$$[HB] = c_{HB} - c'_{HB}$$

$$[B^-] = c_{NaB} + c'_{HB}$$

由于 NaB 提供了大量的 B^-，产生同离子效应，使 HB 解离很少，c'_{HB} 可忽略，故 [HB] 和 $[B^-]$ 可以分别用初始浓度 c_{HB} 和 c_{B^-} 来表示，式(2-17)又可表示为：

$$pH = pK_a + \lg\frac{[B^-]}{[HB]} = pK_a + \lg\frac{c_{B^-}}{c_{HB}} \qquad (2\text{-}18)$$

若以 n_{HB} 和 n_{B^-} 分别表示体积 V 的缓冲溶液中所含共轭酸碱的物质的量，则

$$pH = pK_a + \lg\frac{n_{B^-}/V}{n_{HB}/V} = pK_a + \lg\frac{n_{B^-}}{n_{HB}} \qquad (2\text{-}19)$$

若使用相同浓度的弱酸及共轭碱，即 $c_{HB} = c_{B^-}$，则

$$pH = pK_a + \lg\frac{c_{B^-} \times V_{B^-}}{c_{HB} \times V_{HB}} = pK_a + \lg\frac{V_{B^-}}{V_{HB}} \qquad (2\text{-}20)$$

由以上各式可得出以下结论。

(1) 缓冲溶液的 pH 值主要取决于弱酸的 pK_a，其次是缓冲比。pK_a 一定，缓冲溶液的 pH 值随着缓冲比的改变而改变。当缓冲比等于 1 时，$pH = pK_a$。

(2) 弱酸的解离常数 K_a 与温度有关，所以温度对缓冲溶液的 pH 值有影响。但温度对缓冲溶液 pH 值的影响比较复杂，在此不加以深入讨论。

(3) 在一定范围内加水稀释时，缓冲溶液的缓冲比不变，则由 Henderson-Hasselbalch 方程式计算的 pH 值也不变，即缓冲溶液有一定的抗稀释能力。原因是当缓冲溶液稀释时，H_3O^+ 浓度降低，B^- 浓度也同时降低，因而同离子效应减弱，促使弱酸 HB 解离度增大。HB 进一步解离所产生的 H_3O^+ 使得溶液的 pH 值基本保持不变。

【例 2-6】 在 500mL 0.200mol·L^{-1} $NH_3 \cdot H_2O$ 溶液中，加入 4.78g NH_4Cl 固体，配制 1L 缓冲溶液，求此缓冲溶液的 pH 值。

解：查附录Ⅱ得 NH_3 的 $pK_b = 4.75$，则 NH_4^+ 的 $pK_a = 14.00 - 4.75 = 9.25$

$$c_{NH_4Cl} = \frac{4.78\text{g}}{53.5\text{g}\cdot\text{mol}^{-1} \times 1\text{L}} = 0.0893\text{mol}\cdot\text{L}^{-1}$$

$$c_{NH_3} = \frac{0.200\text{mol}\cdot\text{L}^{-1} \times 500\text{mL} \times 10^{-3}}{1\text{L}} = 0.100\text{mol}\cdot\text{L}^{-1}$$

代入式(2-18)得：

$$\text{pH} = pK_a + \lg\frac{c_{NH_3}}{c_{NH_4^+}} = 9.25 + \lg\frac{0.100\text{mol}\cdot\text{L}^{-1}}{0.0893\text{mol}\cdot\text{L}^{-1}} = 9.30$$

四、缓冲容量

1. 缓冲容量的概念

任何缓冲溶液的缓冲能力都有一定限度，即当加入的强酸或强碱超过某一定量时，缓冲溶液的 pH 值将发生较大的变化，从而失去缓冲能力。1922 年，V. Slyke 提出用缓冲容量 β 作为衡量缓冲能力大小的尺度。通常用使单位体积缓冲溶液的 pH 值改变 1(即 ΔpH=1)时，所需加入一元强酸或一元强碱的物质的量表示缓冲容量，用微分式定义为：

$$\beta \xlongequal{\text{def}} \frac{dn_{a(b)}}{V|\text{dpH}|} \tag{2-21}$$

式中，V 为缓冲溶液的体积；$dn_{a(b)}$ 为缓冲溶液中加入的微小量一元强酸(dn_a)或一元强碱(dn_b)的物质的量；|dpH|为缓冲溶液 pH 值的微小改变量。由式(2-21)可知，β 为正值，单位一般是 mol·L^{-1}·pH^{-1}。在 $dn_{a(b)}$ 和 V 一定的条件下，pH 值的改变|dpH|越小，β 越大，缓冲溶液的缓冲能力越强。

2. 影响缓冲容量的因素

缓冲容量 β 与缓冲比 $\left(\frac{[B^-]}{[HB]}\right)$ 、缓冲系的总浓度 ($c_{总} = [HB] + [B^-]$) 有关。

(1) 总浓度对 β 的影响

对于同一缓冲系，当缓冲比一定时，总浓度越大，缓冲容量越大。

(2) 缓冲比对 β 的影响

对于同一缓冲系，当总浓度一定时，缓冲比越接近 1，缓冲容量越大；缓冲比越远离 1，缓冲容量越小。缓冲比等于 1 时，缓冲系有最大缓冲容量。

五、缓冲范围

当缓冲比大于 10 : 1 或小于 1 : 10 时，也就是缓冲溶液的 $\text{pH} = pK_a + 1$ 或 $\text{pH} = pK_a - 1$时，可认为缓冲溶液已基本丧失了缓冲能力。因此，一般认为缓冲比在 1/10～10/1

范围内，缓冲溶液才能有效发挥缓冲作用。通常把缓冲溶液的 $pH = pK_a \pm 1$ 作为缓冲作用的有效区间，称为缓冲溶液的有效缓冲范围。不同缓冲系，因各种弱酸的 pK_a 不同，所以缓冲范围也各不相同。

六、缓冲溶液的配制

配制缓冲溶液的原则和操作步骤如下。

（1）选择合适的缓冲系

选择缓冲系时应考虑两个因素。一个因素是使所需配制的缓冲溶液的 pH 值在所选缓冲系的缓冲范围($pK_a \pm 1$)之内，并尽量接近于弱酸的 pK_a，以使所配缓冲溶液有较大的缓冲容量。例如，配制 pH 值为 3.9 的缓冲溶液，可选择 $HCOOH\text{-}HCOO^-$ 缓冲系，因为 HCOOH 的 $pK_a = 3.74$，与 3.9 接近。另一个因素是所选缓冲系的物质必须对主反应无干扰，不产生沉淀、配合等副反应。医用缓冲系还应无毒、具有一定的热稳定性，对酶稳定，能透过生物膜等。例如，硼酸-硼酸盐缓冲系有毒，不能作为培养细菌或用作注射液、口服液的缓冲溶液。

（2）配制的缓冲溶液的总浓度要适当

总浓度太低，缓冲容量过小；总浓度太高，一方面离子强度太大或渗透压力过高而不适用，另一方面造成试剂的浪费。因此，在实际工作中，一般使总浓度在 $0.05 \sim 0.2 mol \cdot L^{-1}$ 范围内为宜。

（3）计算所需缓冲系的量

选择好缓冲系之后，就可根据 Henderson-Hasselbalch 方程式计算所需弱酸及其共轭碱的量或体积。为方便配制，常常使用相同浓度的弱酸及其共轭碱。

（4）校正

按照 Henderson-Hasselbalch 方程的计算值来配制缓冲溶液，由于未考虑离子强度等影响因素，计算结果与实测值有差别。因此某些对 pH 值要求严格的实验，还需在 pH 计监控下，采用加入强酸或强碱的方法，对所配缓冲溶液的 pH 值加以校正。

【例 2-7】 如何配制 1000mL pH=4.50 的缓冲溶液？

解：(1) 选择缓冲系

查附录Ⅱ得 HAc 的 $pK_a = 4.75$，接近于所配缓冲溶液的 pH 值，故选用 $HAc\text{-}Ac^-$ 缓冲系。

(2)确定总浓度

一般要求具备中等缓冲能力，并考虑计算方便，选用 $0.10 mol \cdot L^{-1}$ HAc 和 $0.10 mol \cdot L^{-1}$ NaAc 溶液，设所需 NaAc 溶液的体积为 V_{Ac^-}，应用式(2-20)得：

$$pH = pK_a + \lg \frac{V_{Ac^-}}{V_{HAc}}$$

$$4.50 = 4.75 + \lg \frac{V_{Ac^-}}{1000mL - V_{Ac^-}}$$

$$\lg \frac{V_{Ac^-}}{1000mL - V_{Ac^-}} = 4.50 - 4.75 = -0.25$$

$$\frac{V_{Ac^-}}{1000mL - V_{Ac^-}} = 0.562$$

解得：$V_{Ac^-} = 360mL$

所需醋酸的体积为：$1000mL - 360mL = 640mL$

将 360mL 0.10mol·L^{-1} NaAc 溶液与 640mL 0.10mol·L^{-1} HAc 溶液混合，就可配制 1000mL pH 值为 4.50 的缓冲溶液，必要时可用 pH 计校正。

七、缓冲溶液在医学上的意义

缓冲溶液在医学上有着很重要的意义，如微生物的培养、组织切片的染色、血液的保存等都需要在稳定的酸碱条件下进行。酸碱度一旦超出所需范围，就会导致实验失败，造成严重不良后果，因此选择适当的缓冲溶液，对保持溶液酸碱度的相对稳定，在生化、药理和病理等实验中至关重要。

人体血液的 pH 值范围一般维持在 7.35～7.45 之间。血液能保持如此狭窄的 pH 值范围，主要原因是血液中存在可保持 pH 值基本恒定的多种缓冲系。血液中存在的缓冲系主要有以下几种。

① 血浆中：H_2CO_3-HCO_3^-、$H_2PO_4^-$-HPO_4^{2-}、H_nP-$H_{n-1}P^-$（H_nP 代表蛋白质）。

② 红细胞中：H_2b-Hb^-（H_2b 代表血红蛋白）、H_2bO_2-HbO_2^-（H_2bO_2 代表氧合血红蛋白）、H_2CO_3-HCO_3^-、$H_2PO_4^-$-HPO_4^{2-}。

在这些缓冲系中，碳酸缓冲系的浓度最高，在维持血液 pH 值的正常范围中发挥的作用最重要。它是怎样在维持血液的正常 pH 值范围中起到重要作用的呢？

来源于呼吸作用的 CO_2 溶于血液生成的 H_2CO_3，与其解离产生的 HCO_3^- 以及血液中贮存的 HCO_3^- 达成平衡：

$$CO_2\text{（溶解）} + H_2O \rightleftharpoons H_2CO_3 \rightleftharpoons H^+ + HCO_3^-$$

正常情况下，当体内酸性物质增加时，血液中大量存在的抗酸成分 HCO_3^- 与 H_3O^+ 结合，上述平衡向左移动。人体通过加快呼吸，产生的 H_2CO_3 以 CO_2 气体的形式从肺部呼出，减少的 HCO_3^- 则由肾脏减少对其排泄而得以补充，从而使 $[H_3O^+]$ 不发生明显地改变。HCO_3^- 是人体血浆中含量最多的抗酸成分，在一定程度上可以代表血浆对体内所产生的酸性物质的缓冲能力，所以常将血浆中的 HCO_3^- 称为碱储。

同理，体内碱性物质增加时，H_3O^+ 将质子传给 OH^-，生成 H_2O，上述平衡向右移动。使得大量存在的抗碱成分 H_2CO_3[CO_2(溶解)] 解离，以补充消耗了的 H_3O^+，同时通过减缓肺部 CO_2 的呼出，使减少的 H_2CO_3 得以补充，而增加的 HCO_3^- 则通过肾脏加速对其排泄，使 pH 值仍保持在正常范围内。因此达到新的平衡时，$[H_3O^+]$ 也不发生明显地改变。

此外，血液中存在的其他缓冲系也有助于调控血液的 pH 值。例如，血液对体内代谢所产生的大量 CO_2 的转运，主要是靠红细胞中的血红蛋白和氧合血红蛋白缓冲系来实现的。代谢过程中产生的大量 CO_2 先与血红蛋白离子反应：

$$CO_2 + H_2O + Hb^- \rightleftharpoons H_2b + HCO_3^-$$

反应产生的 HCO_3^-，由血液运输至肺，并与氧合血红蛋白反应：

$$HCO_3^- + H_2bO_2 \rightleftharpoons HbO_2^- + H_2O + CO_2$$

释放出的 CO_2 从肺呼出。这说明由于血红蛋白和氧合血红蛋白的缓冲作用，使血液的 pH 值在大量 CO_2 从组织细胞运送至肺的过程中，不至于受到较大的影响。

总之，由于血液中多种缓冲系的缓冲作用以及肺、肾的调节作用，使正常人血液的 pH 值维持在 7.35～7.45 的狭小范围内。如果机体某一调节作用出现障碍，体内蓄积的酸过多，pH 值低于 7.35 就会发生酸中毒；当体内蓄积的碱过多时，pH 值就会高于 7.45 而发生碱中毒。酸中毒或碱中毒都会引发各种疾病甚至危及生命。

阅读材料

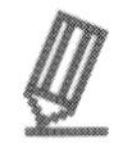

有效数字及其运算规则

有效数字是指分析过程中实际上能测定到的数字。有效数字位数的多少由分析方法的准确度、测量仪器的精确度来决定。例如用电子天平称量物质时，要根据天平显示，记录到小数点以后四位（如 0.3287g），它的精确度为 0.0001g，若称量 5.0g 的物品，不要求太精确，则不需要用电子天平，只需用托盘天平即可；规范描述容量瓶的量程时，应该精确到小数点以后两位，如 100.00mL，此种描述也体现了容量瓶的精确度；常用酸碱滴定管读数时，要精确到小数点以后两位，如 24.35mL，其他读数形式都是错误的。

确定有效数字位数的原则是：在记录测量数据时，只有最后一位数字是不确定的，它可以有 ±1 的绝对误差，而其余各位数字都是确定无疑的。数字中的“0”有双重作用，有时只是起定位作用，有时则为有效数字。一般有以下几种情况：凡非零数字前面的“0”都不是有效数字，只用于定位，例如，0.032 为两位有效数字；凡非零数字中间的“0”都是有效数字，例如，0.3021 为四位有效数字；小数点后面末尾的“0”都是有效数字，例如，1.2050 为五位有效数字；而像 3400 这样的数字，有效数字不好确定，应根据实际情况加以明确表示，可以写成 3.4×10^3（两位有效数字），3.40×10^3（三位有效数字），3.400×10^3（四位有效数字）。

在分析化学中，常遇到 pH 值和 pK_a 等对数值，这些对数值的有效数字的位数，仅仅取决于小数点后数字的位数，与整数部分无关，整数部分只起定位作用，不是有效数字。如 pH= 7.56 只有两位有效数字，它实际反映的是 $c_{H^+}=3.6\times10^{7}mol\cdot L^{-1}$。

处理分析数据时，必须根据测量的精密度及有效数字的计算规则，合理保留有效数字的位数。对于有效数字的取舍一般采用“四舍六入五成双”的修约规则：当被修约的数小于或等于 4 时，则舍去；大于或等于 6 时，则进位；等于 5 且后面没有数字或有数字“0”时，若 5 前面是偶数则舍去，如是奇数则进位；当被修约的数等于 5 且后面有不为“0”的数字时，则进位。例如，将 4.26、1.549、1.55、7.45、4.851 修约成两位有效数字时，其结果为 4.3、1.5、1.6、7.4、4.9。

需要注意的是，只允许对原测量值一次修约到所需位数，不能分次修约。例如，5.349 修约为两位，只能修约为 5.3，不能先修约为 5.35，再修约为 5.4。

当几个数据相加减时，它们运算结果的小数点后位数与参加运算的数字中小数点后位数最少的数字相同。例如：

$$0.3482+2.54+3.9=6.8$$

当几个数据相乘除时，它们运算结果有效数字位数的保留，与参加运算的数字中有效数字位数最少的数字相同。例如：

$$0.37\times5.24\times1.953=3.8$$

使用计算器不必每步计算结果都整理，但要注意正确保留最后计算结果的有效数字。

学习小结

1. 掌握质子酸碱的概念、质子转移平衡和平衡常数、水的离子积、同离子效应等基本概念及意义。掌握一元弱酸或弱碱溶液 pH 值的计算方法。掌握酸碱滴定法的基本原理和滴定分析法测定结果的计算。

2. 掌握缓冲溶液的概念、组成及缓冲作用原理。掌握影响缓冲溶液 pH 值的因素和 Henderson-Hasselbalch 方程式及几种表示形式，并能用于缓冲溶液 pH 值的计算。

3. 掌握缓冲容量的概念及其影响因素、缓冲容量的有关计算。

4. 熟悉酸碱反应的实质、水溶液的酸碱性。

5. 熟悉缓冲溶液的配制原则、方法和步骤。

6. 熟悉血液中的主要缓冲系及在恒定血液 pH 值过程中的作用。

（申世立）

复 习 题

一、选择题

1. 在纯水中，加入一些酸，其溶液的（　　）。

A. $[H^+]$ 与 $[OH^-]$ 乘积变大　　B. $[H^+]$ 与 $[OH^-]$ 乘积变小

C. $[H^+]$ 与 $[OH^-]$ 乘积不变　　D. $[H^+]$ 等于 $[OH^-]$

2. 在 NH_3 的水解平衡 $NH_3+H_2O \rightleftharpoons NH_4^+ +OH^-$ 中，为使 $[OH^-]$ 增大，可行的方法是（　　）。

A. 加 H_2O　　B. 加 NH_4Cl　　C. 加 HAc　　D. 加 NaCl

3. $c_{HA}=0.050mol \cdot L^{-1}$ 的溶液的 pH=5.35，则 HA 的 K_a 等于（　　）。

A. 2.0×10^{-11}　　B. $2.0\times10^{-9.7}$　　C. 4.5×10^{-6}　　D. 8.9×10^{-5}

4. 下列溶液的浓度均为 $0.1mol \cdot L^{-1}$，其 pH 值小于 7 的是（　　）。

A. NaAc　　B. Na_2CO_3　　C. Na_3PO_4　　D. NH_4Cl

5. 下列公式中有错误的是（　　）。

A. $pH=pK_a+lg[B^-]/[HB]$　　B. $pH=pK_a-lg[HB]/[B^-]$

C. $pH=pK_a+lg[n_B]/[n_{HB}]$　　D. $pH=pK_a-lg[n_B]/[n_{HB}]$

6. 用 H_3PO_4 ($pK_{a1}=2.12$，$pK_{a2}=7.21$，$pK_{a3}=12.67$) 和 NaOH 所配成的 pH=7.0 的缓冲溶液中，抗酸成分是（　　）。

A. $H_2PO_4^-$　　B. HPO_4^{2-}　　C. H_3PO_4　　D. H_3O^+

7. 与缓冲容量有关的因素是（　　）。

A. 外加酸量　　B. 总浓度　　C. K_a 或 K_b　　D. 外加碱量

8. 欲配制 pH=9.0 的缓冲溶液，最好选用下列缓冲系中的（　　）。

A. 邻苯二甲酸 ($pK_{a1}=2.89$；$pK_{a2}=5.51$)　　B. 甲胺盐酸盐 ($pK_a=10.63$)

C. 甲酸 ($pK_a=3.75$)　　D. 氨水 ($pK_b=4.75$)

9. 下列各组分等体积混合的溶液，无缓冲作用的是（　　）。

A. $0.2mol \cdot L^{-1}$ 邻苯二甲酸氢钾溶液和等体积的水

B. $0.2mol \cdot L^{-1}$ HCl 溶液和 $0.2mol \cdot L^{-1}$ $NH_3 \cdot H_2O$ 溶液

C. $0.2mol \cdot L^{-1}$ KH_2PO_4 溶液和 $0.2mol \cdot L^{-1}$ Na_2HPO_4 溶液

D. $0.01mol \cdot L^{-1}$ NaOH 溶液和 $0.2mol \cdot L^{-1}$ HAc 溶液

10. 将下列各对溶液等体积混合后，不是缓冲溶液的是（　　）。

A. $0.1mol \cdot L^{-1}$ NaAc 溶液与 $0.1mol \cdot L^{-1}$ NaCl 溶液

B. $0.2mol \cdot L^{-1}$ NH_3 溶液和 $0.1mol \cdot L^{-1}$ HCl 溶液

C. $0.2mol \cdot L^{-1}$ H_3PO_4 溶液和 $0.1mol \cdot L^{-1}$ NaOH 溶液

D. 0.2mol·L^{-1} Na_2CO_3 溶液和 0.2mol·L^{-1} $NaHCO_3$ 溶液

二、问答题

1. 指出下列酸、碱的共轭碱及共轭酸。

酸：H_2O、H_3PO_4、HCO_3^-、NH_4^+、H_2S、HPO_4^-、$^+H_3N—CH_2—COO^-$、H_3O^+

碱：H_2O、NH_3、$H_2PO_4^-$、$[Al(H_2O)_5OH]^{2+}$、S^{2-}、$^+H_3N—CH_2—COO^-$

2. 什么是缓冲溶液？什么是缓冲容量？决定缓冲溶液 pH 值和缓冲容量的主要因素各有哪些？

3. 已知下列弱酸 pK_a，试求与 NaOH 配制的缓冲溶液的缓冲范围。

(1) 硼酸(H_3BO_3)的 $pK_a=9.27$

(2) 丙酸(CH_3CH_2COOH)的 $pK_a=4.89$

(3) 磷酸二氢钠(NaH_2PO_4)$pK_a=7.21$

(4) 甲酸(HCOOH)$pK_a=3.74$

三、计算题

1. 0.20mol·L^{-1} NH_3 和 0.10mol·L^{-1} NH_4Cl 组成的缓冲溶液的 pH 值为多少？已知 $pK_b=4.75$。

2. 测定某药物中主要成分的质量分数，五次测量结果分别为 73.42%、73.57%、73.49%、74.21%、73.92%。计算测定结果的平均值、标准偏差和相对标准偏差。

3. 准确称取 Na_2CO_3 0.3420g，溶于水后，稀释为 100.00mL，量取此溶液 20.00mL，以甲基橙为指示剂，用待标定的 HCl 溶液滴定，用去 18.42mL，计算 HCl 溶液的物质的量浓度。

4. 现有 0.20mol·L^{-1} HCl 溶液，问：

(1) 如要调整该溶液至 pH=4.0，应该加入 HAc 还是 NaAc?

(2) 如果加入等体积的 2.0mol·L^{-1} NaAc 溶液，则混合溶液的 pH 值是多少？

(3) 如果加入等体积的 2.0mol·L^{-1} NaOH 溶液，则混合溶液的 pH 值又是多少？

第三章 Chapter 3

氧化还原反应和电极电势

学习目标

1. 掌握：氧化还原反应、氧化还原电对、电极电势、原电池等基本概念；用能斯特方程式计算任意电对在非标准状态下的电极电势，并能根据电极电势判断氧化剂、还原剂的相对强弱，确定反应进行的方向。

2. 熟悉：氧化数；原电池的组成式；标准氢电极。

3. 了解：构成原电池的电极类型。

氧化还原反应(oxidation-reduction reaction 或 redox reaction)是一类十分重要的化学反应。氧化还原反应中伴随的能量变化与人们的日常生活、工业生产及生命过程息息相关，如煤、天然气、石油等燃料的燃烧，各类电池的使用，电镀工业，金属的冶炼，生物的光合作用，呼吸过程，新陈代谢，神经传导，生物电现象(心电、脑电、肌电)等。氧化还原反应及电化学是十分重要和活跃的研究领域，具有非常广泛的应用。

第一节　氧化还原反应的基本概念

一、氧化与还原

在化学反应过程中，反应物之间有电子得失(或偏移)的反应称之为氧化还原反应，我们把物质失去电子的过程称之为氧化，物质得到电子的过程称之为还原。在反应中给出电子的物质称之为还原剂，还原剂本身被氧化；在反应中得到电子的物质称之为氧化剂，氧化剂本身被还原。整个反应过程中，电子的得失转移是在还原剂和氧化剂之间进行的。例如，把锌片放在硫酸铜溶液中，锌溶解而铜析出，这时发生氧化还原反应：

$$Zn + CuSO_4 = Cu + ZnSO_4$$

反应的实质是 Zn 原子失去电子，被氧化成 Zn^{2+}；Cu^{2+} 得到电子，被还原成 Cu 原子。在上述反应中，反应物之间电子的转移是很明显的。但在仅有共价化合物参与的反应中，虽然没有发生电子的完全转移，却发生了电子对的偏移。例如：

$$C + O_2 = CO_2$$

由于氧的电负性大于碳，所以在 CO_2 分子中共用的电子对偏向氧一方，尽管其中的碳和氧都没有获得或失去电子，却也有一定程度的电子的转移(偏移)。这种反应也属于氧化还原反应。

综上所述，氧化还原反应实质上是有电子转移或电子对偏移的反应。

二、氧化数

我们在中学化学学到的“化合价”是19世纪中叶提出的概念，用来表示原子能够化合或置换一价原子或一价基团的数目，也表示化合物某原子成键的数目，在离子化合物中离子的价数即为离子的电荷数，在共价化合物中某原子的价数即为该原子形成的共价单键数目。但是随着化学结构理论的发展，化合价的经典概念已经不能正确反映化合物中原子相互结合的真实情况。1948年美国化学教授格拉斯顿(S. Glasstone)在价键理论和电负性的基础上首先提出了“氧化数”的概念。1970年国际纯粹与应用化学联合会(IUPAC)在《无机化学命名法》中，进一步严格定义了氧化数概念，并对氧化数的求法做出了规定。氧化数的定义是：氧化数是某元素一个原子的表观荷电数(apparent charge number)，这种荷电数是假设把每一个化学键中的电子指定给电负性更大的原子而求得的。例如，在NaCl中，钠的氧化数为+1，氯的氧化数为−1；在NH_3分子中，三对成键的电子都归电负性大的氮原子所有，则氢的氧化数为+1，氮的氧化数为−3；在SO_2中，硫的氧化数为+4，氧的氧化数为−2。由此可见，氧化数是化合物中某种元素在化合状态时人为规定的形式电荷数。

确定原子的氧化数的规则如下。

① 单质中原子的氧化数为零。

② 单原子离子中原子的氧化数等于离子的电荷。例如Na^+中Na的氧化数为+1。

③ 氧的氧化数在大多数化合物中为−2，但在过氧化物中为−1，如在H_2O_2、Na_2O_2中；在超氧化物中为$-\frac{1}{2}$，如在KO_2中；而在OF_2和O_2F_2中则分别为+2和+1。

④ 氢的氧化数在大多数化合物中为+1，但在金属氢化物中为−1，如在NaH、CaH_2中。

⑤ 卤族元素。氟的氧化数在所有化合物中均为−1，如在OF_2中。其他卤原子的氧化数在二元化合物中为−1，但在卤族的二元化合物中，列在周期表中靠前的卤原子的氧化数为−1，如Cl在BrCl中；在含氧化合物中按氧化物决定，如ClO_2中Cl的氧化数为+4。

⑥ 在共价化合物中，电负性较大的元素氧化数为负，电负性较小的元素的氧化数为正。电中性的化合物中所有原子的氧化数的和为零。多原子离子中所有原子的氧化数的和等于该离子的电荷数。

【例3-1】 求$Cr_2O_7^{2-}$中Cr的氧化数。

解：设$Cr_2O_7^{2-}$中Cr的氧化数为x，由于氧的氧化数为−2，则

$$2x+7\times(-2)=-2 \qquad x=+6$$

故Cr的氧化数为+6。

氧化数概念和化合价概念既有历史联系又有区别。对于离子化合物，化合价和氧化数在数值上是相同的。但对于共价化合物来说，元素的氧化数与化合价是有区别的。第一，氧化数可为分数；化合价的原意是某种元素的原子与其他元素的原子化合时两种元素的原子数目之间一定的比例关系，所以化合价不可能为分数。第二，同一物质中同种元素的氧化数和化合价的值不一定相同。例如，在Fe_3O_4中，Fe实际上存在两种价态：+2和+3价；而Fe的氧化数是$+\frac{8}{3}$。

三、氧化还原电对

元素的氧化数发生了变化的化学反应称为氧化还原反应。在氧化还原反应中，元素氧化数的变化反映了电子的得失，包括电子的转移和电子的偏移。例如，甲烷和氧的反应：

$$CH_4(g)+2O_2(g) \rightleftharpoons CO_2(g)+2H_2O(g)$$

反应式中，氧分子中氧的氧化数为0，反应后生成CO_2和H_2O，氧的氧化数降为-2；CH_4中碳的氧化数为-4，反应后生成CO_2，碳的氧化数升为$+4$。形式上，碳原子失去8个电子，氧化数升高，发生了氧化反应(oxidation reaction)；而每个氧原子获得2个电子，氧化数降低，发生了还原反应(reduction reaction)。在该反应中电子并不是完全失去或完全得到，只是发生了偏移。

又如锌和盐酸反应的离子方程式为：

$$Zn(s)+2H^+(aq) \rightleftharpoons Zn^{2+}(aq)+H_2(g)$$

反应中，Zn失去了两个电子生成了Zn^{2+}，锌的氧化数从0升到了$+2$，Zn被氧化，HCl中的氢离子得到两个电子生成了H_2，氢的氧化数从$+1$降到了0，氢离子被还原。

氧化还原反应中，失去电子的物质是电子的供体(electron donor)，称为还原剂(reducing agent)；获得电子的物质是电子的受体(electron acceptor)，称为氧化剂(oxidizing agent)。如甲烷和氧的反应中，CH_4是还原剂，它使O_2发生了还原反应；而O_2是氧化剂，它使CH_4发生了氧化反应。又如锌和盐酸的反应中，Zn是还原剂，它使H^+发生了还原反应；H^+是氧化剂，它使Zn发生了氧化反应。

从以上两个反应中可以得出：

① 氧化还原反应的本质是物质在反应过程中有电子的得失，从而导致元素的氧化数发生变化；

② 氧化还原反应中电子的得失既可以表现为电子的偏移，又可以表现为电子的转移。

氧化还原反应可以根据电子的转移，由两个氧化还原半反应(redox half-reaction)构成。例如氧化还原反应：

$$Zn+Cu^{2+} = Cu+Zn^{2+}$$

反应中Zn失去电子，生成Zn^{2+}，这个半反应是氧化反应：

$$Zn-2e^- \longrightarrow Zn^{2+}$$

Cu^{2+}得到电子，生成Cu，这个半反应是还原反应：

$$Cu^{2+}+2e^- \longrightarrow Cu$$

电子有得必有失，因此，氧化反应和还原反应同时存在，在反应过程中得失电子的数目相等。

氧化还原半反应用通式写作：

$$\text{氧化型}+ne^- \rightleftharpoons \text{还原型} \qquad (3\text{-}1a)$$

或

$$Ox+ne^- \rightleftharpoons Red \qquad (3\text{-}1b)$$

式中，n为半反应中电子转移的数目；符号Ox表示氧化型物质(oxidized species)，物质中某元素原子的氧化数相对较高；符号Red表示还原型物质(reduced species)，物质中该元素原子的氧化数相对较低。同一元素原子的氧化型物质及对应的还原型物质称为氧化还原电对(redox electric couple)。氧化还原电对通常写成：氧化型/还原型(Ox/Red)，如Cu^{2+}/Cu；Zn^{2+}/Zn。每个氧化还原半反应中都含有一个氧化还原电对。

当溶液中的介质参与半反应时，虽然它们在反应中未得失电子，也应写入半反应中。例如半反应：

$$MnO_4^-+8H^++5e^- \rightleftharpoons Mn^{2+}+4H_2O$$

式中，电子转移数为 5，氧化型包括 MnO_4^- 和 H^+，还原型为 Mn^{2+}（溶剂 H_2O 不包括）。

第二节　电极电势

一、原电池

把锌片置于 $CuSO_4$ 溶液中，一段时间后可以观察到 $CuSO_4$ 溶液的蓝色渐渐变浅，而锌片上会沉积出一层棕红色的铜。这是一个自发进行的氧化还原反应。

$$Zn + CuSO_4 \longrightarrow Cu + ZnSO_4 \qquad \Delta_r G_m^{\ominus} = -212.6 kJ \cdot mol^{-1}$$

反应中 Zn 失去电子生成 Zn^{2+}，发生氧化反应；Cu^{2+} 得到电子生成 Cu，发生还原反应，Zn 和 Cu^{2+} 之间发生了电子转移。由于 Zn 与 $CuSO_4$ 溶液直接接触，反应在锌片和 $CuSO_4$ 溶液的界面上进行，电子直接由 Zn 转移给 Cu^{2+}，无法形成电流。反应过程中系统的自由能降低，但没有对外做电功，反应的化学能是以热能的形式放出的。

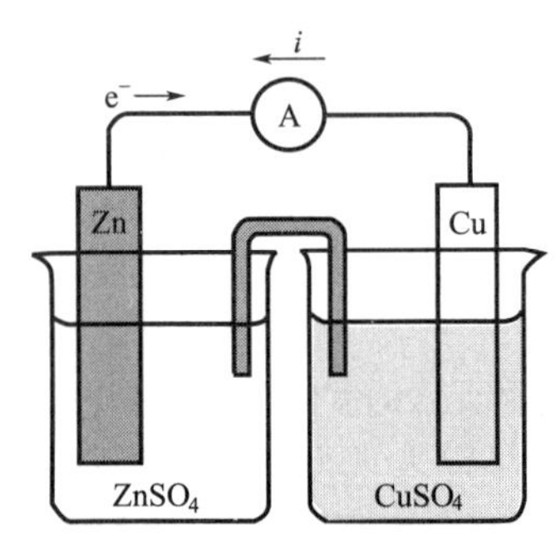

图 3-1　原电池结构示意图

如果采用图 3-1 所示的装置，不让 Zn 与 $CuSO_4$ 直接接触，而是按氧化还原半反应的方式拆分成两个氧化还原电对，使氧化反应和还原反应在不同容器中进行。一只烧杯盛有 $ZnSO_4$ 溶液，在溶液中插入 Zn 片，另一只烧杯盛有 $CuSO_4$ 溶液，在溶液中插入 Cu 片。将两种溶液用一个盐桥（salt bridge）连接，盐桥一般是一个倒置的 U 形管，其内填充的琼脂凝胶将饱和的电解质溶液如 KCl、KNO_3 或 NH_4NO_3 固定其中。在 Cu 片和 Zn 片上通过导线串联一个电流计，连通后可以观察到电流计的指针偏转，说明有电流通过。这种将氧化还原反应的化学能转化成电能的装置称为原电池（primary cell），简称电池。原电池可以将自发进行的氧化还原反应所产生的化学能转变为电能，同时做电功。从理论上讲，任何一个氧化还原反应都可以设计成一个原电池。

在上述原电池中，$ZnSO_4$ 溶液和 Zn 片构成 Zn 半电池（half-cell），$CuSO_4$ 溶液和 Cu 片构成 Cu 半电池。半电池中的导体称为电极（electrode）。根据电流计指针的偏转判断，电流从 Cu 电极流向 Zn 电极，电子从 Zn 电极流向 Cu 电极。Zn 电极输出电子，是原电池的负极（anode）；Cu 电极输入电子，是原电池的正极（cathode）。负极上失去电子，反应物发生氧化反应；正极上得到电子，反应物发生还原反应。

负极反应　　$Zn \longrightarrow Zn^{2+} + 2e^-$　　（氧化反应）

正极反应　　$Cu^{2+} + 2e^- \longrightarrow Cu$　　（还原反应）

由正极反应和负极反应所构成的总反应，称为电池反应（cell reaction）。

$$Zn + Cu^{2+} \rightleftharpoons Cu + Zn^{2+}$$

可以看出电池反应就是氧化还原反应，而负极反应是在 Zn 半电池中发生的氧化反应，正极反应是在 Cu 半电池中发生的还原半反应。构成两个半反应之间的电子转移是经由导线实现的，这正是原电池利用氧化还原反应的化学能产生电流的原因所在。

原电池一般由两个半电池（或电极）组成。半电池包括电极材料（电极板）和电解质溶液，电极板是电池反应中电子转移的导体，氧化还原电对的电子得失反应在溶液中进行。两个半电池由盐桥连接，它的作用是沟通原电池的内电路。例如，上述 Cu-Zn 原电池中，当电池反应发生，电子经过由 Cu、Zn 电极板及导线和电流计构成的外电路转移时，盐桥中电解质的正、负离子就会扩散到半电池中以维持溶液的电中性。如果没有盐桥连接，就不会有电流通过。

原电池的组成可以用电池组成式来方便地表示。上述 Cu-Zn 原电池的电池组成式是：

$$(-)Zn|Zn^{2+}(c_1)\parallel Cu^{2+}(c_2)|Cu(+)$$

书写电池组成式要注意以下几点。

① 半电池中用单竖线“|”表示物质的相界面，同一相中的不同物质用逗号“,”隔开。用双竖线“‖”表示盐桥。

② 溶液中的溶质须在括号内标注浓度；气体物质须在括号内标注压力。当溶液浓度为 $1mol \cdot L^{-1}$ 或气体分压为 100kPa 时可不标注。半电池中的溶液紧靠盐桥，电极板远离盐桥。

③ 习惯上负极写在盐桥的左边，正极写在盐桥的右边，电极的极性在括号内用“+”“−”号标注。

常用电极可分为以下四种类型。

(1) 金属-金属离子电极　将金属作电极板，插入该金属的盐溶液中构成的电极。如 Zn^{2+}/Zn 电极。

电极组成式　$Zn|Zn^{2+}(c)$

电极反应　$Zn \rightleftharpoons Zn^{2+}+2e^-$

(2) 气体电极　将气体通入其相应离子溶液中，并用惰性导体(如石墨或者金属铂)作电极板所构成的电极，如氯气电极。

电极组成式　$Pt|Cl_2(p)|Cl^-(c)$

电极反应　$Cl_2+2e^- \rightleftharpoons 2Cl^-$

(3) 金属-金属难溶盐-阴离子电极　将金属表面涂有其金属难溶盐的固体，然后浸入与该盐具有相同阴离子的溶液中所构成的电极。如 Ag-AgCl 电极，在 Ag 的表面涂有 AgCl，然后浸入有一定浓度的 Cl^- 溶液中。

电极组成式　$Ag|AgCl(s)|Cl^-(c)$

电极反应　$AgCl+e^- \rightleftharpoons Ag+Cl^-$

(4) 氧化还原电极　将惰性导体浸入离子型氧化还原电对的溶液中所构成的电极。如将 Pt 浸入含有 Fe^{2+}、Fe^{3+} 的溶液，构成 Fe^{3+}/Fe^{2+} 电极。

电极组成式　$Pt|Fe^{2+}(c_1), Fe^{3+}(c_2)$

电极反应　$Fe^{3+}+e^- \rightleftharpoons Fe^{2+}$

【例 3-2】 高锰酸钾与浓盐酸作用制取氯气的反应如下：

$$2KMnO_4+16HCl \rightleftharpoons 2KCl+2MnCl_2+5Cl_2+8H_2O$$

将此反应设计为原电池，写出正、负极的反应，电池反应，电极组成式与分类，电池组成式。

解：将题中的反应方程式改写成离子反应方程式：

$$2MnO_4^-+16H^++10Cl^- \rightleftharpoons 2Mn^{2+}+5Cl_2+8H_2O$$

正极反应为还原反应　$MnO_4^-+8H^++5e^- \rightleftharpoons Mn^{2+}+4H_2O$

负极反应为氧化反应　$2Cl^--2e^- \rightleftharpoons Cl_2$

在正负电极反应中均未有可作电极板的金属导体，要选一种惰性导体 Pt 作电极板，

正极组成式　$Pt|MnO_4^-(c_1), Mn^{2+}(c_2), H^+(c_3)$　(属于氧化还原电极)

负极组成式　$Pt|Cl_2(p)|Cl^-(c)$　(属于气体电极)

电池反应　$2MnO_4^-+16H^++10Cl^- \rightleftharpoons 2Mn^{2+}+5Cl_2+8H_2O$

电池组成式　$(-)Pt|Cl_2(p)|Cl^-(c)\parallel MnO_4^-(c_1), Mn^{2+}(c_2), H^+(c_3)|Pt(+)$

二、电极电势

用导线连接 Cu-Zn 原电池两个电极后，就有电流产生，这说明两电极的电势(势能)不同，存在电势差。德国化学家 W. H. Nernst 提出的双电层理论，解释了金属-金属离子电极的电极电势的产生。当把金属电极板浸入其相应的盐溶液中时(图 3-2)，存在两个相反的变化过程：一方面，金属表面的原子由于本身的热运动及极性溶剂水分子的作用，进入溶液生成溶剂化离子，同时将电子留在金属表面；另一方面，溶液中的金属离子受电极板上电子的吸引，重新沉积于金属表面。当这两个相反过程的速率相等时，就建立如下动态平衡：

$$M(s) \underset{\text{析出}}{\overset{\text{溶解}}{\rightleftharpoons}} M^{n+}(aq) + ne^- \quad (3\text{-}2)$$

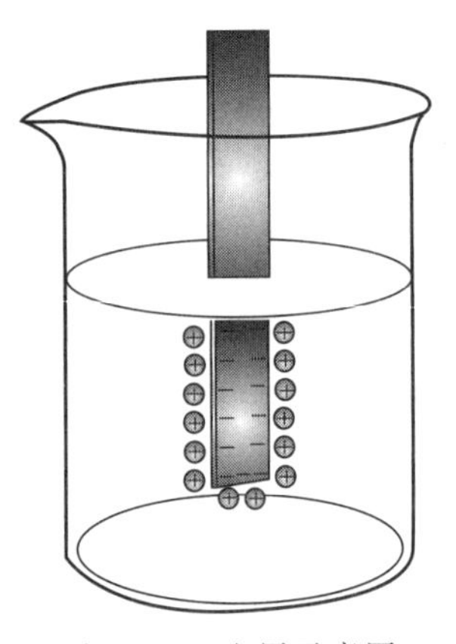

图 3-2　双电层示意图

若金属溶解的趋势大于金属离子析出的趋势，达到平衡时，金属极板表面上会带有过剩的负电荷，等量正电荷的金属离子分布在溶液中。受金属板上负电荷的静电吸引，溶液中的金属离子较多地集中在金属极板附近，金属表面过剩的电子和附近溶液中的金属离子便形成所谓双电层结构。双电层的厚度虽然很小(约 10^{-10} m 数量级)，但其间存在电势差，这种电势差称为电极电势(electrode potential)。电极电势是电极与溶液之间处于平衡状态时的电势差。

不难理解，金属越活泼，金属溶解趋势就越大，平衡时金属表面负电荷过剩越多，该金属电极的电极电势就越低；金属越不活泼，金属溶解趋势就越小，平衡时金属表面负电荷过剩越少，该金属电极的电极电势就越高。

电极电势用符号 $\varphi_{Ox/Red}$ 表示，单位是伏特(V)。电极电势的大小除了与金属的本性有关外，还与温度、金属离子的浓度(或活度)有关。

电极电势的绝对值还无法直接测定，实际中使用的是相对值，即以某一特定电极的电极电势作参照，其他任何电极的电极电势通过与这个参照电极组成原电池来确定。IUPAC 规定，以标准氢电极(standard hydrogen electrode，SHE)为参照，它的电极电势规定为零。

图 3-3 是标准氢电极的示意图。为了增强吸附氢气的能力并提高反应速率，金属铂片上要镀一层铂黑，将铂电极插入含氢离子的酸性溶液中，不断通入氢气，使铂电极吸附的氢气达到饱和，并与溶液中的氢离子达到平衡：

$$2H^+(aq) + 2e^- \rightleftharpoons H_2(g)$$

当温度为 298.15K，氢气分压为 100kPa，氢离子浓度为 $1mol \cdot L^{-1}$(严格地是活度 1)时，则

$$\varphi_{SHE} = 0.00000V$$

一个电极的电极电势可以通过实验测定。将待测电极和一个已知电极电势的电极组成原电池，原电池的电动势(electromotive force)就是两个电极的电极电势差：

$$E = \varphi_{\text{待测}} - \varphi_{\text{已知}} \quad (3\text{-}3)$$

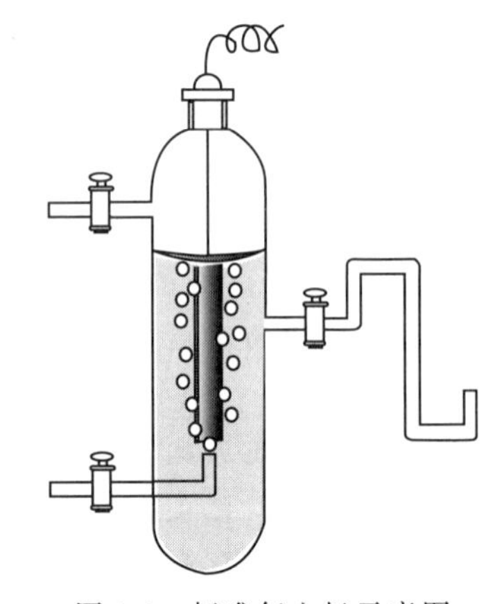

图 3-3　标准氢电极示意图

测定该电池的电动势，就可计算待测电极的电极电势。如果已知电极是标准氢电极，它的电极电势为零，测定的电池电动势就可等于待测电极的电极电势。

根据 IUPAC 建议，电极电势应是下述电池的平衡电动势：

$$(-)Pt|H_2(100kPa)|H^+(a=1)\parallel M^{n+}(a)|M(+) \tag{3-4}$$

并规定电子从外电路由标准氢电极流向待测电极的电极电势为正号，而电子通过外电路由待测标准电极流向标准氢电极的电极电势为负号。电池平衡电动势(通常也称为电池电动势)是电流强度趋近于零、电池反应极弱、电池中各物质浓度基本上维持恒定时的电池电动势。

例如，铜电极的电极电势测定，其方法原理如图3-4所示。用电池组成式表示，标准氢电极写在左边，铜电极写在右边：

$$(-)Pt|H_2(100kPa)|H^+(a=1)\parallel Cu^{2+}(a)|Cu(s)(+)$$

测定电池电动势即为铜电极的电极电势：

$$E=\varphi_{Cu^{2+}/Cu}-\varphi_{SHE}=\varphi_{Cu^{2+}/Cu}$$

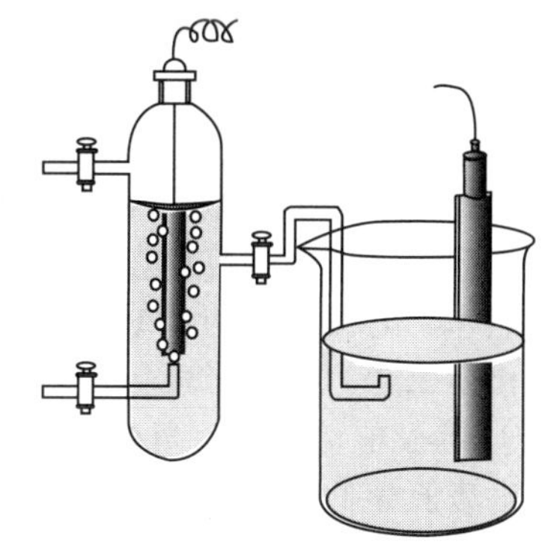

图 3-4 测定铜电极的电极电势装置示意图

电极电势的大小主要取决于氧化还原电对的组成，但同时又与温度、浓度和压力等因素有关。为了便于运用，提出了标准电极电势的概念。

在标准态下测得的某个氧化还原电对的电极电势就是该氧化还原电对的标准电极电势(standard electrode potential)，符号用 $\varphi^{\ominus}_{Ox/Red}$ 表示，单位为 V。电极的标准态与热力学标准态是一致的，即对于溶液，各电极反应物浓度为 1mol•L^{-1}(严格地是活度为 1)；若有气体参加反应，则气体分压为 100kPa，反应温度未指定，IUPAC 推荐参考温度为 298.15K。

例如铜电极的标准电极电势的测定，在标准态下测得标准电动势 $E^{\ominus}$：

$$E^{\ominus}=\varphi^{\ominus}_{Cu^{2+}/Cu}-\varphi_{SHE}$$

若在此条件下测得电池的电动势为 0.3419V，由于 $\varphi_{SHE}=0.00000V$，所以：

$$\varphi^{\ominus}_{Cu^{2+}/Cu}=E^{\ominus}=0.3419V$$

应该指出，标准电极电势的值并不都是按照式(3-4)的方式组成电池通过测定其电动势的方法得到的，有的是通过热力学数据计算的，有的是通过实验方法如电池电动势外推法得到的。

将各种氧化还原电对的标准电极电势按一定的方式汇集就构成标准电极电势表。编制成表的方式有多种，本书按电极电势从负到正的次序编制，部分常见氧化还原电对的标准电极电势见表 3-1，其他氧化还原电对的标准电极电势数据见本书附录Ⅳ或相关物理化学手册。

表 3-1 一些常见的氧化还原半反应和标准电极电势(298.15K)

	半反应	$\varphi^{\ominus}$/V	
氧化剂的氧化能力增强(↓)	$Na^++e^-\rightleftharpoons Na$	−2.71	还原剂的还原能力增强(↑)
	$Zn^{2+}+2e^-\rightleftharpoons Zn$	−0.7618	
	$Pb^{2+}+2e^-\rightleftharpoons Pb$	−0.1262	
	$2H^++2e^-\rightleftharpoons H_2$	0.00000	
	$AgCl+e^-\rightleftharpoons Ag+Cl^-$	0.22233	
	$Cu^{2+}+2e^-\rightleftharpoons Cu$	0.3419	
	$I_2+2e^-\rightleftharpoons 2I^-$	0.5355	
	$O_2+2H^++2e^-\rightleftharpoons H_2O_2$	0.695	
	$Fe^{3+}+e^-\rightleftharpoons Fe^{2+}$	0.771	
	$Ag^++e^-\rightleftharpoons Ag$	0.7996	
	$Br_2(l)+2e^-\rightleftharpoons 2Br^-$	1.066	
	$Cr_2O_7^{2-}+14H^++6e^-\rightleftharpoons 2Cr^{3+}+7H_2O$	1.232	
	$Cl_2+2e^-\rightleftharpoons 2Cl^-$	1.35827	
	$MnO_4^-+8H^++5e^-\rightleftharpoons Mn^{2+}+4H_2O$	1.507	

使用标准电极电势表时要注意以下几点。

① 标准电极电势是指在热力学标准态下的电极电势，应在满足标准态的条件下使用。由于该表中的数据是在水溶液中求得的，因此不能用于非水溶液或高温下的固相反应。

② 表中半反应用 $Ox+ne^- \rightleftharpoons Red$ 表示，所以电极电势又称为还原电势。电极电势是强度性质，与物质的量无关，如：

$$Zn^{2+}+2e^- \rightleftharpoons Zn \qquad \varphi^{\ominus}_{Zn^{2+}/Zn}=-0.7618V$$

$$\frac{1}{2}Zn^{2+}+e^- \rightleftharpoons \frac{1}{2}Zn \qquad \varphi^{\ominus}_{Zn^{2+}/Zn}=-0.7618V$$

③ 表中的标准电极电势数据为 298.15K 时的，由于电极电势随温度变化并不很大，其他温度下的电极电势也可参照使用此表。

此外，电极电势的数据反映了氧化还原电对得失电子的趋向，根据电极电势的高低可判断氧化还原能力的相对强弱。

① 电极电势越高，氧化还原电对中氧化型物质得电子的能力越强，是较强的氧化剂；电极电势值越低，氧化还原电对中还原剂型物质失电子的能力越强，是较强的还原剂。在表 3-1 中，最强的氧化剂是 MnO_4^-，最强的还原剂是 Na。

② 较强氧化剂其电对中对应的还原剂型物质的还原能力较弱，较强还原剂其电对中对应的氧化剂型物质的氧化能力较弱。如 MnO_4^-/Mn^{2+} 和 $Cr_2O_7^{2-}/Cr^{3+}$ 相比，MnO_4^- 的氧化能力较 $Cr_2O_7^{2-}$ 强，而 Mn^{2+} 的还原能力较 Cr^{3+} 弱。

③ 较强氧化剂和较强还原剂作用，生成较弱的还原剂和较弱的氧化剂，这是一个自发过程。如：

$$Zn+Cu^{2+} \rightleftharpoons Cu+Zn^{2+}$$

$\varphi^{\ominus}_{Cu^{2+}/Cu}$ 为 0.3419V，较高；$\varphi^{\ominus}_{Zn^{2+}/Zn}$ 为 −0.7618V，较低；所以较强氧化剂 Cu^{2+} 与较强还原剂 Zn 发生反应，生成较弱的还原剂 Cu 与较弱的氧化剂 Zn^{2+}。这个反应的逆过程是非自发的。

三、影响电极电势的因素

标准电极电势是在标准态下测得的，它只能在标准态下应用，而绝大多数氧化还原反应都是在非标准态下进行的。此时，由于溶液的浓度偏离了标准状态，从而使电对的电极电势也随之发生改变，其定量关系可由能斯特(Nernst)方程计算。

电对的电极电势的大小不仅取决于电对的本性，还取决于溶液中各离子的浓度(酸碱度或气体的分压)、反应时的温度。它们之间的关系可由能斯特方程式来表示：

$$E=E^{\ominus}-\frac{RT}{nF}\ln Q \tag{3-5a}$$

式中，$E^{\ominus}$ 为电池标准电动势；R 为气体常数($8.314J \cdot K^{-1} \cdot mol^{-1}$)；$F$ 为 Faraday 常数($96485C \cdot mol^{-1}$)；T 为热力学温度；n 为电池反应中电子转移的数目。当 $T=298.15K$ 时，代入相关常数，式(3-5a)变为

$$E=E^{\ominus}-\frac{0.05916V}{n}\lg Q \tag{3-5b}$$

对于任意一个已配平的氧化还原方程式：

$$a\,Ox_1+b\,Red_2 \rightleftharpoons d\,Red_1+e\,Ox_2$$

其反应商可写为[严格地讲式中的浓度应写成：$(c/c^{\ominus})^a$，分压应写成：$(p/p^{\ominus})^a$]：

$$Q=\frac{(c_{Red_1})^d(c_{Ox_2})^e}{(c_{Ox_1})^a(c_{Red_2})^b} \tag{3-6}$$

将式(3-6)代入式(3-5a)和式(3-5b)得：

$$E = E^{\ominus} - \frac{RT}{nF}\ln\frac{(c_{\mathrm{Red_1}})^d (c_{\mathrm{Ox_2}})^e}{(c_{\mathrm{Ox_1}})^a (c_{\mathrm{Red_2}})^b} \tag{3-7a}$$

$$E = E^{\ominus} - \frac{0.05916\mathrm{V}}{n}\lg\frac{(c_{\mathrm{Red_1}})^d (c_{\mathrm{Ox_2}})^e}{(c_{\mathrm{Ox_1}})^a (c_{\mathrm{Red_2}})^b} \tag{3-7b}$$

这就是电池电动势的 Nernst 方程(Nernst equation)。

将 $E=\varphi_+ - \varphi_-$ 和 $E^{\ominus}=\varphi_+^{\ominus}-\varphi_-^{\ominus}$ 代入式(3-7a)

$$\begin{aligned}\varphi_+ - \varphi_- &= (\varphi_+^{\ominus}-\varphi_-^{\ominus}) - \frac{RT}{nF}\ln\frac{(c_{\mathrm{Red_1}})^d (c_{\mathrm{Ox_2}})^e}{(c_{\mathrm{Ox_1}})^a (c_{\mathrm{Red_2}})^b}\\ &= \left[\varphi_+^{\ominus} - \frac{RT}{nF}\ln\frac{(c_{\mathrm{Red_1}})^d}{(c_{\mathrm{Ox_1}})^a}\right] - \left[\varphi_-^{\ominus} - \frac{RT}{nF}\ln\frac{(c_{\mathrm{Red_2}})^b}{(c_{\mathrm{Ox_2}})^e}\right]\end{aligned}$$

可得

$$\varphi_+ = \varphi_+^{\ominus} - \frac{RT}{nF}\ln\frac{(c_{\mathrm{Red_1}})^d}{(c_{\mathrm{Ox_1}})^a}$$

$$\varphi_- = \varphi_-^{\ominus} - \frac{RT}{nF}\ln\frac{(c_{\mathrm{Red_2}})^b}{(c_{\mathrm{Ox_2}})^e}$$

对于任一电极反应 $p\mathrm{Ox} + n\mathrm{e}^- \rightleftharpoons q\mathrm{Red}$

其通式为

$$\varphi_{\mathrm{Ox/Red}} = \varphi_{\mathrm{Ox/Red}}^{\ominus} + \frac{RT}{nF}\ln\frac{(c_{\mathrm{Ox}})^p}{(c_{\mathrm{Red}})^q} \tag{3-8a}$$

这就是著名的电极电势的 Nernst 方程式，它是电化学中最重要的公式之一。式中，n 表示电极反应中的电子转移数；c_{Ox} 和 c_{Red} 分别代表电对中氧化型和还原型及相关介质的浓度，但纯液体、纯固体物质和溶剂不代入方程，若为气体则用其分压除以 100kPa 表示；p，q 分别代表一个已配平的氧化还原半反应中氧化型和还原型各物质前的系数。

当 $T=298.15\mathrm{K}$，将相关常数代入式(3-8a)得：

$$\varphi_{\mathrm{Ox/Red}} = \varphi_{\mathrm{Ox/Red}}^{\ominus} + \frac{0.05916\mathrm{V}}{n}\lg\frac{(c_{\mathrm{Ox}})^p}{(c_{\mathrm{Red}})^q} \tag{3-8b}$$

根据已配平的半反应可以方便地写出电极电势的 Nernst 方程式，例如：

半反应	电极电势的 Nernst 方程式
$Fe^{3+} + e^- \rightleftharpoons Fe^{2+}$	$\varphi_{Fe^{3+}/Fe^{2+}} = \varphi_{Fe^{3+}/Fe^{2+}}^{\ominus} + \frac{0.05916\mathrm{V}}{1}\lg\frac{c_{Fe^{3+}}}{c_{Fe^{2+}}}$
$Cu^{2+} + 2e^- \rightleftharpoons Cu$	$\varphi_{Cu^{2+}/Cu} = \varphi_{Cu^{2+}/Cu}^{\ominus} + \frac{0.05916\mathrm{V}}{2}\lg\frac{c_{Cu^{2+}}}{1}$
$Br_2(l) + 2e^- \rightleftharpoons 2Br^-$	$\varphi_{Br_2/Br^-} = \varphi_{Br_2/Br^-}^{\ominus} + \frac{0.05916\mathrm{V}}{2}\lg\frac{1}{c_{Br^-}^2}$
$Cl_2(g) + 2e^- \rightleftharpoons 2Cl^-$	$\varphi_{Cl_2/Cl^-} = \varphi_{Cl_2/Cl^-}^{\ominus} + \frac{0.05916\mathrm{V}}{2}\lg\frac{p_{Cl_2}/p^{\ominus}}{c_{Cl^-}^2}$

$$Cr_2O_7^{2-}+14H^++6e^- \rightleftharpoons 2Cr^{3+}+7H_2O$$

$$\varphi_{Cr_2O_7^{2-}/Cr^{3+}}=\varphi^{\ominus}_{Cr_2O_7^{2-}/Cr^{3+}}+\frac{0.05916V}{6}\lg\frac{c_{Cr_2O_7^{2-}}c^{14}_{H^+}}{c^2_{Cr^{3+}}}$$

从式(3-8a)和式(3-8b)中可以得出以下结论。

① 电极电势不仅取决于电极的本性，还取决于反应时的温度和氧化剂、还原剂及相关介质的浓度(或分压)。

② 在温度一定的条件下，半反应中氧化型与还原型浓度发生变化，将影响电极电势的大小。对于同一个半反应，其氧化型浓度越大，则 $\varphi_{Ox/Red}$ 值越大；反之，还原型浓度越大，则 $\varphi_{Ox/Red}$ 值越小。

③ 决定电极电势高低的主要因素是标准电极电势，浓度对电极电势的影响是通过氧化型与还原型物质浓度比值的对数值并乘以 $0.05916V/n$ 起作用的，一般情况下浓度对电极电势的影响并不太大，只有当氧化型或还原型物质浓度很大或很小时，或电极反应式中物质前的系数很大时才对电极电势产生显著的影响。

从电极的 Nernst 方程式可知，电极反应式中各物质的浓度发生变化可以对电极电势产生影响，下面就溶液的酸度、沉淀的生成和难解离物质的生成对电极电势的影响分别进行讨论。

(1) 溶液的酸度

在许多电极反应中，介质中的 H^+、OH^- 和 H_2O 参加了反应，溶液 pH 值的变化可通过 H^+ 和 OH^- 的浓度变化来影响电极电势。

【例 3-3】 电极反应：$Cr_2O_7^{2-}+14H^++6e^- \rightleftharpoons 2Cr^{3+}+7H_2O$　　$\varphi^{\ominus}=1.232V$

若 $Cr_2O_7^{2-}$ 和 Cr^{3+} 的浓度均为 $1mol\cdot L^{-1}$，求 298.15K、pH=6 时的电极电势。

解：$Cr_2O_7^{2-}+14H^++6e^- \rightleftharpoons 2Cr^{3+}+7H_2O$，$n=6$

当 $T=298.15K$，按式(3-8b)：

$$\varphi_{Cr_2O_7^{2-}/Cr^{3+}}=\varphi^{\ominus}_{Cr_2O_7^{2-}/Cr^{3+}}+\frac{0.05916V}{n}\lg\frac{c_{Cr_2O_7^{2-}}c^{14}_{H^+}}{c^2_{Cr^{3+}}}$$

因为

$$c_{Cr_2O_7^{2-}}=c_{Cr^{3+}}=1mol\cdot L^{-1}$$

且 pH=6，$c(H^+)=1\times10^{-6}mol\cdot L^{-1}$，$n=6$

所以

$$\varphi_{Cr_2O_7^{2-}/Cr^{3+}}=1.232V+\frac{0.05916V}{6}\lg\frac{(10^{-6})^{14}}{1}=0.404V$$

由于 H^+ 浓度以 14 次方的倍数影响 φ，因此 pH=6 时，电极电势从 +1.232V 降到 +0.404V,降低了 +0.828V，表明 $Cr_2O_7^{2-}$ 的氧化性较标准态下的氧化性明显降低。

(2) 沉淀的生成

在氧化还原电对中，若氧化型或还原型物质生成沉淀将显著地改变它们的浓度，使电极电势发生变化。

【例 3-4】 已知 $Ag^++e^- \rightleftharpoons Ag$　　$\varphi^{\ominus}=0.7996V$

若在电极溶液中加入 NaCl，使其生成 AgCl 沉淀，并保持 Cl^- 浓度为 $1mol\cdot L^{-1}$，求 298.15K 时的电极电势(已知 AgCl 的 $K_{sp}=1.77\times10^{-10}$)。

解：

$$Ag^++e^- \rightleftharpoons Ag,\quad n=1$$

$$\varphi_{Ag^+/Ag}=\varphi^{\ominus}_{Ag^+/Ag}+\frac{0.05916V}{n}\lg\frac{c_{Ag^+}}{1}$$

$$Ag^++Cl^- \rightleftharpoons AgCl\qquad [Ag^+][Cl^-]=K_{sp}=1.77\times10^{-10}$$

$$[Ag^+]=K_{sp}/[Cl^-]=1.77\times10^{-10}$$

$$\varphi_{Ag^+/Ag}=0.7996V+0.05916V\times\lg\frac{1.77\times10^{-10}}{1}=0.7996V-0.577V=0.223V$$

显然由于有沉淀生成，使 Ag^+ 的浓度急剧降低，对 $\varphi_{Ag^+/Ag}$ 造成了较大的影响。

实际上，在 Ag^+ 溶液中加入 Cl^-，原来氧化还原电对中的 Ag^+ 已转化为 AgCl 沉淀了，并组成了一个新电对 AgCl/Ag，电极反应为：

$$AgCl+e^-\rightleftharpoons Ag+Cl^-$$

由于平衡溶液中的 Cl^- 浓度为 $1mol\cdot L^{-1}$，这时 $\varphi_{Ag^+/Ag}=\varphi^{\ominus}_{AgCl/Ag}=0.223V$

并有：
$$\varphi^{\ominus}_{AgCl/Ag}=\varphi^{\ominus}_{Ag^+/Ag}+0.05916V\times\lg K_{sp}(AgCl)$$

根据上述例题的思路，可推知其他金属-金属难溶盐-阴离子电极与对应的金属-金属离子电极的标准电极电势之间的定量关系。

(3) 难解离物质的生成

在氧化还原电对中，氧化型或还原型物质生成弱酸(或弱碱)将使它们的离子浓度降低，使电极电势发生变化。

【例 3-5】 已知：$\varphi^{\ominus}_{Pb^{2+}/Pb}=-0.1262V$，将它与氢电极组成原电池：

$$(-)Pb\,|\,Pb^{2+}(1mol\cdot L^{-1})\,\|\,H^+(1mol\cdot L^{-1})\,|\,H_2(100kPa),\ Pt(+)$$

问：(1) 在标准态下，$2H^++Pb\rightleftharpoons H_2+Pb^{2+}$ 反应能发生吗？

(2) 若在上述氢电极的 H^+ 溶液中加入 NaAc，并使平衡后溶液中 HAc 及 Ac^- 浓度均为 $1mol\cdot L^{-1}$，H_2 的分压为 100kPa，反应方向将发生变化吗？

解：(1) 由于正极发生还原反应　$2H^++2e^-\rightleftharpoons H_2$　$\varphi^{\ominus}_{H^+/H_2}=0.00000V$

负极发生氧化反应　$Pb-2e^-\rightleftharpoons Pb^{2+}$　　$\varphi^{\ominus}_{Pb^{2+}/Pb}=-0.1262V$

电池反应为　　$2H^++Pb\rightleftharpoons H_2+Pb^{2+}$

$$E^{\ominus}=(\varphi^{\ominus}_+-\varphi^{\ominus}_-)=\varphi^{\ominus}_{H^+/H_2}-\varphi^{\ominus}_{Pb^{2+}/Pb}$$
$$=0.00000V-(-0.1262V)=0.1262V>0$$

由于电池电动势大于零，该反应能正向自发进行。

(2) 加入 NaAc 后，氢电极溶液中存在下列平衡：

$$HAc\rightleftharpoons H^++Ac^-$$
$$[H^+]=\frac{[HAc]K_{HAc}}{[Ac^-]}$$

达平衡后，溶液中 HAc 及 Ac^- 浓度均为 $1mol\cdot L^{-1}$，$K_{HAc}=1.76\times10^{-5}$，$[H^+]=1.76\times10^{-5}mol\cdot L^{-1}$。

$$\varphi_{H^+/H_2}=\varphi^{\ominus}_{H^+/H_2}-\frac{0.05916V}{n}\lg\frac{p_{H_2}/p^{\ominus}}{c^2_{H^+}}$$
$$=0.0000V-\frac{0.05916V}{2}\lg\frac{100kPa/100kPa}{(1.76\times10^{-5})^2}=-0.281V$$

NaAc 加入后，H^+ 的浓度降低，导致电极电势下降。

$$E=\varphi_+-\varphi_-=\varphi_{H^+/H_2}-\varphi^{\ominus}_{Pb^{2+}/Pb}=-0.281V-(-0.126V)=-0.155V<0$$

由于电池电动势小于零，该反应逆向自发进行，电池的正负极也要改变。

计算电池电动势也可以直接用电池电动势的 Nernst 方程求算：

$$E=\varphi_{H^+/H_2}-\varphi_{Pb^{2+}/Pb}=[\varphi^{\ominus}_{H^+/H_2}-\varphi^{\ominus}_{Pb^{2+}/Pb}]-\frac{0.05916V}{n}\lg\frac{c_{Pb^{2+}}(p_{H_2}/p^{\ominus})}{c^2_{H^+}}$$
$$=[0.0000V-(-0.126V)]-\frac{0.05916V}{2}\lg\frac{(100kPa/100kPa)}{(1.76\times10^{-5})^2}=-0.155V$$

从上例中可以看出，浓度对电极电势的影响，可以导致整个氧化还原反应方向的改变，所以判断非标准态下氧化还原反应的自发方向应根据电池电动势值的大小来判断。由于标准电池电动势是决定电池电动势的主要因素，$(0.05916/n)\lg Q$ 的影响较小，对于在非标准态下的氧化还原反应，若 $E^{\ominus}>+0.3V$，反应将正向进行；若 $E^{\ominus}<-0.3V$，反应将逆向进行，在这两种情况下通过改变其浓度一般是无法改变反应方向的；但若 $-0.3V<E^{\ominus}<+0.3V$，则可通过改变浓度来改变反应方向。

需要注意的是，利用电极电势或电池电动势只能判断氧化还原反应能否发生、向何方向进行，但它不能解决反应速率的问题。

第三节　电极电势的应用

一、判断氧化剂和还原剂的相对强弱

在标准状态时，氧化剂氧化能力的大小和还原剂还原能力的大小都是相对的，这些相对大小都可以由标准电极电势 $\varphi^{\ominus}$ 值表现出来。电极电势 $\varphi^{\ominus}$ 值既可以表示物质的还原型变为氧化型的能力，即还原剂的还原能力，也可以表示物质由氧化型变为还原型的能力，即氧化剂的氧化能力。$\varphi^{\ominus}$ 值越小，物质的还原型还原能力越强，而其对应的氧化型氧化能力越弱；$\varphi^{\ominus}$ 值越大，物质的氧化型的氧化能力越强，而其对应的还原型的还原能力越弱。

表 3-1 中所列举出的标准电极电势 $\varphi^{\ominus}$ 值是由低到高排列的，因此，各对氧化型的氧化能力，自上而下依次增强，最强的是 MnO_4^-；还原剂的还原能力自上而下依次减弱，最强的还原剂是单质钠。

若溶液的浓度偏离了标准状态，从而使电对的电极电势也随之发生改变，其定量关系可由能斯特方程式计算，再根据其值大小来判断电对中氧化型物质的氧化能力、还原型物质的还原能力的相对强弱。

实验室用的强氧化剂的 $\varphi^{\ominus}$ 值往往大于1，如 $KMnO_4$、$K_2Cr_2O_7$、H_2O_2 等；常用的还原剂的 $\varphi^{\ominus}$ 值往往小于零或稍大于零，如 Zn、Fe、Sn^{2+} 等。

【例 3-6】 查出下列电对的标准电极电势，判断各电对中哪一种物质是最强的氧化剂，哪一种物质是最强的还原剂。

$$MnO_4^-/Mn^{2+}，MnO_4^-/MnO_2，MnO_4^-/MnO_4^{2-}$$

解：电对：MnO_4^-/Mn^{2+}，MnO_4^-/MnO_2，MnO_4^-/MnO_4^{2-}

标准电极电势：+1.51　　　　+1.679　　　　+0.564

故最强的氧化剂是 MnO_4^-/MnO_2 电对中的 MnO_4^-；最强的还原剂为 MnO_4^-/MnO_4^{2-} 电对中的 MnO_4^{2-}。

二、判断氧化还原反应进行的方向

氧化还原反应就是两半电池(电对)间的反应，其自发进行的方向为：电极电势较大的电对中氧化型物质(作氧化剂)和电极电势较小的电对中还原型物质(作还原剂)发生反应，可表述为：

较强氧化剂+较强还原剂=较弱还原剂+较弱氧化剂

标准电极电势表是按照电极电势由低到高排列的，因此，在标准电极电势表中，氧化还原反应进行的方向，总是左下方的氧化型物质与右上方的还原型物质间的反应能自发发生，这就是通常所说的“对角线方向相互反应规则”。

【例 3-7】 在标准状态下，试判断下列氧化还原反应自发进行的方向。

$$Sn^{2+} + 2Fe^{3+} \longrightarrow Sn^{4+} + 2Fe^{2+}$$

解：查附录Ⅳ标准电极电势表可知：

$$Sn^{4+} + 2e^- \rightleftharpoons Sn^{2+} \quad \varphi^{\ominus} = +0.151V$$

$$Fe^{3+} + e^- \rightleftharpoons Fe^{2+} \quad \varphi^{\ominus} = +0.771V$$

从标准电极电势可以看出，反应体系中的较强氧化剂为标准电极电势大的电对中的氧化型物质 Fe^{3+}，而较强还原剂为标准电极电势小的电对中的还原型物质 Sn^{2+}，因此，反应将向右自发进行。

学习小结

1. 基本概念：氧化与还原；氧化数；氧化还原反应；氧化还原电对。

2. 电极电势：原电池的结构、组成式；电极反应；电极电势的产生；标准氢电极；标准电极电势表；电极电势的影响因素——能斯特方程，要求用能斯特方程式计算任意电对在非标准状态下的电极电势。

3. 应用：在非标准状态下根据电极电势判断氧化剂、还原剂的相对强弱，确定反应进行的方向。

（孙立平）

复 习 题

1. 指出下列化合物中划线元素的氧化数。

NaH；K_2O_2；K_2MnO_4；K_2CrO_4；$Na_2S_2O_3$；Na_2SO_3；ClO_2；N_2O_5。

2. 根据标准电极电势排列下列顺序。

氧化剂的氧化能力增强顺序：$Cr_2O_7^{2-}$；MnO_4^-；MnO_2；Cl_2；Fe^{3+}；Zn^{2+}。

还原剂的还原能力增强顺序：Cr^{3+}；Fe^{2+}；Cl^-；Li；H_2。

3. 下列电极反应中，溶液中的 pH 值降低，其氧化态的氧化性增大的应该是（　　）。

A. $Br_2 + 2e^- \rightleftharpoons 2Br^-$　　B. $Cl_2 + 2e^- \rightleftharpoons 2Cl^-$

C. $MnO_4^- + 8H^+ + 5e^- \rightleftharpoons Mn^{2+} + 4H_2O$　　D. $AgCl + e^- \rightleftharpoons Ag + Cl^-$

4. 根据 Nernst 方程计算下列电极电势。

(1) $2H^+(0.10mol \cdot L^{-1}) + 2e^- \rightleftharpoons H_2(200kPa)$；

(2) $Cr_2O_7^{2-}(1.0mol \cdot L^{-1}) + 14H^+(0.0010mol \cdot L^{-1}) + 6e^- \rightleftharpoons 2Cr^{3+}(1.0mol \cdot L^{-1}) + 7H_2O$；

(3) $Br_2(l) + 2e^- \rightleftharpoons 2Br^-(0.20mol \cdot L^{-1})$。

5. 设溶液中 MnO_4^- 和 Mn^{2+} 的浓度相等(其他离子均处于标准状态)，问在下列酸度：(1) pH=0.0；(2) pH=5.5，MnO_4^- 能否氧化 I^- 和 Br^-。

6. 二氧化氯作为消毒剂用于水的净化处理，二氧化氯的生成反应为：$2NaClO_2(aq) + Cl_2(g) \longrightarrow 2ClO_2(g) + 2NaCl(aq)$，

已知：$ClO_2 + e^- \rightleftharpoons ClO_2^-$　　$\varphi^{\ominus} = 0.954V$

$Cl_2 + 2e^- \rightleftharpoons 2Cl^-$　　$\varphi^{\ominus} = 1.358V$，计算该反应的 $E^{\ominus}$。

7. 将铜片插入 $0.10mol \cdot L^{-1}$ $CuSO_4$ 溶液中，银片插入 $0.10mol \cdot L^{-1}$ $AgNO_3$ 溶液中组成原电池($\varphi^{\ominus}_{Ag^+/Ag} = +0.7996V$，$\varphi^{\ominus}_{Cu^{2+}/Cu} = +0.3419V$)。

(1) 指出该原电池的正负极、计算电池电动势，写出原电池的符号；

(2) 写出电极反应式和电池反应式。

第四章 Chapter 4

原子结构、共价键和分子间作用力

学习目标

1. 掌握：四个量子数；多电子原子轨道的能级图；核外电子的排布规律；共价键的本质；现代价键理论要点；共价键的类型以及范德华力的类型。

2. 熟悉：元素周期表；原子结构与元素某些性质的关系；极性分子与非极性分子。

3. 了解：原子结构与元素某些性质的关系；必需元素与非必需元素；必需元素的生物学功能。

第一节 量子数与原子轨道

原子由一个带正电的原子核和核外高速运动的带负电荷的若干电子组成。对于一般化学反应，原子核不发生变化，只是涉及核外电子运动状态的改变，本章主要探讨核外电子排布规律，揭示元素性质周期律的本质。

氢原子和类氢离子的核外只有一个电子，该电子仅受到核的吸引，可以对原子轨道进行精确描述。多电子原子核外有多个电子，电子除受核的吸引外，还受到其他电子对它的排斥作用，情况复杂得多，对原子轨道只能作近似处理。但氢原子结构的某些结论还可用到多电子原子结构中，如在多电子原子中，轨道名称与氢原子轨道名称相同，数目相等；多电子原子的原子轨道形状与氢原子的原子轨道形状相似等。

氢原子是所有原子中最简单的原子，核外仅有一个电子。电子在核外运动时的势能，只决定于核对它的吸引，在量子力学上描述原子核外的原子轨道时，必须引入三个量子数，分别用 n、l 和 m 三个符号表示，分别称为主量子数、角量子数和磁量子数。当三个量子数的组合方式一定时，即确定了一个原子轨道。现将有关量子数的物理意义及它们的取值分别介绍如下。

一、主量子数

主量子数（principal quantum number）用 n 表示。它反映了电子在核外空间出现概率最大的区域离核的远近，并且是决定电子能量高低的主要因素。n 可以取非零的任意正整数，即 1，2，3，…，n。当 $n=1$ 时，电子离核的平均距离最近，能量最低。n 越大，电子离核的平均距离越远，能量越高。在同一原子中，n 相同的电子，几乎是在距核的平均距离相近的空间范围内运动，所以 n 也称为电子层数(electron shell number)。当 $n=1$，2，3，4，5，6，7 时，分别称为第一，第二，…，第七电子层，相应地用符号 K，L，M，N，O，P，Q 表示。

二、轨道角动量量子数

轨道角动量量子数（orbital angular momentum quantum number）又称角量子数，用 l 表示。l 的取值受主量子数的限制，它只能取小于 n 的正整数和零，即 l 可以等于 0，1，2，3，…，$(n-1)$，共可取 n 个数值。按光谱学的习惯，电子亚层用下列符号表示：

l	0	1	2	3
电子亚层符号	s	p	d	f

电子绕核运动时，除具有一定的能量外，还有一定的角动量 M。角动量是矢量，是转动的动量。在多电子原子中，电子的能量由 n 和 l 共同决定。n 相同，l 不同的原子轨道，角量子数 l 越大，其能量 E 越大。

对多电子原子：$E_{ns}<E_{np}<E_{nd}<E_{nf}$。

但是对单电子体系而言，如氢原子，其能量 E 不受 l 的影响，只和 n 有关。

对氢原子：$E_{ns}=E_{np}=E_{nd}=E_{nf}$。

角量子数 l 决定原子轨道的形状。例如，$n=4$ 时，l 有 4 种取值 0，1，2 和 3，它们分别代表核外第四层的 4 种形状不同的原子轨道：

$l=0$　表示 s 轨道，形状为球形，即 4s 轨道；

$l=1$　表示 p 轨道，形状为哑铃形，即 4p 轨道；

$l=2$　表示 d 轨道，形状为花瓣形，即 4d 轨道；

$l=3$　表示 f 轨道，形状更复杂，即 4f 轨道。

由此可知，在第四层上，共有 4 种不同形状的轨道。在 n 相同的同层中，不同形状的轨道称为亚层，也叫分层。也就是说，核外第四层有 4 个亚层或分层。因此，角量子数 l 的不同取值代表同一电子层中具有不同形状的亚层或分层。

三、磁量子数

磁量子数（magnetic quantum number)用 m 表示。m 的取值受角量子数的限制，即 m 可以等于 0，±1，±2，…，$\pm l$，共有$(2l+1)$个数值。

磁量子数 m 决定原子轨道在核外空间中的取向。角量子数 $l=0$ 时，表示形状为球形的 s 轨道，这时磁量子数 m 只有一种取值 0，故轨道在核外空间中只有一种分布方向，即以核为球心的球形分布。$l=1$ 时，表示形状为哑铃形的 p 轨道，m 有 0、+1 和 −1 三种取值，这说明 p 轨道在核外空间有三种不同的分布方向，即沿 x 轴分布、沿 y 轴分布和沿 z 轴分布。

磁量子数 m 一般与原子轨道的能量无关。所以三种不同取向的 p 轨道，其能量相等。可以说沿 x 轴、沿 y 轴和沿 z 轴分布的三种 p 轨道能量简并，或者说 p 轨道是三重简并的，或者说 p 轨道的简并度为 3。

$l=2$ 时，m 有 0、+1、−1、+2 和 −2 五种取值，表示形状为花瓣形的 d 轨道，在核外空间中有五种不同的分布方向。这五种 d 轨道能量简并。$l=3$ 的 f 轨道在空间有七种不同取向，形状更为复杂，简并度为 7。

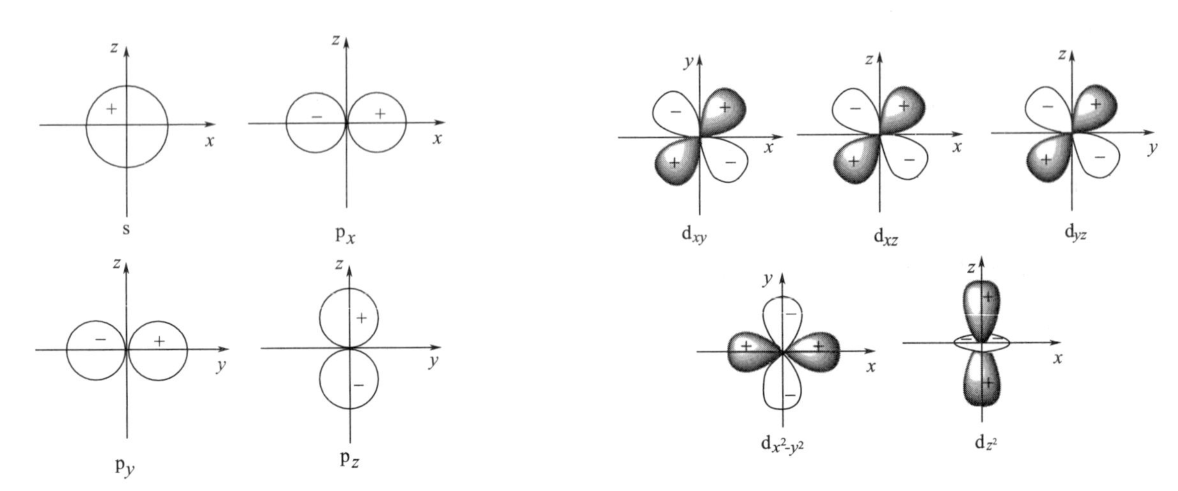

图 4-1　s、p、d 亚层各原子轨道的角度分布图

例如，$l=1$ 时，磁量子数可以有三个取值，即 $m=0$、$+1$、-1，说明 p 亚层在空间有三种不同的伸展方向，每一种伸展方向代表一个原子轨道，即 p 亚层共有 3 个 p 轨道，且这 3 个 p 轨道的能量相同。能量相同的轨道称为简并轨道或等价轨道。s、p、d、f 亚层的简并轨道个数分别为 1、3、5、7。

综上所述，n、l、m 三个量子数的组合有一定的规律：一组确定的（n，l，m），可以决定一个相应的原子轨道在空间的大小、形状和伸展方向（图 4-1）。例如，$n=1$ 时，l 只能等于 0，m 也只能等于 0，三个量子数的组合只有一种，即（1，0，0）说明第一电子层只有一个亚层，也只有一个轨道。$n=2$ 时，l 可以等于 0 和 1，所以第二电子层共有两个亚层。当 $n=2$、$l=0$ 时，m 只能等于 0；而当 $n=2$、$l=1$ 时，m 可以等于 0、+1、−1，它们的量子数组合共有四种，即(2，0，0)、(2，1，0)、(2，1，+1)和(2，1，−1)。这说明第二电子层共有 4 个轨道，其中（2，0，0）的组合属 s 亚层，其余三种组合属 p 亚层。依次类推，第 n 电子层有 n 个亚层，轨道总数为 n^2（表 4-1）。

表 4-1　量子数组合和轨道数

主量子数 n	角量子数 l	电子亚层（能级）	磁量子数 m	原子轨道 ψ	同一电子层的轨道数(n^2)
1	0	1s	0	ψ_{1s}	1
2	0	2s	0	ψ_{2s}	4
	1	2p	0	ψ_{2p_z}	
			±1	ψ_{2p_x}，ψ_{2p_y}	
3	0	3s	0	ψ_{3s}	9
	1	3p	0	ψ_{3p_z}	
			±1	ψ_{3p_x}，ψ_{3p_y}	
	2	3d	0	$\psi_{3d_{z^2}}$	
			±1	$\psi_{3d_{xz}}$，$\psi_{3d_{yz}}$，$\psi_{3d_{xy}}$	
			±2	$\psi_{3d_{x^2-y^2}}$	

四、自旋量子数

自旋量子数（spin quantum number)用符号 m_s 表示。(n，l，m）三个量子数的合理组合确定了一个原子轨道。要描述核外电子的运动状态还需要引入第四个量子数——自旋量子数，它不是为描述原子轨道而设定的，所以与 n，l，m 无关。在量子力学建立之前，为了解释氢原子光谱的精细结构，提出电子本身有自旋运动。自旋运动有两种相反的方向，分别用自旋量子数 $+\frac{1}{2}$ 和 $-\frac{1}{2}$ 两个数值表示，也可用正反两个箭头符号“↑”和“↓”表示。两个电子的自旋方向相同时称为平行自旋；反之称为反平行自旋。所以一共要有四个量子数，即 n、l、m、m_s，才能表示一个电子的运动状态。多电子原子中的每个电子都有区别于其他电子的一套量子数。

【例 4-1】 (1) $n=3$ 的电子层有几个亚层？写出相应的 l 取值及每个亚层的符号；各亚层有几个轨道？写出轨道符号及相应的量子数。(2) 基态 Na 原子的 1 个价层电子处于 3s 亚层，试用 n、l、m、m_s 量子数来描述它的运动状态。

解 (1) $n=3$ 有 3 个亚层，相应的 l 取值为 0、1、2，亚层的符号分别为 3s、3p、3d。

3s 亚层有 1 个轨道，轨道符号为 3s，相应的量子数为(3，0，0)。

3p 亚层有 3 个轨道，轨道符号及相应的量子数为 $3p_z$(3，1，0)、$3p_x$(3，1，+1)、$3p_y$(3，1，−1)。

3d 亚层有 5 个轨道，轨道符号及相应的量子数为 $3d_{z^2}$(3，2，0)、$3d_{xz}$(3，2，+1)、$3d_{yz}$(3，2，−1)、$3d_{xy}$(3，2，+2)和 $3d_{x^2-y^2}$(3，2，−2)。

(2) 3s 亚层的 $n=3$，$l=0$，$m=0$，所以该电子的运动状态可表示为 $(3，0，0，+\frac{1}{2})$ $(3，0，0，-\frac{1}{2})$。

综上所述，(n，l，m）一组三个量子数可以决定一个原子轨道。但原子中每个电子的运动状态则必须用（n，l，m，m_s）四个量子数来描述。四个量子数确定之后，电子在核外空间的运动状态就确定了。

第二节　核外电子排布规律

一、多电子原子轨道的能级图

在大量的光谱数据以及某些近似理论计算的基础上，美国化学家鲍林(Pauling)提出了多电子原子的原子轨道近似能级图，如图 4-2 所示。图中的能级顺序是指电子按能级从低到高在原子核外排布的顺序，即填入电子时各能级能量的相对高低。

鲍林的原子轨道近似能级图，将所有能级按照从低到高分为 7 个能级组。能量相近的能级划为一个能级组，图 4-2 中的每个方框为一个能级组，不同能级组之间的能量相差较大，同一能级组内各能级间的能量相差较小。

第一能级组中只有一个能级 1s，1s 能级只有一个原子轨道，在图 4-2 中用一个“○”表示。

第二能级组中有两个能级 2s 和 2p。2s 能级只有一个原子轨道，在图 4-2 中用一个“○”表

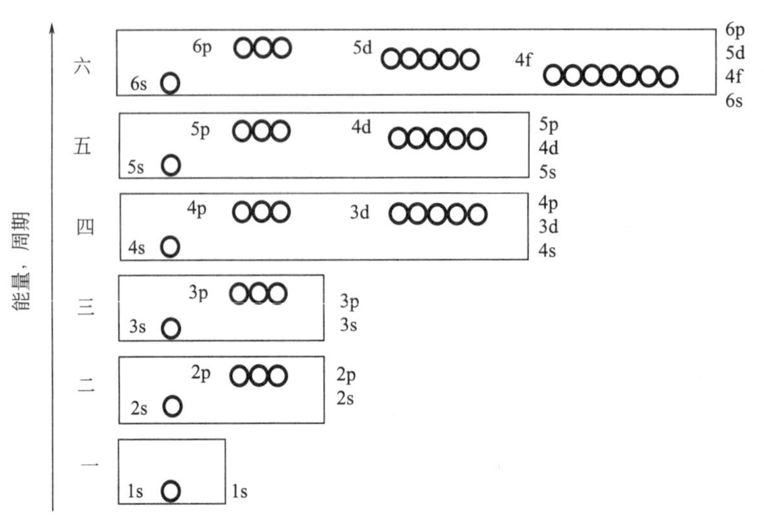

图 4-2　原子轨道近似能级图

示，而 2p 能级有三个能量简并的 p 轨道，在图 4-2 中用三个并列的“○”表示。该图中凡是并列的○，均表示能量简并的原子轨道。

第三能级组中有两个能级 3s 和 3p。3s 能级只有一个原子轨道，而 3p 能级有三个能量简并的 p 轨道。

第四能级组中有三个能级 4s，3d 和 4p。4s 能级只有一个原子轨道，3d 能级有五个能量简并的 d 轨道，而 4p 能级有三个能量简并的 p 轨道。

第五能级组中有三个能级 5s，4d 和 5p。5s 能级只有一个原子轨道，4d 能级有五个能量简并的 d 轨道，而 5p 能级有三个能量简并的 p 轨道。

第六能级组中有四个能级 6s，4f，5d 和 6p。6s 能级只有一个原子轨道，4f 能级组有七个能量简并的 f 轨道，5d 能级有五个能量简并的 d 轨道，而 6p 能级有三个能量简并的 p 轨道。

值得注意的是，除第一个能级组只有一个能级外，其余各能级组均从 ns 能级开始到 np 能级结束。图 4-2 中所示能级顺序是基态原子在核外电子排布时的填充顺序。Pauling 获 1954 年诺贝尔化学奖、1962 年诺贝尔和平奖。

二、核外电子排布规律

原子的核外电子排布又称为电子组态(electronic configuration)，根据光谱学实验数据，得到基态原子核外电子排布所遵循的三条规律。

1. 能量最低原理

“系统的能量越低，越稳定”，这是自然界的普遍规律。核外电子的排布也遵循这一规律，称为能量最低原理。基态多电子原子核外电子排布时总是先占据能量最低的轨道，当低能量轨道占满后，才排入高能量的轨道，以使整个原子能量最低。

2. Pauli 不相容原理

1925 年，奥地利物理学家 W. Pauli 提出，在同一原子中不可能有运动状态全相同的 2 个电子同时存在，这就是 Pauli 不相容原理(Pauli exclusion principle)。按照 Pauli 不相容原理，每个原子轨道最多能容纳两个电子，这两个电子自旋方向相反，即一个为顺时针，另一个为逆时针。换言之，在一个原子轨道上最多容纳两个电子且自旋方向相反。

3. 洪特规则

德国科学家洪特（F. Hund）根据光谱实验指出："电子在能量相同的轨道(简并轨道)上排布时，总是尽可能以自旋相同的方向，分别占有不同的轨道。这样的排布方式使总能量最低"，这就是 Hund 规则(Hund's rule)。而若使两个电子在一个轨道上成对，就要克服它们之间的斥力，要吸收额外的能量，这个能量称为电子成对能(electron pairing energy)，致使原子的总能量升高，违反能量最低原理。

三、核外电子的排布

原子的电子结构式主要是根据核外电子排布三原则和光谱实验的结果书写的，有时也用电子轨道来表示。下面我们根据核外电子排布三原则来讨论核外电子排布和书写电子结构式的几个实例。

基态碳原子的电子排布为 $1s^2 2s^2 2p^2$，若以方框表示一个原子轨道，则碳原子的核外电子排布的轨道式为：

	1s	2s	2p		
$_6C$	↑↓	↑↓	↑	↑	

而不应表示为：

$_6C$	↑↓	↑↓	↑↓		

或

$_6C$	↑↓	↑↓	↑	↓	

根据以上原理，就可以写出大部分基态原子的电子组态，如写出基态钛原子的核外电子排布式。根据能量最低原理，我们将 22 个电子从能量最低的 1s 轨道上排起，每个轨道只能排 2 个电子，第 3、第 4 个电子填入 2s 轨道，2p 能级有三个轨道，可以填 6 个电子，再以后填入 3s、3p，以上轨道填满后是 18 个电子。因为 4s 能量比 3d 低，所以第 19、第 20 个电子应先填入 4s 轨道。此时已填入 20 个电子，剩下的 2 个电子填入 3d。但轨道填入电子后，4s 能量高于 3d，所以基态钛原子的电子排布式为 $1s^2 2s^2 2p^6 3s^2 3p^6 3d^2 4s^2$。

光谱实验结果和量子力学表明，简并轨道全充满(如 p^6、d^{10}、f^{14})，半充满(如 p^3、d^5、f^7)或全空(如 p^0、d^0、f^0)的这些状态都是能量较低的稳定状态。核外电子排布时尤其注意 d 亚层只差 1 个电子半充满或全充满时，予以优先考虑。如基态 24 号元素铬电子排布式为 $1s^2 2s^2 2p^6 3s^2 3p^6 3d^5 4s^1$(半充满)而不是 $1s^2 2s^2 2p^6 3s^2 3p^6 3d^4 4s^2$；基态 29 号元素铜的价层电子排布为 $1s^2 2s^2 2p^6 3s^2 3p^6 3d^{10} 4s^1$(全充满)而不是 $1s^2 2s^2 2p^6 3s^2 3p^6 3d^9 4s^2$。

在书写电子排布式时，为简便通常把内层已达到稀有气体电子层结构的部分，用稀有气体的元素符号加方括号表示，称为原子实(atomic kernel)。例如基态铁原子的电子排布可以写成：[Ar] $3d^6 4s^2$，又如 47 号银的基态原子电子排布式可以写成：[Kr] $4d^{10} 5s^1$。这种写法的另一优点是突出了价层电子构型(valence shell electron configuration，又称价层电子组态、外围电子构型)，如铁原子的价层电子构型是 $3d^6 4s^2$，银原子的价层电子构型是 $4d^{10} 5s^1$。

书写离子的电子排布式是在基态原子的电子排布式基础上加上或失去电子。例如：

Cl^-：[Ne] $3s^2 3p^6$　　　Fe^{3+}：[Ar] $3d^5 4s^0$

四、元素周期表

元素的性质随着原子序数的递增而呈周期性变化的规律称为元素周期律。元素周期律的基础是原子核外电子排布，尤其是价层电子构型的周期性变化，元素周期表是元素周期律的直观表现形式。

1. 能级组与元素周期

元素周期表的每行是一个周期。周期对应于能级组。元素周期表有 7 行，即 7 个周期。从各元素原子的电子层结构可知，当主量子数 n 依次增加时，n 每增加 1 个数值就增加一个新的电子层，周期表上就增加一个周期。因此，元素在周期表中所处的周期数(用阿拉伯数字表示)就等于它的价层电子构型中的最高主量子数 n。而每一个周期所含原子数目与对应能级组最多能容纳的电子数目相等。能级组与周期的对应关系见表 4-2。

表 4-2　能级组与周期的对应关系

周期数	周期名称	能级组	起止元素	元素个数	能级组内各亚层电子的排布
1	特短周期	1	${}_1H \rightarrow {}_2He$	2	$1s^{1\sim2}$
2	短周期	2	${}_3Li \rightarrow {}_{10}Ne$	8	$2s^{1\sim2} \rightarrow 2p^{1\sim6}$
3	短周期	3	${}_{11}Na \rightarrow {}_{18}Ar$	8	$3s^{1\sim2} \rightarrow 3p^{1\sim6}$
4	长周期	4	${}_{19}K \rightarrow {}_{36}Kr$	18	$4s^{1\sim2} \rightarrow 3d^{1\sim10} \rightarrow 4p^{1\sim6}$
5	长周期	5	${}_{37}Rb \rightarrow {}_{54}Xe$	18	$5s^{1\sim2} \rightarrow 4d^{1\sim10} \rightarrow 5p^{1\sim6}$
6	特长周期	6	${}_{55}Cs \rightarrow {}_{86}Rn$	32	$6s^{1\sim2} \rightarrow 4f^{1\sim14} \rightarrow 5d^{1\sim10} \rightarrow 6p^{1\sim6}$
7	特长周期	7	${}_{87}Fr \rightarrow {}_{118}Og$	32	$7s^{1\sim2} \rightarrow 5f^{1\sim14} \rightarrow 6d^{1\sim7}$

2. 价层电子组态与族

性质相似的元素归为一族，族对应于原子的价电子构型。周期表中有主族(A 族)、副族(B 族)、0 族和Ⅷ族之分。

主族：周期表中共有 7 个主族，ⅠA～ⅦA，价层电子构型为 $ns^1 \sim ns^2np^5$，其价层电子数(ns、np 两个亚层上电子数目的总和)等于族数。例如，元素${}_{15}P$ 的电子组态为 $1s^2 2s^2 2p^6 3s^2 3p^3$，价层电子构型为 $3s^2 3p^3$，价层电子数为 5，故为ⅤA 族。

0 族(有的教材将其划归ⅧA)：是稀有气体，其最外层也已填满，呈稳定结构。

副族：在族号罗马数字后加“B”表示副族。周期表中共有ⅠB～ⅦB 7 个副族。ⅢB～ⅦB 族元素的价层电子构型为$(n-1)d^{1\sim5}ns^{1\sim2}$，价层电子数等于其族数。例如，元素${}_{25}Mn$ 的电子组态为 $1s^2 2s^2 2p^6 3s^2 3p^6 3d^5 4s^2$，价层电子构型为 $3d^5 4s^2$，所以是ⅦB 族。ⅠB、ⅡB 族由于其$(n-1)d$ 亚层已经填满，所以最外层 ns 亚层上的电子数等于其族数。副族元素区别于主族元素的主要特点是副族元素的价层电子构型中含有$(n-1)d$ 亚层。

Ⅷ族(有的教材将其划归ⅧB)：处在周期表的中间，共有 3 个纵列，9 种元素。价层电子构型为$(n-1)d^{6\sim10}ns^{1\sim2}$，价层电子数为 8～10 个。

五、原子结构与元素某些性质的关系

由于原子的电子层结构呈周期性变化，故与电子层结构有关的元素基本性质，如有效核电荷、原子半径、电负性等，也呈现出明显的周期性变化。

1. 原子半径

原子半径(atomic radius)有三种：以共价单键结合的两个相同原子核间距离的一半称为共价半径(covalent radius)，如图 4-3 中 r_1；单质分子晶体中相邻分子间两个非键合原子核间距离的一半称为范德华半径(van der Waals radius)，图中 r_2；金属单质的晶体中相邻两个原子核间距离的一半称为金属半径(metallic radius)，图中 r_3。表 4-3 列出了各种原子的原子半径，应注意：表中稀有气体为范德华半径，金属元素为金属半径，其余均为共价半径。

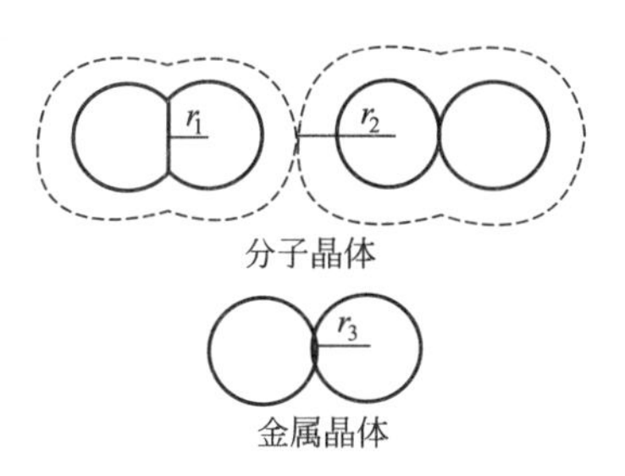

图 4-3 三种原子半径示意图

表 4-3 原子半径/pm

H 37																	He 54
Li 156	Be 105											B 91	C 77	N 71	O 60	F 67	Ne 80
Na 186	Mg 160											Al 143	Si 117	P 111	S 104	Cl 99	Ar 96
K 231	Ca 197	Sc 161	Ti 154	V 131	Cr 125	Mn 118	Fe 125	Co 125	Ni 124	Cu 128	Zn 133	Ga 123	Ge 122	As 116	Se 115	Br 114	Kr 99
Rb 243	Sr 215	Y 180	Zr 161	Nb 147	Mo 136	Tc 135	Ru 132	Rh 132	Pd 138	Ag 144	Cd 149	In 151	Sn 140	Sb 145	Te 139	I 138	Xe 109
Cs 265	Ba 224	*	Hf 154	Ta 143	W 137	Re 138	Os 134	Ir 136	Pt 139	Au 144	Hg 147	Tl 189	Pb 175	Bi 155	Po 167	At 145	Rn 145

* 镧系元素

La	Ce	Pr	Nd	Pm	Sm	Eu	Gd	Tb	Dy	Ho	Er	Tm	Yb	Lu
187	183	182	181	181	180	199	179	176	175	174	173	173	194	172

从表4-3 中看出，原子半径随原子序数的增加呈现周期性变化。各周期的主族元素从左到右，电子层数不变，有效核电荷增加明显，核对核外电子的引力增强，原子半径的减小幅度较大。长周期中的过渡元素原子半径先是缓慢减小然后略有增大。内过渡元素，有效核电荷变化不大，原子半径十分接近且自左至右有逐渐减小的镧系收缩现象。

同一主族从上到下，由于电子层数增加，所以原子半径递增。

2. 电负性

Pauling 在 1932 年引入电负性(electronegativity)的概念。所谓电负性是指元素的原子在分子中吸引成键电子能力的相对大小，用符号 χ 表示。电负性大，原子在分子中吸引电子的能力强，反之则弱。Pauling 假定氟的电负性为 4.0，作为确定其他元素电负性的相对标准，根据热力学的数据和分子的键能计算出电负性的相对数值，如表 4-4(该表采用的是经过其他科学家修正的 Pauling 电负性数值)所示。

元素的电负性也呈现周期性的变化：同一周期从左到右电负性递增；同一主族从上到下电负性递减。副族元素电负性没有明显的变化规律。

元素电负性的大小可用以衡量元素的金属性和非金属性的强弱。一般地说，金属元素的电负性在 2.0 以下，非金属元素的电负性在 2.0 以上，但这并不是一个严格的界限。氟的电负性最大，位于周期表的右上角，是非金属性最强的元素。除放射性元素 Fr 外，Cs 的电负性最小，位于周期表的左下角，是金属性最强的元素。通常越靠近周期表的右上方，元素的电负性越大，非金属性越强；越靠近周期表的左下方，元素的电负性越小，金属性越强。

表 4-4　元素电负性

H 2.18																	
Li 0.98	Be 1.57											B 2.04	C 2.55	N 3.04	O 3.44	F 3.98	
Na 0.93	Mg 1.31											Al 1.61	Si 1.90	P 2.19	S 2.58	Cl 3.16	
K 0.82	Ca 1.00	Sc 1.36	Ti 1.54	V 1.63	Cr 1.66	Mn 1.55	Fe 1.80	Co 1.88	Ni 1.91	Cu 1.90	Zn 1.65	Ga 1.81	Ge 2.01	As 2.18	Se 2.55	Br 2.96	
Rb 0.82	Sr 0.95	Y 1.22	Zr 1.33	Nb 1.60	Mo 2.16	Tc 1.90	Ru 2.28	Rh 2.20	Pd 2.20	Ag 1.93	Cd 1.69	In 1.73	Sn 1.96	Sb 2.05	Te 2.10	I 2.66	
Cs 0.79	Ba 0.89	La 1.10	Hf 1.30	Ta 1.50	W 2.36	Re 1.90	Os 2.20	Ir 2.20	Pt 2.28	Au 2.54	Hg 2.00	Tl 2.04	Pb 2.33	Bi 2.02	Po 2.00	At 2.20	

第三节　元素与人体健康

一、必需元素与非必需元素

在人体内发现的诸多元素中，有许多与人类生命活动密切相关，也是必不可少的元素，因此这些元素被称为“必需元素”，没有这种元素机体既不能生长又不能完成其生命周期。所以该元素对于机体正常代谢和生长发育是必不可少的，也是不能被其他任何元素所完全取代的。在必需元素完全缺乏情况下，机体可能发生死亡。随着营养素大量的增加，机体逐步达到最佳功能的平稳状态；过量时，机体首先出现临界毒性，然后达致死毒性。人体必需元素，依含量不同，可分为宏量元素和微量元素。凡占人体总重量万分之一以上者，称为宏量元素，包括碳、氢、氧、氮、磷、硫、钙、镁、钠、钾、氯 11 种元素，合计占人体总重量的 99.95%以上；凡占人体总重不到万分之一者均称为微量元素，包括铁、锌、铜、钴、锰、铬、硒、碘、氟、镍、钒、钼、硅、锡 14 种元素。随着科学的发展和认识的提高，被确认的人体必需的微量元素还将增多。

非必需元素，顾名思义是人体不需要的元素。它也可以分两类：一类虽然是人体的新陈代谢或生长发育不需要的，但是人体摄入少量后，不会产生严重病理现象，常称无害元素，如铋元素等；另一类，不仅人体不需要，而且摄入微量，就会出现病态或中毒症状者，常称为有害元素或有毒元素，如汞、镉、铅等。

二、人体必需元素的生物功能

1. 微量元素与酶的关系

酶是一种具有特殊催化功能的特殊蛋白质，是生物催化剂，也就是由活性的生物细胞产生的可以在细胞内外起催化活性的蛋白质。生物的代谢过程都是酶作用引起的化学反应，在生物体内，极少有不需要酶参加而自发进行的化学反应。迄今体内发现的1000余种酶中，约有50%～70%需要微量元素参加或激活，它们在细胞酶系统中功能相当广泛：从弱离子效应到构成高度特殊的化合物——金属酶与非金属酶。

一类含有一种或几种金属离子作为辅基的结合酶称为金属酶。按照金属离子和酶蛋白结合的稳定程度又可分为金属酶和金属激活酶两类。在金属酶中，它们牢固地结合在一起，金属离子通常为活性中心。在金属激活酶中，它们松散地结合，但金属离子却是酶活性的激活剂。金属酶种类很多，以含锌、铁、铜的酶最多，也有含钼、锰等其他金属离子的酶。例如细胞色素氧化酶除含有铁离子外还含有铜离子。

Zn是多种酶的组成成分。目前已发现，含Zn的酶有80多种。200多种酶的活性与Zn有关。例如，有催化作用的含锌金属酶有醇脱氢酶、碱性磷酸酯酶、核酸外切酶、RNA聚合酶、逆转录酶、端基DNT转录酶、氨基肽酶、羧肽酶原A、羧肽酶原B、羧肽酶A、羧肽酶B、血管紧张素转化酶、中性蛋白酶等。这些酶与蛋白质的代谢和合成有密切关系。缺锌时，DNA复制减慢，胸腺嘧啶核苷激酶和RNA聚合酶活力降低，而核糖核酶的活性增高，因而使DNA合成减慢，RNA合成减少，造成RNA分解亢进。Zn还是某些酶的激活剂。另外，Zn是参与免疫功能的重要微量元素之一，主要通过各种它的依赖酶参与并调节免疫功能，如Zn是胸腺嘧啶核苷激酶和DNA聚合酶的激活因子，对免疫功能有特异作用，可促进淋巴细胞的有丝分裂。这些酶活性降低，会导致周边淋巴细胞减少。缺Zn引起细胞免疫功能低下，对疾病的易感性增加，易患多种疾病并促进衰老。

Cu在氧化酶中的作用是其可将当量氧还原为有效的催化剂。因为Cu(Ⅱ)与Cu(Ⅰ)能互相转变。铜离子是某些氧化酶活性中心的一部分；多酚氧化酶即是一例，它能催化氢醌被氧分子氧化。Cu蓝蛋白能催化多醇、多酚及多胺类的氧化反应，也能催化抗坏血酸的反应。Cu蓝蛋白参与铁的运输和代谢及电子传递。Cu蓝蛋白存在于肝和脑中，缺Cu时出现脑组织萎缩、灰白质退行性病变。Cu过多时，可引起肝豆状变性，出现共济失调和精神障碍。

Fe是细胞色素、细胞色素氧化酶、过氧化氢酶、过氧化物酶、醛缩酶、乙酰辅酶A、黄嘌呤氧化酶、肌红蛋白等的组成部分。Fe与酶的作用在氧的运输及储存、CO_2的运输及释放、电子传递、氧化还原等多种代谢过程中发挥生物学功能。因为正常细胞内的一切生化反应都需要酶，一旦酶的合成及作用受干扰，机体的酶活性减弱，自由基产生过多进而发生多种疾病。Fe-SOD(超氧化物歧化酶)可以催化O_2^-歧化为H_2O和O_2。体内缺铁时，含Fe酶和Fe依赖酶的单胺酸氧化酶、羟酸氧化酶的活性降低导致神经系统、免疫功能下降，从而诱发多种疾病。Fe含量过多时，铁离子及铁复合物沉积在各种细胞器内或胞浆中，线粒体膜受到损伤、电子传导障碍，使酶的活性降低，自由基产生过多，因而发生多种疾病。因此要注意Fe的吸收量、储存量、利用率等。维持体内Fe含量正常，是健康的重要条件之一。

Se是谷胱甘肽过氧化物酶(GSH-Px)的组成成分。GSH-Px能催化还原型谷胱甘肽变成氧化型谷胱甘肽，同时使有毒的过氧化物还原变成无害的羟基化合物，并使过氧化氢分解，因而可以保护细胞膜的结构和功能不受过氧化物的损害和干扰。GSH-Px主要作用是清除脂类氢过氧化物。此外，在过氧化氢酶含量很少或过氧化氢产量很低的组织中，可代替过氧化氢酶清除过氧化氢。与人类的衰老和威胁生命的疾病，如癌症、动脉硬化、心脑血管疾病、中枢神经系统疾病、免疫机能以及遗传、生殖等均有密切关系。因此，Se在体内必须维持正常含量，缺乏或过多对机体均有害。

Mo是黄嘌呤氧化酶、醛氧化酶、亚硫酸氧化酶等的重要成分。黄嘌呤氧化酶就是黄素蛋白，参与人体内嘌呤化合物的氧化代谢，也参与Fe代谢。醛氧化酶在解除体内形成的有毒醛类的氧化代谢方面起重要作用。Mo缺乏可引起酶的活性及生理功能降低，易患癌症。Mo过量时，可抑制黄嘌呤氧化酶、醛氧化酶、硫化物氧化酶、谷甘酰胺酶、胆碱酯酶、细胞色素氧化酶的活性，可导致癌症的发生和发展。此外，Mo 过多会影响酶和激素的合成，生长发育、性功能和内分泌机能也受到影响，而且，易患动脉硬化、心脑血管疾病等。

Cr 可激活葡萄糖磷酸变位酶、胰蛋白酶、琥珀酸-细胞色素 C 脱氢酶等，参与和干扰酶系统的活动，参与体内糖、脂肪、蛋白质的代谢过程。缺 Cr 时，易患糖尿病、动脉硬化、心脑血管疾病等。体内 Cr 过多时易患癌症等疾病。

2. 微量元素参与体内生化作用

分子生物学研究揭示，微量元素通过与蛋白质和其他有机基团结合，形成了酶、激素、维生素等生物大分子，发挥着重要的生理生化功能。长期以来，人们对体内含量较多的元素十分重视，而对微量元素却重视不够。其实，元素在人体里作用的大小不能以含量的多少来决定，有许多微量元素含量微乎其微，但作用却不可忽视。下面从几个方面概述微量元素的生理作用。

第一，人体组成部分。钙、磷等元素是人体骨骼的主要成分，这些元素组成的骨骼既是人体代谢的结果，也可从中被提取出来参加代谢。

第二，保持血液的酸碱度及电解质平衡。这主要是指钠、钾和氯。

第三，协助人体器官、组织把人体必需物质运往全身，以供应代谢需要。例如，血液中的铁是血红蛋白的成分，是血液中氧的携带者，有了充足的铁，就能携带氧到达人体每一个细胞，将血液中带来的“能源”物质氧化，使其放出能量，源源不断地提供给各器官组织进行生命活动。

第四，酶的组成部分。许多元素，特别是一些金属元素，是酶的组成部分。酶是生物体内生物化学变化的催化剂，能加速常温下的生物化学反应。过去，人们对酶的成分不太了解，当发现一些酶中含有金属元素时，以为这些金属是混杂进去的。事实上，酶作为一种特殊的蛋白质，对其他物质非常敏感，不能使其他物质污染或混杂其间。事实证明，凡含有金属的酶，将其中的金属元素去掉，它的活性将大大降低，如果再把金属元素“还”给它，则又恢复原来的活性。由此可见，酶中的金属元素是酶的必要成分。目前已知的几千种酶中，许多都含有一个或几个金属原子。各种含金属酶中，以含锌的酶最多，已知有 70 多种(有的说有 100 多种)。

第五，参与内分泌，有的则是某些激素的成分。经过临床及研究证明，某些微量元素缺乏可影响下丘脑及内分泌的功能，影响靶组织的活性及激素的生物学作用。按其生理作用可分为以下几种。

① 影响性腺发育、生育能力及性机能等。缺锌使垂体促性腺激素分泌减少，性腺发育不良，青少年第二性征发育不全；缺锰易造成不孕、死胎、畸胎及使孕妇死亡等。

② 影响糖代谢。缺铬可降低胰腺功能、减少胰岛素的分泌、降低组织对胰岛素的敏感性，影响人体内的糖代谢，使之易患糖尿病及动脉粥样硬化等病。

③ 影响生长发育。碘是甲状腺素的主要成分。甲状腺的功能是多方面的，它促进蛋白质的合成，有 100 多种酶的活化少不了它。碘对人体的新陈代谢影响极大，因而能促进生长发育，还能影响人体的神经系统，使人保持正常精神状态。

第六，维生素的成分。在人体内，维生素的需要量尽管很少(每人每天大约 1～100mg)，没有他人就不能生存。从古至今，维生素缺乏是造成死亡的原因之一。维生素 B_{12} 参与核酸合成，能治疗由于钴缺乏导致的贫血，因为它的核心成分是钴。这是人体内唯一的含钴化合物，也是唯一含必需微量元素的维生素。

第七，维持机体内环境及生理平衡。机体细胞的活力与良好的新陈代谢，依赖于机体内环境及其生理平衡，而微量元素的摄取对机体内环境及其生理平衡起重要作用。人体摄入微量元素不足或过量或元素间比例失调，都会对机体产生不利的影响，甚至导致某些疾病的发生，加速机体衰老。必需微量元素的缺乏，将导致机体中与该元素密切相关的生物活性物质的缺乏，不仅造成生理功能障碍，而且也会影响到人的智力、情绪等。

锌是组织生长所必需的微量元素。食欲降低是婴幼儿缺锌的早期表现之一。缺锌的孩子味觉减退，对酸、甜、苦、咸分辨不清；生长发育迟缓，身材矮小，体重不增；抵抗力差，反复感冒或腹泻；易患复发性口腔溃疡；缺锌还会损害孩子的味蕾功能，出现厌食。另外，锌是人体海马回(海马回位于人脑控制学习和记忆活动的中枢，主要负责形成和储存长期记忆)的重要微量元素，与记忆和智力有关。儿童缺锌会形成缺锌→厌食→蛋白质摄入不足→赖氨酸缺乏→大脑发育受损→海马回缺锌→记忆力智力下降→情绪失控→心理素质差。

铁是人体内含量最大的微量元素，主要以铁卟啉络合物(血红素)形式存在，通常认为它对呼吸的作用最大。铁作为血红蛋白的主要成分，由于高价铁和低价铁容易相互转变，氧化还原反应迅速，成为输氧能力最优的材料。缺铁性贫血对于育龄妇女和儿童的健康影响非常严重，重度缺铁性贫血可增加儿童和母亲的死亡率。缺铁会损害儿童智力发育，使婴幼儿易激动、淡漠，对周围事物缺乏兴趣，还可造成儿童和青少年注意力、学习能力、记忆力异常。铁缺乏的幼儿，铅中毒的发生率较无铁缺乏的儿童高 3～4 倍。

钙是人体内含量最多的矿质元素之一，参与调节人体各个系统的组织器官的正常功能。钙是脑神经元代谢不可缺少的重要元素，能保证脑力旺盛、头脑冷静并提高人的判断力，影响人的情绪。充足的钙能抑制脑神经的异常兴奋，使人保持镇静。缺钙可影响神经传导，使神经、肌肉的兴奋性失调，人就会变得敏感、情绪不稳定，注意力难以集中。钙是儿童膳食中最容易缺乏的营养素之一。快速成长中的婴幼儿长期摄食钙过低并伴有维生素 D 缺乏，日晒少，可引发生长发育迟缓、骨骼畸形、牙齿发育不良。

微量元素与人体健康有着密切的关系。就大部分人而言，体内的各种微量元素是正常的，因为我们日常饮食足以满足对微量元素的需求。人体内微量元素的缺少有两个原因：一是地方性缺乏某种微量元素，如地方性缺碘等；二是因病丢失体内的微量元素。是否属于微量元素缺乏必须经过检验才能确定。一旦被确定为微量元素缺少，自己不能随便用药，必须在医生的指导下用药或进行饮食治疗。

第四节　共价键

一、共价键的本质

分子或晶体中相邻的两个或多个原子之间强烈的相互作用力称为化学键(chemical bond)。但为什么原子和原子之间通过这种强相互作用能形成稳定分子？针对这一问题，1916 年，美国化学家 G. N. Lewis 提出了经典共价键理论。该理论认为两个或多个原子可以“共用”一对或多对电子，以便达到类似稀有气体原子最外层 2 或 8 电子层结构(路易斯结构)而形成稳定的分子。这种分子中通过共用电子对连接的化学键称为共价键，通常用“：”或短横线表示。

经典的共价键理论初步揭示了共价键与离子键的区别，但是无法阐明共价键的本质。它不能解释为什么两个带负电荷的电子不相互排斥，反而配对使两个原子结合在一起；不能解释共价键具有方向性；也不能解释有些分子中，中心原子的最外层电子数少于 8 个(如 BF_3)或多于 8 个(如 PCl_5)，不是稳定的稀有气体结构，但这些分子仍能稳定存在的事实。由此可见，Lewis 理论尚不完善，直到量子力学建立以后，共价键的理论才开始发展。

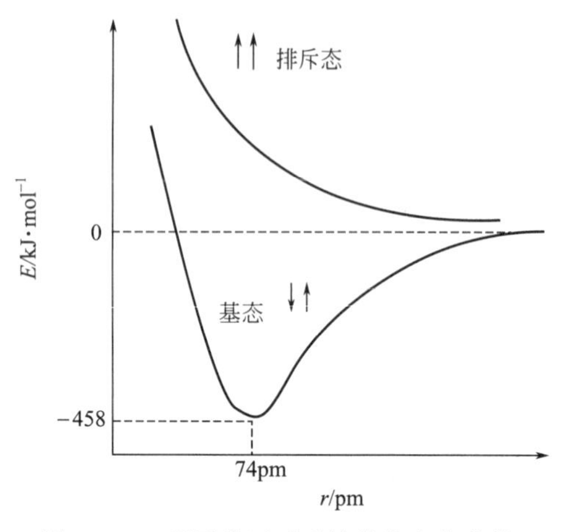

图 4-4 H 原子接近时系统势能变化曲线

在了解原子结构时，科学家瞄准的最简单模型是氢原子，相应的，氢分子是研究分子结构最简单的共价键分子模型。1927 年德国化学家 W. Heitler 和 F. London 利用量子力学方法，把氢分子看成是两个核和两个电子组成的系统，近似求解其 Schrödinger 方程，结果得到氢分子形成的势能曲线(图 4-4)。当两个 H 原子彼此远离时没有相互作用，它们的相对势能为零。若两个电子自旋方向相同的 H 原子逐渐靠近时，两核之间电子云的概率密度为 0，相互斥力越来越大，系统的势能上升，因而不能形成共价键(排斥态)。当两个电子自旋方向相反的 H 原子靠近时，系统势能下降，在核间距r_0=74pm 时出现一个最低点，系统释放出 458kJ·mol^{-1}的能量。当 r 继续变小时，两核的斥力将骤然升高，说明系统稳定在 r_0=74pm 平衡位置上(基态)，此时两个 H 原子的 1s 轨道发生最大重叠(图 4-5)，核间电子云密集，为两核共享，形成共价键，此时系统能量最低。由此可见，共价键的本质是两原子轨道重叠，成键原子共享配对电子，电子云密集区把两个带正电荷的原子核吸引在一起的同时有效屏蔽了两原子核间的排斥作用，从而形成稳定的共价分子。

二、现代价键理论要点

1930 年，L. Pauling 等发展了量子力学对氢分子成键的处理结果，建立了现代价键理论(valence bond theory)，又称电子配对法，简称 VB 法。价键理论的基本要点有以下几个方面。

(1) 两个原子接近时，键合原子双方各自提供自旋相反的单电子彼此配对形成共价键。

(2) 两原子自旋相反的单电子配对之后，不能再与第三个原子的单电子配对成键，这称为共价键的饱和性。若 A 原子和 B 原子各有 1、2、3 个未成对电子，且自旋方向相反，则可以互相配对，形成共价单键、双键和叁键；若 A 原子有 2 个未成对电子，B 原子有 1 个未成对电子，且自旋方向相反，则它们可以形成 AB_2 型分子。例如 Cl 原子有 1 个单电子，2 个 Cl 原子的单电子配对可形成 1 个共价单键的 Cl_2 分子；O 原子有 2 个单电子，与 2 个 H 原子的单电子配对形成 2 个共价键的 H_2O 分子。H_2 不能再与 H 或 Cl 形成 H_3 或 H_2Cl 分子。

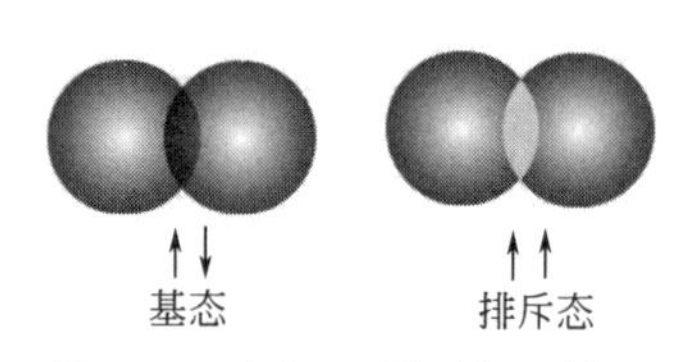

图 4-5 两个 H 原子相互接近时原子轨道重叠示意图

(3) 成键的单电子所处的两原子轨道互相重叠形成共价键。由于原子轨道有一定的方向性和对称性，成键原子轨道重叠时，总是沿着一定的方向满足对称性匹配条件，才能发生最大程度的重叠。重叠越多，两原子核间电子云的概率密度越大，形成的共价键越牢固，这称为原子轨道最大重叠原理。根据这个原理，可以说明共价键的方向性。因为除 s 轨道球形对称外，p、d 等轨道都有一定的空间取向，成键时原子轨道只有沿一定方向接近，才能达到最大程度的重叠。如形成 HCl 分子时 H 原子的 1s 轨道与 Cl 原子的 $3p_x$ 轨道在三个方向上重叠，保持核间距 d 的长度不变，只有当 1s 轨道与 $3p_x$ 轨道沿着 x 轴方向接近时才可达到

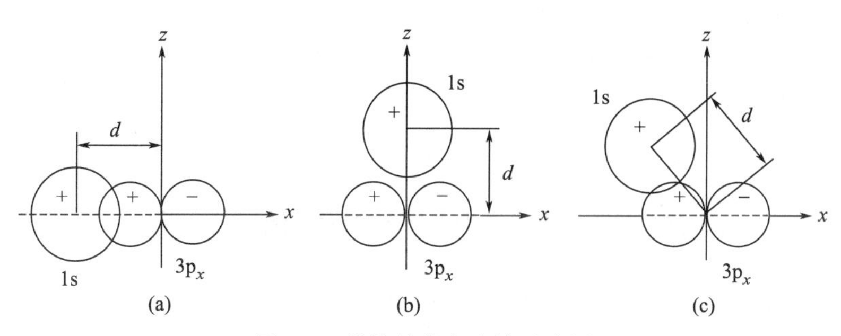

图 4-6 共价键的方向性示意图

最大程度的重叠［图 4-6(a)］，形成稳定的共价键，其他方向因原子轨道不能重叠［图 4-6(b)］或重叠很少［图 4-6(c)］而不能成键或形成的共价键不稳定。

三、共价键的类型

按原子轨道重叠方式不同，共价键可分为 σ 键、π 键。

σ 键(sigma bond)是两个原子的原子轨道沿着键轴(两原子核间连线，本书设为 x 轴)方向以“头碰头”的方式重叠形成的共价键，轨道重叠部分沿键轴呈圆柱型对称分布。例如 H_2 中 s-s、HF 中 p_x-s、F_2 中 p_x-p_x 轨道头碰头重叠形成了 σ 键，如图 4-7(a)所示。由于形成 σ 键时成键原子轨道沿键轴方向发生最大程度的重叠，因此 σ 键的键能大且稳定性高。

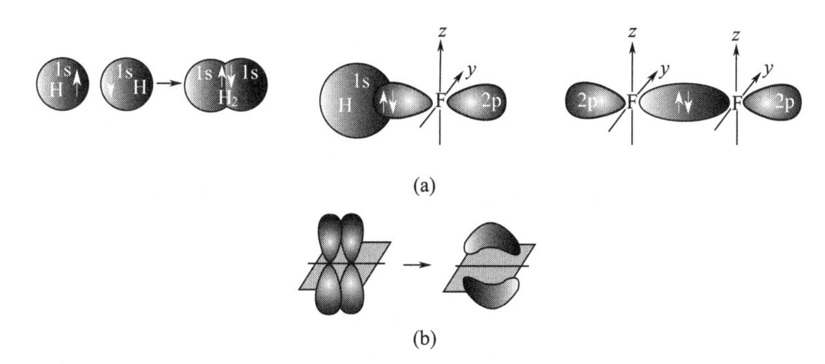

图 4-7 σ 键、π 键形成示意图

π 键(pi bond)是两个原子的原子轨道沿键轴方向以“肩并肩”的方式重叠形成的共价键，π 键的特点是原子轨道重叠部分是以一个通过键轴的平面呈镜面反对称分布［图 4-7(b)］。因为 π 键不像 σ 键那样电子云集中在两原子核的连线上，原子核对 π 电子的束缚力小，电子的流动性较大，所以通常 π 键没有 σ 键牢固，较易断裂，是化学反应的积极参与者，如烯烃就比相应的烷烃化学性质活泼。

在 N_2 分子中，N 原子的 p_x、p_y、p_z 各有 1 个单电子，2 个 N 原子间除形成 p_x-p_x σ 键外，还能形成 p_y-p_y 和 p_z-p_z 2 个相互垂直的 π 键，如图 4-8 所示。

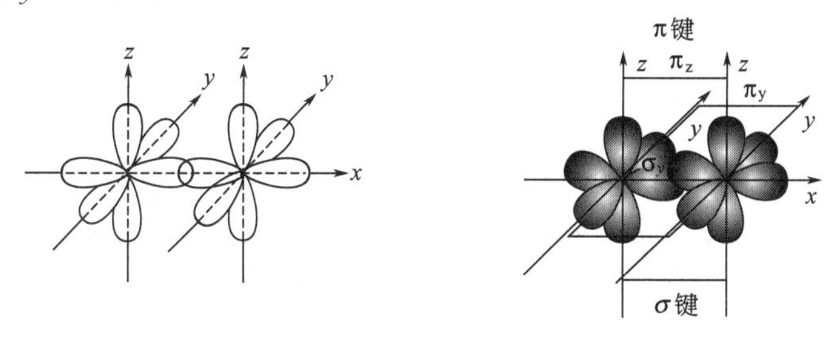

图 4-8 N_2 分子中的 σ 键和 π 键示意图

σ 键可单独存在，组成分子的“骨架”。π 键不能单独存在，只能与 σ 键同时存在于共价双键和叁键中。共价分子中若仅有单键，那必然是 σ 键，若存在双键或叁键，其中除 1 个 σ 键外，其余均是 π 键。

第五节　分子间作用力

共价键理论讨论了分子内部原子与原子之间存在的强相互作用，化学键的键能大约在 $150\sim650kJ\cdot mol^{-1}$。而分子间作用力是物质分子与分子之间存在的一种微弱的吸引力，是决定物质的熔点、沸点、汽化热、熔化热、溶解度、表面张力、黏度等物理性质的重要因素。正是由于分子间作用力(intermolecular force)的存在，气体分子才能凝聚成液体和固体。分子间作用力主要包括范德华力(van der Waals force)和氢键(hydrogen bond)。分子的类型、大小、形状和极性不同，分子间作用力大小也不相同，因而物质的一些性质也不同。

一、极性分子与非极性分子

每个分子都可看成由带正电的原子核和带负电的电子所组成的系统。整个分子是电中性的，但从分子内部电荷的分布看，可认为正、负电荷各集中于一点，叫电荷重心。若正、负电荷重心重合称为非极性分子(non-polar molecule)，不重合称为极性分子(polar molecule)。

分子极性的大小可用电偶极矩(electric dipole moment)μ 来衡量。它是分子中正、负电荷重心的距离 d 与正或负电荷重心上的电量 q 的乘积，即

$$\mu = qd$$

式中，μ 的单位为 $10^{-30}C\cdot m$。$\mu\neq0$ 的分子为极性分子，μ 越大，分子极性越大，例如，HF、H_2O、SO_2、NH_3、HCl、HBr、HI、BF_3 的 $\mu/(10^{-30}C\cdot m)$ 值依次为 6.4、6.24、5.34、4.34、3.62、2.60、1.27、0；$\mu=0$ 的分子为非极性分子。

对于双原子分子来说，分子的极性与键的极性一致，所以，同核双原子分子如 H_2、O_2 是非极性键也是非极性分子，异核双原子分子如 HCl、HF 是极性键也是极性分子。

而多原子分子的极性不仅与键的极性有关，也与分子构型有关，虽然是极性键，只要键型相同，分子构型对称，其分子中各个键的极性就能相互抵消，正、负电荷重心重合，如 CO_2 为直线形 O═C═O，2 个 C═O 键的极性互相抵消，为非极性分子；CCl_4 为正四面体形，C—Cl 键的极性互相抵消，也为非极性分子。但 H_2O 分子为 V 型，2 个 O—H 键的极性不能互相抵消；NH_3 分子为三角锥形，分子中 N—H 键的极性不能相互抵消。所以 H_2O、NH_3 为极性分子。

【例 4-2】指出 CH_4、$CHCl_3$、H_2S、CS_2 中哪些是极性分子？哪些是非极性分子？为什么？

解：CH_4 分子为完全对称的正四面体，其中 C—H 键的极性能互相抵消，正、负电荷重心重合，因而是非极性分子。

$CHCl_3$ 分子为变形四面体，其中含有 C—H 键、C—Cl 键，键的极性不能互相抵消，因而是极性分子。

H_2S 的中心原子分子为 V 形，键的极性不能互相抵消，是极性分子。

CS_2 分子是完全对称的直线形，其中两个 C═S 键的极性能互相抵消，故为非极性分子。

上述分子的偶极矩是分子固有的，称为永久偶极矩(permanent dipole moment)。在外

电场作用下，无论是极性分子还是非极性分子都会发生变形，正负电荷中心产生相对位移，称为分子的变形性(deformability)。变形分子中电子云与原子核出现相对位移，使非极性分子产生诱导偶极矩(induced dipole moment)，使极性分子的电偶极矩增大，这种现象称为分子的极化(polarization)。如图 4-9 所示，图中 $\Delta\mu$ 即为诱导偶极矩。

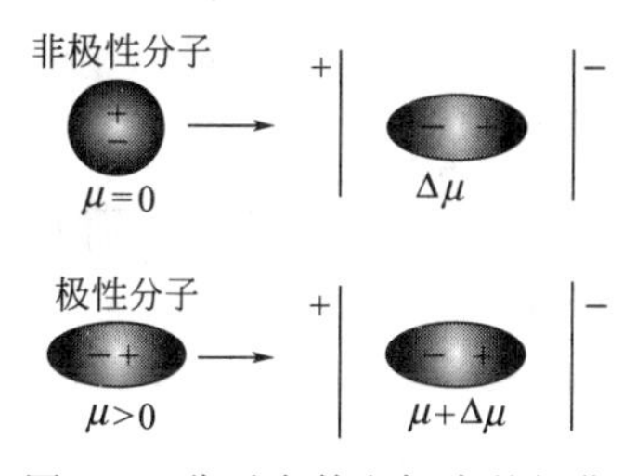

图 4-9 分子在外电场中的极化

除外电场外，离子或极性分子对其附近分子也相当是一微电场，能产生极化作用。这是分子之间存在相互作用力的重要原因。

二、范德华力

范德华(van der Waals)在研究气体的体积、压力和温度之间的定量关系时发现实际气体的行为偏离理想气体，并提出了范德华气体方程式，式中的修正项与分子间作用力有关。后来，人们习惯上把这类分子间作用力统称为范德华力。

范德华力分三种类型：取向力，诱导力，色散力。

1. 取向力

极性分子一端为正电荷端，另一端为负电荷端，因此存在着一个永久偶极。当极性分子互相接近时，分子的永久偶极之间同极相斥、异极相吸，使分子在空间按一定取向排列吸引，而处于较稳定的状态。这种永久偶极间的吸引力称为取向力(orientation force)(图 4-10)。取向力存在于极性分子之间。另外，极性分子定向排列之后还会进一步发生变形极化，产生诱导偶极。

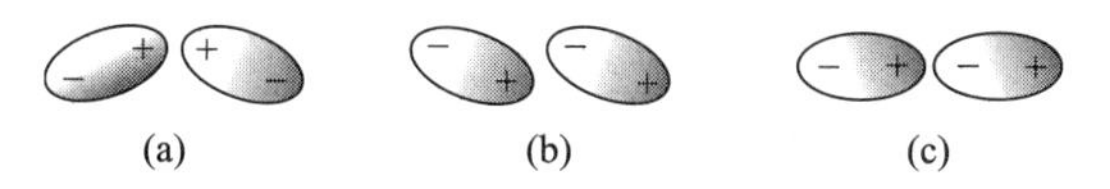

图 4-10 取向力示意图

2. 诱导力

极性分子与非极性分子接近时，极性分子的永久偶极产生的电场使非极性分子的电子云变形，电子云偏向极性分子永久偶极的正极，使非极性分子的正、负电荷中心不再重合，产生诱导偶极。永久偶极与诱导偶极间的吸引力称为诱导力(induction force)(图 4-11)。诱导力存在于极性分子与非极性分子之间，也存在于极性分子之间，使永久偶极加大。

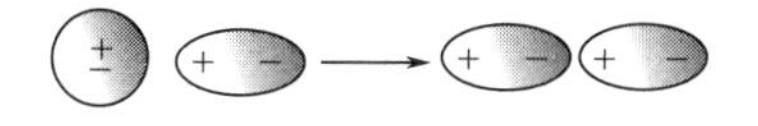

图 4-11 诱导力示意图

3. 色散力

非极性分子没有固有偶极，好像非极性分子之间就不存在什么作用。但实际不然，如室温下溴是液体；碘、萘是固体；H_2、O_2 等非极性分子在室温下也会被液化甚至固化。这些物质能维持某种聚集状态，说明在非极性分子之间同样存在着一种相互作用力。对于任何一个分子来说，由于原子核的振动和电子的运动而不断地改变它们的相对位置，在某一瞬间所造成的正、负电荷中心偏移，形成瞬时偶极(temporary induced dipole)，瞬时偶极可诱导相邻的另一非极性分子产生瞬时诱导偶极。瞬时偶极间相互作用产生的引力叫色散力

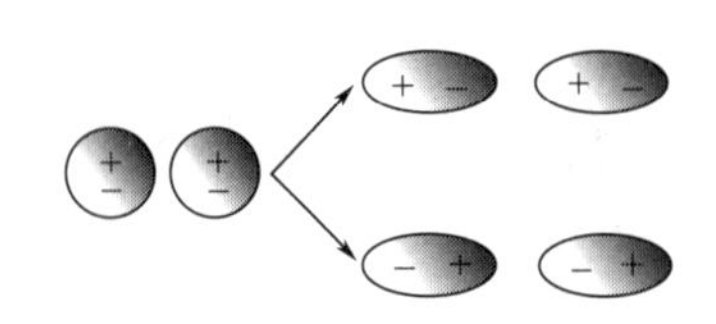

图 4-12 色散力示意图

(dispersion force)(图 4-12)。虽然瞬时偶极存在极短，但不断重复发生、不断互相诱导和吸引，因此分子间始终存在着色散力。任何分子都会不断产生瞬时偶极，所以，色散力存在于各种分子之间，是分子间广泛存在的一种力。

色散力大小与分子是否容易变形有关。在同类型的化合物中，分子的变形程度一般随摩尔质量的增加而增大，因为摩尔质量越大分子所含的电子越多，分子最外层电子云就越容易变形，从而使分子间的色散力随摩尔质量的增大而增强。

总之，非极性分子间只有色散力；极性与非极分子间有色散力和诱导力；而极性分子间有色散力、诱导力和取向力。大多数分子的范德华力中，色散力是最主要的，诱导力一般较小，取向力只有当分子的极性很强(如 H_2O 分子之间)时才占有优势，如表 4-5 所示。

范德华力从本质上讲是一种静电作用力，没有方向性和饱和性，只要周围空间允许就能相互吸引。范德华力作用能很小，一般为 2～20kJ·mol^{-1}，不属于化学键范畴；作用的范围也很小，几十到 500pm，作用力的大小随分子之间距离增大而迅速减弱；与距离的六次方成反比。

表 4-5 分子间范德华力的作用能分配

分子	取向力/kJ·mol^{-1}	诱导力/kJ·mol^{-1}	色散力/kJ·mol^{-1}	总能量/kJ·mol^{-1}
Ar	0.000	0.000	8.49	8.49
CO	0.003	0.008	8.74	8.75
HI	0.025	0.113	25.86	26.00
HBr	0.686	0.502	21.92	23.11
HCl	3.305	1.004	16.82	21.13
NH_3	13.31	1.548	14.94	29.80
H_2O	36.38	1.929	8.996	47.31

物质的沸点、熔点等物理性质与分子间的作用力有关，一般来说范德华力小的物质，其沸点和熔点都较低。同类型分子间范德华力越强，物质的熔、沸点越高，例如：

物质分子		CH_4	SiH_4	GeH_4	SnH_4	
摩尔质量	小	----------	----------	----------	----------→	大
变形性	小	----------	----------	----------	----------→	大
色散力	小	----------	----------	----------	----------→	大
bp/℃		−162	−112	−88	−52	

三、氢键

与同系物比较，水的物理性质有些反常现象，水的熔点、沸点高。按照范德华力解释，水和硫化氢、硒化氢、碲化氢属于同系物，从上到下分子半径依次增大，分子间作用力增强，熔点、沸点依次升高。但事实上，水的熔点、沸点最高。同样，HF 和 NH_3 在同系物中都有类似反常现象。这说明水分子之间、氟化氢分子之间和氨分子之间除了存在范德华力外，还存在另外一种力——氢键。

氢键是怎样形成的呢？现以 HF 为例进行说明。在 HF 分子中，由于 F 的电负性(4.0)很大，共用电子对强烈偏向 F 原子一边，而 H 原子核外只有一个电子，其电子云向 F 原子偏移，使得它几乎呈质子状态。这个半径很小、无内层电子的带部分正电荷的氢核，使附近的另一个 HF 分子中含有孤对电子并带部分负电荷的 F 原子有可能充分靠近它，从而产生静电吸引作用。这个静电吸引作用力就是所谓的氢键。氢键的结合情况可以写成通式，可用 X—H---Y 表示，其中“---”表示氢键，X、Y 表示电负性大、半径小的原子，X、Y 可以相同也可以不同，如 F、O、N 等原子。

由此可见形成氢键必须具备的条件：

① 分子中必须有一个氢原子；

② 分子中的 H 必须与电负性特别大的 X 原子直接相连接形成强极性键；

③ 另一分子中同时含有电负性大、半径小且含有孤对电子的 Y 原子(如 F，O，N 等原子)。

常见的氢键有 F—H---F，O—H---O，O—H---F，N—H---F，N—H---O。

氢键一般分为两大类，同分子或异分子间的氢键叫分子间氢键(intermolecular hydrogen bond)，如图 4-13 中氟化氢、氨水中的分子间氢键。除了分子间氢键外，某些分子内部也可形成分子内氢键(intramolecular hydrogen bond)，如硝酸、邻硝基苯酚及蛋白质、核酸等大分子中都有分子内氢键(图 4-14)。

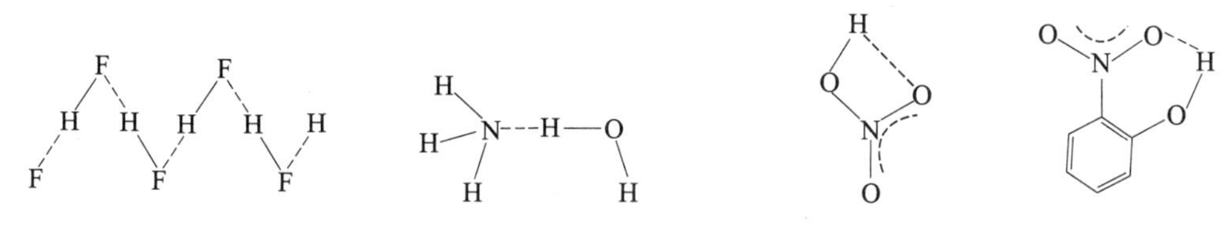

图 4-13 分子间氢键　　　　图 4-14 分子内氢键

氢键基本上还是属于静电作用力，这种作用力的能量一般在 15～40kJ·mol^{-1}，比范德华力稍强，但仍比化学键弱得多。例如，H_2O 分子中 O—H 键的键能为 463kJ·mol^{-1}；O—H---O 中氢键的键能为 18.83kJ·mol^{-1}；而冰中除氢键外纯粹分子间的力为 12.55kJ·mol^{-1}。氢键的强弱不仅与 X、Y 原子的电负性有关，还和 X、Y 的半径大小等因素有关。经典的氢键中 X、Y 一般代表电负性大而半径小的 F、N、O 等原子。C 原子电负性小，一般难以形成氢键，但实验表明，C 和 N 以叁键或双键相连时 C 也能形成氢键，如：N═C—H---O。

常见的氢键的强弱顺序是：

F—H---F>O—H---O>O—H---N>N—H---N>O—H---Cl>O—H---S

氢键不同于范德华力，具有方向性和饱和性，当 H 原子已经形成 1 个氢键后，不能再与第 3 个强电负性原子形成第 2 个氢键，同时形成分子间氢键的 3 个原子尽可能在一条直线上，这样 X 与 Y 之间距离最远，斥力较小，氢键稳定。氢键的方向性有时不能满足，尤其是在形成分子内氢键时。

分子间氢键的形成使物质的熔点、沸点升高，比热容、汽化热、熔化热相应增大。H_2O、NH_3、HF 的熔、沸点分别比同族其他元素氢化物高，就是由于分子间生成有较强氢键的缘故。形成分子内氢键的物质，一般熔、沸点要低。例如邻硝基苯酚生成分子内氢键，熔点为 45℃，而生成分子间氢键的间位和对位硝基苯酚，熔点分别为 96℃和 114℃。

当溶质和溶剂分子间形成氢键时，溶质的溶解度增大。如 ROH、RCOOH、$CHCl_3$、

$R_2C{=}O$、$RCONH_2$ 等，能与 H_2O 形成氢键，在水中的溶解度就较大。而碳氢化合物不能和 H_2O 生成氢键，在水中的溶解度就很小。若溶质形成分子内氢键，则溶质在溶剂中的溶解度减小。如邻硝基苯酚，则与水难形成分子间氢键，所以，邻硝基苯酚在水中的溶解度小于其在苯中的溶解度，而对硝基苯酚则相反。

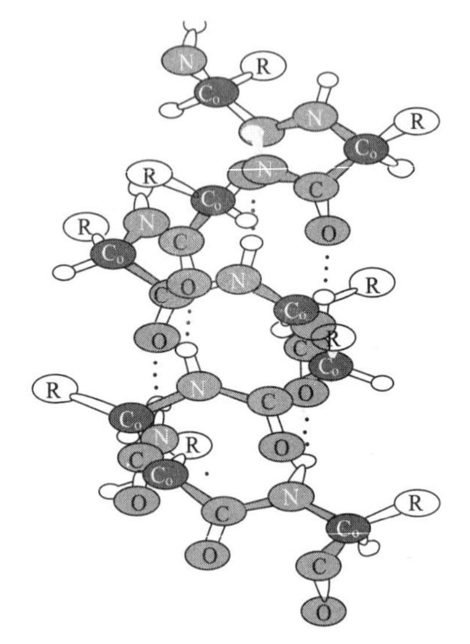

图 4-15　蛋白质氢键示意图

氢键在生物体内广泛存在，蛋白质分子是许多氨基酸通过肽键相连而成的高分子物质。多肽键链中的 α-螺旋就是由氢键维系，这些氢键由一个氨基酸氨基（$-NH_2$）上的氢原子与同链上相隔 3 个氨基酸的羰基（$-C{=}O$）上的氧原子形成的，它与中心轴平行（图 4-15）。

又如生物遗传的主要物质脱氧核糖核酸（DNA）是具有双螺旋结构的大分子，两条链通过碱基间两两配对如腺嘌呤（A）与胸腺嘧啶（T）、胞嘧啶（C）与鸟嘌呤（G）等的氢键及其他分子间力而保持双螺旋结构（图 4-16）。一旦氢键被破坏，分子的空间结构会发生变化，生理活性也就随之丧失。

【例 4-3】 下列液体化合物（a）乙二醇 $HOCH_2CH_2OH$ 和（b）丙醇 $CH_3CH_2CH_2OH$，何者沸点高？说明理由。

解： 因 $HOCH_2CH_2OH$ 和 $CH_3CH_2CH_2OH$ 中都有 O—H 键可形成氢键，但每个 $HOCH_2CH_2OH$ 分子可形成两倍于 $CH_3CH_2CH_2OH$ 的氢键，所以前者沸点高。

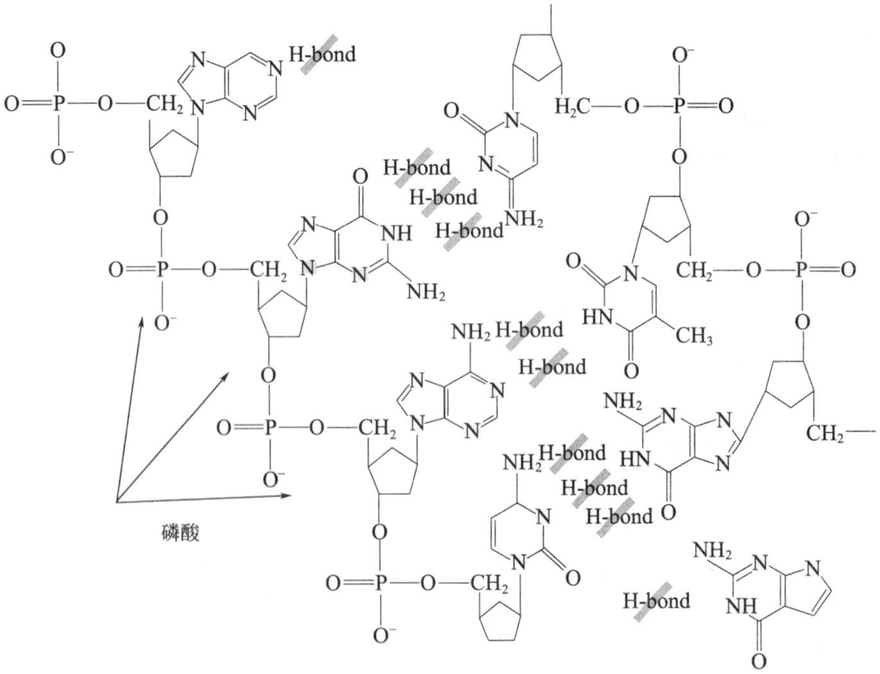

图 4-16　DNA 氢键示意图

学习小结

1. 四个量子数和多电子原子的核外电子排布是本章的重点。多电子原子的能级是核外电子排布的基础，Pauli 不相容原理、能量最低原理和洪特规则是核外电子排布所遵循的基本规律，尤其是能量最低原理，要切实把握它的正确含义，以保证整个原子体系的能量最低。

2. 共价键按照现代价键理论的观点是自旋相反的单电子配对形成化学键。这两个单电子要形成稳定的化学键，其原子轨道必须进行最大程度的重叠，所以共价键具有方向性和饱和性。

3. 分子间作用力包括范德华力和氢键。范德华力包括取向力、诱导力和色散力。非极性分子间只有色散力。在极性分子和非极性分子间有诱导力和色散力；而在极性分子间，取向力、诱导力和色散力都存在。对于大多数分子来说，色散力是主要的。氢键是具有方向性和饱和性的一种分子间作用力。

（侯超）

复　习　题

1. 按所示格式填写下表。

原子序数	电子组态	价层电子构型	周期	族	区
19					
	[Ar]$3d^{10}4s^24p^6$				
		$3d^64s^2$			
			5	ⅠB	

2. 不参考周期表，给出下列原子的电子组态和未成对电子数。

（1）第 4 周期第 6 个元素；

（2）原子序数为 38 的元素的最稳定离子；

（3）4p 能级半充满的元素。

3. 写出下列原子或离子的电子组态和价层电子构型。

Ge；Zn^{2+}；Co^{3+}；Ni^{2+}；Br^-；Se

4. 将下列原子按电负性降低的次序排列，并解释理由。

As；F；S；Ca；Zn；Cs

5. 区别下列名词。

（1）σ 键和 π 键　　（2）共价键和配位键　　（3）范德华力和氢键　　（4）永久偶极和瞬时偶极

6. 下列分子中，极性分子是(　　)。

A. CH_3Cl　　B. CH_4　　C. $CH_2{=}CH_2$　　D. BF_3

7. 下列分子中，同时存在 σ 键和 π 键的是(　　)。

A. CH_4　　B. HCl　　C. Cl_2　　D. N_2

8. 下列化合物各自分子之间能形成氢键者中，氢键最强的是(　　)。

A. HF　　B. NH_3　　C. H_2S　　D. HCl

9. 常温下为什么 F_2、Cl_2 为气态，Br_2 为液态，而 I_2 为固态？

10. 判断下列各组分子之间存在何种分子间作用力？

（1）苯和四氯化碳　（2）苯和乙醇　（3）甲醇和水　（4）氦和水

11. 下列各化合物有无氢键？如果存在氢键，是分子间氢键还是分子内氢键？

NH_3；H_2O；C_6H_6；C_2H_6；HNO_3；邻羟基苯甲酸

12. 下列说法中错误的是(　　)。

A. 共价键的饱和性是成键原子的单电子数所决定的

B. 氢键的方向性即形成分子间氢键的三个原子在一条直线上

C. 范德华力包括取向力、诱导力、色散力和氢键

D. 分子轨道理论中没有键级小于零的情况

13. 化合物① (—OH, —NO_2) 和② (HO—, —NO_2) 的熔点是（1）①>②，（2）①<②，在水中溶解度是（3）①>②，（4）①<②，下列全对的是(　　)。

A.（1），（3）　　B.（2），（3）　　C.（1），（4）　　D.（2），（4）

第五章 Chapter 5
配合物

学习目标

1. 掌握：配合物的基本概念；配位平衡常数及其应用；影响配位平衡的因素；
2. 熟悉：配合物的命名方法；配位平衡的有关计算；
3. 了解：配合物的价键理论；配合物在医学上的意义。

配位化合物简称配合物，又称络合物，是一类组成比较复杂、应用极为广泛的化合物。1893年瑞士化学家Werner提出了配位理论，使配合物的结构和某些性质得到了较为满意的解释。一个世纪以来，随着现代化学结构理论和实验技术的发展，配位化合物的理论不断被充实和完善，对配合物的研究深入而广泛，现已形成一门独立的学科——配位化学。

配合物与医学的关系极为密切。参与生命过程的金属元素大多数是以配合物的形式存在；生物体内与呼吸有关的血红素，就是亚铁的配合物；体内已知有七十多种含锌的酶(如乳酸脱氢酶)均是配合物。临床上常用的许多药物如治疗贫血病的枸橼酸铁铵，治疗糖尿病的胰岛素，有抗癌作用的顺式二氯二氨合铂(Ⅱ)等都是配合物。此外，在生化检验、药物分析、环境监测等方面，以配位反应为基础的分析方法应用也十分广泛。因此，医学生必须学习和掌握有关配合物的基础知识和基本理论。

第一节 配位化合物的基本概念

一、配合物的定义

在$CuSO_4$溶液中加入过量浓氨水，得到深蓝色溶液，再加入乙醇，便有组成相当于$CuSO_4 \cdot 4NH_3$的深蓝色晶体析出。向这种结晶的水溶液中加入NaOH溶液，无$Cu(OH)_2$蓝色沉淀产生，也无显著的氨臭，但加入$BaCl_2$却立即产生不溶于HNO_3的$BaSO_4$白色沉淀。实验证明，在该溶液中存在SO_4^{2-}，但却检测不出游离的Cu^{2+}和NH_3。溶液的依数性实验测得其i值接近于2，说明溶液中除SO_4^{2-}外，还存在着由Cu^{2+}和NH_3结合而成的复杂离子。经X射线分析证实，这种复杂离子是$[Cu(NH_3)_4]^{2+}$，深蓝色晶体为$[Cu(NH_3)_4]SO_4$。铁氰化钾也有类似的现象，在该溶液中加入试剂时，只有K^+能被检出，而不能检出游离的Fe^{3+}和CN^-，说明Fe^{3+}与CN^-形成了$[Fe(CN)_6]^{3-}$的复杂离子。

不难看出，这些复杂离子都是由金属离子(如 Cu^{2+}、Fe^{3+})与一定数目的中性分子(NH_3)或阴离子(CN^-)结合而成的。根据现代价键理论可知，它们之间靠配位键结合。化学上，把阳离子(或原子)与一定数目的阴离子或中性分子以配位键结合形成的复杂离子称为配离子(coordination ion)，电中性时称为配位分子。含有配离子的化合物或配位分子称配合物(coordination compound)。配合物结构复杂，但具有复杂结构的物质不一定是配合物。一些复杂的称为复盐(complex salt)的无机盐类，例如，明矾 $[K_2SO_4 \cdot Al_2(SO_4)_3 \cdot 24H_2O]$ 在溶液中，则全部解离成 K^+、SO_4^{2-}、Al^{3+}。

二、配合物的组成

大多数配合物由配离子和带相反电荷的离子组成，配离子称为内界(inner sphere)，带相反电荷的离子称为外界(outer sphere)。配离子(即内界)由中心原子和配体组成，写在方括号内。在配离子内界，中心原子和配体之间以配位键结合，内外界间以离子键结合。少数配合物本身为配位分子，只有内界，无外界。配合物是电中性的，故配离子所带电荷与外界离子所带电荷数量相等，符号相反。

配合物各组成间的关系表示如下：

$$\underbrace{\underbrace{[\overset{}{\underset{\text{中心原子}}{Cu}}(\underset{\text{配体}}{NH_3})_4]}_{\text{内界}}\underset{\text{外界}}{SO_4}}_{\text{配合物}}$$

1. 中心原子

中心原子(central atom)位于配合物的中心，是配合物的核心部分。中心原子具有空的价层电子轨道，是电子对的接受体。它们通常是过渡金属离子或原子。非金属元素如 Si^{4+}、B^{3+}、I^- 也可以作为中心原子。

2. 配体和配位原子

配体(ligand)是指配置在中心原子周围的一定数目的离子或分子，以配位键与中心原子结合。其特点是能提供孤对电子。如 $[Cu(NH_3)_4]^{2+}$ 中 NH_3，$[Fe(CN)_6]^{3+}$ 中 CN^-，$[SiF_6]^{2-}$ 中 F^- 均为配体。

配体中提供孤对电子并直接与中心原子相连的原子，称为配位原子(ligating atom)。只含一个配位原子的配体，称单齿配体(monodentate ligand)，如 NH_3、CN^- 等。含两个或两个以上配位原子的配体，称多齿配体(polydentate ligand)，如乙二胺，为二齿配体。常见配体见表 5-1。

表 5-1 常见配体

配体名称	化学式	配位原子
卤离子	$:F^-$，$:Cl^-$，$:Br^-$，$:I^-$	F,Cl,Br,I
氨	$:NH_3$	N
水	$H_2O:$	O
羰基	$:CO$	C
氰根	$:CN^-$	C
硝基	$:NO_2-$	N

续表

配体名称	化学式	配位原子
亚硝酸根	$:ONO^-$	O
硫氰根	$:SCN^-$	S
异硫氰根	$:NCS^-$	N
羧基	$R-C(=O)-\ddot{O}H$	O
乙二胺	$H_2\ddot{N}CH_2CH_2\ddot{N}H_2$	N
氨三乙酸	$:N(CH_2CO\ddot{O}H)_3$	O
乙二胺四乙酸	$(H\ddot{O}OCH_2C)_2\ddot{N}-CH_2-CH_2-\ddot{N}(CH_2CO\ddot{O}H)_2$	N,O

3. 配位数

配合物中直接与中心原子成键的配位原子的数目，称为配位数(coordination number)。一般配位数为 2、4、6，以 4、6 最常见。对单齿配体，中心原子的配位数等于配体数目，而对于多齿配体，中心原子的配位数不等于配体数目。

少数配体虽有两个配位原子，由于配位原子靠得太近，只能选择其中一个与中心原子成键，故仍属单齿配体。如硝基—NO_2（N 是配位原子），亚硝酸根 ONO^-(O 是配位原子)，硫氰根 SCN^-(S 是配位原子)，异硫氰根 NCS^-(N 是配位原子)。

4. 配离子的电荷

配离子的电荷等于中心原子电荷与配体总电荷的代数和。整个配合物是电中性的，因此可从外界离子的电荷推算配离子的电荷。根据配离子电荷数又可推算中心原子的氧化数。

【例 5-1】 指出配合物 $[CoCl_2(NH_3)_2(en)]Cl$ 的中心原子、中心原子氧化值、配体、配位原子、配体数、配位数、配离子电荷、外界离子。

解：中心原子：Co^{3+}　　中心原子氧化值：+3

配体：en，NH_3，Cl^-　配位原子：N，N，Cl

配体数：5　　配位数：6

配离子电荷：+1　　外界离子：Cl^-

三、配合物的命名

配合物的命名分为俗名和系统命名两大类。以下重点介绍系统命名的基本原则。

(1) 配合物的命名服从一般无机化合物的命名原则，阴离子在前，阳离子在后。当配离子为阳离子时，外层阴离子为酸根，命名为“某化某”或“某酸某”。当配离子为阴离子时，该配离子为酸根，命名为“某酸某”。

(2) 配合物内界按下列顺序命名：

配体数→配体名称→“合”→中心原子名称→中心原子氧化数(罗马数字)；

不同配体间以中圆点“•”分开，复杂的配体名称写在圆括号内。

(3) 不同配体的先后顺序按下列原则进行命名：

① 若既有无机配体又有有机配体，先无机配体，后有机配体；

② 若同为无机配体或有机配体，先阴离子，后中性分子；

③ 若为同类配体，按配位原子的元素符号的英文字母排序列出配体；

④ 若同类配体中配位原子相同，则原子数较少的配体在前，原子数较多的配体在后；

⑤ 若同类配体中配位原子相同，且配体中原子数相同，则比较结构式中与配位原子相

连的原子的元素符号，按其字母顺序排列。

例如：

$[Cu(NH_3)_4]SO_4$	硫酸四氨合铜(Ⅱ)
$H_2[PtCl_6]$	六氯合铂(Ⅳ)酸
$[Ag(NH_3)_2]OH$	氢氧化二氨合银(Ⅰ)
$K[Pt(NH_3)Cl_5]$	五氯·氨合铂(Ⅳ)酸钾
$[Cu(en)_2]Cl_2$	二氯化二(乙二胺)合铜(Ⅱ)
$[Co(ONO)(NH_3)_5]SO_4$	硫酸(亚硝酸根)·五氨合钴(Ⅲ)
$[Pt(NH_3)_2NH_2NO_2]$	氨基·硝基·二氨合铂(Ⅱ)
$NH_4[Co(NO_2)_4(NH_3)_2]$	四硝基·二氨合钴(Ⅲ)酸铵

第二节　配合物的价键理论

配合物具有一定的空间构型、稳定性、磁性和颜色等，这些性质与配合物的结构密切相关。本节学习配合物的结构理论。现有的配位化合物的结构理论有价键理论、晶体场理论、分子轨道理论和配位场理论，在此讨论价键理论。

1931年，美国化学家 Pauling 将杂化轨道理论应用到配合物上，提出了配合物的价键理论(valence bond theory)。该理论的基本要点如下。

(1) 中心原子与配体中的配位原子之间以配位键结合。中心原子提供杂化空轨道，配体上具有孤对电子的配位原子提供孤对电子。

(2) 为增强成键能力和形成结构匀称的配合物，中心原子提供的空轨道首先进行杂化，形成数目相等、能量相同、具有一定空间伸展方向的杂化轨道。中心原子的杂化轨道与配位原子的孤对电子轨道在一定方向彼此接近，发生最大重叠形成配位键。

(3) 配合物的空间构型，取决于中心原子所提供杂化轨道的数目和类型。

(4) 中心原子的空轨道杂化时，若有次外层 d 轨道参加，形成的配合物称为内轨型配合物(outer-orbital coordination compound)；若均为最外层轨道进行杂化，形成的配合物称为外轨型配合物(inner-orbital coordination compound)。由于次外层 d 轨道的能级比外层 d 轨道的低，所以一般内轨型配合物比外轨型配合物稳定。

下面利用价键理论通过具体实例说明配离子的形成及有关性质。

已知 Fe^{3+} 价电层构型为 $3d^5$，当 Fe^{3+} 与 6 个 F^- 形成 $[FeF_6]^{3-}$ 配离子时，Fe^{3+} 利用 1 个 4s、3 个 4p 和 2 个 4d 轨道杂化，形成了 6 个 sp^3d^2 杂化轨道，杂化轨道的空间构型为八面体，Fe^{3+} 位于八面体的中心，6 个杂化轨道伸向八面体的六个顶端，接受 6 个 F^- 的孤对电子而形成六个配位键。由于中心原子全部用最外层空轨道(ns，np，nd)杂化，形成外轨型配离子。

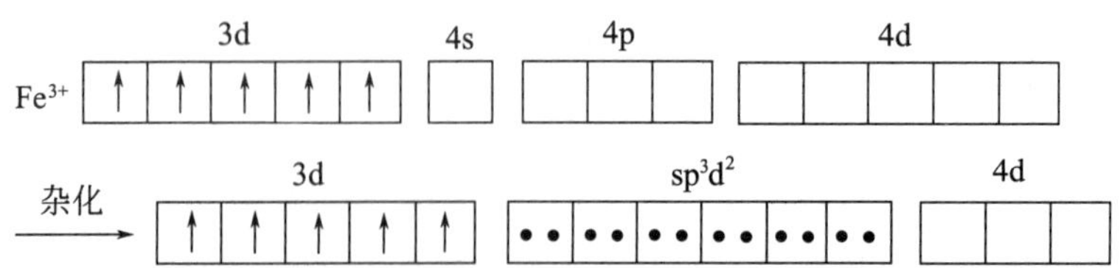

当 Fe^{3+} 与 6 个 CN^- 形成 $[Fe(CN)_6]^{3-}$ 配离子时，由于 CN^- 中 C 的电负性较小，吸引电子能力弱，对中心原子$(n-1)$d 电子斥力较大，因此对 Fe^{3+} 的电子层结构有较强的影响，使得 Fe^{3+} 的 3d 轨道上电子发生重排，5 个成单的 3d 电子挤到 3 个轨道上，腾出了 2 个 3d

轨道与 1 个 4s 和 3 个 4p 轨道进行杂化，形成 6 个 d^2sp^3 杂化轨道，这 6 个杂化轨道在空间也是八面体，6 个 CN^- 中的 6 个 C 原子将其孤对电子填入杂化轨道中而形成六个配位键。这里中心原子利用了次外层$(n-1)$d 和外层 ns，np 轨道杂化，形成内轨型配离子。

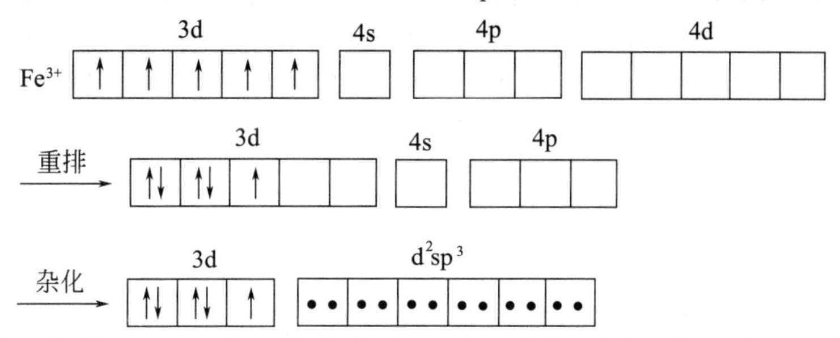

由 $[FeF_6]^{3-}$ 和 $[Fe(CN)_6]^{3-}$ 的形成过程可以看出：同一中心原子形成的配离子，可以是内轨型，也可以是外轨型。中心原子与配体形成何种类型的配离子，首先取决于中心原子的电子层结构。当中心原子的$(n-1)$d 轨道全充满(d^{10})时，没有可利用的内层轨道，只能形成外轨型配离子。如 Ag^+、Zn^{2+}、Cd^{2+}、Hg^{2+} 等离子形成的配合物。当中心原子的$(n-1)$d 轨道电子数少于 5 时，有可利用的内层空轨道，一般形成内轨型配离子，如 Cr^{3+}、V^{3+} 等离子形成的配合物。当$(n-1)$d 轨道电子数为 5～8 时，既可形成内轨型配合物，又可以形成外轨型配合物，此时配体的影响成为主要因素。一般说来，F^-、H_2O、OH^- 等配体中配位原子(F，O)电负性大，与中心原子斥力小，倾向于占据中心原子的最外层轨道形成外轨型配合物；而 CN^-、CO 等配体形成配离子时，则由于配体原子电负性小，与中心原子斥力大，使中心原子 d 电子重排，常形成内轨型配合物。而 NH_3、Cl^- 这类配体，配位原子电负性居中，则通过测定配合物的磁矩来确定配合物的类型。当中心原子 d 轨道电子发生重排时，单电子数小于自由离子的单电子数，磁性降低；相反，中心原子 d 轨道电子不发生重排时，单电子数不变，磁性不变。

配合物的磁矩(μ)与未成对电子数(n)之间存在下列近似关系：

$$\mu=\sqrt{n(n+2)}\,\mu_B \tag{5-1}$$

式中，$\mu_B=9.27\times10^{-24}\,A\cdot m^2$，称为玻尔磁子。

通常配体和外界离子的电子都已成对，配合物的未成对电子数就是中心原子的未成对电子数。因此测定配合物的磁矩，就可以确定中心原子的未成对电子数。若 n 与自由离子的未成对电子数相同，则为外轨型，不同则为内轨型。表 5-2 是根据式(5-1)计算出来的磁矩的理论值，通过实验将测得的配离子磁矩的实验值与理论值比较，可知中心原子的未成对电子数。

表 5-2　未成对电子数与磁矩的理论值

n	0	1	2	3	4	5
μ/μ_B	0.00	1.73	2.83	3.87	4.90	5.92

例如，已知 Fe^{3+} 有 5 个未成对电子，故磁矩的理论值为 $5.92\mu_B$。实验测得 $[FeF_6]^{3-}$ 的磁矩为 $5.88\mu_B$，$[Fe(CN)_6]^{3-}$ 的磁矩为 $2.25\mu_B$(接近于有一个未成对电子的理论值 $1.73\mu_B$)，因而说明前面的结论：$[FeF_6]^{3-}$ 是外轨型的配离子，$[Fe(CN)_6]^{3-}$ 是内轨型的配离子。

配位数为 4 的配离子中，有属于内轨型的 dsp^2 杂化形成的平面四方形构型，也有属于外轨型的 sp^3 杂化形成的正四面体构型。例如，根据磁矩的数据，得知 $[Ni(NH_3)_4]^{2+}$ 是外轨型配离子，而 $[Ni(CN)_4]^{2-}$ 是内轨型配离子。

${}_{28}Ni^{2+}$ 的价电层构型为 $3d^8$，磁矩为 $2.83\mu_B$，有两个未成对电子。当 Ni^{2+} 与 NH_3 形成 $[Ni(NH_3)_4]^{2+}$ 后，测得磁矩仍为 $2.83\mu_B$，说明电子未发生重排，它用外层的 1 个 4s 轨道

和 3 个 4p 空轨道杂化，形成 4 个 sp^3 杂化轨道，与 4 个 NH_3 中的 N 原子形成 4 个配位键，配离子的空间构型为正四面体。当 Ni^{2+} 与 CN^- 形成 $[Ni(CN)_4]^{2-}$ 后，测得磁矩为 $0\mu_B$，无成单电子，说明在 CN^- 影响下，d 电子发生重排，8 个电子占据 4 个 d 轨道，Ni^{2+} 用 1 个 3d 轨道、1 个 4s 轨道和 2 个 4p 空轨道杂化，形成 4 个 dsp^2 杂化轨道，再与 4 个 CN^- 中的 C 原子形成 4 个配位键，配离子的空间构型为平面四方形。两种杂化过程如下：

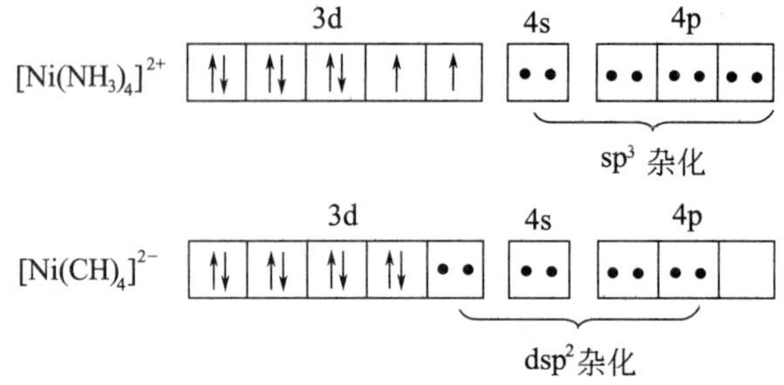

【例 5-2】 实验测得 $[Pt(NH_3)_4]^{2+}$ 和 $[MnCl_4]^{2-}$ 的 μ 分别为 0 和 5.87 玻尔磁子，试判断其空间构型和杂化类型。

解：(1) $[Pt(NH_3)_4]^{2+}$ $\mu=0$，$n=0$，配离子未成对电子数<中心原子未成对电子数。故其为内轨，dsp^2 杂化，平面四方形。

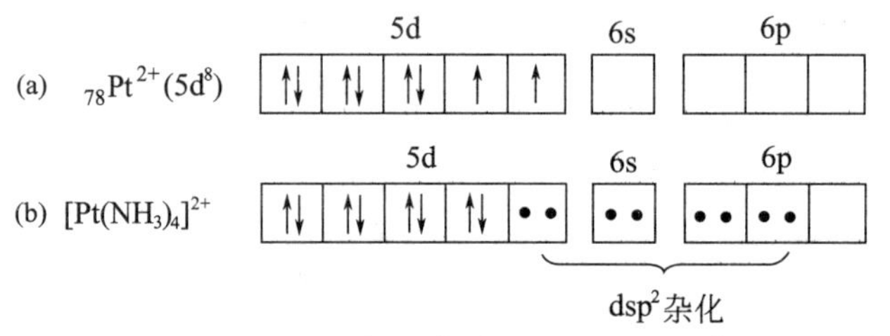

(2) $[MnCl_4]^{2-}$ $\mu=5.87$，$n\approx5$，配离子未成对电子数=中心原子未成对电子数。故其为外轨，sp^3 杂化，正四面体。

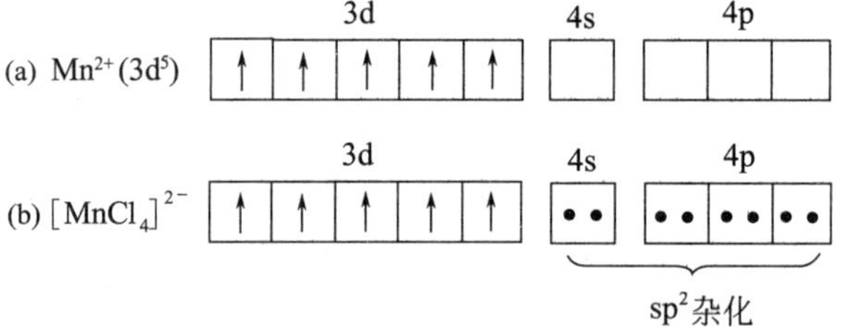

由此可见，只要知道配合物中心原子 d 轨道电子的排列方式，就可以判断其杂化方式，并判断其空间构型。而中心原子 d 轨道电子的排列方式，可以通过测定配合物的磁矩来推测。

表 5-3 列出配位数为 2～6 的配离子的杂化轨道类型与空间构型。

表 5-3 配位数、杂化类型与配离子空间构型

配位数	杂化类型	空间构型	实例
2	sp	直线	$[Ag(NH_3)_2]^+$，$[Ag(CN)_2]^-$
4	sp^3	正四面体	$[Zn(NH_3)_4]^{2+}$，$[Ni(NH_3)_4]^{2+}$
4	dsp^2	平面四方形	$[Pt(NH_3)_4]^{2+}$，$[Ni(CN)_4]^{2-}$
6	sp^3d^2	正八面体	$[FeF_6]^{3-}$，$[Fe(H_2O)_6]^{3+}$
6	d^2sp^3	正八面体	$[Fe(CN)_6]^{3-}$，$[Co(CN)_6]^{3-}$

价键理论成功地解释了配合物的形成和空间构型，对配合物的稳定性和磁性也给予了定性的解释，但由于它没有考虑配体与中心原子 d 轨道的相互作用，因而在解释配合物的一些其他性质如颜色和特征光谱时遇到了困难。

第三节 配位平衡

一、配位平衡常数

若向 $AgNO_3$ 溶液中加入适量氨水，生成氢氧化银沉淀，再加入过量氨水时，又使沉淀生成 $[Ag(NH_3)_2]^+$ 配离子而溶解。此时，如向溶液中加入少量 NaCl，不会有 AgCl 沉淀析出，说明 Ag^+ 已被 NH_3 配合。如果向溶液中加入少量 KI，则有 AgI 沉淀析出，又证明溶液中还有少量 Ag^+ 存在。上述实验说明，在 $[Ag(NH_3)_2]^+$ 溶液中不仅存在着 Ag^+ 同 NH_3 的配位反应，同时还存在着 $[Ag(NH_3)_2]^+$ 的解离反应。

$$Ag^+ + 2NH_3 \rightleftharpoons [Ag(NH_3)_2]^+$$

当 Ag^+ 同 NH_3 生成 $[Ag(NH_3)_2]^+$ 的配位反应速率等于 $[Ag(NH_3)_2]^+$ 解离成 Ag^+ 和 NH_3 的解离反应速率时，体系达到了平衡。这种在水溶液中存在的配离子的生成与解离间的平衡称为配位平衡(coordination equilibrium)。平衡时，根据化学平衡原理，可得：

$$K_s = \frac{[Ag(NH_3)_2^+]}{[Ag^+][NH_3]^2}$$

式中，K_s 是配位平衡的平衡常数，称为配合物的稳定常数(stable constant)。K_s 越大，说明形成的配离子越稳定。配位数相同的配离子可通过 K_s 来比较其稳定性的大小。如 $[Ag(NH_3)_2]^+$ 和 $[Ag(CN)_2]^-$ 的稳定常数分别为 1.3×10^7 和 1.2×10^{21}，显然，$[Ag(CN)_2]^-$ 比 $[Ag(NH_3)_2]^+$ 稳定得多。配位数不同时，必须经过计算才能判定配离子的稳定性。

若从配离子解离的角度考虑，则有：

$$[Ag(NH_3)_2]^+ \rightleftharpoons Ag^+ + 2NH_3$$

$$K_{is} = \frac{[Ag^+][NH_3]^2}{[Ag(NH_3)_2^+]}$$

K_{is} 称为配合物的不稳定常数(unstable constant)。K_{is} 越大，说明形成的配离子越不稳定。K_s 和 K_{is} 分别从不同角度表示配离子在溶液中的稳定性，其值互为倒数，即

$$K_s = \frac{1}{K_{is}}$$

K_s 是配合物的总稳定常数，K_{is} 是配合物的总不稳定常数。实际上配离子的形成和解离都是分步进行的，以 $[Cu(NH_3)_4]^{2+}$ 为例：

$$Cu^{2+} + 4NH_3 \rightleftharpoons [Cu(NH_3)_4]^{2+}$$

$$K_s = \frac{[Cu(NH_3)_4^{2+}]}{[Cu^{2+}][NH_3]^4}$$

常见金属配合物的稳定常数见附录Ⅴ。

二、配位平衡的移动

配位平衡也是一种化学平衡，与其他化学平衡一样，当改变平衡体系的条件时，平衡就

会移动。溶液酸度的改变，沉淀剂、配合剂、氧化剂、还原剂的存在都可导致平衡的移动。下面分别讨论溶液 pH 值、沉淀平衡、氧化还原平衡以及其他配合剂对配位平衡的影响。

1. 溶液 pH 值的影响

根据酸碱质子理论，很多配体是碱，如 F^-、NH_3、CN^-。若配体碱性较强，溶液中 H^+ 浓度又较大时，配体与质子结合而使溶液中配体的浓度减小，平衡发生移动，配离子解离。

例如：

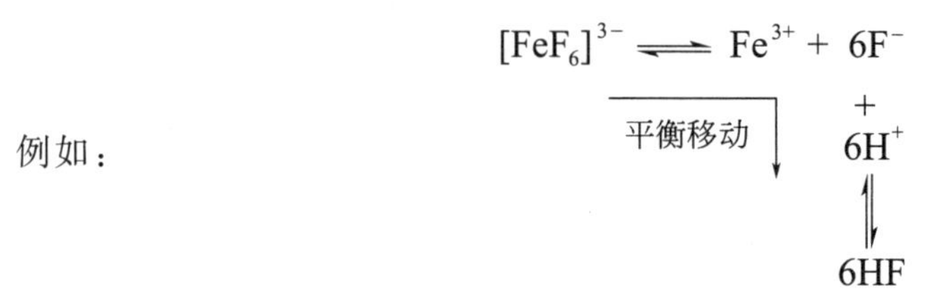

当 $[H^+]$ 大于 $0.5mol \cdot L^{-1}$时，就会生成 HF，使平衡向右移动，配离子解离。

又如：

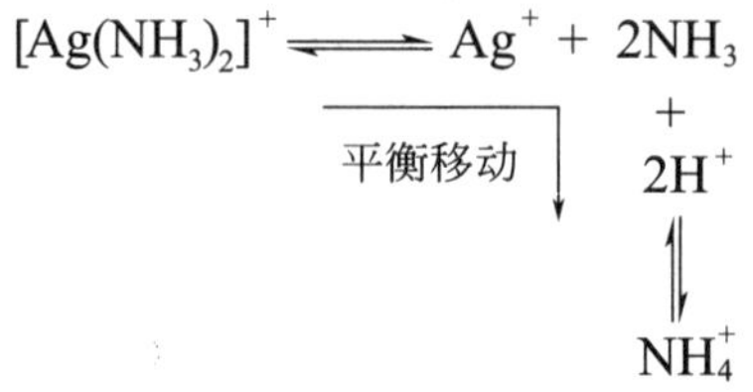

$$[Ag(NH_3)_2]^+ \rightleftharpoons Ag^+ + 2NH_3$$
$$2NH_3 + 2H^+ \rightleftharpoons 2NH_4^+$$

平衡移动

当溶液酸度增加，F^- 或 NH_3 减少，平衡向右移动，配离子解离，配合物稳定性降低。这种从配体角度出发，因酸度增大而导致配离子解离的作用，叫酸效应(acid effect)。溶液酸度越大，配离子越不稳定。溶液酸度一定时，配体碱性越强，酸效应越明显。配离子的稳定性也与 K_s 有关，K_s 越大，抗酸能力越强，如 $[Ag(CN)_2]^-$ 在酸性溶液中仍稳定存在。显然，为提高配离子稳定性，抑制酸效应，溶液的 pH 值越高越好。

配离子的中心原子多为过渡金属离子，在水中大多能发生不同程度的水解作用，使中心原子浓度减少，配位反应向解离方向移动。如 $[FeF_6]^{3-}$ 配离子在碱性介质中便易被破坏而产生 $Fe(OH)_3$ 沉淀。

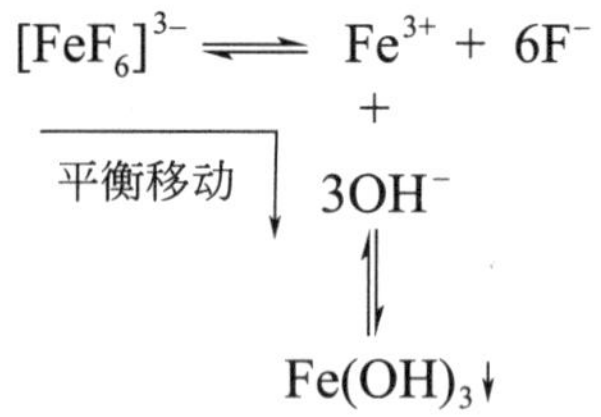

$$[FeF_6]^{3-} \rightleftharpoons Fe^{3+} + 6F^-$$
$$Fe^{3+} + 3OH^- \rightleftharpoons Fe(OH)_3 \downarrow$$

平衡移动

溶液的碱性越强，pH 值越高，越有利于中心原子的水解，最终可完全生成 $Fe(OH)_3$ 沉淀，从而使配离子解离。

这种因金属离子与溶液中 OH^- 结合而导致配离子解离的作用称水解效应(hydrolytic effect)。显然，为提高配离子稳定性，抑制水解效应，溶液的 pH 值越低越好。

为使配离子稳定，从配体的角度出发，pH 值越高越好；从中心原子的角度考虑，则 pH 值越低越好。为保证配离子的稳定性，一般是在不生成氢氧化物沉淀的前提下，尽可能提高溶液的 pH 值。

2. 沉淀平衡的影响

在一个沉淀体系中加入一种能与金属离子形成配合物的配合剂，沉淀会或多或少的溶解。例如，在 AgCl 沉淀中加入大量氨水，可以使 AgCl 白色沉淀溶解，生成无色透明的 $[Ag(NH_3)_2]^+$ 配离子。

$$
\begin{array}{c}
AgCl \rightleftharpoons Ag^+ + Cl^- \\
\text{平衡移动} \downarrow \quad + \quad \\
2NH_3 \\
\Updownarrow \\
[Ag(NH_3)_2]^+
\end{array}
$$

沉淀溶解的程度取决于沉淀的溶度积(K_{sp})和形成的配离子的稳定性(K_s)，沉淀溶度积(K_{sp})越大，配离子稳定性(K_s)越大，越有利于沉淀的溶解，有利于沉淀平衡向配位平衡的转化。

同样，若在一个配位平衡体系中加入一种能与中心原子形成沉淀的沉淀剂，则随着沉淀的生成，平衡发生移动，配离子解离。例如，在 $[Ag(NH_3)_2]^+$ 溶液中加入 NaBr，立即有淡黄色的沉淀产生。

$$
\begin{array}{c}
[Ag(NH_3)_2]^+ \rightleftharpoons Ag^+ + 2NH_3 \\
\text{平衡移动} \downarrow \quad + \quad \\
Br^- \\
\Updownarrow \\
AgBr\downarrow
\end{array}
$$

配离子向沉淀转化的程度，亦取决于配离子的稳定性(K_s)和沉淀的溶度积(K_{sp})，配离子稳定性(K_s)越小，沉淀溶度积(K_{sp})越小，越有利于配离子解离，有利于配位平衡向沉淀平衡的转化。

事实上，在 AgCl 中加 $NH_3 \cdot H_2O$，则 AgCl 溶解，沉淀平衡转化为配位平衡；而在 $[Ag(NH_3)_2]^+$ 中加入 NaBr 则有 AgBr 沉淀生成，配位平衡向沉淀平衡转化。

3. 氧化还原平衡的影响

在配位平衡体系中，加入适当氧化剂或还原剂，则可能会使中心原子发生氧化还原反应，中心原子浓度减少，平衡发生移动。例如，在 $[Fe(SCN)_6]^{3-}$ 溶液中加入还原剂 $SnCl_2$，由于 Fe^{3+} 被还原成 Fe^{2+}，使 $[Fe(SCN)_6]^{3-}$ 配离子解离，血红色消失，配位平衡转化为氧化还原平衡。

$$
\begin{array}{c}
2[Fe(SCN)_6]^{3-} \rightleftharpoons 2Fe^{3+} + 12SCN^- \\
\text{平衡移动} \downarrow \quad + \quad \\
Sn^{2+} \\
\Updownarrow \\
2Fe^{2+} + Sn^{4+}
\end{array}
$$

反之，在氧化还原平衡体系中，加入某种配合剂，若能与其中的氧化剂或还原剂配位形成配离子，则必然减少了氧化剂或还原剂的浓度，使氧化还原反应的方向发生改变。例如 Fe^{3+} 可以氧化 I^- 成为单质 I_2，若在溶液中加入 F^-，由于生成了稳定的 $[FeF_6]^{3-}$ 配离子，使溶液中 Fe^{3+} 浓度减少，电对 Fe^{3+}/Fe^{2+} 的电极电势降低，导致氧化还原反应逆向进行。

$$
\begin{array}{l}
2Fe^{3+} + 2I^- \rightleftharpoons 2Fe^{2+} + I_2 \\
\quad + \\
12F^- \quad \text{平衡移动} \downarrow \\
\quad \Updownarrow \\
2[FeF_6]^{3-}
\end{array}
$$

4. 其他配合剂的影响

在一种配位平衡体系中，加入能与该中心原子形成另一种配离子的配合剂时，则体系中涉及两个配位平衡，如在 $[Ag(NH_3)_2]^+$ 溶液中加 KCN。

$$
\begin{array}{l}
[Ag(NH_3)_2]^+ \rightleftharpoons Ag^+ + 2NH_3 \\
\qquad\qquad\quad + \\
\text{平衡移动} \downarrow \quad 2CN^- \\
\qquad\qquad\quad \Updownarrow \\
\qquad\qquad [Ag(CN)_2]^-
\end{array}
$$

这实际上是两种配体争夺中心原子的反应，此争夺反应又可以表示为：

$$[Ag(NH_3)_2]^+ + 2CN^- \rightleftharpoons [Ag(CN)_2]^- + 2NH_3$$

根据化学平衡原理，平衡时：

$$K = \frac{[Ag(CN)_2^-][NH_3]^2}{[Ag(NH_3)_2^+][CN^-]^2}$$

分式上下同乘以 $[Ag^+]$，得：

$$K = \frac{[Ag(CN)_2^-][NH_3]^2}{[Ag(NH_3)_2^+][CN^-]^2} \cdot \frac{[Ag^+]}{[Ag^+]} = \frac{K_{s,[Ag(CN)_2]^-}}{K_{s,[Ag(NH_3)_2]^+}} = \frac{1.2 \times 10^{21}}{1.1 \times 10^7} = 1.1 \times 10^{14}$$

平衡常数 K 很大，反应正向进行趋势大，加入 CN^- 后，$[Ag(NH_3)_2]^+$ 几乎全部转化为 $[Ag(CN)_2]^-$。

由 K_s 亦可看出，$[Ag(CN)_2]^-$ 比 $[Ag(NH_3)_2]^+$ 稳定得多。所以，当在一种配位平衡体系中如 $[Ag(NH_3)_2]$ 溶液中加入能与该中心原子形成另一种配离子的配合剂时（CN^-），若新形成的配离子比原有的配离子稳定，则配位平衡就会发生转化。配合物就会由原来较不稳定的转化为较稳定的。反之，若在 $[Ag(CN)_2]^-$ 中加 NH_3，则不会发生明显的配离子转化。所以利用配位平衡的转化可以实现由较不稳定的配合物转化为更稳定的配合物。以上讨论的前提是两个配体浓度相当时，但如果溶液中两个配合剂浓度倍数相差较大时，也可以影响配位反应的方向。如在 $[Ag(NH_3)_2]^+$ 体系中加入 CN^- 的浓度远小于 NH_3，则不发生平衡的转化。

第四节　螯合物

一、螯合物的结构特点

螯合物(chelate)是中心原子与多齿配体形成的具有环状结构的配合物。例如，Cu^{2+} 能够与两个乙二胺分子形成具有两个五元环的配离子 $[Cu(en)_2]^{2+}$，其结构如图 5-1 所示。

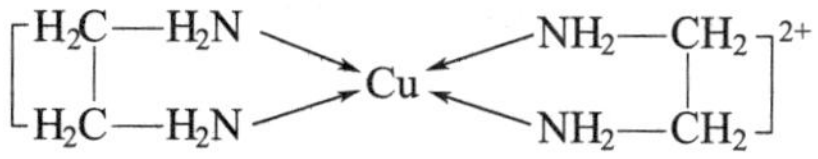

$$\left[\begin{array}{c} H_2C—H_2N \\ | \\ H_2C—H_2N \end{array} \begin{array}{c} \searrow \\ \nearrow \end{array} Cu \begin{array}{c} \swarrow \\ \nwarrow \end{array} \begin{array}{c} NH_2—CH_2 \\ | \\ NH_2—CH_2 \end{array}\right]^{2+}$$

图 5-1 $[Cu(en)_2]^{2+}$ 的结构

这种具有环状结构的配位化合物中，二齿配体的配位原子犹如螃蟹的两个螯把中心原子钳住，故称为螯合物。能与中心原子形成螯合物的多齿配体，称为螯合剂(chelating agent)。螯合剂必须具备以下两个条件：

(1) 一个配体必须含有两个或两个以上的能提供孤对电子的配位原子；

(2) 一个配体的两个配位原子之间间隔两个或三个其他原子，以形成稳定的五元环或六元环。

常见的螯合剂是含有氨基和羧基的有机化合物，称为氨羧螯合剂。其中以乙二胺四乙酸(缩写为 EDTA)应用最广。它的结构简式为：

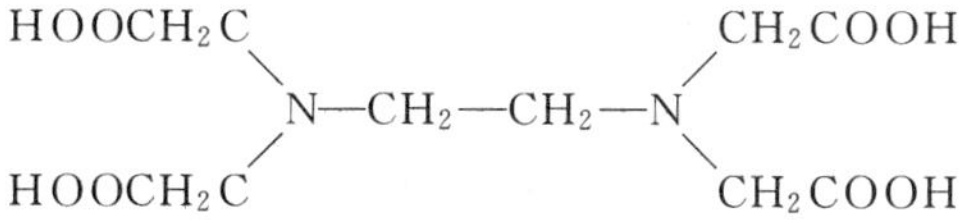

$$\begin{array}{c} HOOCH_2C \\ \quad\searrow \\ \quad\nearrow \\ HOOCH_2C \end{array} N—CH_2—CH_2—N \begin{array}{c} CH_2COOH \\ \swarrow\quad \\ \nwarrow\quad \\ CH_2COOH \end{array}$$

乙二胺四乙酸可以和大多数金属离子形成十分稳定的螯合物。EDTA 与 Ca^{2+} 形成的螯合物的结构如图 5-2 所示。

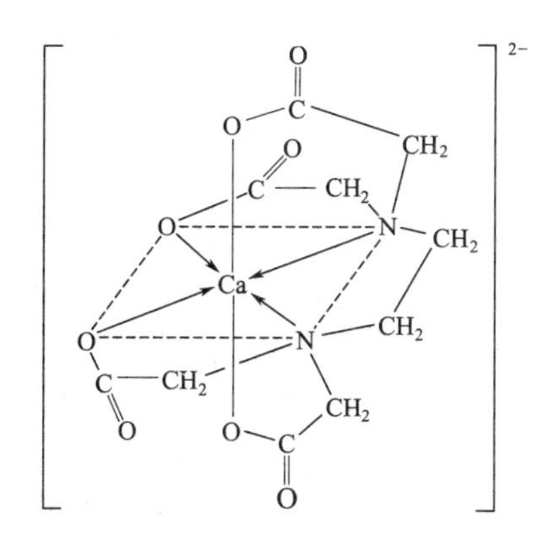

图 5-2 EDTA 与 Ca^{2+} 形成的螯合物的结构

螯合物的稳定性很高。螯合物与组成相似但未螯合的类似配合物相比有较高的稳定性，如对于 $[Cu(NH_3)_4]^{2+}$ 和 $[Cu(en)_2]^{2+}$，它们的中心原子、配位原子相同，配位原子数、配位键数相等，但由于在 $[Cu(en)_2]^{2+}$ 中形成两个螯合环，其 K_s 为 1.0×10^{20}，远大于 $[Cu(NH_3)_4]^{2+}$ 的 $K_s(2.1\times10^{13})$。这种由于螯合环的形成，使螯合物具有特殊稳定性的作用称为螯合效应(chelating effect)。

二、影响螯合物稳定性的因素

螯合物稳定性的大小与螯合环的大小和螯合环的数目有关。

(1) 螯合环的大小

含有五元环和六元环的螯合物最稳定。要形成五元环或六元环，多齿配体中的两个配位原子间须间隔 2～3 个其他原子。五元环和六元环的夹角分别为 108°和 120°，与多齿配体中

碳原子的 sp^3 杂化轨道夹角(109°28′)接近，张力小，环稳定。而三元环和四元环由于夹角小，张力大，不稳定。

(2) 螯合环的数目

螯合环越多，螯合物越稳定。螯合环越多，配体动用的配位原子就越多，同一种配体与中心原子形成的配位键就越多，当其中有一个配位键被破坏时，由于配体中仍有其他配位原子与中心原子键合着，配体脱离中心原子的机会越小，螯合物就越稳定。

三、配合物与医学的关系

配合物的应用十分广泛，下面简介配合物在医学方面的某些应用。

(1) 配合物在维持机体正常生理功能中的作用

人体内有不少发挥重要生理作用的金属元素，它们绝大多数通过与生物大分子(称为生物配体)结合形成配合物来发挥作用。在生物体内能作为配体的生物大分子很多，如蛋白质、核酸、多糖、磷脂等，这些生物分子含富电子基团，如—NH_2、—COO^- 和—SH，与金属离子电性相反相互吸引，形成具有特定生物活性或生理作用的配合物，在人体内发挥重要的作用。

人体内氧气的运输主要依靠血红蛋白中的血红素来完成。血红素是由 Fe^{2+} 与卟啉形成的高分子配合物（图 5-3）。Fe^{2+} 配位数为 6，它与卟啉环中 4 个 N 原子及蛋白肽链中组氨酸咪唑基的 N 原子形成四方锥，此时没有结合氧分子，称为脱氧血红蛋白，脱氧状态下的血红素铁为五配位的二价铁，留有一个空位用于结合氧分子。与氧分子结合(配位)后称为氧合血红蛋白。在生物体内，肺部的氧分压高，有利于血红蛋白与氧结合，形成氧合血红蛋白。当血液输送到机体组织中，氧的分压下降，氧合血红蛋白就释放氧分子起到输送氧气的作用。由于 CO、CN^- 以及含 S 的毒气也能与血红素中的 Fe^{2+} 结合，并且形成的配合物稳定性更高，从而取代氧的位置，致使血液及组织供氧中断，导致死亡。

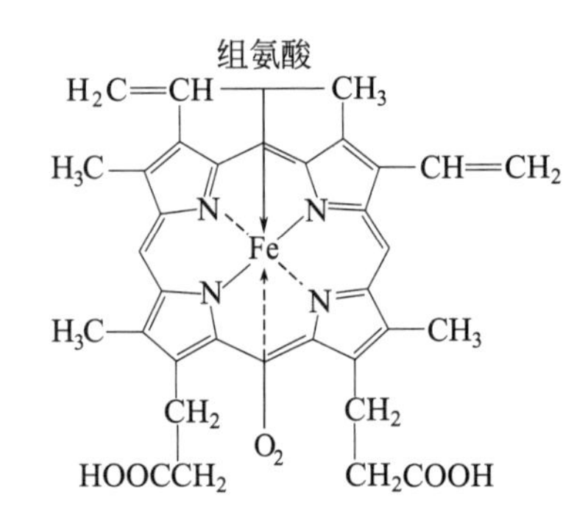

图 5-3　血红色素结构

生物催化剂——酶，许多都是复杂的金属配合物。例如，属于水解酶的有含镁、锌或铜的磷酸酯酶、含镁或锌的氨基肽酶、含锌的羧肽酶；属于氧化还原酶的有含铁、铜或锰的超氧化物歧化酶等。碳酸酐酶是一种含锌酶，它能够催化 CO_2 的可逆水合：

$$CO_2 + H_2O \rightleftharpoons HCO_3^- + H^+$$

CO_2 水合反应的速率在没有酶存在的条件下只有 $7.0\times10^{-4}\,mol^{-1}\cdot L^{-1}\cdot s^{-1}$，当有碳酸酐酶催化时，反应的速率约为 $1.0\times10^{6}\,mol^{-1}\cdot L^{-1}\cdot s^{-1}$。由此可见，碳酸酐酶催化极大地提高了 CO_2 水合反应的速率。

(2) 配合物的解毒作用

环境污染、过量服用金属元素药物都能引起体内 Cd、Cr、Pb、As 等污染元素的积累和 Fe、Cu、Zn、Ca 等必需元素的过量，最终导致人体金属中毒。体内自身无法将有些有毒的金属离子转变为无毒形式排出体外。现在体内过量金属元素的去除和解毒可用配体疗法，主要是选用能与有毒金属元素结合生成水溶性大的无毒配合物，从而使之自体内排出，常见的金属解毒剂主要由以下几种。

1,2-二巯基丙醇，简称BAI，它和As、Hg、Pb等金属元素的螯合配位能力比蛋白质和这些金属的螯合力强，所以，它是一种常用来治疗肾中毒和汞中毒的金属解毒剂。此外，毒性较低的二巯基丁酸(DMSA)，它具有良好的耐受性，副作用缓和，对血铅和尿铅等有明显的降低作用，被广泛用于治疗Pb、Hg和As中毒。

铜是体内氧化还原体系中的一个有效催化剂，缺铜会引起贫血症，但积累过多又会导致Wilson氏病(即肝豆状变性)，出现肝硬化、坏死及神经系统紊乱等症状。D-青霉胺(Pen)是治疗Wilson氏病的有效药物，它能和铜生成分子量约为2600的深紫色螯合物$[Cu_{14}(Pen)_{12}Cl]$而被排出体外。

近年又合成了*N*-己酰基-D-青霉胺，毒性更小，口服还可用于Po、Cu、W的促排。EDTA可排出Ca、Al、Pb、Cu、Au、K和Na，其中最为有效的是用于治疗血钙过多和职业性铅中毒。对于对放射性核素，DTPA、EHDP等螯合剂具有优良的亲和性，尤其表现在对锕系、镧系元素有良好的促排效果。

(3) 配合物的治疗癌症的作用

癌症是危害人类健康的一大顽症。化疗是治疗癌症的重要手段，但是其毒副作用较大，于是寻求高效、低毒的抗癌药物一直是人们孜孜以求、不懈努力的奋斗目标。

自1965年美国Rosenberg偶然发现顺铂具有抗癌活性以来，金属配合物的药用性引起了人们的广泛关注，开辟了金属配合物抗癌药物研究的新领域。随着人们对金属配合物的药理作用认识的进一步深入，新的高效、低毒、具有抗癌活性的金属配合物不断被合成出来。其中包括某些新型铂配合物、有机锡配合物、有机锗配合物、茂钛衍生物、稀土配合物、多酸化合物等。

铂族金属包括铂、钯、铑、铱、锇、钌六种元素。它们具有一些独特的和卓越的理化性质，一直在高新技术方面发挥着重要的作用，被喻为现代工业的维生素。第一代铂族抗癌药物顺铂(Cisplatin)于1978年上市。第二代铂族抗癌药物卡铂(Carboplatin)于1986年上市。第三代铂族抗癌药物奥沙利铂(Oxaliplatin)于1996年在法国上市。随着人们对铂类药物的抗癌作用机制的进一步研究和了解，铂族金属药物成为当前最为活跃的抗癌药物研究和开发领域之一。图5-4列出了4种已经被批准可用于临床治疗癌症的铂配合物。

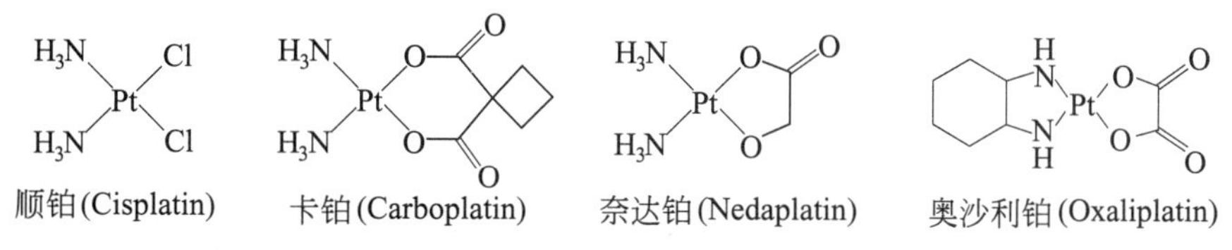

图5-4 目前临床上使用的具有抗癌活性的铂配合物

学习小结

1. 由中心原子与一定数目的配体以配位键结合形成的复杂离子或分子称为配离子或配位分子。含有配离子的化合物或配位分子称为配合物。中心原子与多齿配体形成的具有环状结构的配合物称为螯合物。

2. 溶液中配离子的形成与解离存在配位平衡。配合物的稳定性可以用稳定常数K_s来表示。K_s越大，配合物越稳定。溶液pH值的改变，沉淀剂、配合剂、氧化剂或还原剂的加入都可以使配位平衡发生移动。

(侯超)

复习题

1. 配合物和简单化合物的区别是什么?

2. 写出下列配合物的名称、中心原子、配体、配位原子和中心原子配位数。

(1) $[Ag(NH_3)_2]OH$

(2) $[Cr(H_2O)_2Cl_2]Cl$

(3) $[Co(en)_2(NO_2)Cl]Cl$

(4) $[Pt(NH_2)(NO_2)(NH_3)_2]$

(5) $K_2[Hg(CN)_4]$

(6) $H_4[Fe(CN)_6]$

3. 写出下列配合物和配离子的化学式。

(1) 二羟基四水合铝(Ⅲ)配离子

(2) 三乙二胺合铬(Ⅲ)配离子

(3) 氯化二氯·三氨·水合钴(Ⅲ)

(4) 四硫氰·二氨合铬(Ⅲ)酸铵

第六章 Chapter 6

有机化学概述

学习目标

1. 掌握：碳原子三种杂化轨道（sp^3、sp^2、sp）的特点；共价键断裂的主要方式及有机反应类型。

2. 熟悉：共价键参数；电子效应；有机化合物结构表示方式；主要官能团。

3. 了解：有机化学的发展；有机化合物的含义、特点及分类。

第一节 有机化合物和有机化学

有机化学(organic chemistry)是化学科学的一个分支，与人类的衣食住行、生老病死密切相关。它研究的对象是有机化合物，即有机物。有机物的主要特征是它们都含有碳原子，因此有机化学就是研究含碳化合物的化学。

一、有机化学的发展与研究对象

人类使用各种天然有机化合物已有很久远的历史，如粮食、棉花等。后来又逐渐从动植物中得到各种组分简单具有一定功能的物质，如酒、醋、药、糖、油脂等，这些物质都还是不纯的。直到18世纪末，人们已经能够得到许多纯的化合物，如草酸、苹果酸、酒石酸、乳酸、尿酸等。这些来自动植物中的物质，与从矿物质中得到的化合物相比，在性质上有明显的差异，如对热不稳定、易分解等。当时人们认为只有在有生命的生物体中产生的化合物才有这样的特性，即生命力的存在是制造或合成有机物质的必要条件（“生命力”学说），没办法由人工来合成。为区别这两种化合物，人们将其按照来源不同分为无机化合物(inorganic compound)和有机化合物(organic compound)两大类。

1824年，24岁的德国化学家F. Wohler在家庭实验室中加热氰酸铵产生一种不明物，1828年他证实该物质为尿素，并将该成果发表在《物理学和化学年鉴》上。氰酸铵是无机化合物，而尿素是有机化合物。这一创举跨越了生命力论制造的无机物同有机物之间的鸿沟，开创了人类合成有机化合物的历史，被恩格斯赞为“扫除了有机物的神秘性的残余”。随后，1845年德国化学家H. Kolbe合成了醋酸，1854年法国化学家M. Berthelot合成了油脂等。19世纪末到20世纪初，以煤焦油为原料合成出的成千上万种染料、药品极大地推动了人类社会的进步。当今社会，大量的新的有机物不断地合成出来。

有机化合物除了含有碳元素，一般还含有氢元素。人们把只含有碳氢两种元素的化合物称为烃，其他有机物是由别的元素取代烃中的氢衍生出来的，称为烃的衍生物。因此，有机化合物的现代定义是指烃及其衍生物，而有机化学是研究有机化合物的组成、结构、性质及应用的科学。

二、有机化合物的特点

绝大多数有机化合物只是由碳、氢、氧、氮、硫、磷、卤素等少数元素组成，而且一个有机化合物分子只含其中少数元素。但是，有机化合物的数量却非常庞大，迄今已逾千万种，而且还在不断增加，远远多于无机化合物的总数(几十万种)。除了数量特别多之外，有机化合物在结构和性能方面又有与一般无机化合物不同的特点。

1. 结构上的特点——同分异构现象

有机化合物之所以数目众多，主要是碳原子与其他原子相比，结合能力强，连接方式多样。分子式相同，结构相异因而其性质也各异的化合物，互称为同分异构体。有机化学中存在大量的同分异构现象。例如，分子式为 C_2H_6O 的化合物不只是乙醇，还有甲醚，它俩属于同分异构体中的官能团异构。

```
   H  H             H     H
   |  |             |     |
H—C—C—O—H        H—C—O—C—H
   |  |             |     |
   H  H             H     H
   乙醇              甲醚
```

2. 性质上的特点

与大多数无机化合物相比较，有机化合物性质上有如下的特点。

(1) 易燃烧

大多数有机化合物容易燃烧，如汽油、木材、乙醚等。

(2) 热稳定性差

一般有机化合物的热稳定性较差，易分解，许多有机化合物在300℃以下就逐渐分解。许多药物或食品常常注明有效期，往往是因为它们稳定性差。

(3) 熔、沸点低

许多有机化合物室温下为气体、液体或低熔点的固体，这是因为有机化合物分子间一般是较弱的分子间作用力。

(4) 难溶于水、易溶于有机溶剂

多数有机化合物难溶于水，易溶于非极性或极性小的溶剂中，可用“相似相溶”的经验规律来解释有机化合物的溶解度问题。

(5) 反应速率慢

大部分有机反应是分子间的反应，反应速率比较慢。一般需要几小时，甚至几十小时才能完成。为了加速有机反应的进行，常采用加热、光照、搅拌或加催化剂等措施。而无机反应主要是离子间反应，反应速率较快。

(6) 副反应多、产物复杂

有机反应往往不是单一的反应，反应中心往往不局限于某一固定部位，可以在不同部位

同时发生反应，得到多种产物。一般把在某一特定条件下进行的反应叫做主反应，其他的反应叫做副反应。为了提高主产物的收率，控制好反应条件是十分必要的。在书写化学方程式时，应注明反应条件，有时可以不写次要产物。

（7）绝缘性

绝大多数有机物是非电解质，不能导电，如蔗糖、油脂、乙醇等。

但是必须指出，上述有机化合物的性质是对于大多数的有机物而言的，不是绝对的。例如四氯化碳不但不易燃烧而且还可以作为灭火剂使用；甘油可以与水互溶；聚乙炔可以导电等。

三、有机化学与医学

有机化学是医学类专业的一门重要的基础课。生命体的组成中，除了水分子和无机离子外，几乎都是有机分子；机体的代谢过程包含了大量的有机化学反应；对各种有机物质的分析是临床医生诊断疾病的重要依据；许多药物都是有机化合物，药物的合成、鉴定、使用都需要用到有机化学知识。其实，生命现象就是一系列有机物相互制约、相互协调的变化过程。现代医学的发展离不开有机化学的发展。因此，只有掌握了有机化学知识，才能对医学领会深刻，对医学知识掌握更加扎实，并有所提升和创新。

第二节 有机化学的结构理论

碳是组成有机化合物的主要元素，在与其他元素成键时，既不易得到电子，也不易失去电子，而只能通过共用电子对达到惰性气体的电子构型，形成共价键。因此，要了解有机化合物的结构，必须先讨论有机化合物中的共价键。

一、杂化轨道理论

碳元素位于元素周期表的第二周期第ⅣA族，其原子外层电子构型为：$2s^2 2p_x^1 2p_y^1$，只有两个未成对的电子，按照价键理论，应该形成两个共价键，这与有机化合物中碳原子四价和众多分子的空间结构等事实不符。为了解释这一现象，鲍林(L. Pauling)提出了杂化轨道理论。

根据杂化轨道理论，碳原子在成键时，吸收一定的能量，使 2s 轨道的一个电子跃迁到 $2p_z$ 空轨道中，成为 $2s^1 2p_x^1 2p_y^1 2p_z^1$，形成碳原子的激发态，然后这四个原子轨道重新组合形成新的轨道。这种由能量相近、类型不同的轨道混合起来重新组合形成新轨道的过程，叫做“轨道的杂化”。新轨道叫做杂化轨道。杂化轨道在能量、形状方面与原轨道不同，但是数目不变。碳原子轨道的杂化有三种形式：sp^3、sp^2 和 sp 杂化轨道。

1. sp^3 杂化

由激发态一个 2s 轨道和三个 2p 轨道杂化形成四个能量相等的新轨道，叫做 sp^3 杂化轨道，这种杂化方式叫做 sp^3 杂化。

sp^3 杂化轨道的形状是一头大一头小，绝大部分电子云集中在头大的方向，增加了和另一个电子云发生重叠的可能性，使形成的共价键更牢固。四个 sp^3 杂化轨道以碳原子的原子核为中心，伸向正四面体的四个顶点，各杂化轨道之间都保持 109.5°的夹角，如图 6-1

所示。

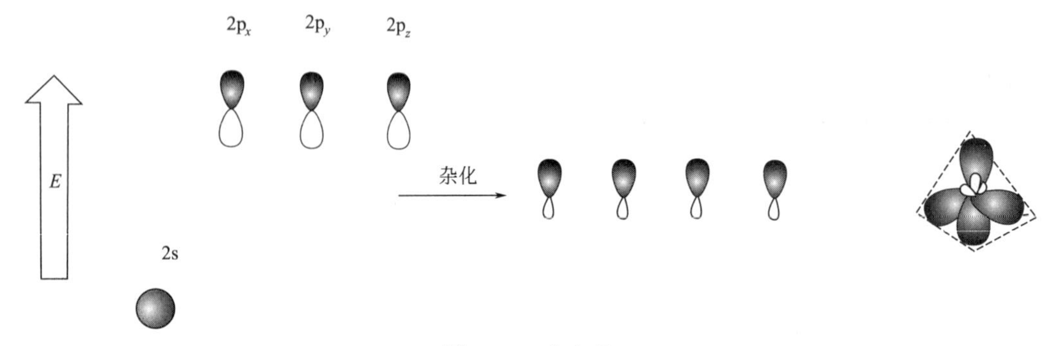

图 6-1　sp^3 杂化

当一个碳原子与其他四个原子直接键合，该原子为饱和碳原子，都发生 sp^3 杂化。例如，CH_4、$CHCl_3$、$CH_3CH_2CH_3$ 中的碳原子均为 sp^3 杂化。

2. sp^2 杂化

由激发态一个 2s 轨道和两个 2p 轨道重新组合成三个能量等同的杂化轨道，称 sp^2 杂化。

sp^2 杂化轨道的形状与 sp^3 相似，三个 sp^2 杂化轨道处于同一平面，呈平面正三角形分布，轨道夹角为 120°，余下的一个未参与杂化的 2p 轨道保持原来的形状，它的对称轴垂直于三个 sp^2 杂化轨道所在的平面，如图 6-2 所示。

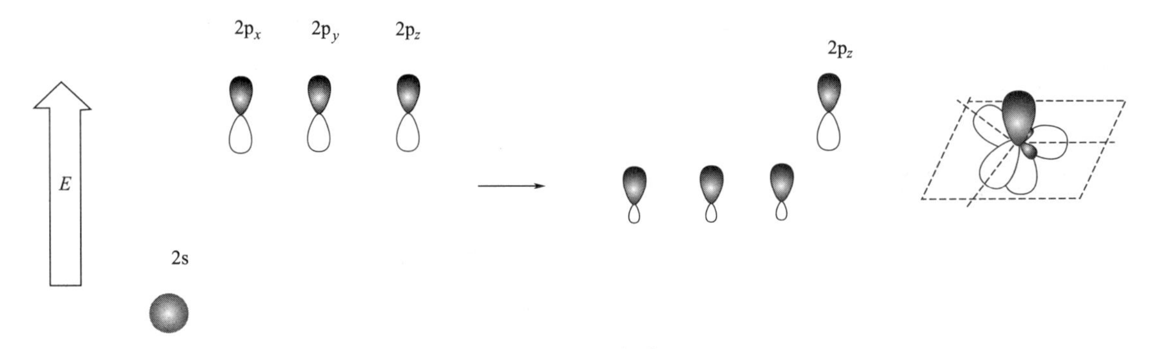

图 6-2　sp^2 杂化

当一个碳原子与其他三个原子直接键合，该原子为 sp^2 杂化。例如，$CH_3CH{=}CH_2$、$H_2C{=}O$ 中的双键碳原子均发生 sp^2 杂化。

3. sp 杂化

由激发态一个 2s 轨道和一个 2p 轨道重新组合形成两个能量等同的杂化轨道，称 sp 杂化。

sp 杂化轨道形状与 sp^3、sp^2 杂化轨道形状相似，但比 sp^2 杂化轨道要扁平一点。两个 sp 杂化轨道伸向碳原子核的两边，它们的对称轴在一条直线上，互呈 180°夹角。碳原子余下两个未参与杂化的 2p 轨道，保持原来形状，其轨道对称轴不仅互相垂直，而且还垂直于两个 sp 杂化轨道对称轴所在的直线，如图 6-3 所示。

当一个原子与其他两个原子直接键合，该原子为 sp 杂化。叁键碳均为 sp 杂化。例如，$HC{\equiv}CH$、$CH_3C{\equiv}CH$、$HC{\equiv}N$ 中的叁键碳原子为 sp 杂化。

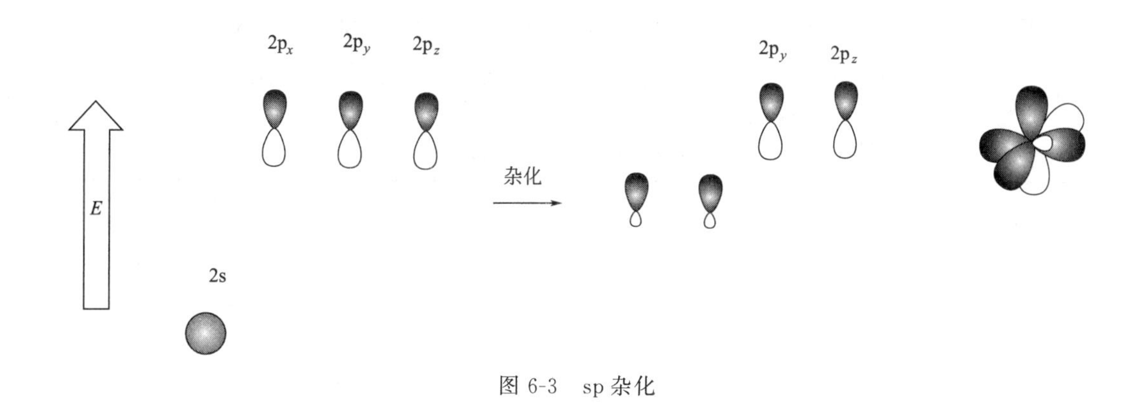

图 6-3 sp 杂化

二、共价键的类型

形成共价键时，轨道之间可有两种不同的重叠方式，从而形成两种类型的共价键，即 σ 键和 π 键。

在化学中，两个轨道沿着轨道对称轴以“头碰头”方式重叠，由此所形成的共价键称为 σ 键。比如，s 轨道与 s 轨道、s 轨道与 p 轨道、p 轨道与 p 轨道、杂化轨道与 s 轨道、杂化轨道与 p 轨道等重叠形成 σ 键，如图 6-4 所示。σ 键的电子云重叠程度大，键能较大。重叠的电子云沿键轴对称分布，呈圆柱形，绕键轴旋转不影响电子云的重叠程度，所以 σ 键可自由旋转。σ 键的电子云离核较近，受原子核的束缚较大，在外界条件影响下不易被极化。

如果两个轨道的对称轴互相平行，那么这两个轨道就可以“肩并肩”方式重叠成键，这种共价键叫做 π 键，如图 6-5 所示。π 键不会主动形成，是在 σ 键形成的时候，由于轨道方向的限制而被迫形成，故而 π 键不会单独存在。π 键的电子云分布在两核键轴的上下两方，所以 π 键不能自由旋转。π 键电子云重叠程度较小，键能较小，发生化学反应时，易断裂。π 键的电子云离原子核较远，受核的束缚较小，因此具有较大的流动性，易受外界的影响而发生极化，具有较强的化学活性。

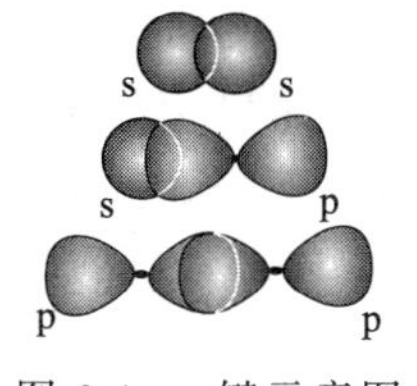

图 6-4 σ 键示意图

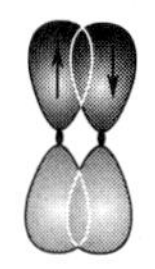
图 6-5 π 键示意图

三、几个重要键参数

键长(bond length)、键角(bond angle)、键能(bond energy)以及键的极性(polarity of bond)是表征共价键性质的物理量，叫做键参数。

1. 键长

形成共价键的两个原子核间的距离称为键长，单位常以 pm 表示。不同原子组成的共价键具有不同的键长。同一类型的共价键键长在不同的化合物中可能稍有差异。例如：

$$CH_3—CH_2\overset{154pm}{——}CH_3 \quad CH_2{=}CH\overset{151pm}{——}CH_3 \quad CH{\equiv}C\overset{146pm}{——}CH_3$$

一些常见共价键的键长见表 6-1。

表 6-1 常见共价键的键长

键类型	键长/pm	键类型	键长/pm
H—H	74	C—F(氟代烷)	141
C—H	109	C—Cl(氯代烷)	177
C—C(烷烃)	154	C—Br(溴代烷)	191
C=C(烯烃)	134	C—I(碘代烷)	212
C≡C (炔烃)	120	C—O(醇)	143
C=C(苯)	139	C=O(醛酮)	122

2. 键角

两个共价键之间的夹角称为键角。键角反映了分子的空间结构。例如甲烷分子中 4 个 C—H 键间的键角都是 109.5°，甲烷分子是正四面体结构。键角不仅与碳原子的杂化方式有关，还与碳原子上所连接的原子或基团有关。例如：

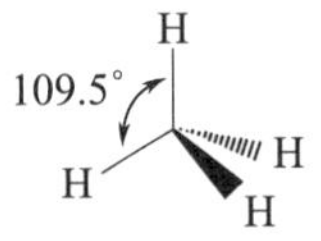

甲烷(正四面体)

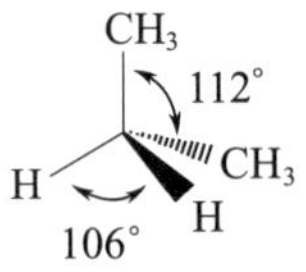

丙烷

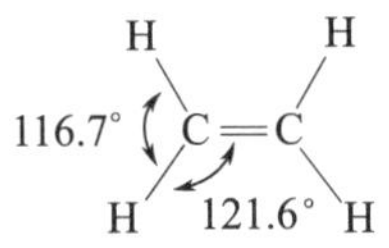

乙烯(平面形)

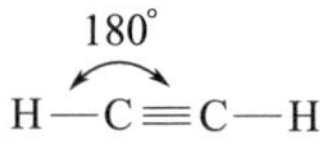

乙炔(直线形)

3. 键能

某一种共价键形成过程中放出的能量或者断裂时吸收能量的平均值，称为键能。键的离解能是指某一个共价键形成时所放出的能量或断裂时所吸收的能量。二者的含义不同。标准状况下，气态双原子分子的键能等于其离解能；对于多原子分子，键能和离解能并不相同。例如，甲烷分子中四个 C—H 键的离解能是不同的，第一个 C—H 键的离解能为 435.1kJ·mol^{-1}，第二、第三、第四个 C—H 键的离解能分别为 443.5kJ·mol^{-1}、443.5kJ·mol^{-1}、338.9kJ·mol^{-1}，这四个共价键离解能的平均值 415.3kJ·mol^{-1}，即为 C—H 键的键能。

键能反映了两个原子的结合程度，键能越大，结合越牢固。一些常见化学键的键能列于表 6-2 中。

表 6-2 常见共价键的键能

共价键	键能/kJ·mol^{-1}	共价键	键能/kJ·mol^{-1}
C—H	414	C—Cl	339
C—C	347	C—Br	285
C=C	611	C—I	218
C≡C	837	O—H	464
C—O	360	N—H	389

4. 键的极性

键的极性是由于成键的两个原子之间电负性的差异引起的。对于相同的原子形成的共价键，成键的电子云均等地分配在两个原子之间，不偏向任何原子，这样的共价键没有极性。不同的原子形成共价键时，由于元素的电负性(吸引电子的能力)不同，使得成键电子云靠近电负性较大的原子，使其带有部分负电荷(以 δ^- 表示)，电负性小的原子带部分正电荷(以 δ^+ 表示)，这样的共价键称为极性共价键。例如，氯甲烷分子中的 C—Cl 键，由于氯的电负性大于碳，成键电子云偏向氯原子，使 C—Cl 键产生了偶极。

$$H_3\overset{\delta^+}{C}\longrightarrow\overset{\delta^-}{Cl}$$

共价键的极性用偶极矩(μ)来表示。偶极矩 μ 等于正、负电荷中心的距离 d 与正或负电荷 q 的乘积，单位 C•m (库•米)，国际上习惯使用 Debye(简写为 D)。1D=3.336×10^{-30}C•m。符号"$+\!\!\longrightarrow$"表示箭头指向负的一端。表 6-3 列出一些常用元素的电负性数据。从成键原子的电负性值可以大致判断共价键极性的大小，差值越大，极性越大。一般共价键电负性差值在 0.6～1.7 之间。

表 6-3　一些常用元素的电负性值

元素	电负性值	元素	电负性值	元素	电负性值
H	2.1	N	3.0	F	4.0
C(sp^3)	2.48	O	3.5	Cl	3.0
C(sp^2)	2.75	P	2.1	Br	2.8
C(sp)	3.29	S	2.5	I	2.5

同一原子杂化方式不同，电负性不同。由于 s 电子层在内层，受核的束缚比 p 轨道大，所以杂化轨道中 s 成分越多，电负性越大。sp^3、sp^2 和 sp 杂化轨道中的 s 成分分别为 1/4、1/3 和 1/2，因此电负性的大小顺序为：sp>sp^2>sp^3。

分子的偶极矩是各个共价键偶极矩的矢量和。偶极矩为零的分子是非极性分子；偶极矩不为零的分子是极性分子；偶极矩越大，分子的极性越强。在双原子分子中，共价键的极性就是分子的极性。但对多原子的分子来说，分子的极性取决于分子的组成和结构。例如：

O═C═O　μ =0D　二氧化碳(非极性分子)

CCl_4　μ =0D　四氯化碳(非极性分子)

CH_3Cl　μ =1.87D　一氯甲烷(极性分子)

分子的极性越大，分子间相互作用力就越大。分子的极性直接影响其沸点、熔点及溶解度等物理性质和化学性质。

第三节　有机化合物的分类及表示方法

一、有机化合物的分类

有机化合物数目庞大，为便于系统学习和分析，对其进行分类。通常的分类方法有两种：一是按碳架分类；二是按官能团分类。

1. 按碳架分类

(1) 开链化合物

这类化合物的碳架成直链或带有支链，也称为脂肪族化合物(aliphatic compound)。例如：

$CH_3CH_2CH_2CH_3$　　$CH_3CH_2CH{=}CH_2$　　$CH_3CH_2CH_2OH$

(2) 环状化合物

这类化合物按环的特点又可分为以下三类。

① 脂环族化合物(alicyclic compound)　碳原子首尾连接成环，但性质与开链化合物相似。例如：

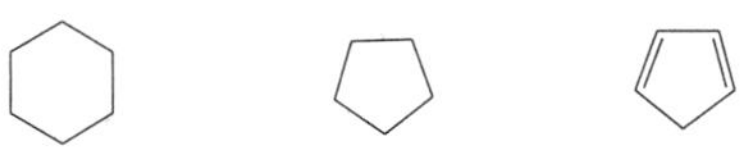

② 芳香族化合物(aromatic compound)　这类化合物中含有苯环结构，具有芳香性。例如：

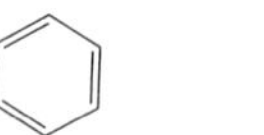
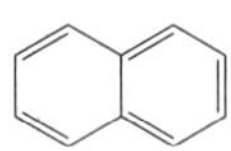
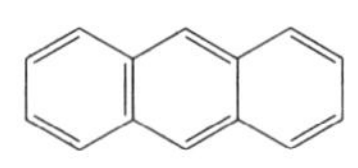

③ 杂环化合物(heterocyclic compound)　由碳原子和杂原子(如 N、S、O、P 等)连接而成的环状化合物。例如：

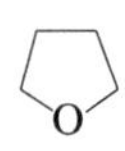

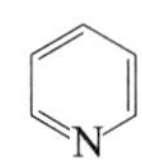

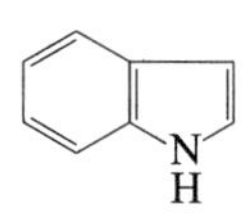

2. 按官能团分类

官能团(functional group)也称功能团，是指有机化合物分子中主要发生化学反应的原子或原子团。官能团相同的有机化合物的物理化学性质相似。所以，按官能团分类就为研究数目庞大的有机化合物提供了更方便更系统的研究方法。一些常见官能团列于表 6-4 中。

表 6-4　常见官能团及其结构

化合物类别	官能团	官能团名称	实例	
烷烃	C—C	碳-碳单键	CH_3CH_3	乙烷
烯烃	C═C	碳-碳双键	$CH_2{=}CH_2$	乙烯
炔烃	C≡C	碳-碳叁键	$CH{\equiv}CH$	乙炔
卤代烃	X	卤素	CH_3Cl	一氯甲烷
芳烃		苯环(芳环)	C_6H_6,$C_{10}H_8$	苯,萘
醇	—OH	醇羟基	C_2H_5OH	乙醇
酚	OH	酚羟基	C_6H_5OH	苯酚
醚	C—O—C	醚键	$C_2H_5OC_2H_5$	乙醚
醛	—CHO	醛基	CH_3CHO	乙醛
酮	C═O	酮基	CH_3COCH_3	丙酮

续表

化合物类别	官能团	官能团名称	实例	
羧酸	—COOH	羧基	CH_3COOH	乙酸
酯	—COOR	酯基	CH_3COOCH_3	乙酸甲酯
硝基化合物	$—NO_2$	硝基	CH_3NO_2	硝基甲烷
胺	$—NH_2$	氨基	CH_3NH_2	甲胺

二、构造表示方法

分子式是以元素符号表示分子组成的式子。若要表明分子的结构，必须使用构造式或构型式表示。

1. 有机化合物构造的表示

分子中原子相互连接的顺序和方式叫做构造。表示分子构造的化学式称为构造式。有机化合物构造式的表示有三种方法。

（1） 蛛网式

在蛛网式中，以一条短线表示一对电子。例如：

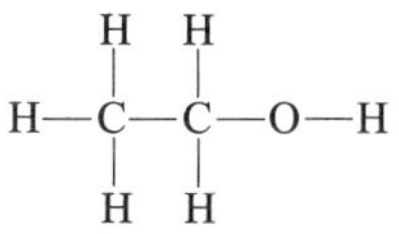

乙醇 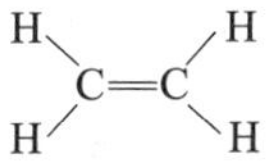　乙烯　H—C≡C—H 乙炔 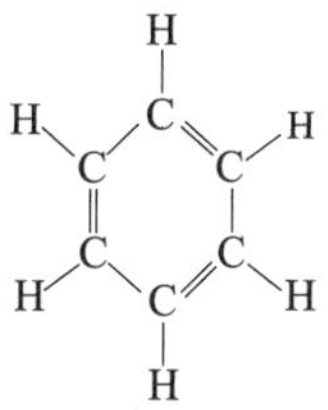　苯

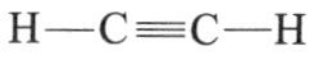

该书写方法清楚地表示出分子中各原子之间的结合关系，缺点是书写繁琐。

（2） 结构简式

为了书写方便，常常将单键省去(环状化合物除外)，分子中相同的原子合并，将数目用阿拉伯数字写在该原子的元素符号的右下角。例如：CH_3CH_2OH，$CH_2{=}CH_2$。

（3） 键线式

键线式只需写出锯齿形骨架，用锯齿线的角(120°)及其端点代表碳原子，每个碳原子上所连接的氢原子可以省略不写，但除氢原子以外的其他原子必须写出。例如：

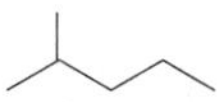

2-甲基戊烷 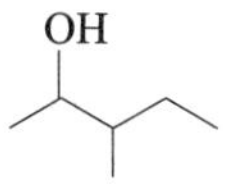　3-甲基-2-戊醇

2. 有机化合物立体结构的表示

在具有确定构造的分子中，各原子在空间的排布叫做分子的构型，即它们的立体结构。立体结构常借助分子模型表示。最常用的模型是球棍模型和比例模型(斯陶特模型)。甲烷立体结构的球棍模型和比例模型表示如图 6-6 所示。也可以用楔线式来表示各个价键在三维空间中的结构，其中细线“—”表示在纸面上的键，楔形实线“▼”表示纸面前方的键，楔形虚线“⋯”表示伸向纸面后方的键。

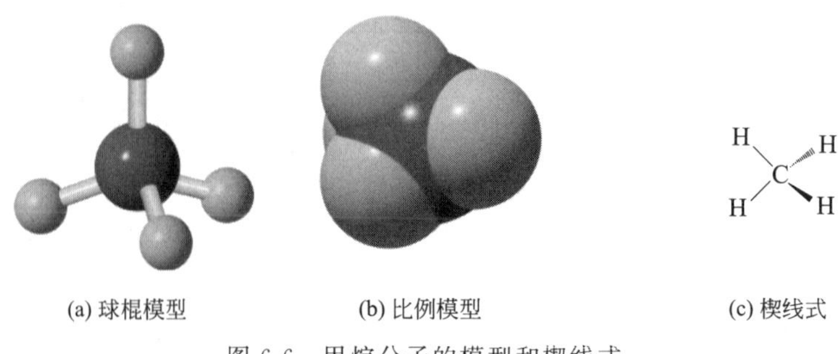

图 6-6 甲烷分子的模型和楔线式

第四节 有机化合物分子中的电子效应、共价键的断裂和有机反应类型

一、有机化合物分子中的电子效应

1. 诱导效应

诱导效应(inductive effect)是指在有机物分子中，由于原子或者基团电负性的差异，使分子中成键电子云向某一方向发生偏移的效应，常用“I”表示。例如：

$$\overset{|}{\underset{|_4}{-C}}\rightarrow\overset{|\delta\delta\delta^+}{\underset{|_3}{C}}\rightarrow\overset{|\delta\delta^+}{\underset{|_2}{C}}\rightarrow\overset{|\delta^+}{\underset{|_1}{C}}\rightarrow Cl^{\delta^-}$$

在碳链的一端连有一个氯原子，由于氯的电负性大于碳，使氯原子带部分负电荷(δ^-)，C-1 上带部分正电荷(δ^+)，从而使 C-1—C-2 共价键上的一对电子也偏向 C-1，使 C-2 带有比 C-1 更少一些的正电荷，依次下去，C-2 又使 C-3 带有比 C-2 更少的电荷。也就是说氯原子的作用影响可通过诱导作用传递到相邻的碳原子上去，从而影响碳链上其他共价键上的电子云分布。由吸电子基团引起的诱导效应称为吸电子诱导效应(－I 效应)；斥电子基团引起的诱导效应称为斥电子诱导效应(＋I 效应)。

在比较各种原子或基团的诱导效应时，常以氢原子为标准。原子或基团的电负性小于氢的，叫斥电子基，用“＋I”表示，反之叫吸电子基，用“－I”表示。有机化合物中常见的一些原子及取代基的电负性的大小次序排列如下：

$—F>—Cl>—Br>—I>—OCH_3>—NHCOCH_3>—C_6H_5>—CH=CH_2>H>—CH_3>—C_2H_5>—CH(CH_3)_2>—C(CH_3)_3$

诱导效应有两个特点：①沿着 σ 键分子链传递；②渐远渐减。诱导效应传递到第三个碳上已经很小。诱导效应是一种静电作用，是永久性的。

2. 共轭效应

单键和双键相互交替的共轭体系或者其他的共轭体系中，在受到外电场的影响(如试剂进攻)时，电子效应可以通过 π 电子的运动，沿着整个共轭链传递，这种通过共轭体系传递的电子效应称为共轭效应(conjugation effect)，常用“C”表示。受这种效应的影响使得分子能量降低，稳定性增强，键长趋于平均化。根据共轭作用的结果，共轭效应也分斥电子的共轭效应(＋C 效应)和吸电子的共轭效应(－C 效应)。

共轭效应沿着整个共轭体系传递的，出现交替极化现象，其强度不因链的增长而减弱。

二、共价键的断裂方式

有机化合物发生化学反应，总是伴随着一部分共价键的断裂和新共价键的生成。共价键的断裂有均裂和异裂两种方式。

均裂是指成键的两原子从共享的一对电子中各得到一个电子，分别形成带有单电子的原子或者基团。均裂产生的带单电子的原子或基团称为自由基(free radical)。例如，CH_4 的一个碳氢键均裂，形成均带有一个单电子的 $H_3C\cdot$ 和 $\cdot H$，“$H_3C\cdot$”为甲基自由基，“$\cdot H$”为氢自由基。自由基通常用“R·”表示。均裂反应一般在光照条件或高温加热下进行。

$$H_3C—H \xrightarrow{\text{均裂}} H_3C\cdot + \cdot H$$

异裂是指成键两原子之间的共用电子对完全转移到一个原子上，形成带两个带相反电荷的离子。共价键异裂产生的是离子。异裂一般需要酸、碱催化或在极性物质存在下进行。

$$(CH_3)_3C—Cl \xrightarrow{\text{异裂}} (CH_3)_3C^+ + Cl^-$$

自由基、正碳离子、负碳离子均不稳定，一般只能在反应过程中瞬间存在。

三、有机反应类型

根据共价键断裂的方式，可以将有机反应分成两大类：自由基型反应和离子型反应。共价键均裂生成自由基而引发的反应称为自由基反应；共价键异裂生成离子而引发的反应称为离子型反应。离子型反应根据反应实际的不同，又可分为亲电反应和亲核反应。亲电反应又可再分为亲电加成反应和亲电取代反应；亲核反应也可再分为亲核加成反应和亲核取代反应。

在有机反应中还有一类特殊反应——协同反应，这类反应的特点是化学键断裂和新化学键形成同时(或几乎同时)进行。

学习小结

1. 基本概念：有机化合物；有机化学；同分异构体；同分异构现象；共价键；σ键；π键；键长；键角；键能；构造式；官能团；共价键的均裂和异裂；亲核反应；亲电反应。

2. 基本知识点：有机化合物的结构特点和性质特点；价键理论的要点；杂化轨道理论的要点；共价键的类型；共价键的性质；键的极性和分子的极性；有机化合物的分类；有机化合物结构的表示；诱导效应；共轭效应；有机反应类型。

(林晓辉)

复 习 题

一、选择题

1. 下列化合物中碳原子杂化轨道为 sp 的是（　　）。

A. CH_3CH_3　　B. $CH_2═CH_2$　　C. C_6H_6　　D. $CH≡CH$

2. sp^2 杂化轨道的空间构型是（　　）。

A. 直线形　　B. 正八面体　　C. 正四面体　　D. 平面三角形

3. 有机化合物分子中主要的化学键是以（　　）。

A. 离子键结合　　B. 共价键结合　　C. 配位键结合　　D. 氢键结合

4. sp 杂化轨道的空间构型是（　　）。

A. 直线形　　B. 正八面体　　C. 正四面体　　D. 平面三角形

5. 人类历史上，第一个被人工合成的有机物是（　　）。

A. 乙醇　　B. 醋酸　　C. 尿素　　D. 氰酸铵

6. 根据现代的观点，有机物应该是（　　）。

A. 来自动植物的化合物　　B. 人工合成的化合物

C. 含碳的化合物　　D. 来自自然界的化合物

7. 下列溶剂中，最易溶解离子型化合物的是（　　）。

A. 戊烷　　B. 苯　　C. 石油醚　　D. 水

8. 通常有机分子中发生化学反应的主要部位是（　　）。

A. 官能团　　B. 氢键　　C. 碳原子　　D. 任意部位

9. sp^3 杂化轨道的空间构型是（　　）。

A. 直线形　　B. 正八面体　　C. 正四面体　　D. 平面三角形

二、将下列化合物中标有字母的碳-碳键，按照键长增加的顺序进行排列。

$CH_3\overset{a}{—}CH_2—CH_3$　　$CH_3\overset{b}{—}C\equiv CH$　　$CH_3\overset{c}{—}CH=CH_2$

$CH_3—C\overset{d}{\equiv}CH$　　$CH_3—CH\overset{e}{=}CH_2$

三、指出下列化合物所含官能团的名称和所属的类别。

1. $CH_3—O—CH_3$

2. $CH_3—C\equiv CH$

3. 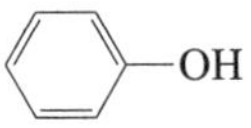 $C_6H_5—OH$（苯环—OH）

4. 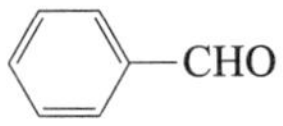 $C_6H_5—CHO$（苯环—CHO）

5. $CH_3—CH(OH)—CH_2—CH_3$

6. $(H_3C)_2C=O$

7. 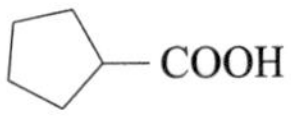 环戊基—COOH

8. $CH_3—C(=O)—OCH_3$

9. $CH_3—CH_2—NH_2$

10. 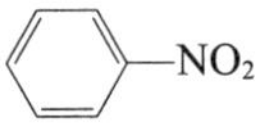 $C_6H_5—NO_2$（苯环—NO_2）

四、简答题

1. 有机物的主要特点是什么？

2. 两种类型共价键的区别是什么？

第七章 Chapter 7
烃

学习目标

1. 掌握：烃的同分异构现象、命名、结构及主要化学性质；苯环上取代基的定位效应。

2. 熟悉：烃的定义、通式、分类；共轭效应以及对有机化合物性质的影响；烃的物理性质；脂环烃稳定性关系。

3. 了解：亲电反应历程；烃在医学上的应用。

烃在组成上只含碳、氢两种元素，也称为碳氢化合物。根据结构及性质的不同，烃可分为如下若干种类。

- 烃
  - 开链烃（脂肪烃）
    - 饱和开链烃——烷烃
    - 不饱和开链烃
      - 烯烃
      - 炔烃
  - 闭链烃（环烃）
    - 脂环烃（环烷烃、环烯烃等）
    - 芳香烃

烃在自然界中主要存在于天然气、石油和煤炭中，是古老生物埋藏于地下经历特殊地质作用形成的，是不可再生的宝贵资源，是社会经济发展的主要能源物质，也是合成各类生活用品和临床药物的基础原料。

第一节 烷 烃

分子中碳原子彼此连接成开放的链状结构的烃称为开链烃，又称脂肪烃，或脂肪族化合物。分子中原子间均以单键连接的开链烃称为饱和开链烃，简称烷烃(alkane)。

一、烷烃的同系列和同分异构现象

1. 同系列

烷烃除了含1个碳的甲烷之外，还有含2个碳的乙烷、3个碳的丙烷等一系列烷烃。他们在分子组成和结构上都有一定的规律。根据烷烃的定义，将烷烃按碳原子数目递增的次序排列，如表7-1所示。

表 7-1 烷烃同系列

名称	分子式	结构简式	同系差
甲烷	CH_4	CH_4	CH_2
乙烷	C_2H_6	CH_3CH_3	CH_2
丙烷	C_3H_8	$CH_3CH_2CH_3$	CH_2
丁烷	C_4H_{10}	$CH_3CH_2CH_2CH_3$	CH_2
戊烷	C_5H_{12}	$CH_3CH_2CH_2CH_2CH_3$	CH_2
己烷	C_6H_{14}	$CH_3CH_2(CH_2)_3CH_3$	CH_2

从表 7-1 中烷烃的结构简式可以发现，相邻两个烷烃在组成上都相差 CH_2，这样排列的一系列化合物叫同系列。同系列中的任何两个化合物互称同系物，而相邻两个化合物分子式之差 CH_2 称为同系差。若烷烃分子中碳原子数目为 n，则氢原子数目即为 $2n+2$，因此，所有烷烃都可以用 C_nH_{2n+2} 来表示，这个式子称为烷烃通式。根据烷烃组成上的这个规律，只要知道烷烃分子中碳原子或氢原子数目，就能推断出该烷烃分子式，例如，八个碳原子的辛烷分子式应为 C_8H_{18}。

烷烃同系物分子中的碳原子都是饱和碳原子，原子间均以单键相连，每个碳原子与之相连的四个原子用线连起来都构成四面体，且键角都接近甲烷的 109.5°。因而，烷烃同系物分子中的碳链并非结构式中看到的直线排列，而是在空间形成锯齿状结构。

2. 烷烃的同分异构现象

烷烃的同分异构现象主要表现为碳链的骨架不同。分子中碳原子在四个或以上时，就会产生同分异构体，例如，C_4H_{10} 有两种异构体，结构式和结构简式如下：

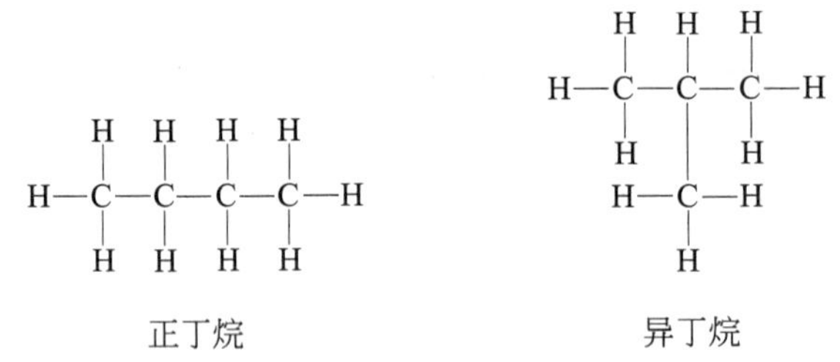

C_5H_{12} 有三种异构体，结构式如下：

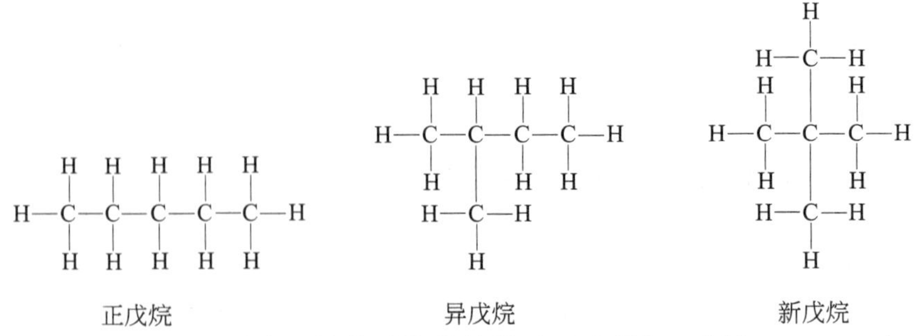

随着分子中碳原子数的增多，同分异构体的数目迅速增加。例如，C_6H_{14} 有 5 种同分异构体，C_7H_{16} 有 9 种同分异构体，$C_{10}H_{22}$ 有 75 种同分异构体。

烷烃分子中 σ 单键的特点是成键原子可以围绕键轴任意旋转。例如，在乙烷分子中，碳碳单键可以自由转动。假定固定其中一个碳原子，另一个碳原子围绕碳碳单键旋转，则每转动一个角度，乙烷分子中原子在空间就会形成一个新的排列形式，每个排列形式叫做乙烷的一个构象(conformation)，不同构象之间互称构象异构体，属于立体异构的一种。

在纸平面上将烷烃的空间构象以及构象异构体之间的差异表示出来，常用两种表示方式：一种是锯架式(也称透视式)，一种是纽曼投影式。

锯架式是在分子球棍模型基础上，用实线表示分子中各原子或基团在空间的相对位置关系的一种表示形式。锯架式比较直观，分子中所有原子和键都能看见，但对空间的表达不够清晰。

乙烷锯架式　　乙烷纽曼投影式

纽曼投影式是在分子球棍模型基础上，将视线放在碳碳键键轴上，距离观察者较近的一个碳原子用一圆圈表示，从圆圈中心开始画三条实线，表示该碳原子上所连的三个原子或原子团，距离观察者较远的碳原子因被较近碳原子遮挡，因而不画出，只从圆圈边线开始画三条实线，表示较远碳原子上所连的三个原子或者原子团。纽曼投影式书写方便，且在表示分子空间结构时比较直观。

由于碳碳单键的自由旋转，乙烷可以有无数个构象，但在这些构象中，交叉式和重叠式最为典型，其他构象处于两者之间的状态。

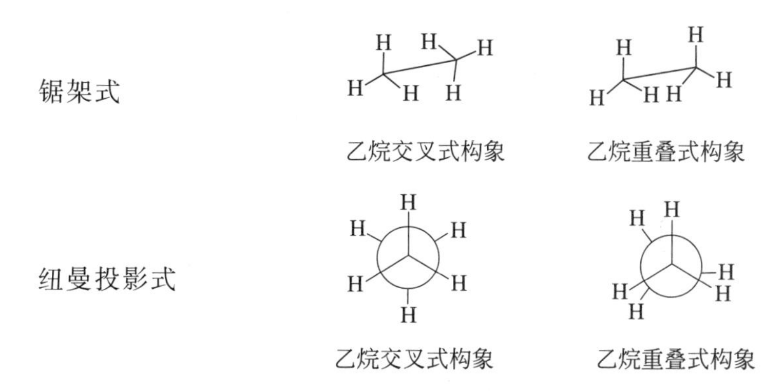

乙烷交叉式构象　　乙烷重叠式构象

在乙烷交叉式构象中，一个碳原子上的碳氢键处于另一个碳原子上两个碳氢键中间位置。此时，两个碳原子上连接的氢原子相距最远，相互之间的斥力最小，因而分子内能最小，也最稳定，这种构象称为优势构象。在乙烷重叠式中，两个碳原子上的碳氢键两两重叠，两个碳原子上连接的氢原子相距最近，相互之间的斥力最大，分子内能最大，最不稳定。其他构象的内能和稳定性介于两者之间。尽管乙烷构象之间内能不同，但差异较小，常温下分子间的碰撞就足以使不同构象之间快速转变，无法分离出某个构象，因而乙烷实质上是交叉式和重叠式以及介于两者之间若干构象异构体的平衡混合物。交叉式最稳定，在平衡混合物中占有最高比例，所以一般情况下用交叉式表示乙烷。

丁烷分子中有三个碳碳单键，每个碳碳单键都可以通过自由旋转产生若干构象异构体。若固定丁烷两端碳原子，旋转中间两碳原子的单键，也会产生无数个构象，每转动一个 60° 就得到一个典型构象，这样一共得到四种代表性构象。如下所示：

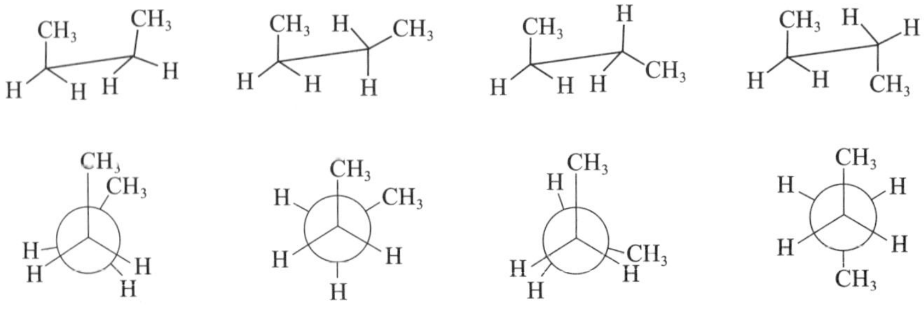

全重叠式　　邻位交叉式　　部分重叠式　　对位交叉式

在全重叠式中，体积最大的两个甲基处于重叠状态，距离最小，分子内斥力最大，能量最高，最不稳定；在对位交叉式中，体积最大的两个甲基距离最远，分子内斥力最小，能量最低，最稳定。四种构象内能高低顺序为：

全重叠式＞部分重叠式＞邻位交叉式＞对位交叉式

尽管丁烷不同构象之间存在内能差，但同样不能分离出单个构象异构体，和乙烷一样，丁烷也是若干构象的平衡混合物，其中对位交叉式是优势构象，是丁烷主要存在形式。

对于复杂分子，研究构象有非常重要的意义。

3. 碳原子的类型

在有机物中，存在大量的碳原子，这些碳原子所处位置不尽相同。根据分子中碳原子所连碳原子数目的不同，可分为伯、仲、叔和季四种类型。只与一个碳原子直接相连的碳原子称伯碳，又称一级碳原子或1°碳原子；与两个碳原子直接相连的碳原子称仲碳，又称二级碳原子或2°碳原子；依次类推与三个、四个碳原子相连的碳原子分别称叔碳（三级碳原子或3°碳原子）和季碳（四级碳原子或4°碳原子）。例如：

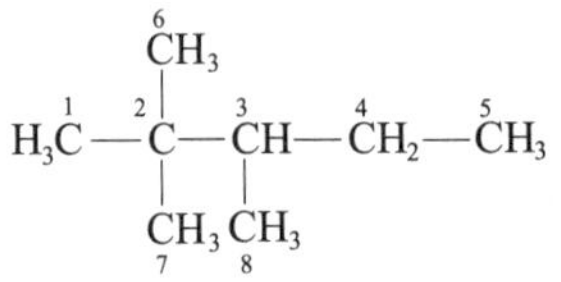

$$\overset{1}{H_3C}-\overset{2}{C}(\overset{6}{CH_3})(\underset{7}{CH_3})-\overset{3}{CH}(\underset{8}{CH_3})-\overset{4}{CH_2}-\overset{5}{CH_3}$$

伯碳（1°）：C-1、C-5、C-6、C-7、C-8
仲碳（2°）：C-4
叔碳（3°）：C-3
季碳（4°）：C-2

与伯、仲、叔碳相连的氢原子分别被称为伯、仲、叔氢原子，它们在化学变化中表现出不同的反应活性。

二、烷烃的命名

烷烃不仅数目众多，且结构复杂，给以正确的名称不仅能反映出分子组成，还能进一步表示分子的化学结构，从而推断其所具有的理化性质。烷烃的命名法也是学习其他类型有机化合物命名法的基础，也是学好有机化学的一项重要基本功。

1. 普通命名法

普通命名法适用于结构相对简单的烷烃。我国的化学工作者结合汉字的特点，制订如下命名规则。

（1）分子中碳原子数目从一到十，分别对应用天干（甲、乙、丙、丁、戊、己、庚、辛、壬、癸）表示，命名为“某烷”，碳原子超过十个时用中文数字十一、十二…表示。例如，CH_4 为甲烷，C_2H_6 为乙烷，$C_{12}H_{26}$ 为十二烷。

（2）当烷烃存在简单的同分异构体时，用“正”“异”“新”加以区分。直链烷烃称“正某烷”（常省略“正”字）；碳链一端第二位碳原子上连有一个甲基，此外无其他支链的烷烃，据碳原子总数称“异某烷”；若碳链一端第二位碳原子上连有两个甲基，此外无其他支链的烷烃，据碳原子总数称“新某烷”。例如，C_5H_{12}的三种异构体的名称：

```
                                                                  CH3
                                                                  |
CH3—CH2—CH2—CH2—CH3        CH3—CH—CH2—CH3              CH3—C—CH3
                                |                                 |
                               CH3                                CH3
      正戊烷                      异戊烷                       新戊烷
```

很显然，普通命名法只适用于结构比较简单的烷烃，要命名复杂的烷烃，需要具有普遍适用性的系统命名法。

2. 系统命名法

要掌握烷烃的系统命名法，首先应熟悉一些常见基团的结构和名称。烷烃分子形式上去掉一个氢原子后剩下的原子团称为烷基，通常用“R—”表示。简单烷基的命名是将其对应的烷烃名称中的“烷”字改为“基”字。

```
CH4                        —CH3
甲烷                        甲基
CH3—CH3                    —CH2—CH3
  乙烷                        乙基
CH3—CH2—CH3                —CH2—CH2—CH3              CH3—CH—CH3
   丙烷                      正丙基（丙基）                  |
                                                         异丙基
CH3—CH2—CH2—CH3            CH3—CH2—CH2—CH2—           CH3—CH—CH2—CH3
     丁烷                          正丁基                   |
                                                             仲丁基
                                                             |
CH3—CH—CH3                 CH3—CH—CH2                CH3—C—CH3
     |                          |                         |
    CH3                        CH3                        CH3
   异丁烷                      异丁基                     叔丁基
```

系统命名法主要步骤和原则如下。

（1）选主链

选择含碳原子数最多的碳链作主链，据主链所含碳原子数称“某烷”。“某”字的用法和普通命名法相同，主链以外的碳链作支链（取代基）。若有多条等长主链，则选择含支链最多的那条作主链。

```
                                    CH3   CH2CH3
                                    |     |
CH3—CH—CH2—CH3                CH3—C——CH—CH—CH3
     |                              |         |
    CH3                             CH3       CH3
  2-甲基丁烷                     2,2,4-三甲基-3-乙基戊烷
```

（2）编小号

从靠近支链最近的一端开始，用阿拉伯数字给主链碳原子依次编号，以确定支链的位置。编号应使支链位次之和最小。若有多个不同支链位次之和相同时，则应使较小支链取尽可能小的编号。

```
       CH3
1      |2    3     4     5            1     2     3     4     5     6
CH3—C—CH2—CH—CH3              CH3—CH2—CH—CH—CH2—CH3
       |           |                              |     |
       CH3         CH3                            CH3   CH2CH3

  2,2,4-三甲基戊烷                         3-甲基-4-乙基己烷
```

(3) 定名称

先写取代基位次(用阿拉伯数字)，再写取代基名称，最后写主链中确定的“某烷”，用“-”隔开数字与汉字。

当主链上连有多个取代基时，采用“同类归并、先小后大”的原则。相同取代基要合并起来，将其位次由小到大分别写到前面，中间用“,”隔开，用汉字二、三等数字表示相同取代基的数目。

$$\begin{array}{c} CH_3-\underset{\underset{CH_3}{|}}{CH}-\underset{\underset{CH_3}{|}}{CH}-CH_3 \\ \text{2,3-二甲基丁烷} \end{array} \qquad \begin{array}{c} CH_3-\overset{\overset{CH_3}{|}}{\underset{\underset{CH_3}{|}}{C}}-CH_2-CH_3 \\ \text{2,2-二甲基丁烷} \end{array}$$

若取代基不同，则基团命名的先后顺序要遵循先小后大的原则，即次序规则。根据基团直接与主链碳相连的原子的原子序数大小确定先后，先书写原子序数小的基团，后书写序数大的基团。若与主链碳原子相连的原子相同，则再比较它们各自连接的原子的原子序数大小，直到比出大小为止。如：

$$\begin{array}{c} CH_3-\underset{\underset{CH_3}{|}}{CH}-\underset{\underset{Cl}{|}}{CH}-CH_3 \\ \text{2-甲基-3-氯丁烷} \end{array}$$

2-甲基-3-氯丁烷中两基团与主链直接相连的原子是碳和氯，碳的原子序数小，氯的原子序数大，因而在书写时先写甲基，后写氯原子。

$$\begin{array}{c} CH_3-\overset{\overset{H_3C}{|}}{CH}-\overset{\overset{CH_2CH_3}{|}}{CH}-CH_2-CH_3 \\ \text{2-甲基-3-乙基戊烷} \end{array} \qquad H-\overset{|}{\underset{\underset{H}{|}}{C}}-H \qquad H-\overset{\overset{H}{|}}{\underset{\underset{H}{|}}{C}}-\overset{\overset{H}{|}}{\underset{\underset{H}{|}}{C}}-$$

2-甲基-3-乙基戊烷中两基团与主链直接相连的原子都是碳，需进行第二次比较，甲基和乙基中碳原子均与二个氢原子连接，但第三根键甲基连氢，而乙基则是碳。因此，先写甲基，后写乙基。常见烷基由小到大顺序为：

$$-CH_3<-CH_2CH_3<-CH_2CH_2CH_3<-CH(CH_3)_2$$

三、烷烃的性质

1. 物理性质

有机化合物的物理性质通常包括物质的存在状态、颜色、气味、相对密度、熔点、沸点和溶解度等。对于一种纯净有机化合物来说，在一定条件下，这些物理常数有固定的数值，是判定该化合物的重要参考数据。表 7-2 列出了正烷烃的一些物理常数。

表 7-2 几种直链烷烃的物理性质(常温常压)

名称	常温下状态	熔点/℃	沸点/℃
甲烷	气	−182.5	−164.0
乙烷	气	−183.3	−88.63
丙烷	气	−189.7	−42.07
丁烷	气	−183.4	−0.5
戊烷	液	−129.7	36.07
庚烷	液	−90.61	98.42

续表

名称	常温下状态	熔点/℃	沸点/℃
辛烷	液	−56.79	125.7
癸烷	液	−29.7	174.1
十六烷	液	18.1	286.5
十七烷	固	22.0	301.8
十九烷	固	32.0	330.0

烷烃随分子中碳原子的增加，物理性质呈现规律性的变化。主要规律如下。

① 常温常压下，$C_1 \sim C_4$ 的直链烷烃是气体，$C_5 \sim C_{16}$ 是液体，C_{17} 以上是固体。

② 烷烃的沸点主要与分子间作用力有关(范德华引力)。分子量越大，分子间范德华力越强，则沸点越高。对于分子量相同的同分异构体的沸点，则支链越多，分子间接触面越小，范德华力越小，因而沸点越低。例如：

烷烃	沸点	熔点
正戊烷	36℃	−129℃
异戊烷	25℃	−159℃
新戊烷	9℃	−18℃

熔点虽然也随烷烃分子量增加而升高，但是不完全一致，这主要因为物质熔点除与分子量有关之外，还与该物质在晶体中排列紧密程度密切相关。对于同分异构体，则对称性高的物质熔点相对较高，如新戊烷高于正戊烷和异戊烷。

③ 烷烃的极性很小，不溶于极性大的水，易溶于非极性或者弱极性的有机溶剂，如四氯化碳、乙醚、苯等。液态烷烃也常被用作有机溶剂溶解某些有机物。例如，石油醚(戊烷和己烷的混合物)常用来提取中草药中的活性成分。

④ 烷烃的相对密度也随着碳原子数的增加而增大，但增加的幅度很小，始终都小于水($1g \cdot cm^{-3}$)。

2. 化学性质

烷烃分子中，原子间都是以比较稳定的 σ 键连接，常温下，化学性质很稳定，与强酸、强碱、强氧化剂、强还原剂等均不起反应。但稳定性是相对的，在特定条件下，如光照、加热、催化剂等条件下，也能发生一些化学反应。

(1) 取代反应

烷烃在光照、高温或催化剂的作用下，可与卤素单质发生反应。例如，甲烷与氯气在光照下发生反应：

$$CH_4 + Cl_2 \xrightarrow{光照} CH_3Cl + HCl$$

$$CH_3Cl + Cl_2 \xrightarrow{光照} CH_2Cl_2 + HCl$$

$$CH_2Cl_2 + Cl_2 \xrightarrow{光照} CHCl_3 + HCl$$

$$CHCl_3 + Cl_2 \xrightarrow{光照} CCl_4 + HCl$$

甲烷分子中的氢原子可逐一被氯原子所替代，生成一氯甲烷、二氯甲烷、三氯甲烷(又称氯仿)和四氯甲烷(又称四氯化碳)。这种有机物分子中某个原子或基团被其他原子或基团替代的反应称为取代反应。若是被卤素原子替代则称卤代反应，产物为卤代烃。烷烃的卤代反应属于自由基反应，具体反应历程如下：

① 链的引发　反应第一阶段，开始产生自由基的过程。

$$Cl:Cl \xrightarrow{光照} 2Cl\cdot(氯自由基)$$

氯气分子首先在光照下获得能量，共价键发生均裂，分解生成氯自由基(即氯原子)。

② 链的增长　反应第二阶段，不断产生新自由基的过程。

$$Cl\cdot + CH_4 \longrightarrow HCl + \cdot CH_3(甲基自由基)$$
$$\cdot CH_3 + Cl_2 \longrightarrow Cl\cdot + CH_3Cl(一氯甲烷)$$
$$Cl\cdot + CH_3Cl \longrightarrow HCl + \cdot CH_2Cl(氯甲基自由基)$$
$$\cdot CH_2Cl + Cl_2 \longrightarrow Cl\cdot + CH_2Cl_2(二氯甲烷)$$

活泼的氯自由基从甲烷分子中夺取一个氢原子，生成新的活泼的甲基自由基，甲基自由基又从氯气分子夺取一个氯原子，生成一个新的氯自由基，新的氯自由基可以重复上述反应，也可以与刚形成的一氯甲烷反应，生成二氯甲烷，随着反应继续进行，会生成三氯甲烷和四氯甲烷。

甲烷氯代反应的每一步会消耗掉一个自由基，同时又会为下一步反应产生一个新的自由基，从而使反应能够连续不断地持续下去，这样的反应又称为链式反应。

③ 链的终止　反应第三阶段，自由基互相结合消亡的过程

$$Cl\cdot + \cdot CH_3 \longrightarrow CH_3Cl$$
$$Cl\cdot + Cl\cdot \longrightarrow Cl_2$$
$$\cdot CH_3 + \cdot CH_3 \longrightarrow CH_3CH_3$$

随着反应的进行，体系中自由基逐渐增多，自由基互相结合的机会也逐渐增多，同时反应体系中的杂质或者反应容器也会消耗部分自由基，随着自由基的消亡殆尽，反应也随即终止。从上述烷烃卤代反应可以看出，反应一旦触发，就会产生连锁反应，直到自由基消耗完为止。例如爆炸、燃烧多属于这类反应。

大量的反应事实证明，不同的反应物活性顺序是不同的。卤素中，氟活性最强，反应太剧烈；碘活性太差；氯、溴反应活性适中，应用广泛。烷烃中，叔氢最容易被取代，伯氢最难被取代。

(2) 氧化反应

烷烃都可以在空气中燃烧，彻底氧化为二氧化碳和水，同时放出大量的热能。例如，天然气中甲烷的燃烧：

$$CH_4 + 2O_2 \xrightarrow{点燃} CO_2 + 2H_2O + 热能$$

若氧气不足，则会生成有毒的一氧化碳和水。因而在使用天然气时，应保持室内通风，以免发生一氧化碳中毒。人体内也在不断地发生燃烧氧化反应，将产生的能量供给细胞，不过体内的氧化反应非常缓和。另外，为人体提供能量的不是烷烃，而是烃的衍生物糖类和脂肪等。

烷烃除了在点燃或者高温情况下能够发生燃烧氧化之外，也能在催化剂作用下被空气氧化。如石蜡等高级烷烃在高锰酸钾催化下，被空气中的氧气氧化生成多种脂肪酸。

$$RCH_2CH_2R' + O_2 \xrightarrow[\triangle]{KMnO_4} RCOOH + R'COOH$$

中学和大学无机化学从电子得失和电子偏移的角度介绍过氧化还原反应，但是有机化合物均为共价化合物，电子的得失和偏移都不太容易判断。因而，有机化学常从得氧失氧和得氢失氢的角度来判定氧化还原反应。得氧或失氢的反应称为氧化反应；失氧或得氢的反应称为还原反应。氧化还原反应也是常见且重要的有机反应类型。

烷烃同系物的结构与甲烷相似，根据结构与性质的关系，由上面甲烷的性质可以推测其他烷烃的性质。这是学习有机化学的重要方法，也是学好有机化学的思维模式。

基于烷烃在物理和化学性质上的特点，也有一些在医药上的应用。液体石蜡是18个碳到24个碳原子的烷烃混合物，医药上用作缓泻剂；也常作基质，用于滴鼻剂或喷雾剂的配制。固体石蜡是25个碳到34个碳原子的烷烃混合物，医药上用于蜡疗和调节软膏的硬度；也是制造蜡烛的原料。液体石蜡和固体石蜡的混合物是凡士林，是呈软膏状半固体，因不被皮肤吸收，化学性质稳定，不与药物起反应，常用作软膏的基质。

第二节　烯烃和炔烃

烯烃(alkene)中含有碳碳双键，炔烃(alkyne)中含有碳碳叁键，它们均属于不饱和烃(unsaturated hydrocarbon)。由于这两类不饱和键的存在，烯烃和炔烃的化学性质有很多相似之处，而且均比烷烃活泼得多。不饱和烃是非常重要的有机化合物，它们及其衍生物在临床上有很重要的应用价值。例如，维生素A、β-胡萝卜素等。

一、烯烃

根据所含双键的数目，烯烃可分为单烯烃和多烯烃，通常烯烃指的是单烯烃。含有一个碳碳双键的开链烯烃比同碳原子的烷烃少两个氢原子，所以通式为 C_nH_{2n}。

1. 烯烃的命名

烯烃的命名基本原则与烷烃相似，主要不同点体现在烯烃的官能团双键上。

(1) 普通命名法

简单的烯烃常用普通命名法命名，例如：

$CH_2{=}CH_2$　乙烯

$CH_2{=}C(CH_3){-}CH_3$　异丁烯

(2) 系统命名法

① 选主链　选择含有双键在内的最长的碳链为主链，按主链中所含碳原子的数目命名为“某烯”；多于10个碳的烯烃用小写中文数字加“碳烯”命名，如十一碳烯。

② 编号　从靠近双键的一端开始，依次给主链碳原子编号，双键的位次以两个双键碳原子中编号较小的一个表示，写在“某烯”的前面，并用半字线“-”隔开。若双键居于主链中央，编号应从距离取代基近的一端开始。

③ 取代基的位次、数目和名称写在双键位次之前。例如：

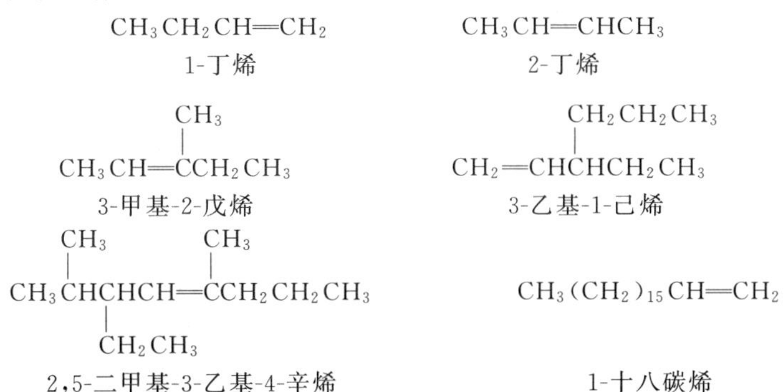

烯烃去掉一个氢原子称为烯基，命名烯基时其编号从游离价键所在的碳原子开始。从双

键碳掉氢时，称为某烯基；从双键以外的碳掉氢时称为烯某基。

$CH_2{=}CH-$ 乙烯基　　$CH_3-CH{=}CH-$ 丙烯基　　$CH_2{=}CH-CH_2-$ 烯丙基

2. 烯烃的同分异构

乙烯分子的键角均接近 120°，平面结构如图 7-1(a)所示。这表明乙烯中的碳原子发生了 sp^2 杂化。在形成乙烯分子时，两个碳原子各用一个 sp^2 杂化轨道沿着键轴方向“头碰头”互相重叠，形成一个碳碳 σ 键，再各用两个 sp^2 杂化轨道与氢原子的 1s 轨道形成两个碳氢 σ 键，每个 sp^2 杂化的碳原子上还各有一个未参与杂化的 p 轨道，这两个 p 轨道的对称轴都垂直于 sp^2 杂化轨道所在的平面，彼此平行，“肩并肩”从侧面互相重叠形成 π 键，这样在两个碳原子之间就形成两个共价键(一条 σ 键，一条 π 键)，即碳碳双键。乙烯的电子云图如图 7-1(b)所示。

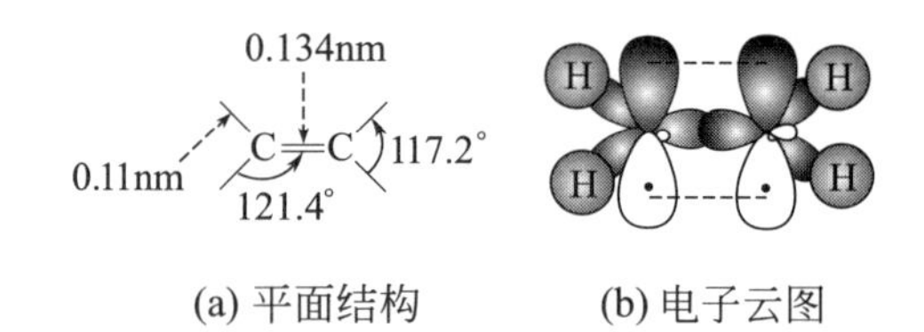

图 7-1　乙烯的分子结构示意图

碳碳双键是由一个 σ 键和一个 π 键组成的，使双键上的两个碳原子不能像 σ 键那样自由旋转，所以碳碳双键上所连接的原子或基团具有固定的空间排列，从而产生顺反异构现象。

烯烃的异构现象比较复杂，其异构体的数目比相同碳原子的烷烃要多。构造异构中包括碳链异构、双键位置异构，另外还有因双键而引起的顺反异构。

(1) 构造异构

以戊烯为例，它有五个构造异构体。

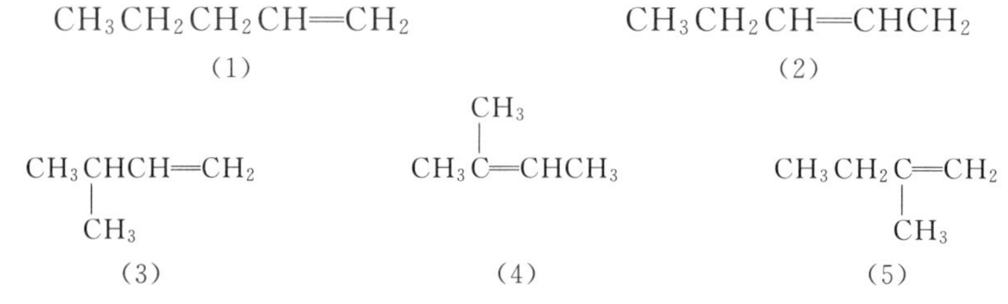

(2) 顺反异构

产生顺反异构的原因是由于烯烃分子中存在着限制碳原子自由旋转的双键，当双键碳原子上连接不同的原子或基团时，这些原子或基团在双键碳原子上的空间排列方式是固定的，即产生了和环烷烃一样的顺反异构现象。例如，2-丁烯有以下两种构型。

(H)(H)C=C(H_3C)(CH_3)　　　(H)(CH_3)C=C(H_3C)(H)

并不是所有烯烃都能产生顺反异构，只有当每个双键碳原子所连接的两个原子或基团不同时，烯烃才有顺反异构体。

(a, b)C=C(a, b)　　(a, b)C=C(a, d)　　(a, b)C=C(e, d)

1-丁烯、2-甲基-2-丁烯均无顺反异构体。

H　H　$C=C$　H　CH_2CH_3

H_3C　H　$C=C$　H_3C　CH_3

顺反异构体属于不同的化合物，不仅理化性质不同，往往还有不同的生理活性。一些有生理活性的物质也常常存在特定的构型，主要是由于双键碳原子上的原子或基团的空间距离不同，导致原子或基团之间的相互作用力大小不同，从而使其生理活性出现差异。例如，己烯雌酚是雌激素，供药用的是反式异构体，生理活性较强；而顺式异构体由于两个羟基间距离较小，生理活性弱。

HO　OH　$C=C$　H_5C_2　C_2H_5

HO　C_2H_5　$C=C$　H_5C_2　OH

（3）顺反异构体的两种标记方法

① 顺反构型标记法　只适用于两个双键碳原子上连有相同的原子或基团的分子。当两个相同原子或基团处于双键同侧时，称为顺式；分处于双键异侧时，称为反式。命名时需在烯烃名称前加上表示构型的“顺”或“反”加以区别。例如：

H_3C　CH_3　$C=C$　H_3CH_2C　CH_2CH_3

顺-3,4-二甲基-3-己烯

H_3CH_2C　CH_3　$C=C$　H_3C　CH_2CH_3

反-3,4-二甲基-3-己烯

② Z/E 构型标记法　当双键碳原子上连接四个不相同的原子或基团时，则无法用顺反命名法命名，需要用以“次序规则”为基础的 Z/E 构型命名法命名。次序规则是确定有机化合物取代基优先次序的规则，利用此规则可以将所有基团按次序进行排列。次序规则的主要内容如下。

a. 按原子序数的大小排序，原子序数较大的原子次序优先（称为较优基团）。如果两个原子为同位素，则原子量较大的次序优先。例如：

$$I>Br>Cl>S>P>F>O>N>C>H$$

b. 若与双键碳原子直接相连的原子相同，则比较与该原子相连的其他原子的原子序数，如果第二个原子仍然相同，再依次顺延逐级比较，直到比较出较优基团为止。例如甲基和乙基的比较：两者第一个原子都是碳，接下来比较碳原子所连接的原子。甲基中与碳原子相连的是三个氢原子，乙基中与碳原子相连的是一个碳原子和两个氢原子，碳原子的原子序数大于氢，因此乙基为较优基团。

c. 若基团中含有不饱和键时，可分别看作碳原子与两个或三个相同的原子连接。

H　—C=O 看作　H　O　C　O　　—C≡N 看作　N　—C—N　N

常见基团的优先排列顺序如下：

$$—COOR>—COOH>—COR>—CHO>—C≡N>—C≡CH>—CH=CH_2$$

$$—C(CH_3)_3>—CH(CH_3)_2>—CH_2CH_2CH_3>—CH_3>—H$$

当采用 Z/E 构型命名法时，首先根据次序规则，确定每个双键上基团的优先次序，若两个优先基团在双键轴线的同侧称为 Z 构型（Z 型），若在异侧称为 E 构型（E 型）。如

$$\begin{matrix} a & & d \\ & C{=}C & \\ b & & c \end{matrix} \qquad \begin{matrix} a & & c \\ & C{=}C & \\ b & & d \end{matrix}$$

若 a 优于 b，c 优于 d，则前者为 *E* 型，后者为 *Z* 型。

书写时将 *Z* 或 *E* 写在化合物名称的前面，并用半字线隔开。

$$\begin{matrix} H_3C & & H \\ & C{=}C & \\ H_3CH_2C & & CH_2CH_2CH_3 \end{matrix} \qquad \begin{matrix} H_3C & & CH(CH_3)_2 \\ & C{=}C & \\ H_3CH_2C & & CH_2CH_2CH_3 \end{matrix}$$

(*Z*)-3-甲基-3-庚烯　　(*E*)-3-甲基-4-异丙基-3-庚烯

Z/*E* 构型命名法适用于所有顺反异构体，在命名有顺反异构的烯烃时，*Z*/*E* 构型命名法与顺反构型命名法可以同时并用，但两种命名法之间无必然的对应关系。例如：

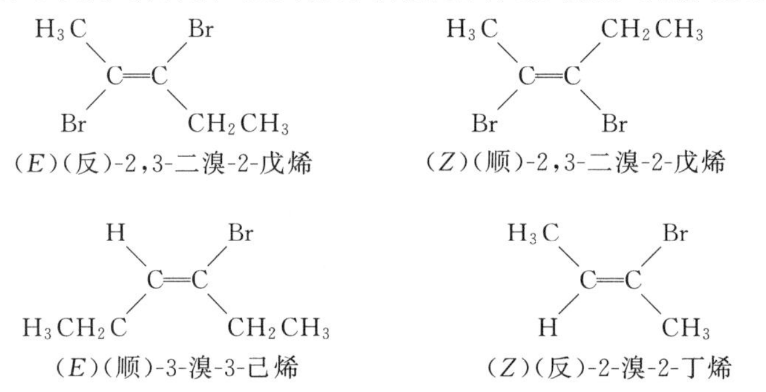

(*E*)(反)-2,3-二溴-2-戊烯　　(*Z*)(顺)-2,3-二溴-2-戊烯

(*E*)(顺)-3-溴-3-己烯　　(*Z*)(反)-2-溴-2-丁烯

3. 物理性质

烯烃与烷烃的物理性质相似，在常温下，含 2～4 个碳原子的烯烃为气体，5～18 个碳原子的烯烃为液体，19 个碳原子以上的烯烃为固体。烯烃的熔点、沸点、密度和溶解度均随着碳原子数的增加而呈现规律性变化。通常直链烯烃的沸点比支链烯烃的异构体高；由于顺式异构体极性较大，因此顺式异构体的沸点高于反式异构体，而反式异构体在晶格排列中比顺式异构体更为紧密，所以反式异构体的熔点较高。烯烃的密度均小于 $1g\cdot cm^{-3}$，难溶于水而易溶于有机溶剂。一些烯烃的物理常数见表 7-3。

表 7-3　一些烯烃的物理常数

名称	熔点/℃	沸点/℃	密度/$g\cdot cm^{-3}$
乙烯	−169.1	−103.7	0.610
丙烯	−185.2	−47.4	0.610
2-甲基丙烯	−140.4	−6.9	0.590
1-丁烯	−185.3	−6.1	0.625
顺-2-丁烯	−139.0	3.7	0.621
反-2-丁烯	−105.5	0.9	0.604

4. 化学性质

碳碳双键的平均键能是 $610.28kJ\cdot mol^{-1}$，约是单键($346.94kJ\cdot mol^{-1}$)的 1.76 倍，说明 π 键电子云的重叠程度不如 σ 键。因此 π 键比 σ 键容易断裂。π 键电子云分布在双键平面的上下方，受原子核的束缚力较弱，容易受外界电场的影响而发生极化，从而导致断裂，因此烯烃典型的化学反应是加成反应，另外还有氧化反应、聚合反应等。

(1) 加成反应

烯烃的加成反应是指烯烃分子中的 π 键断裂，双键碳原子上分别加两个原子或基团，生成两个较稳定的σ键，生成饱和化合物的反应。

① 催化加氢　烯烃与氢通常不反应，加入催化剂可降低反应的活化能，使反应容易进行。烯烃在Pt、Pd、Ni等金属催化剂的作用下与氢发生加成反应，生成相应的烷烃。

$$RCH{=}CHR' + H_2 \xrightarrow{Pt} RCH_2CH_2R'$$

随着双键碳原子上取代基的增多，空间位阻的增大，催化加氢的速率降低。

② 加卤素　在常温下烯烃与卤素在四氯化碳或三氯甲烷等溶剂中能发生反应，生成邻二卤代烃。

$$RCH{=}CHR' + X_2 \longrightarrow RCH(X)CH(X)R'$$

其中氟与烯烃反应十分剧烈，同时还伴有副反应发生，与氟的加成通常需要在特殊条件下才能进行；而碘活性太低，很难与烯烃发生加成反应。因此烯烃与卤素加成反应主要是加氯和溴。例如：

$$CH_3CH{=}CHCH_3 + Br_2 \xrightarrow{CCl_4} CH_3CH(Br)CH(Br)CH_3$$

烯烃与溴的加成产物二溴代烷为无色化合物，其反应现象为溴的四氯化碳溶液的红棕色褪去。该反应是实验室鉴别烯烃最常用的方法。

研究发现乙烯与溴发生反应时，若反应介质中有氯化钠存在，反应产物中除了1,2-二溴乙烷外，还有少量的1-氯-2-溴乙烷。这说明在反应过程中氯离子参与了反应，由此可推断两个溴原子不是同时加到双键碳原子上，反应是分步进行的离子型反应。

$$CH_2{=}CH_2 + Br_2 \xrightarrow{NaCl} CH_2(Br)CH_2(Br) + CH_2(Br)CH_2(Cl)$$

溴与烯烃的加成分为两步。第一步是烯烃与极化的溴分子($Br^{\delta+}—Br^{\delta-}$)中带部分正电荷的溴加成生成环状的溴鎓离子中间体，同时生成溴负离子。

$$>C{=}C< + \overset{\delta^+}{Br}—\overset{\delta^-}{Br} \xrightarrow{慢} >C—C<(\text{桥连 }Br^+) + Br^-$$

溴鎓离子中间体

第二步是溴负离子从溴鎓离子的背面进攻碳原子，生成反式加成产物。若反应介质中有氯离子，氯离子也可以进攻溴鎓离子，形成对应的产物。

$$(\text{溴鎓离子 }Br^+) + Br^- \xrightarrow{快} Br—C—C—Br\ (\text{反式})$$

第一步反应涉及共价键的断裂，活化能较高，是决定反应速率的关键步骤。在第一步反应中，极化了的溴分子中带正电荷的部分进攻π电子云，因此称此加成反应为亲电加成反应(electrophilic addition reaction)。烯烃与卤化氢、硫酸和水的加成都属于亲电加成反应。

③ 加卤化氢　烯烃与卤化氢发生亲电加成反应，生成一卤代烷。

$$CH_2{=}CH_2 + HCl \longrightarrow CH_2(H)—CH_2(Cl)$$

$$CH_3CH{=}CHCH_3 + HBr \longrightarrow CH_3CH(H)CH(Br)CH_3$$

烯烃与卤化氢加成的活性顺序为：HI>HBr>HCl>HF。

当结构不对称的烯烃(如丙烯)与卤化氢加成时，可以生成两种不同的加成产物。

$$CH_2{=}CHCH_3 + HX \longrightarrow CH_3\underset{\mid \atop X}{C}HCH_3 + \underset{\mid \atop X}{C}H_2CH_2CH_3$$

实验结果表明，一般是以一种产物为主。俄罗斯化学家马尔可夫尼可夫(V. V. Markovnikov)总结了一条经验规则：当不对称烯烃与不对称试剂发生加成反应时，不对称试剂带正电荷的部分，总是加到含氢较多的双键碳原子上，而带负电荷的部分则加到含氢较少或不含氢的双键碳原子上。此规则称为马尔可夫尼可夫规则，简称马氏规则。例如：

$$CH_3\overset{CH_3 \atop \mid}{C}{=}CHCH_2CH_3 + HBr \longrightarrow \underset{(主要产物)}{CH_3\overset{CH_3 \atop \mid}{\underset{\mid \atop Br}{C}}CH_2CH_2CH_3} + CH_3\overset{CH_3 \atop \mid}{C}H\underset{\mid \atop Br}{C}HCH_2CH_3$$

应用马氏规则时要注意，当不对称烯烃与溴化氢加成，在有过氧化物存在时，主要生成“反”马氏规则的产物。例如：

$$CH_3CH{=}CH_2 + HBr \xrightarrow{ROOR} CH_3CH_2CH_2Br$$

由于过氧化物的存在改变了反应历程，属于自由基加成，反应过程中没有碳正离子中间体产生，因此反应产物为反马氏规则产物，这种现象称为过氧化物效应(peroxide effect)。其反应机制为：

键的引发 $$ROOR \longrightarrow 2R\dot{O}$$

$$R\dot{O} + HBr \longrightarrow ROH + Br\cdot$$

链的增长 $$CH_3CH{=}CH_2 + Br\cdot \longrightarrow CH_3\dot{C}HCH_2Br$$

$$CH_3\dot{C}HCH_2Br + HBr \longrightarrow CH_3CH_2CH_2Br + Br\cdot$$

链的终止 $$2Br\cdot \longrightarrow Br_2$$

$$CH_3\dot{C}HCH_2Br + Br\cdot \longrightarrow CH_3CHBrCH_2Br$$

$$2CH_3\dot{C}HCH_2Br \longrightarrow \begin{array}{l} CH_3CHCH_2Br \\ \quad\;\;\mid \\ CH_3CHCH_2Br \end{array}$$

由于自由基的相对稳定性次序为：$R_3\dot{C} > R_2\dot{C}H > R\dot{C}H_2 > \dot{C}H_3$，因此在链增长阶段，溴自由基进攻双键时，就会生成较稳定的仲碳自由基，仲碳自由基再与氢原子结合生成反马氏规则产物 1-溴丙烷。

在卤化氢中，只有 HBr 与烯烃加成才能观察到过氧化物效应。这是因为 HF 和 HCl 的键较牢固，不能形成自由基；虽然 HI 的键较弱，容易形成自由基，但其自由基活性较低，难以与碳碳双键发生自由基加成反应。

④ 加硫酸　烯烃与硫酸在低温下(0℃左右)混合，可生成烷基硫酸氢酯。烷烃不与硫酸反应，因此利用此反应可除去烷烃中少量的烯烃杂质。不对称烯烃与硫酸的加成亦遵守马氏规则。例如：

$$CH_3CH{=}CH_2 + H_2SO_4 \longrightarrow CH_3\underset{\mid \atop OSO_2OH}{C}HCH_3$$

生成的烷基硫酸氢酯在水中加热可水解生成醇，该水解反应是工业上制备醇的方法之一，称为间接水合法。例如：

$$CH_3\underset{\mid \atop OSO_2OH}{C}HCH_3 \xrightarrow[\triangle]{H_2O} CH_3\underset{\mid \atop OH}{C}HCH_3 + H_2SO_4$$

⑤ 加水 一般情况下，烯烃不能直接与水发生加成反应，在酸催化下(如硫酸、磷酸等)，烯烃可与水加成生成醇。工业上常用此方法制备低分子量的醇。不对称烯烃与水加成同样遵守马氏规则。例如：

$$CH_2{=}CH_2 + H_2O \xrightarrow[300℃]{H_3PO_4} CH_3CH_2OH$$

$$CH_3{-}\underset{}{\overset{\overset{CH_3}{|}}{C}}{=}CH_2 + H_2O \xrightarrow{H_2SO_4} CH_3{-}\underset{\underset{OH}{|}}{\overset{\overset{CH_3}{|}}{C}}{-}CH_3$$

(2) 氧化反应

烯烃易被氧化，氧化反应发生在双键上，π 键首先断开，当反应条件加强时，σ 键也会断裂。所以一定要注意，反应条件不同，烯烃的氧化产物不同。

在碱性或中性介质中，烯烃可以被冷的高锰酸钾溶液氧化，生成邻二醇，同时高锰酸钾紫红色褪去，生成褐色的二氧化锰沉淀。该反应现象明显，反应条件简单，常用作烯烃的定性鉴别。

$$RCH{=}CHR' \xrightarrow{中性或碱性} \underset{\underset{OH}{|}}{RCH}{-}\underset{\underset{OH}{|}}{CHR'} + MnO_2\downarrow$$

在高锰酸钾的酸性溶液中或加热的条件下，烯烃的双键发生断裂，结构不同的烯烃可被氧化成二氧化碳、羧酸、酮或它们的混合物。根据烯烃的氧化产物可以判断出烯烃的结构，该反应的实验现象是高锰酸钾溶液褪色。

$$R{-}CH{=}CH_2 \xrightarrow[H^+]{KMnO_4} R{-}\overset{\overset{O}{\|}}{C}{-}OH + CO_2 + H_2O$$

$$R{-}CH{=}C\begin{matrix} R' \\ R'' \end{matrix} \xrightarrow[H^+]{KMnO_4} R{-}\overset{\overset{O}{\|}}{C}{-}OH + O{=}C\begin{matrix} R' \\ R'' \end{matrix}$$

例如：

$$CH_3CH{=}CH_2 \xrightarrow[H^+]{KMnO_4} CH_3COOH + CO_2 + H_2O$$

$$CH_3\underset{\underset{CH_3}{|}}{C}{=}CHCH_3 \xrightarrow[H^+]{KMnO_4} CH_3\underset{\underset{O}{\|}}{C}CH_3 + CH_3COOH$$

(3) 聚合反应

在一定条件下，烯烃分子可发生自身加成反应，由多个小分子结合生成大分子，这种反应称为聚合反应。在反应过程中，烯烃分子中 π 键打开，分子间自身加成连接成具有重复链节单元的高分子化合物，这种化合物称为聚合物，合成聚合物的小分子称为单体。例如：

$$nCH_2{=}CH_2 \xrightarrow{TiCl_4/Al(C_2H_5)_3} {-}\!\!\left[CH_2{-}CH_2\right]\!\!{-}_n$$

$$nClCH{=}CH_2 \longrightarrow {-}\!\!\left[\overset{\overset{Cl}{|}}{C}HCH_2\right]\!\!{-}_n$$

$$nF_2C{=}CF_2 \longrightarrow {-}\!\!\left[CF_2CF_2\right]\!\!{-}_n$$

许多聚合物可用于人造器官，如聚氯乙烯可用于人工关节，聚四氟乙烯可用于人工食道。

5. 诱导效应

诱导效应是有机化学中重要的电子效应，它可以引起分子中电子云(尤其是 π 电子云)的分布发生变化，可以解释许多有机化学反应现象，如马氏规则。以丙烯与氯化氢的加成反应为例，反应时丙烯中的甲基属于给电子基团，它可以使双键的π电子云偏移，导致C-1带有部分负电荷，C-2带有部分正电荷，当与氯化氢进行反应时，亲电试剂氢离子先加到带部分负电荷的双键碳原子上，形成碳正离子中间体，然后氯离子加到带正电荷的碳原子上。

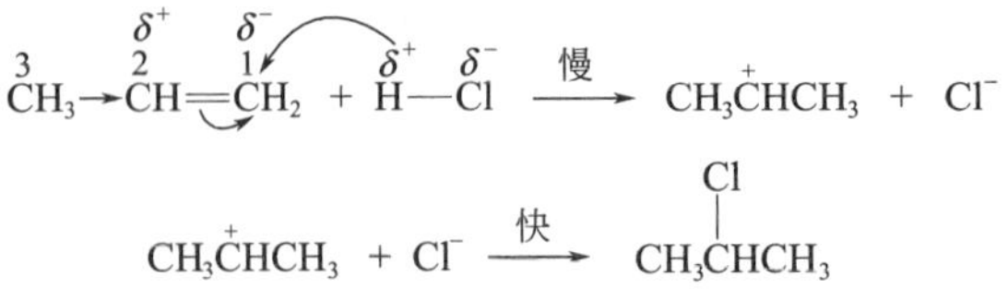

$$\overset{3}{CH_3}\rightarrow\overset{\delta^+}{\overset{2}{CH}}=\overset{\delta^-}{\overset{1}{CH_2}} + \overset{\delta^+}{H}-\overset{\delta^-}{Cl} \xrightarrow{慢} CH_3\overset{+}{C}HCH_3 + Cl^-$$

$$CH_3\overset{+}{C}HCH_3 + Cl^- \xrightarrow{快} CH_3\underset{}{\overset{Cl}{\overset{|}{C}}}HCH_3$$

二、二烯烃

分子中含有两个或两个以上碳碳双键的不饱和烃称为多烯烃，其中含有两个碳碳双键的不饱和烃称为二烯烃(diene)。开链二烯烃的通式为C_nH_{2n-2}。

1. 二烯烃的类型

根据二烯烃中碳碳双键的相对位置不同，将其分为隔离二烯烃、累积二烯烃和共轭二烯烃。

(1) 隔离二烯烃(isolated diene)(又称孤立二烯烃)

两个碳碳双键被两个或两个以上单键隔开，例如1,5-己二烯。隔离二烯烃两个碳碳双键距离较远，彼此影响小，因此其化学性质与单烯烃相似。

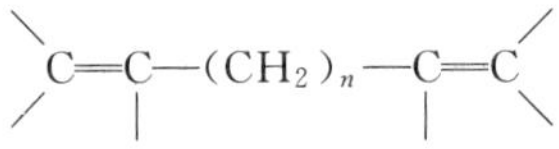

$$>C=C-(CH_2)_n-C=C< \qquad (n\geqslant1)$$

(2) 累积二烯烃(cumulated diene)

两个碳碳双键与同一个碳原子相连，如丙二烯。此类二烯烃稳定性较差，因此在自然界中存在较少。

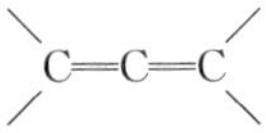

$$>C=C=C<$$

(3) 共轭二烯烃(conjugated diene)

两个碳碳双键中间隔一个单键，这样的两个双键称为共轭双键。共轭二烯烃除了具有单烯烃的性质外，还具有特殊的性质。本节将以1,3-丁二烯为例，重点讨论共轭二烯烃的结构特点及其特殊性质。

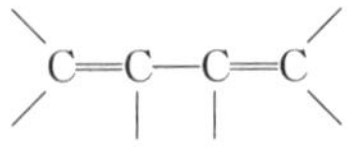

$$>C=C-C=C<$$

2. 二烯烃的系统命名法

二烯烃的命名与单烯烃相似，首先选择含有两个碳碳双键在内的最长碳链为主碳链，根据主碳链上碳原子的数目，称为“某二烯”，然后从距离双键最近的一端开始编号，将双键的位次写在某二烯的前面，最后确定取代基的位次和名称。例如：

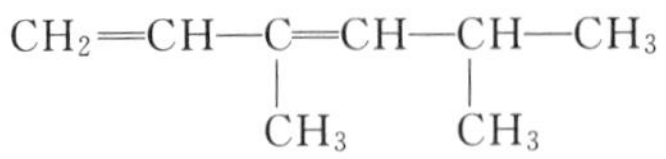

$$CH_2=CH-\underset{CH_3}{\underset{|}{C}}=CH-\underset{CH_3}{\underset{|}{CH}}-CH_3$$

3,5-二甲基-1,3-己二烯

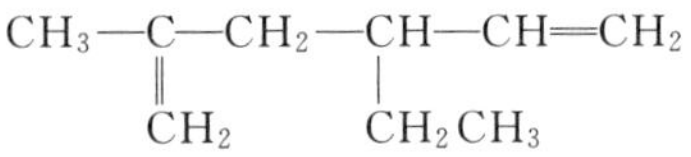

$$CH_3-\underset{CH_2}{\underset{\|}{C}}-CH_2-\underset{CH_2CH_3}{\underset{|}{CH}}-CH=CH_2$$

2-甲基-4-乙基-1,5-己二烯

3. 二烯烃参与的化学反应

隔离二烯烃性质与烯烃相同，累积二烯烃特别不稳定，共轭二烯烃因为具有共轭效应，所以除了具有一般烯烃的性质外，还存在一些特殊的性质。

（1） 1,2-加成与 1,4-加成

1,3-丁二烯与亲电试剂(如卤素、卤化氢等)发生加成反应时，除了生成一个碳碳双键加成(1,2-加成)的产物外(烯烃的性质)，还会生成两个双键的两端碳原子上加成(1,4-加成)的产物(特性)。

$$CH_2{=}CH{-}CH{=}CH_2 + HCl \longrightarrow \underset{\text{1,2-加成产物}}{CH_2{=}CH{-}\underset{Cl}{CH}{-}\underset{H}{CH_2}} + \underset{\text{1,4-加成产物}}{\underset{Cl}{CH_2}{-}CH{=}CH{-}\underset{H}{CH_2}}$$

1,2-加成产物与 1,4-加成产物是同时存在的，它们在产物中所占的比例取决于反应条件。一般情况下，在较低温度下，以 1,2-加成产物为主；在较高温度下，以 1,4-加成产物为主。这是因为 1,4-加成产物的双键位于中间，较稳定。故从热力学角度考虑，生成 1,4-加成产物比生成 1,2-加成产物有利。因此提高温度有利于热力学稳定产物——1,4-加成产物的生成，而且 1,2-加成产物也可以转化为较稳定的 1,4-加成产物。但从另一角度分析，生成 1,2-加成产物比生成 1,4-加成产物的活化能低，反应速率要快，因此低温时以 1,2-加成产物为主。例如：

$$CH_2{=}CH{-}CH{=}CH_2 + Br_2 \xrightarrow[\text{低温}]{\text{1,2-加成}} \underset{(55\%)}{\overset{Br}{CH_2}{-}\overset{Br}{CH}{-}CH{=}CH_2}$$

$$CH_2{=}CH{-}CH{=}CH_2 + Br_2 \xrightarrow[\text{高温}]{\text{1,4-加成}} \underset{(90\%)}{\overset{Br}{CH_2}{-}CH{=}CH{-}\overset{Br}{CH_2}}$$

（2） 双烯合成反应（狄尔斯-阿尔德反应）

共轭二烯烃与含双键或叁键的不饱和化合物进行 1,4-加成，生成具有六元环状化合物的反应，称为双烯合成反应或狄尔斯-阿尔德(Diels-Alder)反应。例如：

$$CH_2{=}CH{-}CH{=}CH_2 + CH_2{=}CH_2 \xrightarrow{\triangle} \text{环己烯}$$

反应中提供共轭双烯的化合物称为双烯体，提供不饱和键的化合物称为亲双烯体。当亲双烯体的不饱和键上连有吸电子基团(如—CHO、—CN 等)，成环会更容易。双烯合成反应是共轭二烯烃的特征反应，是合成六元环状化合物的一种重要手段。例如：

$$CH_2{=}CH{-}CH{=}CH_2 + CH_2{=}CH{-}CHO \xrightarrow{\triangle} \text{环己烯-}CHO$$

解释共轭二烯烃的特性，需要从其结构开始。

在 1,3-丁二烯分子中，四个碳原子都是 sp^2 杂化，碳原子之间以 sp^2 杂化轨道形成三条碳碳 σ 键，每个碳原子剩余的 sp^2 杂化轨道分别与氢原子的 1s 轨道重叠，形成六条碳氢 σ 键，分子中所有原子都在同一平面上。四个碳原子上的未杂化的 p 轨道垂直于分子所在平面，并且互相平行，从侧面相互重叠形成比 π 键大的大 π 键。因此，在 1,3-丁二烯分子中，C-2、C-3 之间的 p 轨道也发生一定程度的重叠，C-2、C-3 之间并不是一个单纯的 σ 键，而是具有部分 π 键的性质。这样重叠的结果使分子中 π 电子的运动范围不再局限于两个碳原子之间，而是在整个分子内的四个碳原子上运动，这种现象称为 π 电子的离域，这样的大 π 键又称共轭 π 键(图 7-2)。

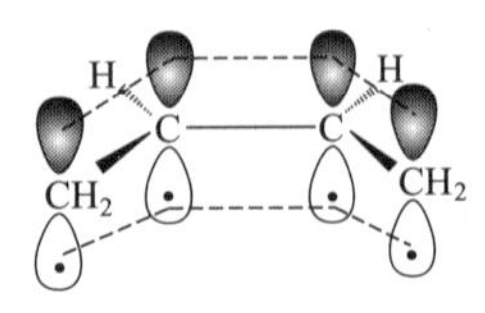

图 7-2　1,3-丁二烯分子的大 π 键示意图

像 1,3-丁二烯分子这样，具有共轭 π 键的结构体系称为 π-π 共轭体系。除了 1,3-丁二烯分子外，在单双键间隔的多烯烃中都存在 π-π 共轭体系。在共轭体系中，π 电子能够在整个体系中运行，使电子云密度平均化，体现在键长趋于平均化；降低了体系的内能，使分子更稳定，即共轭体系比相似的非共轭体系稳定。

在共轭体系中，由于 π 电子的离域，当共轭体系的一端受到外电场的影响时，这种影响(电子效应)会沿着共轭链传递，这种通过共轭体系传递的电子效应称为共轭效应(conjugation effect)。由 π-π 共轭产生的共轭效应称为 π-π 共轭效应。此外还有 p-π 共轭和超共轭等。共轭效应也分斥电子共轭效应和吸电子共轭效应。在不对称共轭体系或在外电场影响下，共轭效应造成体系内部是交替极性的，其强度不因共轭链的增长而减弱。例如：

$$H_2C{=}CH{-}CH{=}CH_2 \quad \oplus \text{ 外电场}$$

共轭烯烃反应机制与单烯烃相同，也是分两步进行的。第一步是氯化氢异裂产生的 H^+ 进攻二烯。当 H^+ 接近共轭链上的 π 电子云时，π 电子出现交替极化现象，形成了交替分布的负电中心，可能形成两种正碳离子。

$$\overset{\delta^+}{H_2C}{=}\overset{\delta^-}{C}H{-}\overset{\delta^+}{C}H{=}\overset{\delta^-}{C}H_2 + H^+ \longrightarrow \underset{(\mathrm{I})}{H_2C{=}CH{-}\overset{+}{C}H{-}CH_3} + \underset{(\mathrm{II})}{H_2C{=}CH{-}CH_2{-}\overset{+}{C}H_2}$$

(Ⅰ) 中的正碳离子为烯丙基正碳离子，其正电荷所在的碳原子为 sp^2 杂化，有一个空的 p 轨道，π 电子可以转移到空的 p 轨道上去，这种由 π 键和 p 轨道组成的大 π 键体系称为 p-π 共轭体系。p-π 共轭使烯丙基正碳离子特别稳定，容易生成。(Ⅱ)为伯正碳离子，无 p-π 共轭效应，稳定性差，因此反应第一步主要生成较稳定的烯丙基正碳离子中间体(Ⅰ)。

因为烯丙基正碳离子为共轭体系，所以 π 电子离域使其正电荷也呈现交替极化分布现象。烯丙基正碳离子可以用下面两个稳定的共振式表示：

$$\underset{(\mathrm{I})}{H_2C{=}CH{-}\overset{+}{C}H{-}CH_3} \longleftrightarrow \underset{(\mathrm{II})}{H_2\overset{+}{C}{-}CH{=}CH{-}CH_3}$$

反应第二步是氯离子分别进攻（Ⅰ）和（Ⅱ）的正电中心，得到 1,2-和 1,4-加成产物。

三、炔烃

分子中含有碳碳叁键的不饱和烃称为炔烃，碳碳叁键是炔烃的官能团，它比相应的烯烃少两个氢原子，通式为 C_nH_{2n-2}。

1. 炔烃的结构

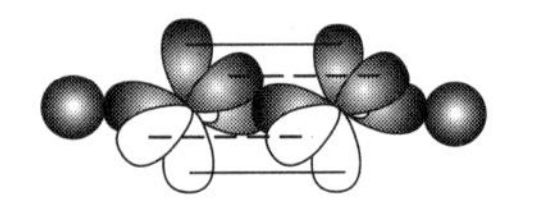
图 7-3　乙炔分子的结构示意图

乙炔分子中的两个叁键碳原子都是 sp 杂化，碳原子之间各用一个 sp 杂化轨道形成碳碳 σ 键，每个碳原子的另外的一个 sp 杂化轨道分别与氢原子的 1s 轨道重叠，形成碳氢 σ 键，因此分子中的四个原子处于同一直线上。每个碳原子还各有两个未杂化的并且互相垂直的 p 轨道，分别从侧面“肩并肩”重叠，形成两个 π 键，所以碳碳叁键是由一个 σ 键和两个 π 键组成的(见图 7-3)。

2. 炔烃的同分异构和命名法

由于炔烃中的叁键为直线形，只能连一个取代基，所以炔烃无顺反异构，只有碳链异构和叁键位置异构。与相同碳原子数的烯烃相比，炔烃异构体的数目相对较少。例如，丁烯有三个构造异构体，而丁炔只有两个位置异构体。

$$CH\equiv CCH_2CH_3 \qquad CH_3C\equiv CCH_3$$

炔烃的系统命名与烯烃相似，把“烯”改为“炔”即可。例如：

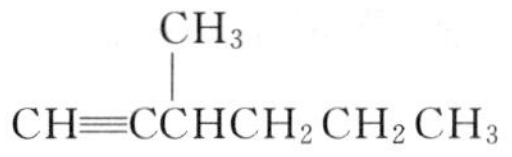

$$\underset{\text{3-甲基-1-己炔}}{CH\equiv C\overset{\displaystyle CH_3}{\overset{|}{C}}HCH_2CH_2CH_3} \qquad \underset{\text{4,5-二甲基-4-乙基-2-己炔}}{CH_3\overset{\displaystyle CH_3}{\overset{|}{C}}H-\overset{\displaystyle CH_3}{\overset{|}{\underset{\displaystyle CH_2CH_3}{\underset{|}{C}}}}C\equiv CCH_3}$$

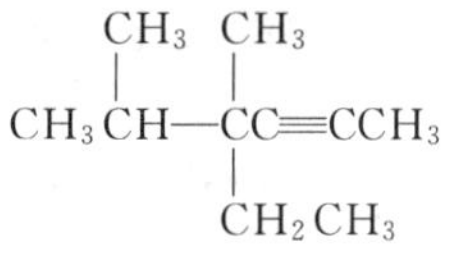

若分子中同时含碳碳双键和碳碳叁键，则选择含双键和叁键的最长碳链为主链，编号从靠近不饱和键的一端开始；如果双键和叁键距离碳端的位置相同，则从靠近的双键的一端开始编号，称为“某烯炔”。例如：

$$\underset{\text{1-己烯-4-炔}}{CH_2=CH-CH_2-C\equiv C-CH_3} \qquad \underset{\text{1-戊烯-4-炔}}{CH\equiv C-CH_2-CH=CH_2}$$

3. 炔烃的化学性质

炔烃分子中含有两个 π 键，化学性质与烯烃相似。由于炔烃的叁键碳原子属于 sp 杂化，因此它还具有一些独特的化学性质。

（1）加成反应

① 催化加氢　在铂或钯等金属催化剂的作用下，炔烃与氢加成先生成烯烃，进一步生成烷烃。反应通常不会停留在生成烯烃的这一步，最终产物是烷烃。例如：

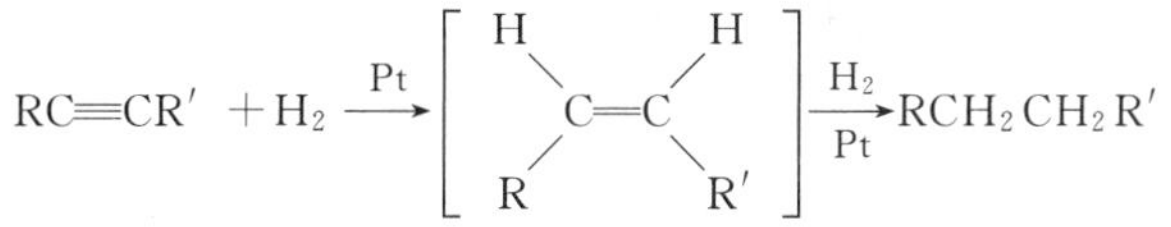

$$RC\equiv CR' + H_2 \xrightarrow{Pt} \left[\begin{matrix} H & & H \\ & C=C & \\ R & & R' \end{matrix}\right] \xrightarrow[Pt]{H_2} RCH_2CH_2R'$$

如果使用一些催化活性低的特殊催化剂，如林德拉(Lindlar)催化剂，可以使反应停留在生成烯烃的阶段。例如：

$$CH_3C\equiv CCH_3 + H_2 \xrightarrow{Lindlar} CH_3CH=CHCH_3$$

② 加卤素　炔烃与烯烃一样，也能与氯和溴发生亲电加成反应，先生成邻二卤代烯，再进一步加成得到四卤代烷。例如：

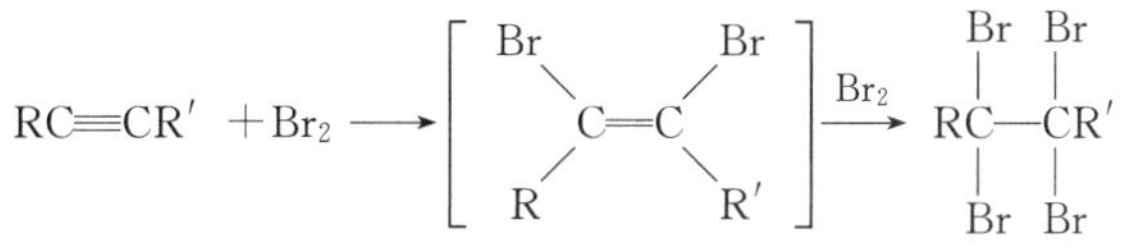

$$RC\equiv CR' + Br_2 \longrightarrow \left[\begin{matrix} Br & & Br \\ & C=C & \\ R & & R' \end{matrix}\right] \xrightarrow{Br_2} R\overset{\displaystyle Br}{\overset{|}{\underset{\displaystyle Br}{\underset{|}{C}}}}-\overset{\displaystyle Br}{\overset{|}{\underset{\displaystyle Br}{\underset{|}{C}}}}R'$$

该反应可使溴的四氯化碳溶液褪色，因此常用于炔烃的鉴定。

当分子中碳碳双键和碳碳叁键同时存在时，控制卤素的用量，一般可使碳碳双键优先加成。例如：

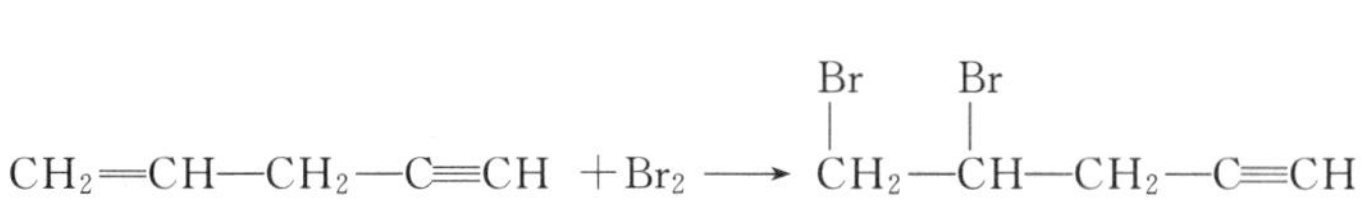

$$CH_2=CH-CH_2-C\equiv CH + Br_2 \longrightarrow \overset{\displaystyle Br}{\overset{|}{C}}H_2-\overset{\displaystyle Br}{\overset{|}{C}}H-CH_2-C\equiv CH$$

③ 加卤化氢　炔烃与卤化氢的加成反应是分为两步进行的，首先生成卤代烯烃，再进一步与卤化氢加成生成二卤代烷烃。不对称炔烃与卤化氢的加成反应也遵守马氏规则。例如：

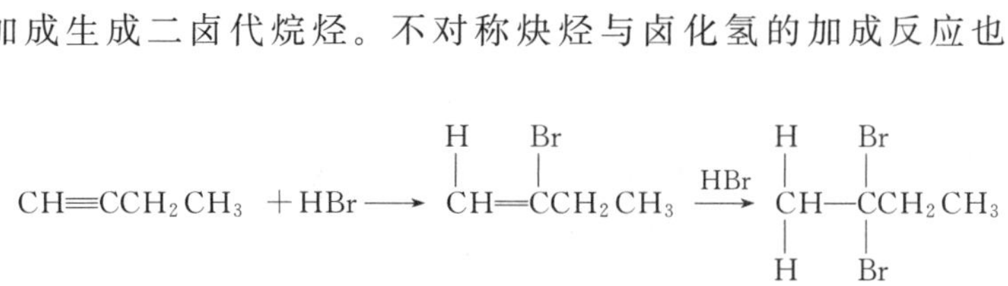

$$CH\equiv CCH_2CH_3 + HBr \longrightarrow \overset{\displaystyle H}{\overset{|}{C}}H=\overset{\displaystyle Br}{\overset{|}{C}}CH_2CH_3 \xrightarrow{HBr} \overset{\displaystyle H}{\overset{|}{\underset{\displaystyle H}{\underset{|}{C}}}}H-\overset{\displaystyle Br}{\overset{|}{\underset{\displaystyle Br}{\underset{|}{C}}}}CH_2CH_3$$

在适当的条件下可以使反应停留在第一步。同样炔烃与溴化氢加成，在有过氧化物存在时，生成反马氏规则产物。

④ 加水　炔烃在汞盐(如硫酸汞)的催化下，在稀硫酸溶液中，能与水发生加成反应。反应同样分为两步进行，第一步先生成烯醇，烯醇不稳定，立刻发生分子重排转化为羰基化合物。若是乙炔，最终产物为乙醛；其他炔烃的终产物都为酮。例如：

$$CH\equiv CH + H_2O \xrightarrow[H_2SO_4]{HgSO_4} \left[H-\overset{OH}{\overset{|}{C}}=CH_2 \right] \longrightarrow H-\overset{O}{\overset{\|}{C}}-CH_3$$

分子重排

$$RC\equiv CH + H_2O \xrightarrow[H_2SO_4]{HgSO_4} \left[R\overset{OH}{\overset{|}{C}}=CH_2 \right] \longrightarrow R\overset{O}{\overset{\|}{C}}-CH_3$$

(2) 金属炔化物的生成

叁键碳原子杂化方式为 sp，故而电负性较强，其上氢原子有一定的酸性，比较活泼，能被一些金属原子取代生成金属炔化物。

乙炔与端基炔烃可以在液氨溶液中与氨基钠反应，叁键碳原子上氢被钠取代生成炔化钠，例如：

$$RC\equiv CH + NaNH_2 \xrightarrow{NH_3} RC\equiv CNa + NH_3$$

乙炔和端基炔烃与硝酸银或氯化亚铜的氨溶液反应，分别生成白色的炔化银或棕红色的炔化亚铜沉淀。例如：

$$HC\equiv CH + 2Ag(NH_3)_2NO_3 \longrightarrow AgC\equiv CAg\downarrow + 2NH_4NO_3 + 2NH_3$$

$$HC\equiv CH + 2Cu(NH_3)_2Cl \longrightarrow CuC\equiv CCu\downarrow + 2NH_4Cl + 2NH_3$$

上述反应灵敏度高、速度快、现象明显，常用于乙炔及端基炔烃的鉴定，尤其用于烯炔的鉴别。需要注意的是，金属炔化物在干燥时会因撞击或受热而产生爆炸，因此，实验结束后，应立即加硝酸将其分解，避免发生危险。

(3) 氧化反应

碳碳叁键在高锰酸钾等氧化剂的作用下会发生断裂，生成羧酸或二氧化碳。

$$RC\equiv CH \xrightarrow[H^+]{KMnO_4} RCOOH + CO_2$$

$$RC\equiv CR' \xrightarrow[H^+]{KMnO_4} RCOOH + R'COOH$$

与烯烃一样，此反应可以使高锰酸钾溶液褪色，利用该实验现象可以鉴定炔烃；根据生成产物的结构可以推测原炔烃的结构。

(4) 聚合反应

乙炔在催化剂的作用下，可发生聚合反应生成链状或环状化合物。两个乙炔分子经催化可合成 1-丁烯-3-炔。

$$2HC\equiv CH \xrightarrow[HCl]{Cu_2Cl_2\text{-}NH_4Cl} CH_2=CH-C\equiv CH$$

乙炔在金属催化剂的作用下，可聚合生成环状化合物。

$$3HC\equiv CH \xrightarrow[300℃]{催化剂} C_6H_6\ (苯)$$

聚乙炔是人类合成的第一类有机导电化合物。

第三节　脂环烃

分子中碳原子首尾连接成环状的烃称脂环烃(cycloalkanes)。

一、脂环烃的分类、命名

1. 脂环烃的分类

根据环烷烃分子中碳环的数目多少分类，只含一个碳环的称单环烷烃，含两个或以上的称为多环烷烃。

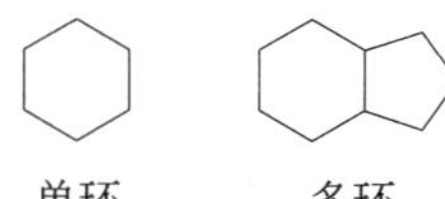

单环　　多环

单环烷烃根据成环碳原子数目的不同，又可分为三碳、四碳的小环；五碳、六碳的中环和七碳以上的大环。其中，五碳和六碳的环烃最为稳定，也是最为重要和常见的脂环烃。

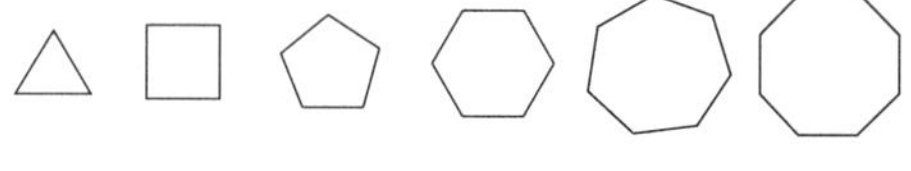

小环　　中环　　大环

多环烷烃又可以根据环与环之间的连接形式不同进行分类。环与环之间共用一个碳原子的多环烷烃称为螺环烃；环与环之间共用两个及以上碳原子的多环烷烃称为桥环烃。

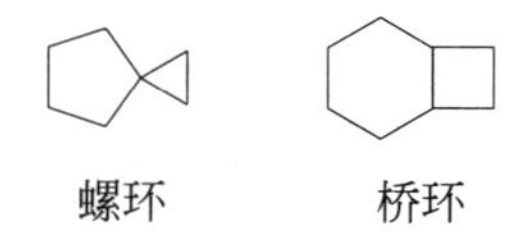

螺环　　桥环

2. 脂环烃的命名

单环烷烃组成上比相应的开链烷烃少两个氢原子，通式为 C_nH_{2n}。命名也与开链烷烃相似，将名称前冠以“环”字即可。如环戊烷、环己烷等。

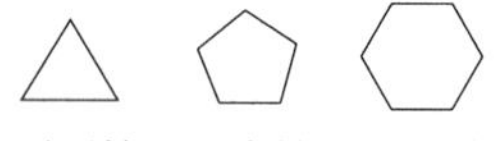

环丙烷　环戊烷　环己烷

若环上有取代基，则以环烷烃为母体，取代基作支链，以最简单取代基连接的环碳开始给碳环编号，确定取代基的位次，称为“某基环某烷”。

—CH_3　　H_3C—　—CH_3　　H_3C—$\underset{}{HC}(CH_3)$—　—CH_3

甲基环己烷　　1,4-二甲基环己烷　　1-甲基-4-异丙基环己烷

当环上有两个或两个以上取代基时，这些取代基在空间上可以形成不同的排列方式，存在顺反异构体，如 1,4-二甲基环己烷。若将环己烷视为一平面，则二个甲基在环平面同侧称为顺式；在环平面异侧称为反式，命名时必须分别在其名称前冠以“顺”或“反”字。

CH_3　CH_3　　　CH_3 / CH_3

顺-1,4-二甲基环己烷　　反-1,4-二甲基环己烷

二、脂环烃的性质

1. 脂环烃的稳定性

实验事实说明，环的稳定性与环的大小有关，三碳环最不稳定，四碳环比三碳环稍稳定一些，五碳和六碳环最稳定。如何解释这一事实呢？

根据现代价键理论的观点，成键原子之间要形成化学键，必须使成键两原子各自的成键轨道处于最大重叠的位置，才能形成稳定的共价键。环烷烃的饱和碳原子 sp^3 杂化轨道成键后键角应为 109.5°，但是环丙烷分子中任两个碳原子的 sp^3 杂化轨道不可能在两原子直线方向上成 60°完成最大重叠，这样存在着比较大的角张力。根据现代物理仪器研究发现，环丙烷分子中的 sp^3 杂化轨道在两碳原子连线之外发生了部分重叠，形成弯曲状重叠的弯曲键，该键比烷烃中的 σ 键弱，容易受外界电场作用而发生断键。同时，环丙烷相邻碳主要以重叠式构象存在，存在比较大的扭转张力，因而环丙烷化学性质最不稳定。随着环的增大，环内部角度逐渐增大，且除环丙烷之外，成环碳原子并不都在同一平面上，这使得环烷烃分子内的键角逐渐与正常键角 109.5°靠近，角张力和扭转张力均较小或不存在。因而，环戊烷和环己烷比较稳定。环戊烷的衍生物是自然界生物体内广泛存在的结构，如生命体遗传基因中的核糖，以及临床许多药物结构之中。环己烷的衍生物也是自然界生物体内广泛存在的结构单元，如葡萄糖、果糖等。

环戊烷　　环己烷

环己烷分子存在椅式和船式两种典型构象。在这两种构象中，环内所有碳碳键键角均接近饱和碳四面体键角，几乎没有角张力。在船式构象中，C-1 和 C-4 上的两个氢原子相距较近，相互之间斥力较大，而在椅式构象中则相距较远，不产生斥力。

椅式　　船式

另外从环己烷纽曼投影式分析，分别沿着椅式构象中的 C-5、C-6 和 C-2、C-3 之间的键轴可以看出，相连碳原子上的氢原子都处于交叉式状态，而在船式构象中则处于重叠式。所以椅式比船式内能更低，是最稳定的(优势)构象。

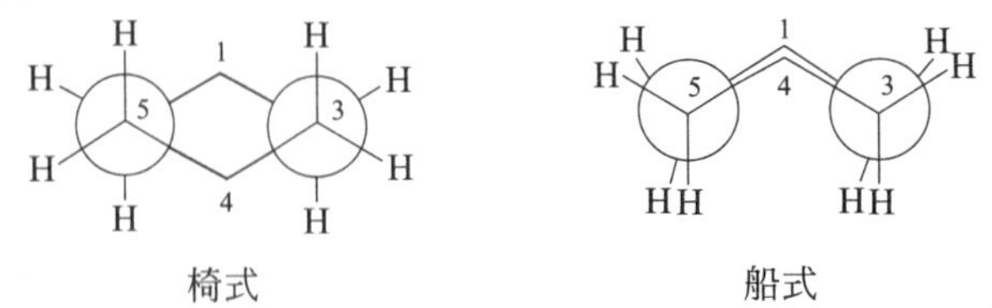
椅式　　船式

在环己烷椅式构象中，C-1、C-3、C-5 与 C-2、C-4、C-6 各形成上下两个互相平行的平面。十二个碳氢键可分为两类：一类是垂直于 C-1、C-3 和 C-5 形成的平面(或 C-2、C-4 和 C-6 形成的平面)的六个键，称为 a 键，也称直立键或竖键；另一类则是大致与平面平行的六个键称为 e 键，也称平伏键或横键。

连在 a 键上的基团与环内基团距离较近，具有较大的范德华张力，不稳定；连在 e 键上的基团，主体向环外方向伸展，与环内基团距离较远，无范德华张力，比较稳定。例如叔丁基环己烷：叔丁基连在 a 键和 e 键上是构象异构体，稳定性差距较大，内能差距约 20.9～25.1kJ·mol^{-1}。常温下，连在 e 键上的构象异构体含量几乎 100%，而在 a 键上的几乎不存在。

$$\text{(a 键 } C(CH_3)_3 \text{ 椅式构象)} \rightleftharpoons \text{(e 键 } C(CH_3)_3 \text{ 椅式构象)}$$

2. 单脂环烃的化学性质

单脂环烃与链烃相比，化学性质相似，也有不同之处。

(1) 取代反应

与烷烃相似，可以发生取代反应。例如，环己烷与溴在高温或光照下能发生卤代反应，生成卤代环烷烃及卤化氢，反应历程也属于自由基取代反应。

$$\text{环己烷} + Br_2 \xrightarrow{\text{光照}} \text{溴代环己烷} + HBr$$

(2) 开环加成

含四个碳原子以下的环烃容易发生开环加成反应。

① 与氢气加成　环丙烷和环丁烷在催化剂作用下，能与氢气发生开环加成生成相应的烷烃。

$$\text{环丙烷} + H_2 \xrightarrow[80℃]{Ni} CH_3—CH_2—CH_3$$

$$\text{环丁烷} + H_2 \xrightarrow[200℃]{Ni} CH_3—CH_2—CH_2—CH_3$$

环戊烷和环己烷等则较难发生开环反应。

② 与卤素和卤化氢加成　环丙烷常温下就能与溴、碘化氢发生开环加成反应。

$$\text{环丙烷} + Br_2 \longrightarrow CH_2(Br)—CH_2—CH_2(Br)$$

$$\text{环丙烷} + HI \longrightarrow CH_2(H)—CH_2—CH_2(I)$$

环丁烷只有在加热时才能与溴、碘化氢发生开环加成。例如：

$$\text{环丁烷} + Br_2 \xrightarrow{\triangle} CH_2(Br)—CH_2—CH_2—CH_2(Br)$$

$$\text{环丁烷} + HI \xrightarrow{\triangle} CH_2(H)—CH_2—CH_2—CH_2(I)$$

同样，环戊烷和环己烷等环烷烃也很难与卤素、卤化氢发生开环加成反应。从上述反应不难看出，环丙烷和环丁烷最为活泼，容易发生开环加成；环戊烷和环己烷等相对稳定，较难开环，容易发生取代。但是这两类环烷烃都难发生氧化，即便是最活泼的环丙烷也不能被高锰酸钾氧化。

第四节　芳香烃

芳香烃(aromatic hydrocarbon)，是芳香族化合物(aromatic compound)的母体。因为早期发现的这类化合物大多数具有芳香气味，故以“芳香”命名，但是现在发现许多芳香族化合物并没有香气，甚至有的还具有令人不愉快的臭气。芳香烃属于高度不饱和化合物，但是在一般情况下，难以加成、难以氧化、易于进行取代反应，人们把这些特性称为“芳香性(aromaticity)”。通常将含有苯环结构的芳香烃称为苯型芳烃；不具有苯环结构但化学性质却有一定芳香性的环状共轭烃称为非苯型芳烃。

一、芳香烃的分类和命名

1. 芳香烃的分类

苯型芳烃按照分子中苯环的数目不同，可分为单环芳烃(monocyclic aromatic hydrocarbon)和多环芳烃(polycyclic aromatic hydrocarbon)。单环芳烃是指分子中只含有 1 个苯环的芳烃。例如：

$-CH_2CH_3$　　$-\underset{H}{C}=CH_2$

多环芳烃是指分子中含有 2 个或 2 个以上苯环的芳烃。根据苯环的连接方式不同又可分为联苯和联多苯、多苯代脂烃和稠环芳烃三类。例如：

$\overset{H_2}{C}$

稠环芳烃(condensed aromatics)是指分子中含有 2 个或 2 个以上苯环，环和环之间通过共用 2 个相邻碳原子稠合而成的芳烃。例如：

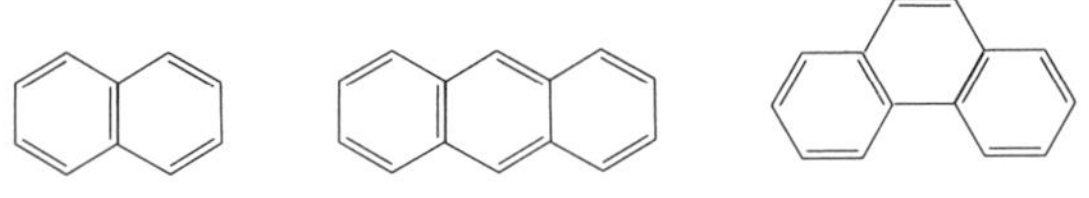

2. 单环芳烃的命名

(1) 一元取代苯

以苯为母体，烷基为取代基进行命名，称为“某烷基苯”。其中，“基”字常常省略。例如：

$-CH_3$　　$-CH_2CH_3$

甲苯　　乙苯

当取代基上含有 3 个或 3 个以上碳原子时，因为碳链结构不同，可以产生同分异构体。例如：

$-CH_2CH_2CH_3$　　$-\underset{CH_3}{CHCH_3}$

正丙苯　　异丙苯

(2) 二元取代苯

以苯为母体，烷基为取代基进行命名，编号原则是所有取代基位次之和最小。当 2 个取代基相同时，还可用“邻或 *o*-(*ortho*-)、间或 *m*-(*meta*-)、对或 *p*-(*para*-)”来表示取代基的相对位置。例如：

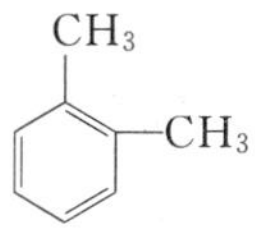

1,2-二甲苯
(邻二甲苯)
(o-二甲苯)

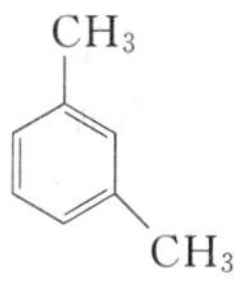

1,3-二甲苯
(间二甲苯)
(m-二甲苯)

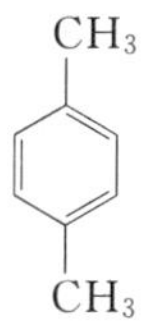

1,4-二甲苯
(对二甲苯)
(p-二甲苯)

(3) 三元取代苯

以苯为母体，烷基为取代基进行命名，编号原则是所有取代基位次之和最小。当3个取代基相同时，还可用“连”“偏”“均”来表示取代基的相对位置。例如：

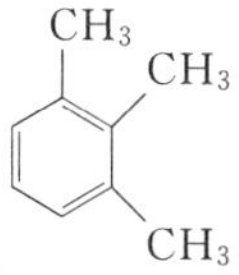

1,2,3-三甲苯
(连三甲苯)

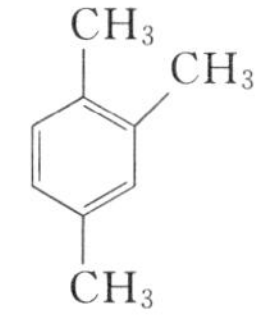

1,2,4-三甲苯
(偏三甲苯)

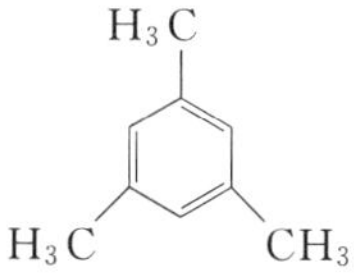

1,3,5-三甲苯
(均三甲苯)

(4) 苯环上连有不同烷基

以苯为母体，烷基为取代基进行命名，编号原则是按照“优先基团”原则，由小到大依次编号并且所有烷基位次之和最小。当其中1个烷基是甲基时，还可以甲苯为母体，此时甲基为1位，其他烷基的编号原则同上。例如：

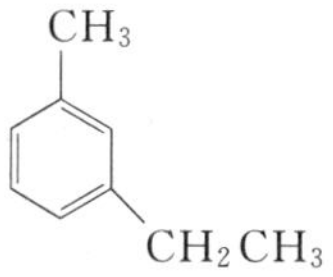

1-甲基-3-乙基苯
(3-乙基甲苯)

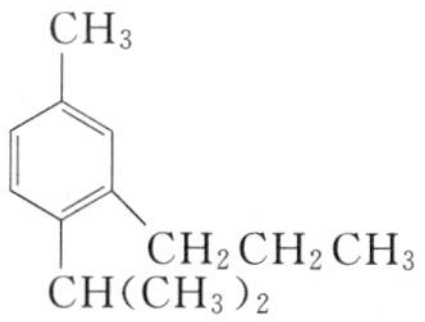

1-甲基-3-正丙基-4-异丙基苯
(3-正丙基-4-异丙基甲苯)

(5) 苯环上连有较复杂的烷基或不饱和烃基

以烷烃或不饱和烃为母体，苯基作为取代基进行命名。例如：

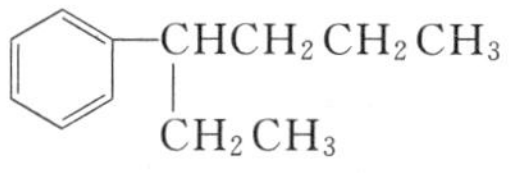

3-苯基己烷

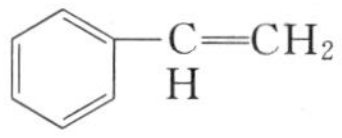

苯乙烯

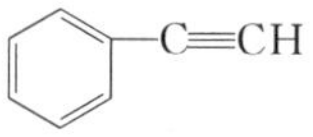

苯乙炔

(6) 分子中含有1个以上苯环

以烃为母体，苯环作为取代基进行命名。例如：

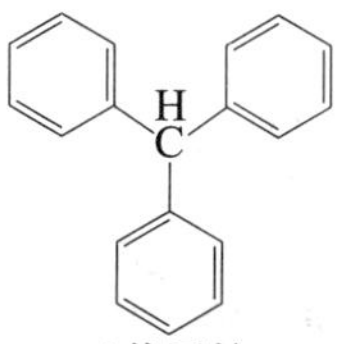

三苯甲烷

(7) 芳基的命名

芳烃分子中去掉1个氢原子后，剩下的基团称为芳基(aryl)，可用“Ar—”表示。苯分子去掉1个氢原子后剩下的基团(C_6H_5—)称为苯基(phenyl)，也可用“Ph—”表示。甲苯分子中甲基上去掉 1 个氢原子后得到的基团称为苯甲基或苄基(benzyl)。甲苯分子中苯环上去掉 1 个氢原子后剩下的基团称为甲苯基，根据失去的氢原子与甲基的相对位置，甲苯基有 3 种。例如：

CH_3　　CH_3　　CH_3

$—CH_2—$

苯基　　苯甲基(苄基)　　邻甲苯基　　间甲苯基　　对甲苯基

二、苯的结构

苯(benzene)的分子式为 C_6H_6，分子中碳氢原子个数比与乙炔相同，都是 1∶1，说明苯应该具有高度不饱和性。但是为什么苯没有不饱和烃那样易加成易氧化的化学性质？在这个高度不饱和的分子中，碳和氢到底是怎样排列的呢？化学家们提出了许多假设，其中沿用至今的是 1865 年德国化学家 F. A. Kekulé 提出的环状结构，他认为苯是 1 个平面六元碳环，环上的碳原子以单双键交替排列，每 1 个碳原子还连接 1 个氢原子，此结构式称为 Kekulé 式，书写如下：

H H H H H H　简写为

苯的 Kekulé 式较好地反映出碳是四价，能说明苯的一元取代产物只存在一种，说明苯环上 6 个碳原子和 6 个氢原子是等同的，但是它不能解释：苯结构中既然有 3 个双键为什么不能像不饱和烃那样容易发生加成和氧化反应？显然，Kekulé 式未能比较全面地反映出苯的结构。

现代杂化轨道理论认为，苯环上的 6 个碳原子都采取 sp^2 杂化，每个碳原子的 3 个 sp^2 杂化轨道分别与其相邻的 2 个碳原子的 sp^2 杂化轨道和 1 个氢原子的 s 轨道“头碰头”重叠形成 3 个 σ 键，键角均为 120°，这样 6 个碳原子就形成 1 个对称的正六边形结构，苯分子中所有的原子都在同一个平面上[图 7-4(a)]。此外，每个碳原子上未参与杂化的 p 轨道都垂直于碳环平面，相邻的 2 个 p 轨道彼此平行“肩并肩”重叠[图 7-4(b)]形成 1 个闭合的环状共轭(π-π)体系，这个闭合的共轭体系称为芳香大 π 键。大 π 键的 π 电子云对称而均匀地分布在六元碳环平面的上、下两侧[图 7-4(c)]。由于共轭效应的作用，π 电子云离域，电子云密度完全平均化，苯分子的碳碳键键长完全平均化，从而没有单双键的区别；共轭体系内能降低，因此苯分子很稳定，一般情况不发生加成反应和氧化反应。

苯分子的结构式也可采用一个正六边形中心加一个圆圈来表示，圆圈代表离域的 π 电子

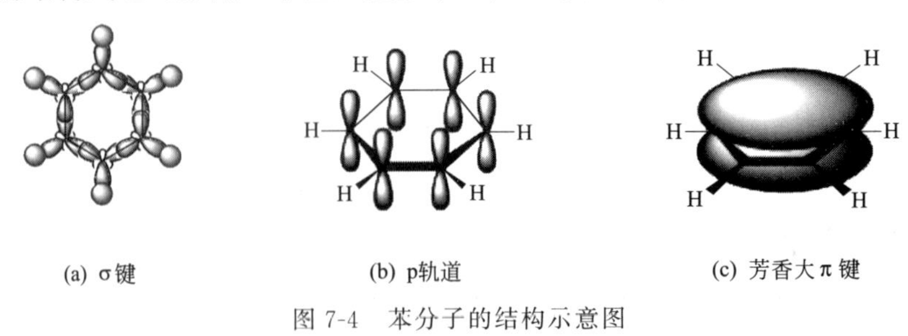

(a) σ键　　(b) p轨道　　(c) 芳香大π键

图 7-4　苯分子的结构示意图

云，书写为：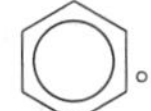。

三、物理性质

苯及其同系物一般为无色液体，均不溶于水，易溶于乙醚、四氯化碳等有机溶剂。密度比水小。在苯的同系物中每增加一个—CH_2—，沸点增加 20～30℃，含相同碳原子数的异构体沸点相差不大。熔点不仅取决于分子量，也取决于分子的结构，一般来说，对称的分子熔点较高。苯及其同系物易燃烧，一般都有毒性，长期吸入它们的蒸气，会损害造血器官和神经系统，因此在使用此类物质时一定要注意采取防护措施。苯及其同系物的物理常数见表 7-4。

表 7-4 苯及其同系物的物理常数

名称	熔点/℃	沸点/℃	密度/$g\cdot cm^{-3}$
苯	5.5	80	0.879
甲苯	−95	111	0.866
邻二甲苯	−25	144	0.880
间二甲苯	−48	139	0.864
对二甲苯	13	138	0.861
连三甲苯	−25	176	0.894
偏三甲苯	−44	169	0.889
均三甲苯	−45	165	0.864

四、化学性质

苯及其同系物的化学性质一般发生在苯环及其附近，主要涉及苯环上 C—H 键断裂的取代反应、苯环侧链上 α-H 的活性引发的氧化反应、取代反应等。主要表现如下：

亲电取代反应
氧化反应
自由基取代反应
加成反应

1. 亲电取代反应

苯环的 π 电子云分布在环平面的上、下方，容易受到亲电试剂的进攻而发生苯环上的氢原子被取代的反应，因此苯环上的取代反应属于亲电取代反应(electrophilic substitution reaction)。

苯环的亲电取代反应历程可用以下通式表示：

+ E^+ —慢→ … —$-H^+$，快→ …—E

正碳离子中间体

亲电取代反应历程分两步进行。第一步：亲电试剂(带正电荷或缺电子的试剂，E^+)进攻苯环，获取1对π电子，与苯环上的1个碳原子以σ键连接，形成正碳离子中间体。此时，与亲电试剂连接的碳原子由原来的sp^2杂化变为sp^3杂化，苯环上剩下的4个π电子在其他5个碳原子组成的共轭体系中离域，不稳定。该步是由1个稳定的苯环结构变成不稳定的正碳离子中间体，需要的活化能较大，反应速率慢，是决定整个亲电取代反应速率的一步。第二步：正碳离子中间体从sp^3杂化的碳原子上脱去1个质子，将1对π电子留在苯环上，这个碳原子又重新回到sp^2杂化，恢复了苯环6个π电子离域的闭合共轭体系，生成取代产物。该步是由不稳定的正碳离子中间体重新回到稳定的苯环结构，需要的活化能较小，反应速率快。

（1）卤代反应

在催化剂(FeX_3或Fe粉)存在下，苯与卤素作用，苯环上的氢原子被卤素(—X)取代生成卤苯，此反应称为卤代反应(halogenating reaction)。例如：

$$C_6H_6 + Cl_2 \xrightarrow[55\sim60℃]{FeCl_3\text{ 或 }Fe} C_6H_5\text{—}Cl + HCl$$

$$C_6H_6 + Br_2 \xrightarrow[55\sim60℃]{FeBr_3\text{ 或 }Fe} C_6H_5\text{—}Br + HBr$$

在卤代反应中，卤素的活性顺序为：$F_2 > Cl_2 > Br_2 > I_2$。其中，氟代反应非常剧烈，不易控制；碘代反应不完全且速率太慢，所以此反应多用于制备氯苯和溴苯。

以苯的氯代为例，反应历程如下所示。首先，氯分子在三氯化铁的作用下生成带正电荷的亲电试剂Cl^+和带负电荷的配离子$[FeCl_4]^-$。其次，Cl^+进攻苯环生成碳正离子中间体。最后，碳正离子中间体失去1个H^+，生成氯苯。

$$Cl_2 + FeCl_3 \longrightarrow Cl^+ + [FeCl_4]^-$$

$$Cl^+ + C_6H_6 \underset{}{\overset{慢}{\rightleftharpoons}} [C_6H_6Cl]^+$$

$$[C_6H_6Cl]^+ + [FeCl_4]^- \xrightarrow{快} C_6H_5Cl + HCl + FeCl_3$$

烷基苯的卤代反应比苯更容易，主要生成邻位和对位产物。例如：

$$C_6H_5CH_2CH_3 + Cl_2 \xrightarrow{FeCl_3\text{ 或 }Fe} o\text{-}ClC_6H_4CH_2CH_3 + p\text{-}ClC_6H_4CH_2CH_3$$

（2）硝化反应

浓硝酸和浓硫酸的混合物(称为混酸)与苯共热，苯环上的氢原子被硝基(—NO_2)取代生成硝基苯，此反应称为硝化反应(nitration reaction)。例如：

$$C_6H_6 + HNO_3(浓) \xrightarrow[55\sim60℃]{浓\ H_2SO_4} C_6H_5NO_2 + H_2O$$

在硝化反应历程中，浓硝酸在浓硫酸作用下产生亲电试剂硝基正离子(NO_2^+)：

$$HNO_3 + H_2SO_4 \rightleftharpoons NO_2^+ + HSO_4^- + H_2O$$

然后，硝基正离子进攻苯环而发生亲电取代反应。

$$NO_2^+ + C_6H_6 \underset{}{\overset{慢}{\rightleftharpoons}} [C_6H_6NO_2]^+ \ (\sigma\text{-络合物, 含 }NO_2\text{ 和 }H)$$

$$[C_6H_6NO_2]^+ + HSO_4^- \xrightarrow{快} C_6H_5NO_2 + H_2SO_4$$

在增加硝酸浓度和提高反应温度的条件下，硝基苯可进一步硝化，主要生成间二硝基苯，但是需要强化条件。例如：

$$C_6H_5NO_2 + HNO_3(发烟) \xrightarrow[95\sim100℃]{浓\ H_2SO_4} m\text{-}C_6H_4(NO_2)_2 + H_2O$$

烷基苯的硝化反应比苯更容易，主要生成邻位和对位产物。例如：

$$C_6H_5CH_2CH_3 + HNO_3(浓) \xrightarrow[20\sim30℃]{浓\ H_2SO_4} o\text{-}CH_3CH_2C_6H_4NO_2 + p\text{-}CH_3CH_2C_6H_4NO_2$$

（3）磺化反应

苯与浓硫酸或发烟硫酸作用，苯环上的氢原子被磺酸基（$-SO_3H$）取代生成苯磺酸，此反应称为磺化反应（sulfonation reaction）。例如：

$$C_6H_6 + H_2SO_4(浓) \underset{110℃}{\rightleftharpoons} C_6H_5SO_3H + H_2O$$

在磺化反应历程中，亲电试剂是三氧化硫（SO_3）。

$$2H_2SO_4 \rightleftharpoons SO_3 + HSO_4^- + H_3O^+$$

$$C_6H_6 + \overset{\delta^+}{S}O_2{=}\overset{\delta^-}{O} \overset{慢}{\rightleftharpoons} [C_6H_6SO_3^-]^+ \ (\sigma\text{-络合物, 含 }SO_3^-\text{ 和 }H)$$

$$[C_6H_6SO_3^-]^+ + HSO_4^- \overset{快}{\rightleftharpoons} C_6H_5SO_3^- + H_2SO_4$$

$$C_6H_5SO_3^- + H_3O^+ \overset{快}{\rightleftharpoons} C_6H_5SO_3H + H_2O$$

磺化反应是可逆反应，苯磺酸遇到过热水蒸气可以发生水解反应，生成苯和稀硫酸。当在更高温度的条件下，苯磺酸可进一步磺化，主要得到间苯二磺酸。例如：

$$C_6H_5SO_3H + H_2O \overset{H^+}{\rightleftharpoons} C_6H_6 + H_2SO_4$$

$$C_6H_5SO_3H + H_2SO_4(浓) \underset{220\sim230℃}{\rightleftharpoons} m\text{-}C_6H_4(SO_3H)_2$$

烷基苯的磺化反应比苯更容易，在室温下就能与浓硫酸反应，主要得到邻位和对位产物。例如：

$$C_6H_5CH_2CH_3 + H_2SO_4(浓) \longrightarrow o\text{-}CH_3CH_2C_6H_4SO_3H + p\text{-}CH_3CH_2C_6H_4SO_3H$$

苯磺酸易溶于水，可以将一些水溶性较差的芳香类药物通过磺化反应，在分子上引入磺酸基（—SO_3H），再变成磺酸的钠盐（—SO_3Na），以增加此类药物的水溶性。在有机合成中，常利用磺化反应的可逆性，把磺酸基作为临时占位基团，以得到所需要的产物。

（4）傅-克反应

在无水 $AlCl_3$ 等催化剂的存在下，苯与卤代烷作用，苯环上的氢原子被烷基（—R）取代生成烷基苯，此反应称为傅-克烷基化反应（Friedel-Crafts alkylation reaction）。例如：

$$C_6H_6 + CH_3CH_2Cl \xrightarrow[25℃]{AlCl_3} C_6H_5CH_2CH_3 + HCl$$

在傅-克烷基化反应历程中，卤代烷在三氯化铝的作用下产生亲电试剂烷基正离子 R^+。以氯乙烷与苯反应为例：

$$CH_3CH_2Cl + AlCl_3 \rightleftharpoons CH_3CH_2^+ + [AlCl_4]^-$$

$$CH_3CH_2^+ + C_6H_6 \overset{慢}{\rightleftharpoons} [C_6H_6(H)(CH_2CH_3)]^+$$

$$[C_6H_6(H)(CH_2CH_3)]^+ + [AlCl_4]^- \xrightarrow{快} C_6H_5CH_2CH_3 + AlCl_3 + HCl$$

若卤代烷含有 3 个或 3 个以上碳原子时，反应中常发生烷基的异构化。例如，1-溴丙烷与苯反应主要产物是异丙苯。

$$C_6H_6 + CH_3CH_2CH_2Br \xrightarrow{AlCl_3} \underset{(65\%)}{C_6H_5CH(CH_3)_2} + \underset{(35\%)}{C_6H_5CH_2CH_2CH_3}$$

在无水 $AlCl_3$ 等催化剂的存在下，苯与酰卤或酸酐作用，苯环上的氢原子被酰基（—COR）取代生成芳香酮，此反应称为傅-克酰基化反应（Friedel-Crafts acylation reaction）。例如：

$$C_6H_6 + H_3C\text{—}\overset{O}{\overset{\|}{C}}\text{—}Cl \xrightarrow{AlCl_3} C_6H_5\text{—}\overset{O}{\overset{\|}{C}}\text{—}CH_3 + HCl$$

傅-克烷基化反应和傅-克酰基化反应统称为 Friedel-Crafts 反应，简称傅-克反应。这是苯环上引入支链最重要的手段，在有机合成中应用很广。当苯环上连接有强的吸电子基团（如—NO_2、—SO_3H 等）时，苯环活性降低，通常难以发生傅-克反应。

事实上，已有取代基的芳烃发生取代反应的时候，反应活性和新上取代基的位置受原有取代基的影响比较强烈。人们将苯环上原有的取代基称为定位基。定位基的这种影响就称为定位效应。能使新引入的取代基进入其邻位和对位的取代基称为邻、对位定位基。除卤素外，该类定位基会活化苯环，其结构特点是定位基中与苯环直接相连的原子都是饱和的，且大多带有孤对电子或负电。常见的邻、对位定位基（按由强至弱排列）：—NR_2＞—NHR＞—NH_2＞—OH＞—OR＞—NHCOR＞—OCOR＞—R＞—Ar＞—X。能使新引入的取代基进入其间位的取代基称为间位定位基，该类定位基会钝化苯环，其结构特点是定位基中与苯环直接相连的原子都是不饱和的或带正电。常见间位定位基(按由强至弱排列)：$-N^+R_3$ $>-NO_2>-CN>-SO_3H>-CHO>-COR>-COOH$。

2. 加成反应

与烯烃相比，苯不易发生加成反应，但是在有催化剂和高温、高压等特殊条件下，也能与 H_2、X_2 等加成。

(1) 加氢

用镍作催化剂，在高温、加压的条件下，苯和 3 分子氢气发生加成反应，生成环己烷。例如：

$$C_6H_6 + 3H_2 \xrightarrow[400\sim500℃]{Ni} C_6H_{12}$$

(2) 加氯

在紫外光或高温条件下，苯和 3 分子氯发生加成反应，生成六氯环己烷。例如：

$$C_6H_6 + 3Cl_2 \xrightarrow{光照} C_6H_6Cl_6$$

六氯环己烷俗称“六六六”，曾是一种广泛杀虫剂，因其残毒较大，又不易分解，已被多国禁止使用。

3. 烷基苯侧链上的反应

(1) 侧链卤代反应

当无催化剂存在时，在紫外光或高温条件下，烷基苯与卤素作用，不是发生苯环上的氢原子被取代，而是发生苯环侧链 α-碳上的氢原子被卤素取代。苯环侧链的卤代反应属于自由基取代反应(free radical substitution reaction)。例如：

$$C_6H_5-CH_2CH_3 + Cl_2 \xrightarrow[或加热]{光照} C_6H_5-CHClCH_3 + HCl$$

(2) 烷基苯的氧化反应

苯环比较稳定，难以被氧化，但当苯环侧链上含 α-H 时，侧链就能被氧化剂如酸性高锰酸钾或酸性重铬酸钾溶液氧化。一般来说，不论碳链长短，最终都只保留 1 个碳原子，氧化成苯甲酸。若苯环上有 2 个含 α-H 的烷基，可被氧化成二元羧酸。若苯环上没有含 α-H 的烷基，一般不能被氧化。例如：

$$C_6H_5-CH_3 \xrightarrow[\triangle]{KMnO_4/H^+} C_6H_5-COOH$$

$$C_6H_5-CH_2CH_2CH_2CH_3 \xrightarrow[\triangle]{KMnO_4/H^+} C_6H_5-COOH$$

$$m\text{-}C_6H_4(CH_2CH_3)(CH(CH_3)_2) \xrightarrow[\triangle]{KMnO_4/H^+} m\text{-}C_6H_4(COOH)_2$$

$$C_6H_5-C(CH_3)_3 \xrightarrow[\triangle]{KMnO_4/H^+} \text{不反应}$$

所以，可利用此反应鉴别含 α-H 的烷基苯和不含 α-H 的烷基苯。

虽然苯环不易被氧化，但在高温和有催化剂等较剧烈的条件下，也可以被氧化。例如：

$$C_6H_6 \xrightarrow[400\sim500℃]{O_2,V_2O_5}$$

五、稠环芳烃

重要的稠环芳烃有萘、蒽、菲，它们是合成染料、药物的重要原料。

1. 萘

萘为白色片状结晶，熔点 80.5℃，沸点 218℃，有特殊气味，易升华，不溶于水，易溶于乙醇、乙醚等有机溶剂，常用作防蛀剂。萘可从煤焦油中分离得到，是重要的化工原料。

萘(naphthalene)的分子式为 $C_{10}H_8$，是由 2 个苯环共用 2 个相邻碳原子稠合而成。在萘分子中，每个碳原子均为 sp^2 杂化，除了以 sp^2 杂化轨道形成 C—C σ 键外，各碳原子还以 p 轨道侧面重叠形成闭合的共轭大 π 键[图 7-5(a)]。萘分子中 π 电子处于离域状态，具有芳香性，但与苯不同的是，萘分子 π 电子云平均化程度不如苯那么高，这也可以从萘的 C—C 键的键长上看出[图 7-5(b)]。

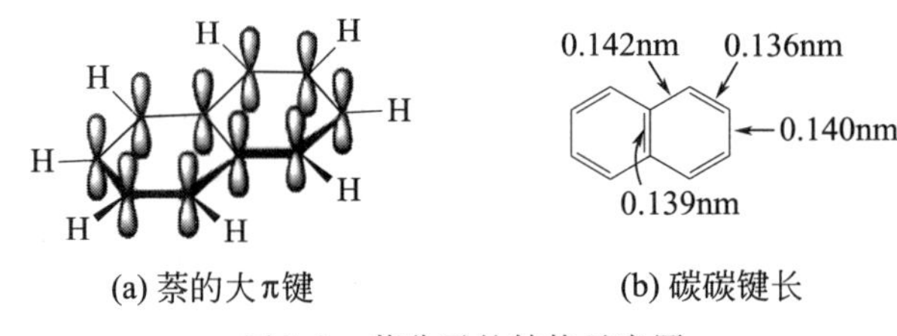

(a) 萘的大π键　　(b) 碳碳键长

图 7-5　萘分子的结构示意图

萘分子中碳原子的位次编号如下所示：

(α) 8　(α) 1
(β)7　2(β)
(β)6　3(β)
5 (α)　4 (α)

其中，1、4、5、8 位是等同的，又称为 α 位碳原子，2、3、6、7 位是等同的，又称为 β 位碳原子。

命名时可以用阿拉伯数字标明取代基的位置，也可以用希腊字母标明取代基的位置。例如：

Cl　　　　SO_3H

1-氯萘(α-氯萘)　　2-萘磺酸(β-萘磺酸)

萘具有芳香烃的一般特性，但萘的电子云密度平均化不如苯，其化学性质比苯要活泼，取代反应、加成反应、氧化反应都比苯更容易进行。

（1）取代反应

萘环上 α 位的电子云密度要比 β 位的大，所以发生取代反应时，主要得到 α 位取代产物。

$$\text{萘} + Cl_2 \xrightarrow[\triangle]{FeCl_3} \text{1-氯萘（Cl）}$$

$$\text{萘} \xrightarrow[25^\circ C]{HNO_3/H_2SO_4} \text{1-硝基萘（}NO_2\text{）}$$

萘 ⇌（H_2SO_4，80℃）1 位 SO_3H：α-萘磺酸(96%)

萘 ⇌（H_2SO_4，165℃）2 位 SO_3H：β-萘磺酸(85%)

α-萘磺酸 ⇌（160℃）β-萘磺酸

（2）加成反应

萘易发生加成反应，在不同的条件下催化加氢，可生成不同的加成产物。例如：

萘 + H_2 —（Ni,140~160℃,300kPa；或Pd-C,加压,加热）→ 四氢化萘

萘 + H_2 —（Ni,200℃,1000~3000kPa；或Pd-C,加压,加热）→ 十氢化萘

（3）氧化反应

萘比苯更容易被氧化，在下列条件下，萘可被氧化成邻苯二甲酸酐。这是工业上生产邻苯二甲酸酐的方法之一。

$$\text{萘} \xrightarrow[400\sim500^\circ C]{O_2, V_2O_5} \text{邻苯二甲酸酐}$$

2. 蒽和菲

蒽（anthracene）和菲（phenanthrene）的分子式都为 $C_{14}H_{10}$，由 3 个苯环稠合而成，二者互为同分异构体。它们的结构与萘相似，分子中所有原子都在同一平面，存在着闭合的共轭大 π 键，C—C 键键长和电子云密度同样不能完全平均化。蒽和菲的结构式和碳原子编号如下：

(α) 8，(γ) 9，(α) 1；(β) 7，2 (β)；(β) 6，3 (β)；(α) 5，(γ) 10，(α) 4

蒽

菲：1–10 位编号（两种写法，以 ≡ 相连）

菲

蒽和菲存在于煤焦油中。蒽为无色片状晶体，有蓝色荧光，熔点 216℃，沸点 342℃，易升华，不溶于水，也难溶于乙醇和乙醚，但易溶于热苯。菲为无色结晶，熔点 100℃，沸点 340℃，不溶于水，易溶于乙醚和苯中。

蒽和菲的芳香性比苯和萘都要差，容易发生氧化、加成等反应。蒽和菲的 9 位、10 位最活泼，易氧化成醌。也可与卤素反应，所得产物仍保留 2 个完整的苯环。例如：

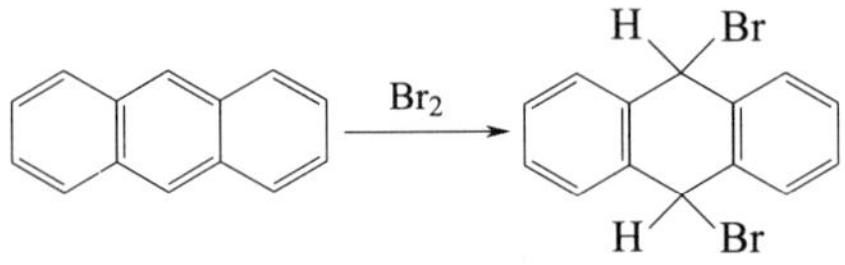

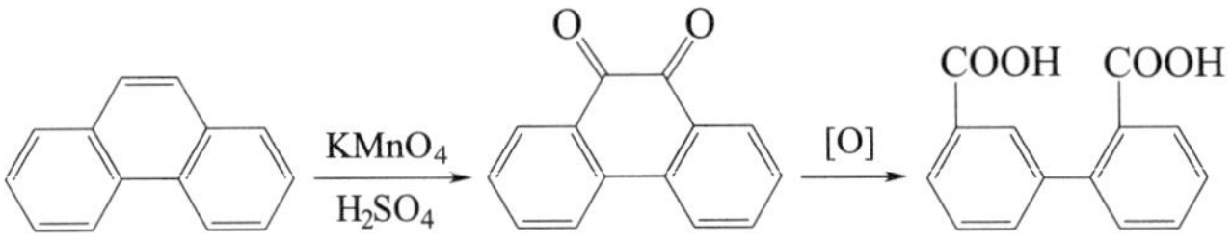

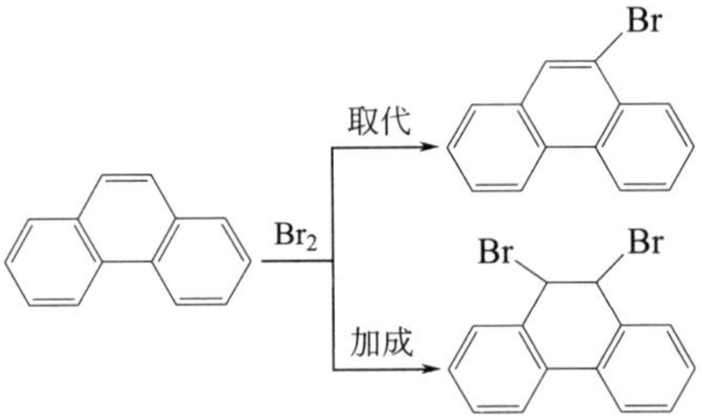

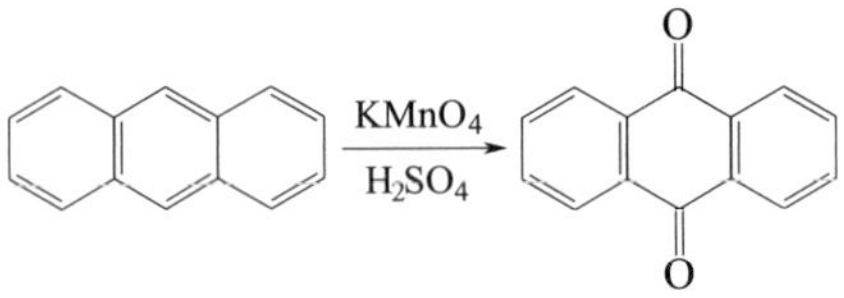

3. 致癌芳烃

致癌芳烃(carcinogenic aromatic hydrocarbon)是指能引起恶性肿瘤的一类多环稠苯芳香烃，大多数是蒽和菲的衍生物。例如：

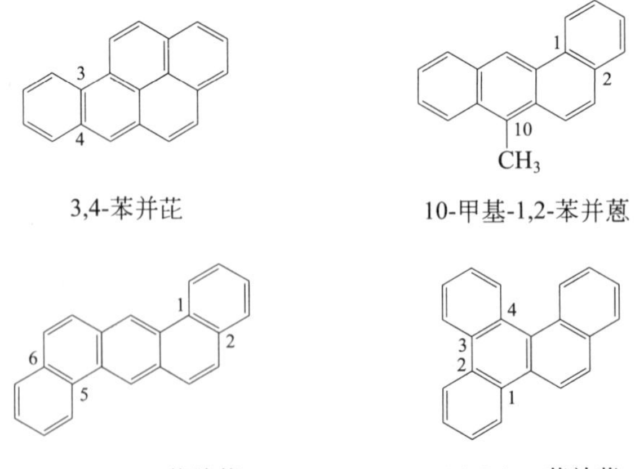

3,4-苯并芘　　10-甲基-1,2-苯并蒽

1,2,5,6-二苯并蒽　　1,2,3,4-二苯并菲

其中，3,4-苯并芘的致癌作用最强。汽车、飞机及各种机动车辆所排出的废气中和香烟的烟雾中均含有多种致癌芳烃。煤的燃烧、干馏以及有机物的燃烧、焦化等也都可以产生此类致癌物质。

学习小结

1. 本章是学习有机化学的基础章节，应注重化学基本概念和基本规律的学习，深刻体会其中包含的化学观念和化学思维，多做练习以加深对本章内容的理解和掌握。

2. 基本概念：烷烃、环烷烃和芳香烃；基团、诱导效应、共轭效应、芳香性、定位效应的定义；同分异构、构象的定义。

3. 基本知识点：烷烃、烯烃、炔烃、脂环烃、苯的结构的组成和结构；烷烃和环烷烃类型；烷烃、烯烃、炔烃、单环芳烃、环烷烃的系统命名法；烷烃、烯烃、炔烃、脂环烃、苯及其同系物的主要理化性质；碳原子杂化特点；烯烃、脂环烃的顺反异构；乙烷的构象。

（林晓辉）

复　习　题

一、选择题

1. 下列有机物中属于烃类的是(　　)。

A. CH_3Cl　　B. $C_6H_5NO_2$　　C. C_4H_{10}　　D. C_2H_5OH

2. 下列分子式属于烷烃的是(　　)。

A. C_5H_8　　B. C_4H_{10}　　C. C_3H_6　　D. C_8H_{10}

3. 烷烃分子中碳原子的空间构型是(　　)。

A. 三角形　　B. 四边形　　C. 四面体　　D. 直线型

4. 在苯分子中，所有的C—C键键长完全相同，是因为（　　）。

A. 碳碳成环　　B. 空间位阻　　C. 诱导效应　　D. 共轭效应

5. 丙烯与溴化氢反应的主要产物是(　　)。

A. 1-溴丙烷　　B. 2-溴丙烷　　C. 2-溴丙烯　　D. 1,2-二溴丙烷

6. 最容易发生开环加成的环烷烃是(　　)。

A. C_3H_6　　B. C_4H_8　　C. C_5H_{10}　　D. C_6H_{12}

7. 常温能使溴褪色的是(　　)。

A. 丙烷　　B. 环丙烷　　C. 环戊烷　　D. 环己烷

8. 下列烷烃结构中，含有两个仲碳原子的是(　　)。

A. 丙烷　　B. 乙烷　　C. 异丁烷　　D. 丁烷

9. 下列气体主要成分不是甲烷的是(　　)。

A. 沼气　　B. 天然气　　C. 煤矿瓦斯　　D. 液化气

10. 下列各组互为同分异构体的是(　　)。

A. 丙烷和2-甲基丙烷　　B. 戊烷和环戊烷

C. 丁烷和2-甲基丙烷　　D. 异丁烷和异戊烷

11. 下列化合物存在顺反异构现象的是(　　)。

A. 2-甲基-1-丁烯　　B. 2,3,4-三甲基-2-戊烯

C. 3-甲基-2-戊烯　　D. 2-乙基-1,1-二溴-1-丁烯

12. 下列化合物不能使高锰酸钾褪色的是(　　)。

A. 环丙烷　　B. 1-丁烯　　C. 1,3-丁二烯　　D. 3-甲基-1-戊炔

13. 下列化合物不能使溴的四氯化碳溶液褪色的是(　　)。

A. 环己烯　　B. 环己烷　　C. 2-丁炔　　D. 2-丁烯

14. 下列化合物被酸性高锰酸钾溶液氧化后，只生成羧酸的是(　　)。

A. 2-甲基丙烯　　B. 丁烯　　C. 2-甲基-2-丁烯　　D. 2,5-二甲基-3-己烯

15. 下列化合物能与银氨溶液反应生成白色沉淀的是(　　)。

A. 1-戊烯　　B. 1-戊炔　　C. 2-戊炔　　D. 乙烯

16. 下列烯烃中属于共轭烯烃的是(　　)。

A. 1,3,5-己三烯　　B. 1,4-戊二烯　　C. 2,5-庚二烯　　D. 丙二烯

17. 鉴定端基炔烃常用的试剂是(　　)。

A. 氯化亚铜的氨溶液　　B. 溴的四氯化碳溶液

C. 酸性高锰酸钾溶液　　D. 中性或碱性高锰酸钾溶液

18. $O_2N-C_6H_4-CH_3$（对位） 进行硝化时，新引入的硝基主要进入（　　）。

A. 硝基的邻位　　B. 甲基的间位　　C. 甲基的邻位　　D. 硝基的对位

19. 芳香性指的是（　　）。

A. 易取代，难加成，难氧化的性质　　B. 难取代，易加成，易氧化的性质

C. 易取代，易加成，易氧化的性质　　D. 难取代，难加成，难氧化的性质

20. 下列化合物中，在 $FeCl_3$ 催化下与 Cl_2 发生反应，最容易的是（　　）。

A. 乙苯　　B. 邻二硝基苯　　C. 苯酚　　D. 氯苯

21. 苯分子中碳原子的杂化状态是（　　）。

A. sp 杂化　　B. sp^2 杂化　　C. sp^3 杂化　　D. sp^2d 杂化

22. 下列基团能使苯环活化的是（　　）。

A. $-NH_2$　　B. $-COCH_3$　　C. $-CHO$　　D. $-Cl$

23. $C_6H_5-CH_2-$ 的名称是（　　）。

A. 苄基　　B. 苯基　　C. 甲苯基　　D. 对甲苯基

二、写出下列化合物的名称或结构

1. 2,3-二甲基戊烷
2. 2,5-二甲基-3-乙基庚烷
3. 反-1,2-二甲基环戊烷
4. 乙烷交叉式构象
5. 4,4-二甲基-3-乙基-1-己炔
6. 顺-4-甲基-2-戊烯
7. 2,4,4-三甲基-2-戊烯
8. 2-甲基-1,3-丁二烯
9. $(CH_3)_2CHC\equiv CH$
10. $CH_3CH=CHCH(CH_2CH_3)C\equiv CH$
11. $CH_3CH=C(CH_3)-CH=CHCH_3$
12. $(H_3C)[(CH_3)_2CH]C=C[CH(CH_3)_2](CH_2CH_3)$（$H_3C$ 与 $CH(CH_3)_2$ 在同侧，$(CH_3)_2CH$ 与 CH_2CH_3 在同侧）
13. $C_6H_5-CH(CH_2CH_2CH_2CH_3)CH(CH_3)CH_3$
14. $(H)(H_3C)C=C(CH_3)(CH_2CH_3)$（H 与 CH_3 在同侧，H_3C 与 CH_2CH_3 在同侧）
15. 苯环上 1-CH_3，2-CH_2CH_3，4-CH_2CH_3
16. 萘环上 1-CH_3，4-CH_2CH_3

三、完成下列反应式

1. $CH\equiv CH + HBr \longrightarrow$

2. $CH_3C(CH_3)=CHCH(CH_2CH_3)CH_3 \xrightarrow[H^+]{KMnO_4}$

3. $CH_3C\equiv CH + Cu(NH_3)_2Cl \longrightarrow$

4. $CH_2{=}CH{-}CH{=}CH_2 + HBr \xrightarrow{高温}$

5. $CH{\equiv}CCH(CH_3)CH_3 + H_2O \xrightarrow[H_2SO_4]{HgSO_4}$

6. $C_6H_5NO_2 + Br_2 \xrightarrow{FeBr_3}$

7. $C_6H_6 + CH_3Cl \xrightarrow{AlCl_3} ? \xrightarrow[\triangle]{KMnO_4/H^+}$

8. $C_6H_5CH(CH_3)_2 + Cl_2 \xrightarrow{光照}$

9. $C_6H_5{-}(CH_2)_6CH_3 \xrightarrow[\triangle]{KMnO_4/H^+}$

四、用化学方法鉴别下列各组化合物。

1. 乙烷，乙烯，乙炔　　　　　2. 环己烷，异丙苯，环己烯

五、推断结构

1. 分子式为 C_4H_6 的链状化合物 A 和 B，都能使高锰酸钾溶液褪色，A 能与硝酸银的氨溶液作用，生成白色沉淀，而 B 不能，写出 A 和 B 可能的结构式。

2. 分子式为 C_5H_{10} 的化合物 A、B 和 C，三者都能使高锰酸钾溶液和溴的四氯化碳溶液褪色，其中 A 有顺反异构体，而 B、C 没有。B 和 C 与溴化氢加成产物都为 2-甲基-2-溴丁烷，C 被酸性高锰酸钾溶液氧化后的产物是羧酸和酮。试推测 A、B 和 C 的结构式。

3. 有 A、B 两种芳烃，分子式均为 C_8H_{10}，用酸性高锰酸钾氧化后，A 生成一元羧酸，B 生成二元羧酸。但与混酸(浓硝酸和浓硫酸)发生硝化反应后，A 主要得到两种一硝基取代物，而 B 只得到一种。试推测 A、B 的结构式。

六、简答题

1. 分析下列物质中哪些双键有顺反异构，有异构的指出构型。

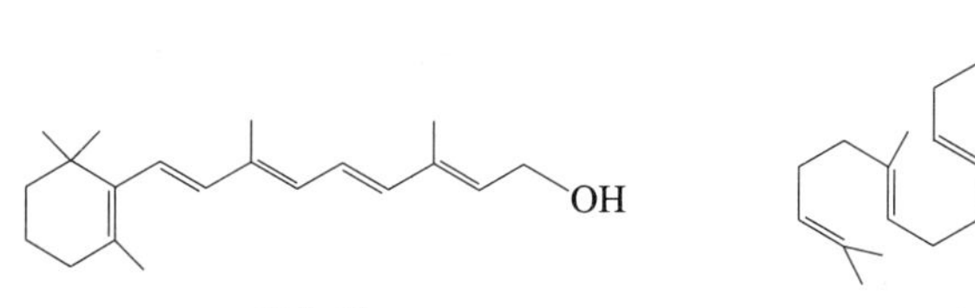

维生素A　　　　角鲨烯

2. 从环状化合物稳定性规律分析青霉素为什么在使用时，通常使用粉针剂型，注射前临时配制注射液？

青霉素

第八章 Chapter 8

对映异构

学习目标

1. 掌握：分子结构与分子旋光性的关系；对映异构体、外消旋体等概念。

2. 熟悉：偏振光、旋光性、比旋光度、手性碳原子、手性分子等基本概念；对映异构体构型的表示方法和命名。

3. 了解：无手性碳原子的旋光异构现象；手性分子的形成和外消旋体的拆分。

对映异构(enantiomer)又称旋光异构(optical isomerism)或是光学异构(optical isomerism)，是由旋光性的不同而产生的立体异构现象。而物质的旋光性与生理、病理、药理现象有密切关系，自然界中的很多物质都存在着对映异构现象，尤其生物体内有重要生理活性物质的特殊性质与旋光性有关，例如组成人体蛋白质的氨基酸以及人体所需的糖类物质等，都存在着对映异构现象。

第一节 偏振光和旋光性

一、偏振光和物质的旋光性

光(自然光)是一种电磁波，其振动方向垂直于光波前进的方向。自然光是由含有各种波长的光线而组成的光束，可在与前进方向垂直的各个平面上任意方向振动（如图 8-1 所示）。

当自然光通过一种由冰晶石制成的尼科尔(Nicol)棱镜时，只有振动方向与棱镜晶轴方向相一致的光线才能透过，透过棱镜的光就只在某一个平面方向上振动，这种光称为平面偏振光，简称偏振光(polarized light)。偏振光振动的平面称为偏振面。凡能使偏振光的偏振面旋转的性质称为旋光性(optical rotation)。具有旋光性的物质称为旋光性物质。

自然界中有许多物质具有使偏振光的偏振面发生改变的这种旋光现象，这样的物质具有旋光性，即光学活性。例如，在两个晶轴相互平行的尼科尔棱镜之间放入乙醇(ethanol)、丙酮(acetone)等物质时，通过第二个尼科尔棱镜观察仍能见到最大强度的光，视场光强不变，说明它们不具有旋光性；但在两个尼科尔棱镜之间放入葡萄糖(glucose)、果糖(fructose)或乳糖(lactose)等物质的溶液时，通过第二个尼科尔棱镜观察，视场光强减弱，只有将第二个尼科尔棱镜向左或向右旋转一定角度后，又能恢复原来最大强度的光，即葡萄

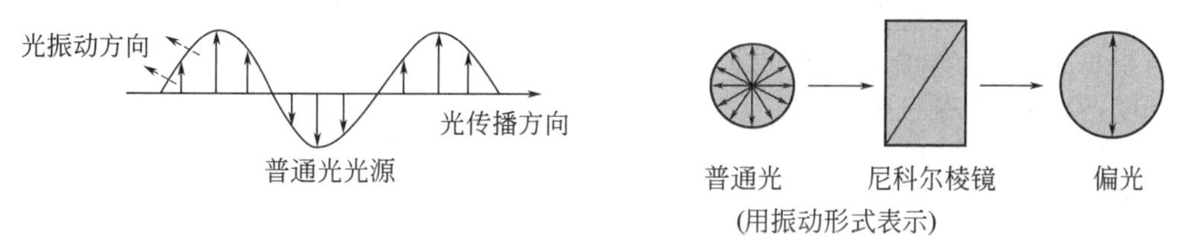

图 8-1 光振动平面示意图

糖、果糖或乳糖将偏振光的偏振面旋转了一定的角度，说明它们具有旋光性。

二、旋光仪

偏振光的偏振面被旋光性物质所旋转的角度称为旋光度(optical rotation)，用 α 表示。测定物质旋光度的仪器称为旋光仪，旋光仪的结构和组成如图 8-2 所示。旋光仪主要由 1 个单色光源、2 个尼科尔棱镜、1 个盛放样品的旋光管（样品管）和 1 个能旋转的刻度盘组成。其中第 1 个棱镜是固定的，称为起偏镜，第 2 个棱镜可以旋转，称为检偏镜。

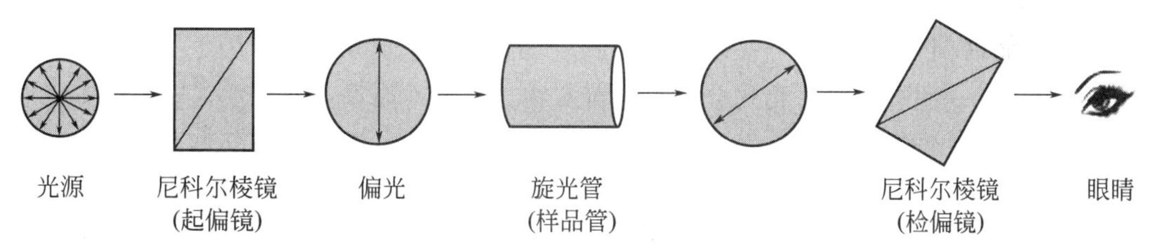

图 8-2 旋光仪结构示意图

测定旋光度时可将被测物质装在旋光管里测定。若被测物质无旋光性，则偏振光通过旋光管后偏振面不被旋转，可以直接通过检偏镜，视场光亮强度不会改变；如果被测物质具有旋光性，则偏振光通过旋光管后，偏振面会被旋转一定的角度，此时偏振光就不能直接通过检偏镜，视场会变暗；只有检偏镜也旋转相同的角度，才能让旋转了的偏振光全部通过，视场恢复原来的亮度。如果从面对光线射入的方向观察，能使偏振光的偏振面按顺时针方向旋转的旋光性物质称为右旋体，用符号“＋”或“D”表示；反之，则称为左旋体，用符号“－”或“L”表示。

三、旋光度和比旋光度

物质的旋光性除了与物质本身的特性有关外，还与测定时所用溶液的浓度、旋光管的长度、测定时的温度、光的波长以及所用溶剂等因素有关。对于某一物质来说，用旋光仪测得的旋光度并不是固定不变的，所以说旋光度不是物质固有的物理常数。因此，为了能比较物质的旋光性能的大小，消除这些不可比因素的影响，通常采用比旋光度 $[\alpha]_{\lambda}^{t}$ 来描述物质的旋光性。比旋光度 $[\alpha]_{\lambda}^{t}$ 是物质固有的物理常数，可以作为鉴定旋光性物质的重要依据。比旋光度的定义为：在一定的温度下，旋光管长度为 1dm，待测物质的浓度为 $1g \cdot mL^{-1}$，光源波长为 589nm(即钠光灯的黄线)时所测的旋光度。旋光度与比旋光度之间的关系可用下式表示：

$$[\alpha]_{\lambda}^{t}=\frac{\alpha}{c \times l} \qquad (8\text{-}1)$$

式中，t 为测定时的温度(℃)，一般是室温；λ 为光源波长，常用钠光(D)作为光源，波长为 589nm；α 为实验所测得的旋光度(°)；c 为待测溶液的浓度($g \cdot mL^{-1}$)，液体化合物可用密度；l 为盛液管长度(dm)。

比旋光度和物质的熔点、沸点、密度等一样，是重要的物理常数，有关数据可在手册或文献中查到。通过旋光度的测定，可以计算出物质的比旋光度。利用比旋光度可以进行旋光性物质的定性鉴定及含量和纯度的分析。

第二节　对映异构

一、手性分子和旋光性

大家知道，人的左手和右手外形相似，但不能完全重合。如果把左手放到镜面前面，其镜像恰好与右手相同，左右手的关系实际上是实物与镜像的关系，互为对映但不能重合。我们将这种实物与其镜像不能重合的特征称为物质的手性(chiral)。

(1) 手性分子

自然界中的一些有机化合物的分子存在着实物与镜像不能重合的特性，即手性。我们把这种有手性的分子称为手性分子(chiral molecular)，没有手性的分子称为非手性分子。如乳酸(lactic acid)分子、苹果酸(malic acid)分子就是手性分子，而乙醇分子、丙酸(propionic acid)分子等是非手性分子。以乳酸手性分子为例，图 8-3 为两种乳酸分子模型，乳酸分子有两种构型，如同人的左右手一样，相似而又不能重合。

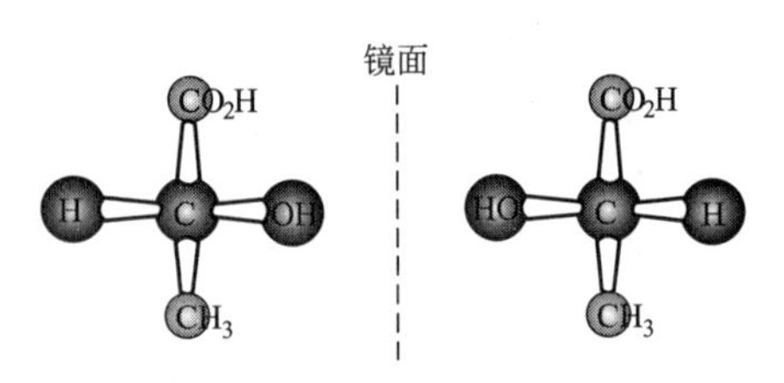

图 8-3　两种乳酸分子的模型

自然界中一部分化合物具有旋光性，而大多数化合物则不具有旋光性，研究结果表明，物质是否具有旋光性与物质分子的结构有关，具有旋光性的物质分子都是手性分子。

判断一个化合物分子是否具有手性，除看其分子是否包含有一个手性碳原子外，关键要看该分子中是否存在对称(symmetric)因素，若存在对称因素，该分子都能与自己的镜像相重合，就不具有手性，无旋光性。

对称因素包括对称面、对称中心和对称轴，其中应用较多的是对称面和对称中心。对称面是指把分子分成实物与镜像关系的假想平面；对称中心是设想分子中有一个点，从分子的任何一原子或基团向该点引一直线并延长出去，在距该点等距离处总会遇到相同的原子或基团，则这个点称为分子的对称中心。

(2) 手性碳原子

在很多有机化合物手性分子中至少含有这样 1 个碳原子，它与 4 个不同原子或原子团相连接，我们把这种连接 4 个不同原子或原子团的碳原子称为手性碳原子或不对称碳原子，用 C^* 表示。例如乳酸、丙氨酸和甘油醛等分子中都含有手性碳原子。

COOH	COOH	CHO
H—C*—OH	H_2N—C*—H	H—C*—OH
CH_3	CH_3	CH_2OH
乳酸	丙氨酸	甘油醛

（3） 对映体

乳酸是具有旋光性的化合物，与手性碳原子相连的 4 个不同原子或原子团有两种不同的空间排列方式，即有两种不同的构型(如图 8-3)。将两种模型分子中的手性碳原子相互重合，再将连在该碳原子上的任何 2 个原子团，如甲基和羧基重合，而剩下的氢原子和羟基则不能重合。正如人的左右手关系一样，相似但又不能重合，互为实物和镜像。我们将这种彼此成实物和镜像关系，不能重合的一对立体异构体，称为对映异构体，简称对映体(enantiomers)。产生对映体的现象称为对映异构现象。由于每个对映异构体都有旋光性，所以又称旋光异构体或光学异构体。一对对映体分为右旋体和左旋体，如(＋)-乳酸和(－)-乳酸。

（4） 外消旋体

通过实验我们知道，乳酸的来源不同，其旋光度也不同：其中一种来源于人体肌肉剧烈运动之后而产生，它能使偏振光向右旋转，称为右旋乳酸；另一种来源于葡萄糖的发酵而产生，它能使偏振光向左旋转，称为左旋乳酸；从酸奶中分离出的乳酸，不具有旋光性，比旋光度为零。

为什么从酸奶中分离出来的乳酸，没有旋光性，其比旋光度为零呢？这是因为从牛奶发酵得到的乳酸是右旋乳酸和左旋乳酸的等量混合物，它们的旋光度大小相等，方向相反，互相抵消，使旋光性消失的缘故。一对对映体在等量混合后，得到的没有旋光性的混合物称为外消旋体(racemic)，用(±)或 *dl* 表示。如外消旋乳酸，可表示为：(±)-乳酸或 *dl*-乳酸。

二、含 1 个手性碳原子的化合物

1. 对映异构体构型的表示方法

对映体在结构上的区别仅在于原子或原子团的空间排布方式的不同，用平面结构式无法表示，为了更直观、更简便地表示分子的立体空间结构，一般用费歇尔(Fischer)投影式表示。该方法是将球棍模型按一定的方式放置，然后将其投影到平面上，即得到 1 个平面的式子，这种式子称为费歇尔投影式。投影的具体方法是：将立体模型所代表的主链位于竖线上，将编号小的碳原子写在竖线的上方，指向后方，其余 2 个与手性碳原子连接的横键指向前方，手性碳原子置于纸面中心，用十字交叉线的交叉点表示。按此法进行投影，即可写出费歇尔投影式。例如，乳酸对映异构体的模型及投影式如图 8-4 所示。

依费歇尔投影法的规定，可归纳为：①横线和竖线的十字交叉点代表手性碳原子；②横线上连接的原子或原子团代表的是透视式中位于纸面前方的两个原子或原子团；③竖线上连接的原子或原子团代表的是透视式中位于纸面后方的两个原子或原子团。

2. 对映异构体构型的命名

当 1 个分子中手性碳原子增多时，对映异构体的数目也会增多。1 对对映体中的 2 个异构体之间的差别就在于构型不同，因此，对映体的名称之前应注明其构型。对映体构型的命名有以下两种方法。

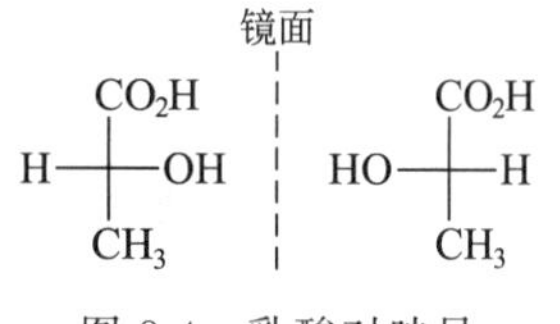

镜面

CO_2H | CO_2H

H—┼—OH | HO—┼—H

CH_3 | CH_3

图 8-4 乳酸对映异构体的 Fischer 投影式

（1） D、 L 构型命名法

D 是拉丁语 Dextro 的字首，意为“右”；L 是拉丁语 Laevo 的字首，意为“左”。在有机化学发展早期，科学家们还没有实验手段可以测定分子中的原子或原子团在空间的排列状况，为了避免混淆，费歇尔选择了以甘油醛作为标准，对对映异构体的构型作了一种人为的规定。指定(＋)-甘油醛的构型用羟基位于右侧的投影式表示，并将这种构型命名为 D-构型；(－)-甘油醛的构型用羟基位于左侧的投影式来表示，并将这种构型命名为 L-构型。例如：

CHO
H—┼—OH
CH_2OH
D-(＋)-甘油醛

CHO
HO—┼—H
CH_2OH
L-(－)-甘油醛

D-和 L-表示构型，而(＋)和(－)则表示旋光方向。构型是人为指定的，从模型或投影式都看不出来，而旋光方向能通过旋光仪才能测出。旋光性物质的构型与旋光方向是两个概念，两者之间没有必然的联系和对应关系。所以不能根据旋光方向去判断构型，反之亦然。

在人为规定的甘油醛的构型基础上，就能将其他含手性碳原子的旋光化合物与甘油醛联系起来，以确定这些旋光化合物的构型。例如，将右旋甘油醛的醛基氧化为羧基，再将羟甲基还原为甲基得到乳酸。在上述氧化及还原步骤中，与手性碳原子相连的任何一根化学键都没有断裂，所以与手性碳原子相连的原子团在空间的排列顺序不会改变，因此，这种乳酸也属于 D 型。实验测定，右旋乳酸为 L-构型，而左旋乳酸为 D-构型。例如：

COOH
HO—┼—H
CH_3
L-(+)-乳酸

COOH
H—┼—OH
CH_3
D-(–)-乳酸

由于这种确定构型的方法是人为规定的，并不是实际测定的，所以称为相对构型。1951 年毕育特(J. M. Bijvoet)用 X 射线衍射法，成功地测定了一些对映异构体的真实构型(绝对构型)，发现人为规定的甘油醛的相对构型，恰好与真实情况完全相符，所以相对构型就成为它的绝对构型。

现在 D、L 构型命名法主要用于糖类和氨基酸等构型的命名。

由于 D、L 构型命名法只适用于表示 1 个手性碳原子的化合物，对于含有多个手性碳原子的化合物，该方法具有局限性，使用不方便。所以国际纯粹与应用化学联合会(IUPAC)建议采用 *R*、*S* 构型命名法。

（2） *R*、 *S* 构型命名法

R、*S* 构型命名法是目前广泛使用的一种命名方法。该方法不需要与其他化合物联系比较，而是对分子中每个手性碳原子的构型直接命名。其命名规则和步骤如下：

① 根据次序规则，将手性碳原子所连接的 4 个原子或原子团排列成序：a＞b＞c＞d；

② 将最小的原子或原子团 d 摆在离观察者最远的位置，视线与手性碳原子和基团 d 保持在一条直线上，其他原子或原子团朝着观察者；

③ 最后按 a→b→c 画圆，并观察 a→b→c 的排列顺序，如果为顺时针方向，则该化合物的构型为 *R*-构型，如果为逆时针方向，则该化合物的构型为 *S*-构型，如图 8-5 所示。

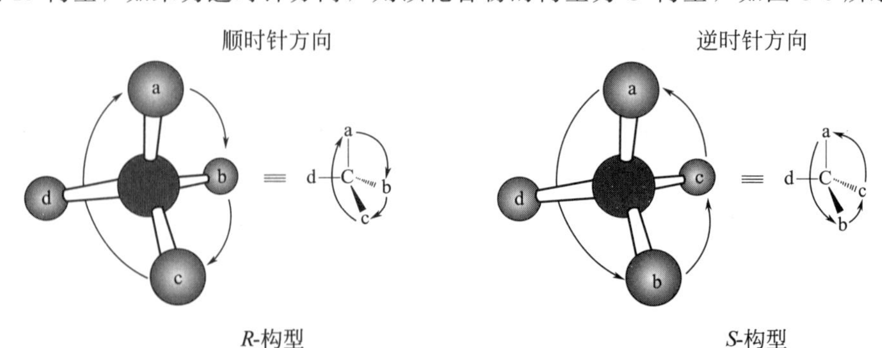

图 8-5　*R*、*S* 构型命名法

例如用 R、S 构型命名法分别命名 D-(+)-甘油醛和 L-(−)-甘油醛的构型。

在 D-(+)-甘油醛分子中，与手性碳原子相连的 4 个基团由大到小的顺序为：—OH >—CHO>—CH_2OH>—H，则以氢原子为四面体的顶端，底部的 3 个角是 OH、CHO、CH_2OH，它们是按顺时针方向依次排列，所以是 R-构型。

CHO
H—┼—OH ≡ H—C(CHO)(OH)(CH_2OH) ← 视线方向
CH_2OH

D-(+)-甘油醛　　*R*-构型

L-(−)-甘油醛分子中，底部的 3 个角 OH、CHO、CH_2OH，按逆时针方向依次排列，所以是 S-构型。

视线方向 → (OHC)(HO)(HOH_2C)C—H ≡ HO—┼—H（上 CHO，下 CH_2OH）

S-构型　　L-(−)-甘油醛

对费歇尔投影式可直接确定其 R、S 构型，规则为：

① 当最小基团 d 处于横键的左、右端时，a→b→c 顺时针方向排列的为 S-构型，逆时针方向排列的为 R-构型。

② 当最小基团 d 处于竖键的上、下端时，a→b→c 顺时针方向排列的为 R-构型，逆时针方向排列的为 S-构型。

例如：乳酸　　CH_3—*CH—COOH（CH 上连 OH）

乳酸分子只含有 1 个手性碳，所连接的 4 个原子或原子团按次序规则排列成序：—OH >—COOH>—CH_3>—H，其对映体为：

COOH　　　　COOH
H—┼—OH　　HO—┼—H
CH_3　　　　CH_3

R-乳酸　　*S*-乳酸

直接根据投影式确定构型时，应该注意投影式中竖直方向的原子或原子团是伸向纸面后方，而水平方向的原子或原子团伸向纸面前方。此外，D、L 构型和 R、S 构型是两种不同的构型命名法，它们之间不存在固定的对应关系，化合物的构型和旋光方向之间也不存在固定的对应关系。

三、无手性碳原子的旋光异构现象

大多数具有旋光性的化合物分子内都存在手性碳原子，但还有一些化合物虽不含手性碳原子，就整个分子而言却包含了手性因素，使其与它的镜像不能重合，导致产生一对对映体。也就是说，有些旋光物质的分子中不含手性碳原子。下面列举两类实例。

（1）丙二烯型化合物

丙二烯型化合物（>C═C═C<）的结构特点是与中心碳原子相连的两个 p 键所处的平面彼此相互垂直。当丙二烯双键两端碳原子上各连有不同的取代基时，分子没有对称面和对称中心，就产生了手性因素，存在着对映体。如 2,3-戊二烯已分离出对映体：

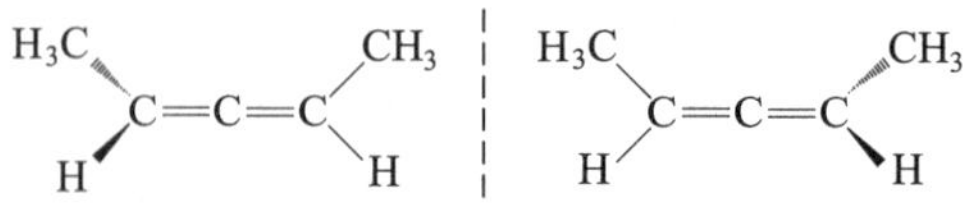

如果任一端碳原子上连有两个相同的取代基，化合物具有对称面，不具有旋光性。

（2）联苯型化合物

联苯型化合物分子中两个苯环是在同一平面上，为非手性分子。但当每个苯环的邻位两个氢原子被两个不同的较大基团(如—COOH、—NO_2 等)取代时，两个苯环若继续处于同一个平面上，取代基空间位阻就太大，只有两个苯环处于互相垂直的位置，才能排除这种空间位阻形成一种稳定的分子构象。这种稳定的构象包含了手性因素，产生互不重合的镜像异构体，即对映体，所以联苯邻位连接两个体积较大的取代基不相同时，分子没有对称面与对称中心，但有手性，如 6,6′-二硝基-2,2′-二甲酸有两个对映体：

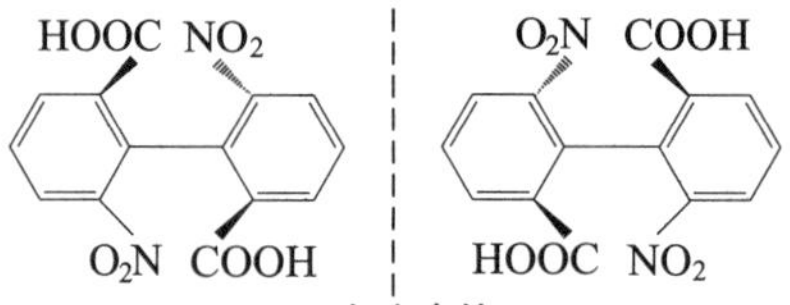

一对对映体

如果同一苯环上所连两个基团相同，分子无旋光性。

再如：β-连二萘酚有一对对映异构体：

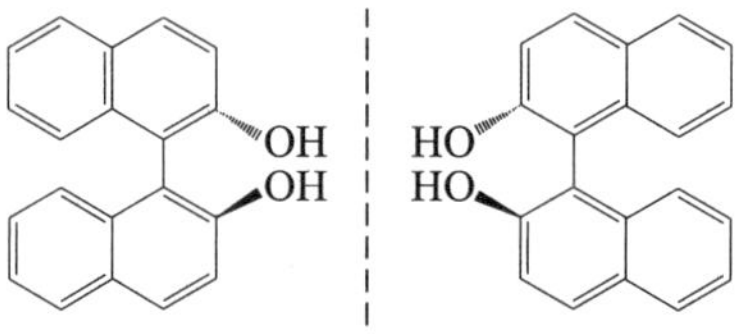

四、手性分子的形成和外消旋体的拆分

1. 手性分子的形成

（1）生物体中的手性分子

在生物体内存在着许多手性化合物，而且几乎都是以单一的对映体存在。其中为人们熟知的是由活细胞产生的生物催化剂——酶。生物体内所有的酶分子都具有许多手性中心，如糜蛋白酶含有 251 个手性中心，理论上应有 2251 个立体异构体，但实际上，只有其中的一种对映异构体存在于给定的机体中。生命细胞中几乎每种反应都需要酶催化，被酶催化而反应的化合物称为底物，大多数底物也都是手性化合物，并且也是以单一的对映体形式存在。

（2）非手性分子转化成手性分子

手性分子可以由非手性分子通过化学反应转化而成。如正丁烷在控制反应条件下发生氯化反应，可以得到一种主要的取代产物——2-氯丁烷，其分子中包含一个手性碳原子，为手性化合物。

$$CH_3CH_2CH_2CH_3 \xrightarrow{Cl_2/光} CH_3CH_2\underset{\underset{Cl}{|}}{C}HCH_3$$

正丁烷（非手性化合物）　　2-氯丁烷（手性化合物）

2-氯丁烷是手性化合物，但实际上却不具有旋光性。这是由于这种氯化取代产物包含着两个等量的对映体，每一个单一的对映体具有旋光性，但整体产物是没有旋光性的。因为它是外消旋体。

2. 外消旋体的拆分

对映异构体之间的化学性质几乎没有差别，其不同点主要表现在物理性质及生物活性、毒性等方面。一对对映体之间的主要物理性质，如熔点、沸点、溶解度等都相同，旋光度也相同，只是旋光方向相反。但非对映体之间主要的物理性质则不同，外消旋体虽然是混合物，但它不同于任意两种物质的混合物，它有固定的熔点。

人们从自然界的生物体内分离而获得的大多数光学活性物质是单一的左旋体或右旋体。如右旋酒石酸是从葡萄酒酿制过程中产生的沉淀物中发现的；右旋葡萄糖是从各种不同的糖类物质中得到的，甜菜、甘蔗和蜂蜜等物质中都含有右旋葡萄糖。而以非手性化合物为原料经人工合成的手性化合物，一般为外消旋体，如以邻苯二酚为原料合成肾上腺素时，得到的是不显旋光性的外消旋体。

因为一对对映体往往具有不同的生理活性，所以我们需要通过采用适当的方法将外消旋体中的左旋体和右旋体进行分离，以得到单一的左旋体或右旋体，称为外消旋体的拆分。由于对映体之间的理化性质基本上是相同的，用一般的物理分离法不能达到拆分的目的，拆分外消旋体常用的方法有化学拆分法和诱导结晶拆分法等。

（1） 化学拆分法

化学拆分法是先将外消旋体与某种具有旋光性的物质反应，转化为非对映体，由于非对映体之间具有不同的理化性质，可以用重结晶、蒸馏等方法将非对映体分离开，最后再将分离开的非对映体分别恢复成单一的左旋体或右旋体，从而达到拆分的目的。用来拆分对映体的旋光性物质称为拆分剂，如可以用碱性拆分剂来拆分酸性外消旋体。

$$(\pm)\text{-酸}\begin{cases}(+)\text{-酸}\\(-)\text{-酸}\end{cases} + \ (+)\text{-碱} \longrightarrow \begin{matrix}(+)\text{-酸-}(+)\text{-碱盐}\\(-)\text{-酸-}(+)\text{-碱盐}\end{matrix}$$

（2） 诱导结晶拆分法

诱导结晶拆分法是先将需要拆分的外消旋体制成过饱和溶液，再加入一定量的纯左旋体或右旋体的晶种，与晶种构型相同的异构体便立即析出结晶而拆分。这种拆分方法的优点是成本比较低，效果比较好；缺点是应用范围有限，要求外消旋体的溶解度比纯对映体大。目前生产(－)-氯霉素的中间体(－)-氨基醇就是采用诱导结晶拆分法进行拆分的。

学习小结

1. 只在某一个特定平面方向上振动的光称为偏振光。

2. 当偏振光通过某些物质的溶液时，偏振光的偏振面会发生旋转，这种现象称为旋光现象。

3. 旋光性物质使偏振光的偏振面所旋转的角度称为旋光度，用 α 表示；比旋光度 $[\alpha]_{\lambda}^{t}$ 是物质固有的物理常数。

4. 与 4 个不同的原子或原子团相连接的碳原子称为手性碳原子；不能与其镜像重合的分子称为手性分子；彼此成实物和镜像关系但又不能重合的一对立体异构体，称为对映异构体，简称对映体。一对对映体在等量混合后，得到的没有旋光性的混合物称为外消旋体。

5. 含 1 个手性碳原子的化合物有 2 种旋光异构体，组成 1 对对映体。对映体的构型常用费歇尔投影式表示，构型的命名方法有 D、L 构型命名法和 R、S 构型命名法。

6. 将外消旋体中左旋体和右旋体分离开，得到单一的左旋体和右旋体，称为外消旋体的拆分。拆分外消旋体常用的方法有：化学拆分法、诱导结晶拆分法等。

（姜洪丽）

复 习 题

一、选择题

1. 在有机化合物分子中与4个不相同的原子或原子团相连接的碳原子称为（　　）。

A. 手性碳原子　　B. 非手性碳原子　　C. 叔碳原子　　D. 仲碳原子

2. 下列化合物具有旋光性的是（　　）。

A. 2-戊醇　　B. 丙醛　　C. 丁酸　　D. 丁二酸

3. 下列化合物中具有对映异构体的是（　　）。

A. $CH_3CH(OH)CH_2CH_3$　　B. $HOCH_2CH_2CH_2CH_2OH$

C. $CH_3CH_2CH_2CH_2OH$　　D. $CH_3CH_2CH_2CH_2CH_3$

4.(±)-乳酸为（　　）。

A. 内消旋体　　B. 外消旋体　　C. 顺反异构体　　D. 对映异构体

5. 下列叙述中不正确的是（　　）。

A. 分子与其镜像不能重合的特性叫手性

B. 没有手性碳原子的分子一定是非手性分子，必无旋光性

C. 无任何对称因素的分子必定是手性分子

D. 具有对称面的分子都是非手性分子

6. 对映异构是一种重要的异构现象，它与物质的下列性质有关的是（　　）。

A. 化学性质　　B. 物理性质　　C. 旋光性　　D. 可燃性

7. 甘油醛的投影式为 $\begin{array}{c} CHO \\ H-\!\!\!+\!\!\!-OH \\ CH_2OH \end{array}$，其构型是（　　）。

A. *R*-型　　B. *S*-型　　C. *Z*-型　　D. *E*-型

8. 2-氯丁烷的投影式为 $\begin{array}{c} CH_3 \\ H-\!\!\!+\!\!\!-Cl \\ C_2H_5 \end{array}$，其构型是（　　）。

A. *R*-型　　B. *S*-型　　C. *Z*-型　　D. *E*-型

9. 在化合物 $CH_3CHClCH_2OH$ 分子中第二个碳原子属于（　　）。

A. 伯碳原子　　B. 仲碳原子　　C. 叔碳原子　　D. 手性碳原子

10. 下列费歇尔投影式中符合(*R*)-2-甲基-1-氯丁烷构型的是（　　）。

A. $\begin{array}{c} CH_2CH_3 \\ H-\!\!\!+\!\!\!-CH_3 \\ CH_2Cl \end{array}$　　B. $\begin{array}{c} CH_2Cl \\ H-\!\!\!+\!\!\!-CH_3 \\ CH_2CH_3 \end{array}$　　C. $\begin{array}{c} CH_3 \\ H-\!\!\!+\!\!\!-CH_2Cl \\ CH_2CH_3 \end{array}$　　D. $\begin{array}{c} CH_2Cl \\ H_3C-\!\!\!+\!\!\!-H \\ CH_2CH_3 \end{array}$

二、填空题

1. 凡是不能同______重叠的分子叫做______。

2. 分子中连有四个不同基团的碳原子，叫做______碳原子。

3. 能使平面偏振光向顺时针方向转动，这类旋光性物质叫做______物质，用______号表示。

4. 偏振光通过旋光性物质时，偏振光的偏振面就被旋转一个角度，这个角度叫做旋光物质的______，用______表示。

5. 在一定条件下，不同的旋光性物质的旋光度是一个特有的常数，叫做______，通常用______表示。

6. 等量对映体的混合物为______，通常用______号表示。

三、是非题

1. 手性分子与其镜像互为对映异构体。（　　）

2. 不含有对称因素的分子都是手性分子。（　　）

3. 手性分子中必定含有手性碳原子。（　　）

4. 有旋光性的分子必定有手性，必定有对映异构现象存在。（　　）

5. 含有一个手性碳原子的分子一定是手性分子。（　　）

6. 没有手性碳原子的分子一定是非手性分子，无旋光性。（　　）

第九章 Chapter 9
卤代烃

学习目标

1. 掌握：卤代烃的结构、命名和化学性质。
2. 熟悉：卤代烃的概念及几种不同的分类方法。
3. 了解：卤代烃的物理性质。

第一节 卤代烃的结构、分类和命名

一、卤代烃的结构

卤代烃(halogenated hydrocarbons)可以看作是烃分子中的氢原子被卤素原子(—X)取代后生成的化合物，简称卤烃。一般用(Ar)R—X表示。其中—X表示卤素原子(F、Cl、Br、I)，是卤代烃的官能团。

卤代烃在自然界中含量很少，主要分布在海洋生物中，大部分卤代烃是由烃和卤素发生取代或由不饱和烃与卤素、卤化氢发生加成反应而得到。许多卤代烃是有机合成的中间体。有些卤代烃是常用的有机溶剂，如二氯甲烷、氯仿、四氯化碳等。三氯乙烯是良好的干洗剂。还有一些卤代烃具有较强的药理活性，广泛应用在医学的各个领域，如氯仿、氟烷是临床上使用的麻醉剂之一；盐酸氮芥是一种抗淋巴肿瘤药；血防846［对-二(三氯甲基)苯，因分子式为 $C_8H_4Cl_6$ 而得名］是一种广谱抗寄生虫病药，常用于治疗血吸虫病和肝吸虫病。另外，卤代烃还是重要的化工原料，广泛应用于医药、农药等各个方面。

$$\left[\begin{matrix} ClCH_2CH_2 \\ \quad\quad\quad\quad N-CH_3 \\ ClCH_2CH_2 \end{matrix}\right]\cdot HCl \qquad Cl_3C-C_6H_4-CCl_3$$

盐酸氮芥(抗淋巴肿瘤药)　　　血防846(抗寄生虫病药)

二、卤代烃的分类

卤代烃有多种分类方法，主要有下列4种。

(1) 按分子中卤原子的种类分类

根据分子中卤原子的种类不同，卤代烃可以分为氟代烃、氯代烃、溴代烃、碘代烃等。例如：

氟代烃	RF	CH_3F	氟甲烷
氯代烃	RCl	CH_3CH_2Cl	氯乙烷
溴代烃	RBr	$CH_3CHBrCH_3$	2-溴丙烷
碘代烃	RI	$CH_3CH_2CH_2CH_2I$	1-碘丁烷

(2) 按分子中卤原子的数目分类

根据卤代烃中所含卤原子的数目的不同，可以分为一卤代烃、二卤代烃和多卤代烃。例如：

一卤代烃	RCH_2X	CH_3CH_2Br	一溴乙烷
二卤代烃	$RCHX_2$	CH_2Cl_2	二氯甲烷
多卤代烃	RCX_3	CHI_3	三碘甲烷

(3) 按分子中烃基的类型分类

根据分子中烃基的类型，卤代烃可以分为脂肪族卤代烃和芳香族卤代烃；根据卤代烃中是否含有不饱和键，又可分为饱和卤代烃和不饱和卤代烃。例如：

脂肪族饱和卤代烃	RCH_2X	$CH_3CH_2CH_2CH_2Cl$	1-氯丁烷
脂肪族不饱和卤代烃	$RCH{=}CHX$	$CH_2{=}CHCH_2Br$	3-溴-1-丙烯
芳香族卤代烃	C_6H_5-X	C_6H_5-Br	溴苯

(4) 按卤原子所连接的碳原子类型分类

根据分子中卤原子所连接的碳原子类型不同，将卤代烃分为伯卤代烃、仲卤代烃和叔卤代烃。例如：

伯卤代烃	RCH_2-X	$CH_3CH_2CH_2CH_2Cl$	1-氯丁烷
仲卤代烃	$(R)(R')CH-X$	$CH_3CHBrCH_3$	2-溴丙烷
叔卤代烃	$(R)(R')(R'')C-X$	$(CH_3)_3C-Br$	2-甲基-2-溴丙烷（叔丁基溴）

其中，R、R′、R″可以相同，也可以不相同。

三、卤代烃的命名

1. 普通命名法

简单的卤代烃采用普通命名法，称为“某烃基卤”，例如：

$CH_2{=}CHCH_2Br$ 烯丙基溴　　$CH_3CH{=}CHBr$ 丙烯基溴

$(CH_3)_3C{-}Cl$ 叔丁基氯　　$C_6H_5{-}CH_2Cl$ 苄基氯(氯化苄)

也可以在烃名称前面直接加“卤代”二字，称为“卤(代)某烃”，“代”字常省略。例如：

CH_3Cl 氯甲烷　　$CH_2{=}CHBr$ 溴乙烯　　$C_6H_5{-}Br$ 溴苯

2. 系统命名法

对于结构复杂卤代烃的命名，采用系统命名法。

(1) 卤代烷

饱和卤代烃(卤代烷)命名时，以烃为母体，选择包含与卤原子相连接的碳原子在内的最长碳链作主链，卤原子与其他支链作为取代基，主链编号使支链或卤原子的位次最小。当卤原子与烷基有相同编号时，优先考虑烷基；当有不同卤素原子时，按 F、Cl、Br、I 的次序排列。例如：

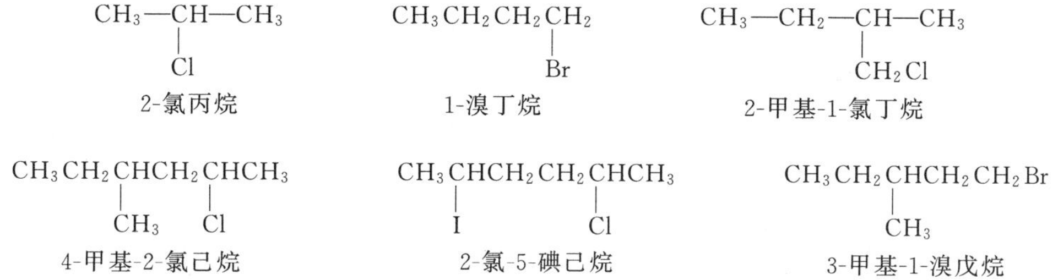

(2) 卤代烯烃和卤代炔烃

命名不饱和卤代烃时，选择含有不饱和键及与卤原子相连接的碳原子在内的最长碳链作主链，编号时，要使不饱和键的位次尽可能小。例如：

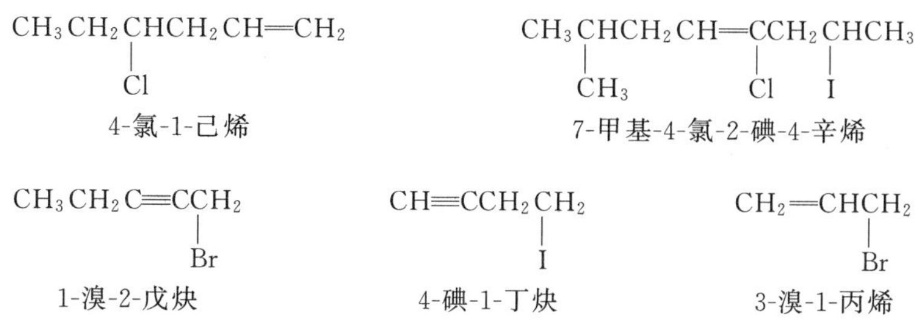

(3) 芳香族卤代烃

一般以芳烃为母体，卤原子为取代基命名。例如：

溴苯　　2-氯甲苯(1-甲基-2-氯苯)　　2(β)-氯萘

当芳环上的烃基侧链比较复杂或是不饱和烃基时，则把脂肪烃当母体，芳环和卤原子作取代基命名。例如：

3-甲基-1-苯基-2-氯丁烷　　3-苯基-3-溴-1-丙烯

卤代烃有时也用俗称，如：CHI_3 碘仿、$CHCl_3$ 氯仿等。

第二节　卤代烃的物理性质

1. 状态

卤代烃的物理性质因烃基及卤原子的种类和数目的不同而异。常温下，除一氯甲烷、一氯乙烷、一溴甲烷、一氯乙烯和一溴乙烯是气体外，其他常见的一卤代烷为液体，15 个碳原子以上的高级卤代烷为固体。

2. 熔沸点

一卤代烃的熔点、沸点变化规律与烷烃相似，即随分子中碳原子数的增多，熔点、沸点升高。具有相同烃基的卤代烃，碘代烃的沸点最高，其次是溴代烃和氯代烃。碳原子数相同、卤原子相同的异构体中，支链越多，沸点越低。由于 C—X 键的极性使卤代烃分子具有极性(个别分子结构对称的除外，如四氯化碳)，因此卤代烃比相应的烷烃的熔点、沸点高。

3. 密度

卤代烃的密度也表现出随分子量增加而升高的规律。除氟代烃和氯代烃外，其他卤代烃的均密度大于 1。一些卤代烃的物理常数见表 9-1。

表 9-1　卤代烃的物理常数

烃基+X	氯代烃		溴代烃		碘代烃	
	沸点/℃	相对密度(d_4^{20})	沸点/℃	相对密度(d_4^{20})	沸点/℃	相对密度(d_4^{20})
CH_3X	−24.2		3.6		42.4	2.279
CH_3CH_2X	12.3		38.4	1.440	72.3	1.933
$CH_3CH_2CH_2X$	46.6	0.890	71.0	1.335	102.5	1.747
$(CH_3)_2CHX$	34.8	0.859	59.4	1.310	89.5	1.705
$CH_3(CH_2)_3X$	78.4	0.884	101.6	1.276	130.5	1.617
$CH_3CH_2(CH_3)CHX$	68.3	0.871	91.2	1.258	120	1.595
$(CH_3)_2CHCH_2X$	68.8	0.875	91.4	1.261	121	1.605
$(CH_3)_3CX$	50.7	0.840	73.1	1.222	100(分解)	—
$CH_3(CH_2)_4X$	108	0.883	130	1.223	157	1.517
CH_3CHX_2	40	1.336	99	2.49	180(分解)	3.325
CHX_3	61	1.489	151	2.89	升华	4.008
CX_4	77	1.595	189.5	3.42	升华	4.32

4. 溶解度

所有卤代烃都不溶于水而易溶于乙醇、乙醚等有机溶剂中。有些卤烃本身也是常用的有机溶剂，如二氯甲烷、二氯乙烷、氯仿、四氯化碳、二氯乙烯、四氯乙烯等。卤代烃溶剂具有密度小、沸点低、易挥发、不易燃、难溶于水等特点，属于弱极性溶剂，主要用于提取生物碱、苷类等亲脂性有机物。

5. 毒性

大部分卤代烃有毒，经皮肤接触后，侵害神经中枢或作用于内脏器官，引起中毒，如溴乙烷中毒可表现出面部潮红，瞳孔扩大，脉搏加快以及头痛、眩晕等症状，严重者有四肢震颤、呼吸困难、发绀、虚脱等症状，并且临床上尚无溴乙烷中毒的特效解毒剂。所以使用时要注意通风和防护。

此外，卤代烃在铜丝上燃烧时能产生绿色火焰，可用于卤代烃的定性鉴定(氟代烃除外)。

第三节　卤代烃的化学性质

卤原子是卤代烃的官能团，卤代烃的许多化学性质都是由于卤原子的存在而引起的。由于卤素原子吸引电子能力强、电负性较大，所以 C—X 键的共用电子对向卤原子偏移，$C^{\delta+} \rightarrow X^{\delta-}$，因此 C—X 键是一种极性共价键。当与一些极性试剂作用时，C—X 键易断裂而发生反应。当烃基相同时，卤代烃的反应活性一般为：R—I＞R—Br＞R—Cl＞R—F。

一、亲核取代反应

由于 C 原子与 X 原子的电负性不同，C—X 键的共用电子对偏向卤原子，使卤原子带有部分负电荷，碳原子带有部分正电荷，因此 α-碳原子易受到带负电荷试剂或含有未共用电子对试剂的进攻，使 C—X 键发生异裂，卤原子以负离子形式离去。NH_3、OH^- 等具有较大电子云密度的试剂，易进攻带部分正电荷的碳原子，这些试剂称为亲核试剂，通常用 Nu^- 或Nu∶表示。由亲核试剂进攻带部分正电荷的碳原子而引起的取代反应，称为亲核取代反应(nucleophilic substitution reaction)，可以用通式表示为：

$$\gt\overset{\delta^+}{C}—\overset{\delta^-}{X} + Nu^- \longrightarrow \gt\overset{\delta^+}{C}—\overset{\delta^-}{Nu} + X^-$$

在一定条件下(常为碱性条件)，卤代烃分子中的卤原子可被 OH^-、OR^-、CN^-、NH_3、ONO_2^- 等原子或原子团所替代，生成相应的烃的衍生物。

1. 水解反应

将卤代烃与强碱(氢氧化钠、氢氧化钾)的水溶液共热，卤原子被羟基(—OH)取代生成醇。此反应也称为卤代烃的水解反应。

$$RX + NaOH \xrightarrow[\triangle]{H_2O} ROH + NaX$$

$$CH_3CH_2Cl + NaOH \xrightarrow[\triangle]{H_2O} CH_3CH_2OH + NaCl$$

卤代烃的水解反应活性顺序：伯卤代烃＞仲卤代烃＞叔卤代烃。

2. 氰解反应

卤代烷和氰化钠或氰化钾(剧毒)在醇溶液中反应生成腈。氰基经水解可以生成羧基(—COOH)，用于制备羧酸及其衍生物，该反应是有机合成中增长碳链的方法之一。

$$RX + NaCN \longrightarrow RCN + NaX$$

$$RCN + H_2O \xrightarrow{H^+/OH^-} RCOOH$$

如：

$$CH_3CH_2CH_2I + NaCN \xrightarrow{乙醇} CH_3CH_2CH_2CN + NaI$$

$$CH_3CH_2CH_2CN + H_2O \xrightarrow{H^+/OH^-} CH_3CH_2CH_2COOH$$

3. 氨解反应

卤代烃与 NH_3 反应生成相应的铵盐，经氢氧化钠等强碱处理可制得胺。这是制备胺类化合物的方法之一，但生成的 RNH_2 可继续与卤代烃反应生成各种胺的混合物，分离和提纯都比较困难，因而这一方法的应用受到很大的限制。

$$RX + 2NH_3 \longrightarrow RNH_2 + NH_4X$$

$$CH_3CH_2CH_2CH_2I + 2NH_3 \longrightarrow CH_3CH_2CH_2CH_2NH_2 + NH_4I$$

4. 醇解反应

卤代烷与醇钠在加热条件下生成醚。这是制备醚的一种常用方法，称为威廉姆森(Williamson)合成法。

$$RX + NaOR' \longrightarrow ROR' + NaX$$

$$CH_3CH_2Br + NaOCH(CH_3)_2 \longrightarrow CH_3CH_2OCH(CH_3)_2 + NaBr$$

叔卤代烷与醇钠作用不能生成醚，而是发生消除反应生成烯烃。

5. 与硝酸银反应

卤代烷与硝酸银乙醇溶液作用生成硝酸酯和卤化银沉淀。如：

$$RX + AgNO_3 \xrightarrow{CH_3CH_2OH} RONO_2 + AgX\downarrow$$

$$CH_3CH_2Cl + AgNO_3 \xrightarrow{CH_3CH_2OH} CH_3CH_2ONO_2 + AgCl\downarrow$$

不同卤代烷与硝酸银反应的速率不同，叔卤代烷在常温下与硝酸银作用，仲卤代烷和伯卤代烷在加热条件下才能反应；当烷基相同时，卤代烷的反应活性顺序为：R—I＞R—Br＞R—Cl。此反应可根据反应速率及卤化银的颜色不同而用于卤代烃的鉴别。

6. 卤代烃的亲核取代反应历程

在碱性溶液催化下，不同卤代烃的水解反应是按以下两种不同反应历程进行的。

(1) 单分子亲核取代反应

以叔丁基溴水解反应为例，该取代反应分两步完成。

第一步，叔丁基溴中 C—Br 键发生异裂，生成叔丁基碳正离子和溴负离子，此步反应的反应速率很慢，是整个反应的反应速率的决定步骤。

$$(CH_3)_3C\text{—}Br \xrightarrow{慢} (CH_3)_3C^+ + Br^-$$

第二步，生成的叔丁基碳正离子很快与进攻试剂结合生成叔丁醇。

$$(CH_3)_3C^+ + OH^- \xrightarrow{快} (CH_3)_3C\text{—}OH$$

该反应在动力学上属于一级反应，决定整个反应速率的是第一步反应，反应速率只与叔丁基溴的浓度有关，速率方程为 $v=k[(CH_3)_3CBr]$，故称为单分子亲核取代反应，简写

为 S_N1。

S_N1 反应历程的特点是：①反应速率只与卤代烃的浓度有关，不受亲核试剂浓度的影响；②反应分两步进行；③决定反应速率中的一步中有活性中间体碳正离子生成。

（2）双分子亲核取代反应

以溴甲烷水解反应为例，该取代反应一步完成，属于基元反应。

$$CH_3Br + OH^- \longrightarrow CH_3OH + Br^-$$

该反应属于二级反应，反应速率与两种反应物溴甲烷及碱的浓度均有关，速率方程式为 $v=k[CH_3Br][OH^-]$，称为双分子亲核取代反应，简写为 S_N2。在该过程中，OH^- 从溴原子背后进攻带部分正电荷的 α-碳原子，形成一个中间过渡状态，C—O 键逐渐形成与 C—Br 键逐渐断裂同时进行。

$$OH^- + H_3C\text{—}Br \xrightarrow{慢} [HO\cdots CH_3 \cdots Br] \xrightarrow{快} HO\text{—}CH_3 + Br^-$$

S_N2 反应历程的特点是：①反应速率与卤代烃、亲核试剂二者的浓度均有关；②旧键的断裂与新键的形成同时进行，反应一步完成。

二、消除反应

有机物分子中脱去一个小分子（如 HX、H_2O、NH_3 等）生成不饱和化合物的反应称为消除反应（elimination reaction）。卤代烷与强碱的醇溶液共热，分子中脱去一分子卤化氢，生成烯烃。如：

$$\underset{\beta}{CH_3\text{—}\underset{|}{\overset{}{CH}}}\text{—}\underset{\alpha}{CH_2Cl}\ (\text{其中 }\beta\text{-H 与 }\alpha\text{-Cl 脱去}) + NaOH \xrightarrow[\triangle]{CH_3CH_2OH} CH_3CH{=}CH_2 + NaCl + H_2O$$

反应中，卤代烷除 α-碳原子上脱去 X 外，还从 β-碳上脱去 H 原子，故又称 β-消除反应。消除反应的难易与卤代烷的结构有关，不同卤代烷发生消除反应的活性次序：叔卤代烷＞仲卤代烷＞伯卤代烷。

消除反应也存在消除方向问题，结构不对称的仲卤代烷和叔卤代烷发生消除反应可生成两种不同的烯烃。如：

$$CH_3\text{—}\overset{\beta}{CH_2}\text{—}\overset{\alpha}{CH}(Br)\text{—}\overset{\beta'}{CH_3} \xrightarrow[\triangle]{NaOH/乙醇} \begin{cases} CH_3\text{—}CH{=}CH\text{—}CH_3 & \text{2-丁烯(81\%)} \\ CH_3\text{—}CH_2\text{—}CH{=}CH_2 & \text{1-丁烯(19\%)} \end{cases}$$

$$CH_3\text{—}\overset{\beta}{CH_2}\text{—}\overset{\alpha}{C}(CH_3)(Br)\text{—}\overset{\beta'}{CH_3} \xrightarrow[\triangle]{NaOH/乙醇} \begin{cases} CH_3\text{—}CH{=}C(CH_3)\text{—}CH_3 & \text{2-甲基-2-丁烯(71\%)} \\ CH_3\text{—}CH_2\text{—}C(CH_3){=}CH_2 & \text{2-甲基-1-丁烯(29\%)} \end{cases}$$

从以上所述和大量实验表明：卤代烷脱卤化氢时，氢原子总是从含氢较少的 β-碳上脱除，生成双键碳上连接烃基较多的烯烃。这个经验规律称为扎依采夫（Saytzeff）规则。

卤代烷与强碱共热时，消除反应与取代反应往往同时发生，并相互竞争。在取代反应中，试剂进攻的是α-碳原子；在消除反应中，试剂进攻的是β-碳上的氢原子。当卤代烃水解时不可避免地会有消除卤化氢的副反应发生；同样，消除卤化氢时也会有水解产物生成。

$$\underset{\beta}{R-CH_2}-\underset{\alpha}{CH_2}-X \xrightarrow{-X^-} R-\underset{\beta}{\overset{H \leftarrow OH^-}{CH}}-\underset{\alpha \leftarrow OH^-}{\overset{+}{CH_2}} \longrightarrow \begin{cases} RCH_2CH_2OH \\ RCH=CH_2 \end{cases}$$

究竟哪种反应占优势？取决于卤代烷的分子结构和反应条件。一般认为：

① 卤代烃的分子结构　伯卤代烷与亲核试剂之间易发生取代反应，叔卤代烷易发生消除反应，仲卤代烷则二者兼而有之；

② 亲核试剂的种类　亲核试剂的碱性越强，浓度越大，越有利于消除反应，反之，则有利于取代反应；

③ 反应溶剂的影响　弱极性溶剂有利于消除反应，强极性溶剂有利于取代反应；

④ 反应温度的影响　反应温度越高，越有利于消除反应。

因此，卤代烷的水解反应宜在 NaOH 的水溶液中进行，而消除反应更宜在热的 KOH 醇溶液中进行。

三、卤代烃与金属的反应

卤代烃可以与 K、Na、Mg、Al、Li 等金属反应生成金属有机物，如卤代烃和金属镁在无水乙醚中反应，生成性质非常活泼的有机镁化合物，称为格林纳(V. Grignard)试剂，简称格氏试剂。

$$RX + 2Li \xrightarrow{\text{己烷}} RLi + LiX$$

$$RX + 2Na \longrightarrow RNa + NaX$$

$$RX + Mg \xrightarrow{\text{无水乙醚}} RMgX$$

在制备格氏试剂时，生成格氏试剂的反应速率与卤代烃的结构和种类有关。卤素相同，烃基不同的卤代烃，其反应速率为：伯卤代烷＞仲卤代烷＞叔卤代烷；烃基相同，卤原子不同的卤代烃，其反应速率为：R—I＞R—Br＞R—Cl。实验室常用溴代烃制取格氏试剂。

$$CH_3CH_2Br + Mg \xrightarrow[\triangle]{\text{无水乙醚}} CH_3CH_2MgBr$$

但由于格氏试剂中 C—Mg 键具有强极性，使 C 原子带有部分负电荷，所以其性质非常活泼，是有机合成中重要的强亲核试剂。格氏试剂遇水、醇、卤化氢等含活泼氢的物质时，立即作用生成相应的烃，因此在制备格氏试剂时不能与空气、水等接触；格氏试剂在乙醚中稳定，因为它可与乙醚生成配合物；制备格氏试剂的溶剂除无水乙醚外，还可以用四氢呋喃；反应体系要尽可能与空气隔绝，常用氮气作保护。

$$RMgX + \begin{cases} \xrightarrow{H_2O} Mg(OH)X + RH \\ \xrightarrow{HOR'} R'OMgX + RH \\ \xrightarrow{NH_3} H_2NMgX + RH \\ \xrightarrow{HX} MgX_2 + RH \\ \xrightarrow{R'C\equiv CH} R'C\equiv CMgX + RH \\ \xrightarrow{CO_2} RCOOMgX \xrightarrow{H_2O} RCOOH \end{cases}$$

第四节　不饱和卤代烃与重要的卤代烃

一、不饱和卤代烃

不饱和卤代烃主要是卤代烯烃，根据卤原子与双键的相对位置不同，可分为以下三种类型。

1. 乙烯型卤代烯烃($RCH=CHX$)

这类化合物的结构特征是卤原子直接连在双键碳原子上。例如：

$$CH_2=CH-X \qquad C_6H_5-X$$

这类不饱和卤代烃中的卤原子很不活泼，一般条件下难以发生取代反应。如氯乙烯($CH_2=CHCl$)、氯苯与硝酸银醇溶液在加热的条件下也不发生反应。

2. 烯丙型卤代烯烃 ($RCH=CHCH_2X$)

这类化合物的结构特点是卤原子与双键相隔一个饱和碳原子。例如：

$$CH_2=CH-CH_2-X \qquad C_6H_5-CH_2-X$$

这类卤代烃中的卤原子比较活泼，易发生取代反应，其反应活性略强于叔卤代烷。如3-氯丙烯(也称烯丙基氯，$CH_2=CHCH_2Cl$)、氯化苄(也称苄氯)与硝酸银醇溶液在室温下就能反应生成白色的氯化银沉淀。

3. 隔离型卤代烯烃 [$CH_2=CH(CH_2)_nX, n>1$]

这类化合物的结构特点是卤原子与双键相隔2个或多个饱和碳原子，距离较远，也称孤立型卤代烯烃。例如：

$$CH_2=CH-CH_2CH_2-X \qquad C_6H_5-CH_2CH_2-X$$

这类卤代烯烃由于双键与卤原子之间距离较远，相互之间影响较小，卤原子的活性与卤代烷的卤原子相似，要加热才能发生取代反应。如4-氯-1-丁烯 ($CH_2=CHCH_2CH_2Cl$) 与硝酸银醇溶液作用，必须加热，才有氯化银沉淀生成。

所以，常见不饱和卤代烃的活性顺序如下：

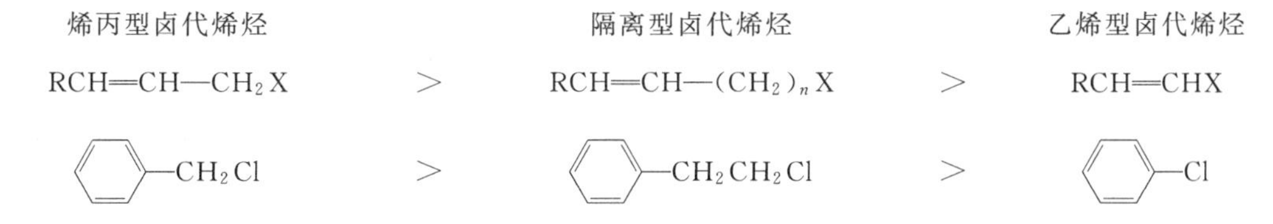

为什么会表现出这样的活性次序？在乙烯型卤代烯烃分子中，卤原子与双键形成p-π共轭，p轨道上的电子与π电子发生电子离域，使得C—X键的极性有所降低，变得更加牢固，结构如下：

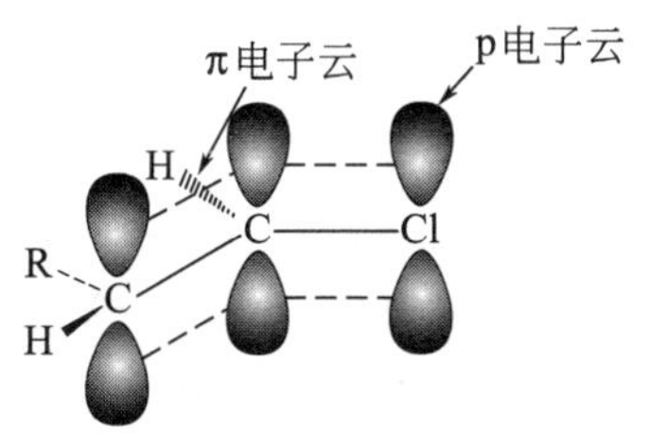

所以，乙烯型卤代烯烃中的卤原子很不活泼。

p-π 共轭效应使得卤代烃的性质产生了明显的变化，下列数值可以清楚地说明这种变化。

	氯乙烷	氯乙烯
	$CH_3CH_2—Cl$	$CH_2=CH—Cl$
偶极矩	6.84×10^{-30} C•m	1.84×10^{-30} C•m
C—Cl 键长	1.77×10^{-10} m	1.72×10^{-10} m

而在烯丙型卤代烯烃分子中，卤原子与碳碳双键之间由于相隔一个饱和碳原子而不能形成共轭体系，但当 $C^{\delta+}\rightarrow X^{\delta-}$ 键发生异裂后，产生 $C^{\delta+}$ 离子，碳原子的杂化状态由原来的 sp^3 杂化转化为 sp^2 杂化，从而 $C^{\delta+}$ 的空轨道与双键可形成 p-π 共轭，使 $RCH=CHCH_2{}^{\delta+}$ 中的正电荷及 π 电子云都得到分散，使碳正离子趋向稳定而有利于取代反应的进行。结构如下：

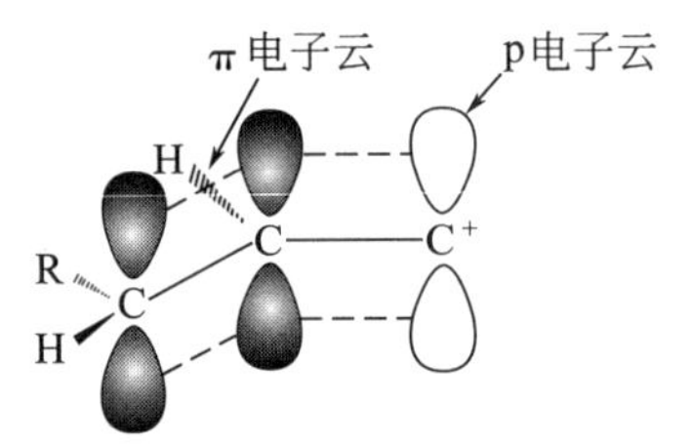

在隔离型卤代烯烃分子中，卤素与双键的位置距离较远，不能形成共轭体系，诱导效应也由于距离较远而很微弱，卤原子与双键之间相互影响不大，所以它的反应活性与卤代烷相似。

二、重要的卤代烃

1. 三氯甲烷

三氯甲烷($CHCl_3$)又称氯仿，是一种无色、味微甜的挥发性液体，沸点 61.7℃，比水重，不溶于水，是一种不燃性的有机溶剂。氯仿能溶解许多高分子化合物，如油脂、有机玻璃、橡胶等，是优良的有机溶剂。氯仿在日光条件下，能逐渐被氧化成剧毒的光气。

$$2CHCl_3 + O_2 \xrightarrow{光照} 2\ \mathrm{Cl_2C{=}O} + 2HCl$$

故氯仿必须保存于密闭的棕色瓶中，并通常加入 1% 的乙醇以破坏可能产生的光气。

$$2C_2H_5OH + \mathrm{Cl_2C{=}O} \longrightarrow \mathrm{(C_2H_5O)_2C{=}O} + 2HCl$$

碳酸二乙酯(无毒)

氯仿是最早使用的全身麻醉药之一，早在 1847 年就用于外科手术的麻醉，但因其对心脏、肝脏的毒性较大，目前临床已不再使用。

2. 四氯甲烷

四氯甲烷(CCl_4)又称四氯化碳，是一种无色液体，沸点 76.5℃，比水重，不能燃烧。由于 CCl_4 的沸点不高，遇火容易挥发，而且蒸气比空气重，能把燃烧的物质覆盖，使之与空气隔绝而熄灭火焰。因此它是常用的灭火剂，主要用于油类及电器设备灭火。但它的蒸气有毒，并且在500℃以上时，能与水反应，生成光气，因此用作灭火剂时，必须注意保持空气流通，以防中毒。

四氯化碳也是良好的有机溶剂，能溶解油脂、树脂、橡胶等物质，但毒性较强能损害肝脏，使用时要加以防护。

3. 氟利昂

氟利昂是氟氯烷的俗称，为几种氟氯代甲烷和氟氯代乙烷的总称，其中最常见的是氟利昂-12（CF_2Cl_2 学名二氟二氯甲烷），商品代号 F-12。熔点为－155℃，沸点为－29.8℃。相对密度为 1.486（－30℃）。常温时为无色气体，略有香味，无毒性，稍溶于水，易溶于乙醇和乙醚，与酸、碱不反应，具有较高的化学稳定性，汽化热大，加压容易液化。被广泛应用在冷冻设备和空气调节装置中作制冷剂（冷媒）或灭火剂等。但是恰恰由于氟氯烃性质稳定，不易被消除，长期使用后，大气中滞留的氟氯烃逐年递增，并随气流上升，在平流层吸收260nm 波长的光线发生分解，生成活性较大的氯原子（氯的自由基），氯自由基 Cl·引发自由基反应而对臭氧层产生长久的破坏作用，从而使臭氧层变薄或出现臭氧空洞，使更多的紫外线照射到地球表面，危害地球上的人类、动物和植物。有关反应为：

$$O_3 \underset{光}{\overset{光}{\rightleftharpoons}} O_2 + O\cdot$$

$$Cl\cdot + O_3 \longrightarrow ClO\cdot + O_2$$

$$ClO\cdot + O\cdot \longrightarrow Cl\cdot + O_2$$

$$总反应：2O_3 \longrightarrow 3O_2$$

所以《保护臭氧层维也纳公约》《关于消耗臭氧层物质的蒙特利尔议定书》等国际公约决定减少并逐步停止氟氯烃的生产和使用，以保护人类的生存环境。如近年来氟利昂-12 已逐步被新的不含氯的冷媒 R_{134a}（四氟乙烷 $C_2H_2F_4$）等所替代。

4. 氟烷

氟烷是药物名称，化学式为：$CF_3CHClBr$，化学名称是 1,1,1-三氟-2-氯-2-溴乙烷，又称三氟氯溴乙烷，是一种无色、易流动的重质液体。有类似氯仿的气味，味甜。相对密度为1.87～1.875，沸点为 50.2℃，微溶于水。氟烷有麻醉作用，并且其麻醉强度比乙醚强 2～4 倍，比氯仿强 1.5～2 倍，其诱导期短、苏醒快，对黏膜无刺激性，对肝、肾功能不会造成持久性损害；是目前医学上应用的吸入式全身麻醉药之一。

5. 聚氯乙烯和聚四氟乙烯

聚氯乙烯简称 PVC，是由氯乙烯聚合生成的白色粉末状固体高聚物。聚氯乙烯是一种常用塑料，具有耐化学腐蚀、耐磨、电绝缘性好、抗水性好、不易燃烧、不易被氧化等优良性能，常用于制造管材、薄膜等，在生产和生活中用途极为广泛。

$$\underset{氯乙烯}{nCH_2{=}CHCl} \xrightarrow{过氧化物} \underset{聚氯乙烯}{\left[CH_2-\underset{\substack{|\\Cl}}{CH} \right]_n} \quad n=800\sim1000$$

聚四氟乙烯简称 PTFE，是四氟乙烯单体在催化剂（过硫酸铵）的作用下聚合而成的一种全氟高聚物，分子量可高达 50 万～200 万。聚四氟乙烯有优良的耐高温和耐低温的性能，在－260℃低温时仍有韧性，在 250℃以下长时间加热其机械性能无任何变化；它有非常好的疏水、疏油性，绝缘性能好，是良好的电气绝缘材料；其化学稳定性超过一切塑料，在强酸、强碱、强氧化剂，甚至王水中都不发生反应，故有“塑料王”的美称，商品名为“特氟龙”（Teflon）。聚四氟乙烯很适合用于制造化学仪器，应用于耐腐蚀设备以及制造雷达、高频通信器材等，也可用于抽丝。分散液可用作各种材料的绝缘浸液和金属、玻璃、陶器表面的防腐蚀涂料等。北京奥运场馆“水立方”的外墙材料就是聚四氟乙烯。

学习小结

1. 学习方法：注重对所学知识的理解和应用，卤代烃是烃和其他有机化合物的知识纽带，要能前后联系，对比学习。

2. 基本概念：卤代烃的定义、消除反应的定义。

3. 基本知识点：卤代烃与强碱水溶液共热易发生取代反应，与强碱醇溶液共热易发生消除反应；不对称的仲卤代烃和叔卤代烃发生消除反应时，遵循扎依采夫规则。不同类型的卤代烃发生亲核取代反应的活性次序为：烯丙型卤代烯烃＞隔离型卤代烯烃＞乙烯型卤代烯烃。

（姜洪丽）

复习题

一、选择题

1. 下列反应属于消除反应的是（　　）。

A. 1-溴丁烷与氢氧化钠的醇溶液共热　　B. 碘甲烷与乙醇钠作用

C. 丙烯加溴化氢　　D. 乙炔与溴作用

2. 下列有机物中，不属于卤代烃的是（　　）。

A. 2-氯丙烷　　B. 硝基苯　　C. 氯仿　　D. 四氯化碳

3. 卤代烃与强碱水溶液共热发生（　　）。

A. 加成反应　　B. 取代反应　　C. 消除反应　　D. 氧化反应

4. 常用于表示格氏试剂的通式是（　　）。

A. $RMgR'$　　B. $RMgX$　　C. RX　　D. MgX_2

5. 仲卤烷、叔卤烷发生消除反应生成烯烃，遵循（　　）。

A. 马氏规则　　B. 反马氏规则　　C. 次序规则　　D. 扎依采夫规则

6. 与 $AgNO_3$ 乙醇溶液反应，立即生成白色沉淀的是（　　）。

A. 氯苯　　B. 氯化苄　　C. 4-氯-1-丁烯　　D. 氯乙烯

7. 叔丁基溴与 KOH 醇溶液共热，主要发生（　　）。

A. 亲核取代反应　　B. 亲电取代反应　　C. 加成反应　　D. 消除反应

8. 有利于卤代烃发生消除反应的条件是（　　）。

A. 高温　　B. 弱碱性溶剂　　C. 强极性溶剂　　D. 低温

9. 卤代烃与氨反应的产物是（　　）。

A. 腈　　B. 胺　　C. 醇　　D. 醚

10. 烃基相同时，RX 与 $NaOH(H_2O)$反应速率最快的是（　　）。

A. RF　　B. RCl　　C. RBr　　D. RI

11. 卤代烃中常用作灭火剂的是（　　）。

A. 三氯甲烷　　B. 氟烷　　C. 四氯化碳　　D. 三碘甲烷

12. 组成为 $C_3H_6Br_2$ 的卤代烃，可能存在的同分异构体有（　　）。

A. 三种　　B. 四种　　C. 五种　　D. 六种

二、简答题

1. 用化学方法鉴别下列各组化合物

（1）2-氯丙烷　　2-溴丙烷　　2-碘丙烷

（2）1-氯丙烯　　3-氯丙烯　　4-氯-1-丁烯

（3）氯苯　　氯化苄

2. 命名或写出下列化合物的结构式

(1) $CH_3CH_2\underset{\displaystyle CH_3}{\underset{|}{C}}HCH_2\underset{\displaystyle Br}{\underset{|}{C}}HCH_3$

(2) $CH_3CH_2CH{=}\underset{\displaystyle Cl}{\underset{|}{C}}CH_2\underset{\displaystyle CH_3}{\underset{|}{C}}HCH_3$

(3) $C_6H_5{-}CH_2Cl$

(4) $CH_3CH_2\underset{\displaystyle CH_3}{\underset{|}{C}}HCH_2\underset{\displaystyle CH_2Cl}{\underset{|}{C}}HCH_3$

(5) 1,4-二氯苯　(6) 丙烯基溴　(7) 4-溴-2-戊烯　(8) 2-氯甲苯

3. 完成下列反应方程式

(1) $CH_3CH_2CH_2Br + NaOH \xrightarrow[\triangle]{H_2O}$

(2) $CH_3CH_2\underset{\displaystyle Cl}{\underset{|}{C}}HCH_3 + KOH \xrightarrow[\triangle]{CH_3CH_2OH}$

(3) $CH_3CH_2Br + Mg \xrightarrow{无水乙醚} ? \xrightarrow{H_2O}$

(4) $CH_3CH_2Cl + AgNO_3 \xrightarrow{CH_3CH_2OH}$

第十章 醇 酚 醚

Chapter 10

学习目标

1. 掌握：醇、酚、醚的定义和结构；醇的分类和命名；醇和酚的主要化学性质。

2. 熟悉：低级醇的物理性质；酚和醚的分类；醚的性质。

3. 了解：医学上常见的醇、酚和醚类化合物。

醇、酚、醚是由C、H、O三种元素组成的烃的衍生物。它们是与医药关系密切的三种不同有机化合物，例如，大家熟悉的消毒酒精就是体积分数为0.75的乙醇水溶液；医院用于手、器械和环境消毒以及处理排泄物的“来苏儿”是50%的甲酚的三种异构体混合物的肥皂溶液；乙醚在部分医学实验中被用作小动物的麻醉剂。

第一节 醇

醇是烃分子中的饱和碳原子上的氢被羟基取代后生成的化合物。醇的官能团羟基(—OH)常称作为醇羟基。醇的通式为R—OH。

一、醇的分类和命名

1. 分类

醇有多种分类方法，常用的分类方法有三种。

(1) 根据羟基所连的烃基结构不同分为脂肪醇、脂环醇、芳香醇，其中脂肪醇又可分为饱和脂肪醇与不饱和脂肪醇。

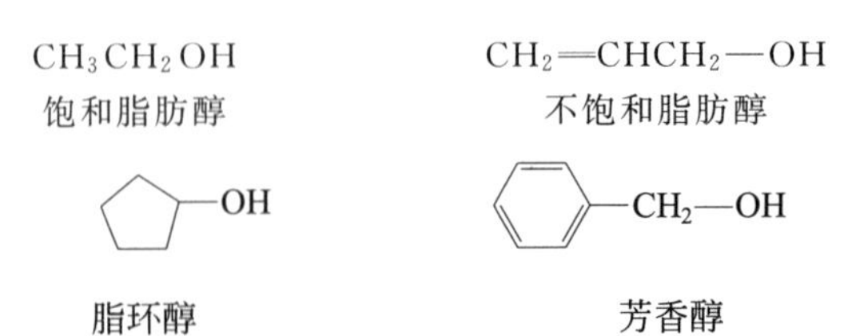

(2) 根据羟基所连的碳原子类型不同，可将醇分为伯醇(1°醇)、仲醇(2°醇)和叔醇(3°醇)。

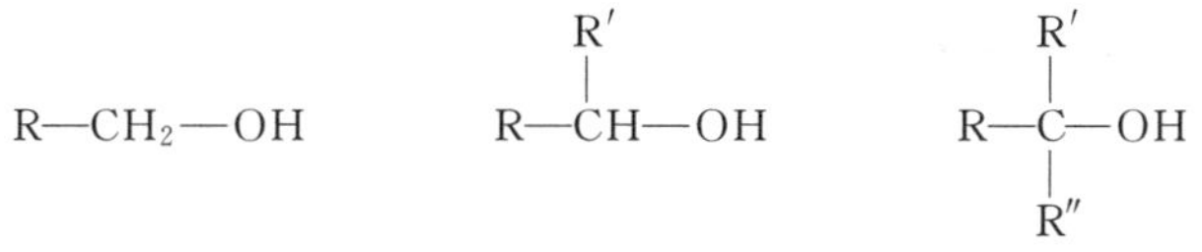

$$R—CH_2—OH \qquad R—\underset{}{\overset{R'}{\overset{|}{C}H}}—OH \qquad R—\underset{\underset{R''}{|}}{\overset{R'}{\overset{|}{C}}}—OH$$

伯醇　　仲醇　　叔醇

（3）根据分子中所含的羟基的数目，可将醇分为一元醇、二元醇等，含2个以上羟基的醇称为多元醇。

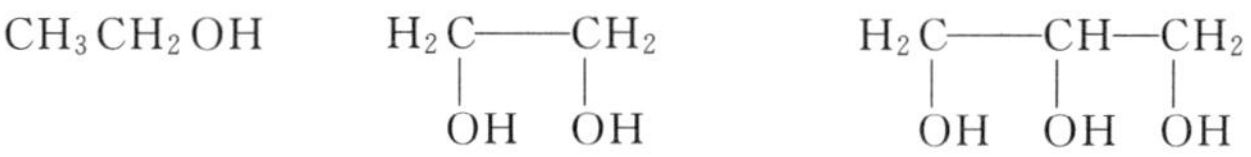

$$CH_3CH_2OH \qquad \underset{OH}{\underset{|}{H_2C}}——\underset{OH}{\underset{|}{CH_2}} \qquad \underset{OH}{\underset{|}{H_2C}}——\underset{OH}{\underset{|}{CH}}—\underset{OH}{\underset{|}{CH_2}}$$

一元醇　　二元醇　　多元醇

2. 命名

（1）普通命名法

普通命名法适用于结构较简单的醇，是根据与羟基所连的烃基的名称来命名。例如：

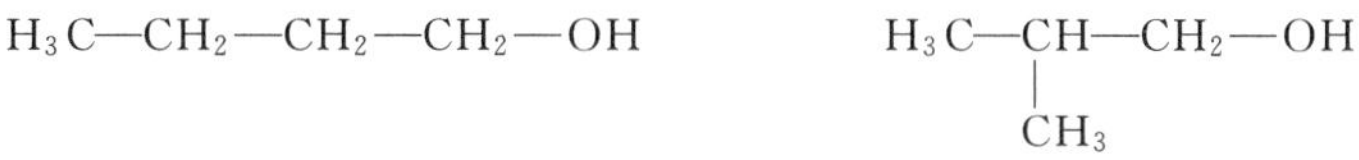

$$H_3C—CH_2—CH_2—CH_2—OH \qquad H_3C—\underset{CH_3}{\underset{|}{CH}}—CH_2—OH$$

正丁醇　　异丁醇

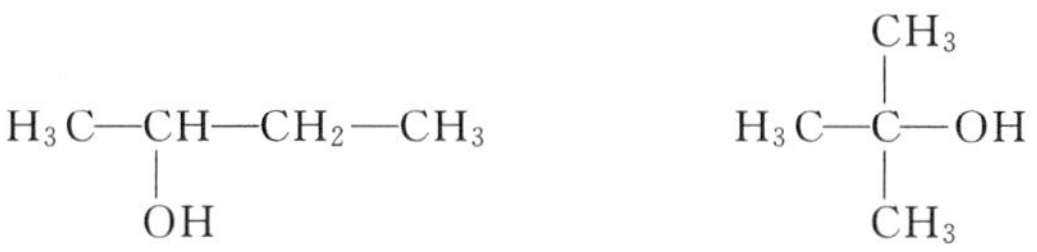

$$H_3C—\underset{OH}{\underset{|}{CH}}—CH_2—CH_3 \qquad H_3C—\underset{CH_3}{\underset{|}{\overset{CH_3}{\overset{|}{C}}}}—OH$$

仲丁醇　　叔丁醇

环己醇（环己基—OH）　　苯甲醇（苄醇）（$C_6H_5—CH_2—OH$）

（2）系统命名法

对于结构复杂的醇，采用系统命名法命名。

① 脂肪醇的命名　选择分子中包含连有羟基碳原子的最长碳链为主链，根据主链所含碳原子数目称为“某醇”。从靠近连有羟基碳原子一端开始给主链碳原子依次编号。将羟基的位次用阿拉伯数字写在“某醇”的前面，并用短线隔开；如有取代基，则将取代基的位次、数目及名称写在醇的名称前面。例如：

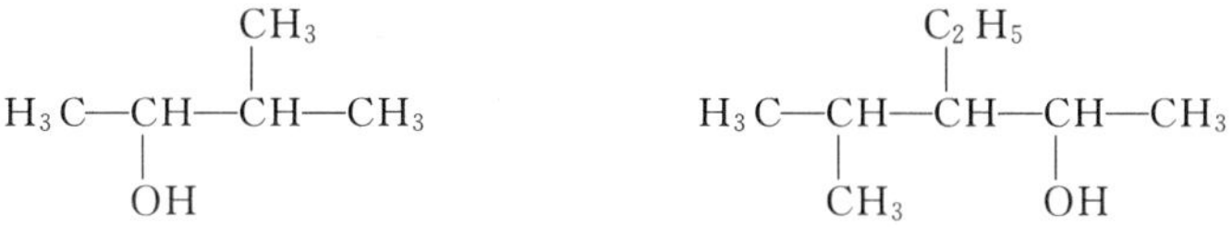

$$H_3C—\underset{OH}{\underset{|}{CH}}—\overset{CH_3}{\overset{|}{CH}}—CH_3 \qquad H_3C—\underset{CH_3}{\underset{|}{CH}}—\overset{C_2H_5}{\overset{|}{CH}}—\underset{OH}{\underset{|}{CH}}—CH_3$$

3-甲基-2-丁醇　　4-甲基-3-乙基-2-戊醇

② 不饱和一元醇的命名　选择包含连有羟基碳原子和不饱和键（双键和叁键）碳原子在内的最长碳链为主链，按主链所含碳原子数目称为“某烯（或炔）醇”。例如：

$$CH_2{=}CH—\underset{OH}{\underset{|}{CH}}—CH_3 \qquad CH{\equiv}C—CH_2—CH_2—OH$$

3-丁烯-2-醇　　3-丁炔-1-醇

③ 脂环醇的命名　可按脂环烃基的名称后加“醇”来命名，从与羟基所连的环碳原子

开始编号，并尽可能使环上取代基处在较小位次。例如：

环己醇　　　　3-甲基环戊醇

④ 芳香醇的命名　则以脂肪链(侧链)为母体，芳香环为取代基来命名。例如：

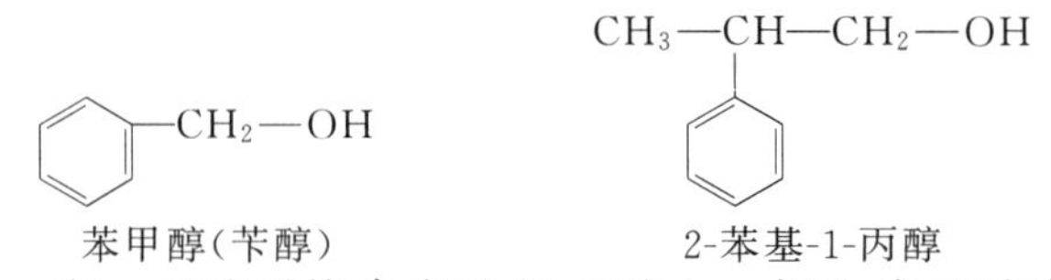

苯甲醇(苄醇)　　　　2-苯基-1-丙醇

⑤ 多元醇的命名　在一元醇系统命名法的基础上，标出多元醇中羟基的位次，并根据羟基数目，称作“某几醇”。

```
CH2—CH2          CH2—CH—CH2          CH2—CH2—CH2
|    |           |    |    |         |          |
OH   OH          OH   OH   OH        OH         OH
 乙二醇              丙三醇              1,3-丙二醇
```

二、醇的物理性质

常温常压下，$C_1 \sim C_3$ 的醇是具有酒味的挥发性无色液体，$C_4 \sim C_{11}$ 的醇是具有不愉快气味的油状液体，C_{12} 以上的醇为无嗅无味的蜡状固体，密度小于水（表 10-1）。

由于醇和醇分子之间、醇和水分子之间都可以形成氢键，因此，低级醇的沸点比分子量相近的烷烃高得多。例如，甲醇(分子量 32)的沸点为 64.7℃，而乙烷(分子量 30)的沸点为 −88.6℃，二者沸点相差 153.3℃，这是因为醇在液态时分子间能形成氢键，以缔合形式存在的缘故。醇在水中的溶解度取决于烃基的疏水性和羟基的亲水性，低级醇及多元醇能与水无限混溶，随烃基的增大，溶解度明显下降。

氢键

表 10-1　部分常见醇的物理性质

名称	化合物	熔点/℃	沸点/℃	相对密度(d_4^{20})
甲醇	CH_3OH	−97.8	64.7	0.792
乙醇	CH_3CH_2OH	−117.3	78.3	0.789
丙醇	$CH_3CH_2CH_3OH$	−126.0	97.8	0.804
异丙醇	$(CH_3)_2CHOH$	−88	82.3	0.789
正丁醇	$CH_3CH_2CH_2CH_2OH$	−89.6	117.7	0.810
环己醇	—OH	−24	161.5	0.949
苯甲醇	$C_6H_5CH_2OH$	−15	205	1.046
乙二醇	$HOCH_2CH_2OH$	−12.6	197.5	1.113
丙三醇	$HOCH_2CH(OH)CH_2OH$	−18	290	1.261

三、醇的化学性质

醇的化学性质主要由官能团羟基决定，同时也在一定程度上受烃基的影响。O—H 键和 C—O 键都是极性键，醇的反应主要发生在这两个部位，在反应中是 O—H 键断裂还是 C—O键断裂，决定于烃基的结构和反应条件。醇的烃基结构不同，反应活性不同。

$$R-\overset{|}{\underset{|}{C}}\,\vdots\,O\,\vdots\,H$$

此外，由于 α-H 原子和 β-H 原子有一定的活泼性，故它们还能发生氧化反应和消除反应。

1. 与活泼金属的反应

因为 O—H 是极性键，因此醇的性质与水相似，可与活泼金属(如 Na、K 等)反应，羟基上的氢原子被活泼金属置换，生成醇的金属化合物，并放出氢气和一定的热量。但由于醇分子中烃基的给电子诱导效应，使醇羟基的氢原子活性要比水分子的氢原子弱，因此醇的酸性比水弱，醇与金属钠反应时也比水缓和。在实验室，常利用此性质处理残余的金属钠，以防金属钠与水剧烈反应产生火花而引起火灾。

$$2ROH + 2Na \longrightarrow \underset{\text{醇钠}}{2RONa} + H_2\uparrow$$

醇钠是化学性质活泼的白色固体，呈强碱性，其碱性比氢氧化钠还强，不稳定，遇水迅速水解为醇和氢氧化钠，溶液滴入酚酞试液后呈红色。

例如，乙醇和金属钠的反应：

$$2CH_3CH_2OH + 2Na \longrightarrow \underset{\text{乙醇钠}}{2CH_3CH_2ONa} + H_2\uparrow$$

各种结构不同的醇与活泼金属反应的活性顺序为：甲醇>伯醇>仲醇>叔醇。

2. 与无机酸的反应

(1) 与氢卤酸的反应

醇与氢卤酸作用生成卤代烷和水。这是制备卤代烷的重要方法。

$$ROH + HX \rightleftharpoons RX + H_2O \quad X = Cl、Br、I$$

该反应的反应速率与氢卤酸的性质及醇的结构有关。它们的反应活性分别为：

HI>HBr>HCl；烯丙醇、苄醇>叔醇>仲醇>伯醇

$$R-\overset{\overset{\large R'}{|}}{\underset{\underset{\large R''}{|}}{C}}-OH + HCl \xrightarrow[\text{室温}]{ZnCl_2} R-\overset{\overset{\large R'}{|}}{\underset{\underset{\large R''}{|}}{C}}-Cl$$

$$R-\overset{\overset{\large R'}{|}}{CH}-OH + HCl \xrightarrow[\text{室温}]{ZnCl_2} R-\overset{\overset{\large R'}{|}}{CH}-Cl$$

$$R-CH_2-OH + HCl \xrightarrow[\triangle]{ZnCl_2} R-CH_2-Cl$$

所用的试剂为浓盐酸和无水氯化锌配置的溶液，称为卢卡斯(Lucas)试剂。低级一元醇可以溶于卢卡斯试剂，而反应产生的相应的卤代烷不溶，可以根据反应出现浑浊的快慢衡量不同结构的醇的反应活性。在室温下，叔醇很快反应，立刻浑浊；仲醇作用较慢，需静置片

刻才出现浑浊或分层；伯醇在室温下数小时也无浑浊或分层现象。

因此可以利用不同结构的醇与氢卤酸反应速率的快慢来鉴别含 6 个碳以下伯醇、仲醇和叔醇。

（2）与含氧无机酸的酯化反应

醇可与含氧无机酸（如硝酸、亚硝酸、硫酸和磷酸等）作用，分子间脱水生成无机酸酯。这种醇和酸作用脱水生成酯的反应称为酯化反应。例如，甘油（丙三醇）与硝酸作用生成甘油三硝酸酯，临床上称作硝酸甘油，具有扩张冠状动脉血管，缓解心绞痛的作用。

$$\begin{array}{l} CH_2-OH \\ | \\ CH-OH \\ | \\ CH_2-OH \end{array} + HONO_2 \xrightarrow{\text{浓 } H_2SO_4} \begin{array}{l} CH_2-ONO_2 \\ | \\ CH-ONO_2 \\ | \\ CH_2-ONO_2 \end{array} + 3H_2O$$

甘油（丙三醇）　　　　甘油三硝酸酯

硫酸与醇生成的硫酸酯有多种用途。低级醇的磷酸酯可作烷基化剂，高级醇的硫酸酯钠盐用作合成洗涤剂，人软骨中含有硫酸酯结构的硫酸软骨素。

磷酸与醇生成的磷酸酯广泛地存在于生物体内，具有重要的生理功能，例如，细胞的重要成分 DNA、RNA、磷脂中极重要的功能物质三磷酸腺苷（ATP）都含有磷酸酯的结构。另外还有许多磷酸酯是常用的农药。

3. 脱水反应

醇在浓硫酸或磷酸催化下加热可发生脱水反应。醇有两种脱水方式，分子内脱水生成烯烃，也可分子间脱水生成醚。醇的脱水方式取决于醇的结构和反应条件。

（1）分子内脱水

醇在较高温度下发生分子内脱水生成烯烃，属于 β-消除反应。例如，控制反应温度在 170℃时，乙醇发生分子内脱水生成乙烯。

$$\begin{array}{cc} H_2C & -CH_2 \\ | & | \\ \boxed{H} & \boxed{OH} \end{array} \xrightarrow[170^\circ C]{\text{浓}H_2SO_4} H_2C=CH_2 + H_2O$$

乙烯

仲醇和叔醇分子内脱水时，遵循扎依采夫（Saytzeff）规律，即主要产物是双键碳原子上连有较多烃基的烯烃。

$$\begin{array}{c} RCH_2CHCH_3 \\ | \\ OH \end{array} \xrightarrow[100^\circ C]{60\%H_2SO_4} \underset{\text{（主要产物）}}{RCH=CHCH_3} + \underset{\text{（次要产物）}}{RCH_2CH=CH_2}$$

不同结构的醇，发生分子内脱水反应的难易程度不同，其反应活性顺序为：

叔醇＞仲醇＞伯醇

（2）分子间脱水

控制反应温度在 140℃时，乙醇发生分子间脱水生成乙醚。

$$CH_3CH_2\boxed{OH + H}OCH_2CH_3 \xrightarrow[140^\circ C]{\text{浓}H_2SO_4} \underset{\text{乙醚}}{CH_3CH_2-O-CH_2CH_3} + H_2O$$

由此可见，醇的脱水反应受温度条件影响。较高温度条件下，有利于分子内脱水生成烯烃，较低温度条件下有利于分子间脱水生成醚。

醇的脱水方式还与醇的结构有关，如叔醇容易发生分子内脱水，主要产物是烯烃。

4. 氧化反应

在有机化合物分子中加入氧原子或脱去氢原子（即加氧脱氢）的反应都称为氧化反应。醇分子中由于受羟基影响，α-H 原子比较活泼，容易被氧化和羟基氢原子一起脱去，发生氧化反应。反应通式如下：

$$\underset{\text{伯醇}}{RCH_2OH} \xrightarrow{[O]} \underset{\text{醛}}{RCHO} \xrightarrow{[O]} \underset{\text{羧酸}}{RCOOH}$$

$$\underset{\text{仲醇}}{R-\underset{OH}{\underset{|}{CH}}-R'} \xrightarrow{[O]} \underset{\text{酮}}{R-\underset{O}{\underset{\|}{C}}-R'}$$

$$\underset{\text{叔醇}}{R-\overset{R'}{\overset{|}{\underset{OH}{\underset{|}{\overset{\alpha}{C}}}}}-R''} \xrightarrow{[O]} \text{不反应}$$

醇的氧化产物取决于醇的类型：伯醇氧化生成醛，醛可以继续氧化生成羧酸；仲醇氧化生成酮，通常酮不会继续被氧化；叔醇没有 α-H 原子，所以难以发生氧化反应。

[O] 代表氧化剂，醇氧化常用的氧化剂是 $K_2Cr_2O_7$ 的酸性水溶液，伯醇、仲醇被氧化成羧酸和酮，而橙红色的 $Cr_2O_7^{2-}$ 被还原为绿色的 Cr^{3+}。叔醇在同一条件下不发生反应，利用此反应可以区别伯醇、仲醇和叔醇。

交通警察使用的酒精监测仪中有经硫酸酸化处理的橙红色三氧化铬（CrO_3）的硅胶，如果被检司机喝过酒，呼出的气体中含有乙醇蒸气，乙醇会被三氧化铬氧化成乙醛，同时三氧化铬被还原成绿色的硫酸铬（Cr^{3+}）。分析仪中铬离子的颜色变化通过电子传感元件转换成电信号，显示被测者饮酒与否及饮酒的程度。

5. 多元醇的特性

多元醇分子中含有两个或两个以上的羟基，除了具有醇羟基的一般性质以外，由于羟基之间相互影响，多元醇还具有一些不同于一元醇的特性。例如，醇分子之间以及醇分子与水分子之间形成氢键的机会增多，所以低级多元醇的沸点比同碳原子数的一元醇高得多，同时，低级多元醇能与水以任意比例混溶，如乙二醇和丙三醇。羟基的增多还会增加醇的甜味，如丙三醇就有甜味，所以又称甘油。

（1）甘油铜反应

乙二醇、甘油等分子，是具有邻二醇结构的多元醇，能与新配制的氢氧化铜反应生成深蓝色的螯合物甘油铜，称为甘油铜反应。

$$\begin{array}{l} CH_2-OH \\ | \\ CH-OH \\ | \\ CH_2-OH \end{array} + Cu(OH)_2 \longrightarrow \begin{array}{l} CH_2-O \\ |\qquad\quad \searrow Cu \\ CH-O \nearrow \\ | \\ CH_2-OH \end{array} + 2H_2O$$

甘油铜

利用此反应可以鉴别具有邻二醇结构的多元醇。

（2）邻二醇与高碘酸的反应

邻二醇结构的醇还可以与高碘酸在较缓和的条件下进行氧化反应，具有羟基的两个相邻的碳原子的 C—C 键断裂生成醛、酮或羧酸等产物。

$$R-\overset{R}{\overset{|}{\underset{OH}{\underset{|}{C}}}}-\overset{H}{\overset{|}{\underset{OH}{\underset{|}{C}}}}-R + HIO_4 \longrightarrow \underset{\text{酮}}{R-\overset{R}{\overset{|}{C}}=O} + \underset{\text{醛}}{R-\overset{H}{\overset{|}{C}}=O} + HIO_3 + H_2O$$

反应产物醛可与希夫试剂（亚硫酸/品红水溶液）作用呈紫红色。临床上用高碘酸将细胞胞浆中的糖原(邻二醇结构)氧化生成醛的结构，醛基与希夫试剂中的无色品红结合，形成紫红色化合物，附着在含有多糖类的胞质中。红色的深浅与细胞内能反应的乙二醇基的量成正比，该方法常用于细胞组织的观测和检验，临床上称作过碘酸-希夫反应。

四、常见的醇

1. 甲醇

甲醇(CH_3OH)最早是用木材下馏得到的，俗称木精或木醇。甲醇的外观和乙醇类似，为无色透明液体，具有酒味，易挥发，沸点 65℃。能与水和多种有机溶剂混溶，是优良的有机溶剂。甲醇有很广泛的用途，也是重要的有机化工原料和医药产品的原料，甲醇和汽油混合成的“甲醇汽油”可用作汽车、飞机的燃料。但是甲醇毒性很强，进入人体内很快被肝脏的脱氢酶氧化成甲醛，甲醛能凝固蛋白质，损伤视网膜，甲醛的氧化产物甲酸难以代谢而潴留在血液中，使血液 pH 值下降，导致酸中毒死亡。误服甲醇 10mL 可致人失明，误服 30mL 可致人死亡。一些不法商贩用工业酒精勾兑的假酒中就含有少量的甲醇。

2. 乙醇

乙醇(CH_3CH_2OH)是酒类饮品的有效成分，俗称酒精，是最常见的醇。乙醇为无色挥发性液体，具有特殊气味，沸点 78.3℃，密度比水轻，能与水及多种有机溶剂混溶，是优良的有机溶剂，也是医药中应用最广泛的醇。

在临床上，不同浓度的乙醇有不同的作用。95%的乙醇水溶液称作医用酒精，常用于医院，在家庭中则用于相机镜头和电子产品的清洁；70%～75%的乙醇水溶液能使细菌的蛋白质变性，临床上使用其作皮肤和医疗器械的消毒，称为消毒酒精；40%～50%的乙醇水溶液可预防褥疮，擦涂该溶液，按摩患者受压部位，能促进局部血液循环，防止褥疮形成；25%～30%的乙醇水溶液给高热患者擦浴，可达到物理降温的目的，因为用酒精擦拭皮肤，能使患者的皮肤血管扩张，增加皮肤散热能力，吸收并带走大量的热量，但酒精浓度不可过高，否则可能会刺激皮肤，并吸收体表大量的水分。

乙醇燃烧放出大量的热，所以乙醇也是很有前景的绿色燃料。

3. 丙三醇

丙三醇($CH_2(OH)—CH(OH)—CH_2(OH)$)俗称甘油，为无色黏稠状液体，沸点 290℃，能与水或乙醇混溶，不溶于其他有机溶剂，有甘甜味。纯甘油有强烈吸水性，稀释的甘油能润滑皮肤，是护肤保湿化妆品的原料，医药制剂上可作溶剂、赋形剂；制备酚甘油、碘甘油等；还可制成润滑剂，如 50%的甘油溶液灌肠，帮助治疗便秘。

4. 苯甲醇

苯甲醇($C_6H_5—CH_2—OH$)是最简单的芳香醇，又名苄醇。无色液体，具有芳香气味，能溶于水，易溶于甲醇、乙醇等有机溶剂。苯甲醇有微弱的麻醉作用和防腐功能，临床使用 2%的苯甲醇注射用水作溶酶稀释青霉素，以减轻注射时的疼痛感；10%的苯甲醇软膏或洗剂可用作局部止痒。

5. 甘露醇

甘露醇($H_2C(OH)—CH(OH)—CH(OH)—CH(OH)—CH(OH)—CH_2(OH)$)又名己六醇，为白色结晶性粉末，味甜，易溶

于水。甘露醇广泛分布于植物中，许多常见的水果、蔬菜都含有甘露醇。临床用 20% 的甘露醇水溶液作为组织脱水剂及渗透性利尿剂，减轻组织水肿，降低眼内压、颅内压等。

第二节　酚

酚可以看作是芳香烃分子中芳环上的氢原子被羟基取代后生成的化合物。酚中的羟基称为酚羟基，是酚的官能团。酚用通式 Ar—OH 表示。酚和醇在结构上的区别在于酚羟基和芳环碳原子直接相连，例如，—OH 是酚，—CH_2—OH 是醇。

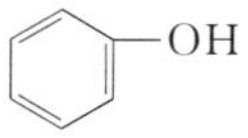

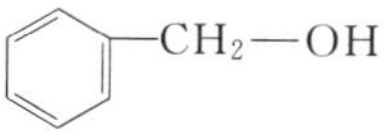

一、酚的分类和命名

1. 酚的分类

根据酚羟基所连芳基的不同可分为苯酚（最简单的酚）和萘酚等，其中萘酚因酚羟基位置不同，又分为 α-萘酚和 β-萘酚。

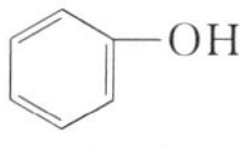

OH　　OH　　OH

苯酚 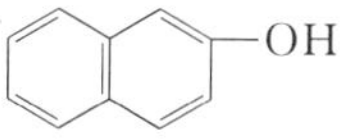　　β-萘酚 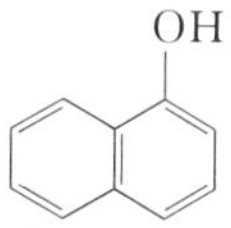　　α-萘酚

根据酚羟基的数目不同可分为一元酚、二元酚和多元酚等，含有两个以上酚羟基统称为多元酚。

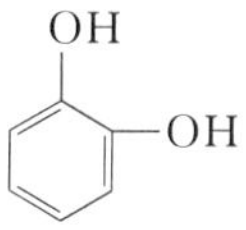

OH OH　　OH HO OH

邻苯二酚（儿茶酚）
二元酚

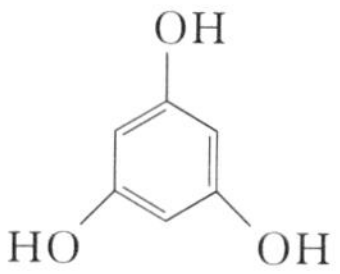

均苯三酚（根皮酚）
三元酚

2. 酚的同分异构和命名

含一个取代基的一元酚有三种同分异构体，取代基与酚羟基的位置分别为邻位、间位和对位。例如：甲酚有三个同分异构体，邻甲苯酚、间甲苯酚、对甲苯酚。

一元酚命名时以芳环的名称后加“酚”为母体，称为“某酚”，例如苯酚。从酚羟基所连的碳原子开始给芳环编号，加上取代基的位次、数目和名称，按系统命名法的基本原则命名；也可用邻、间、对来表示取代基和酚羟基相对位置。例如：

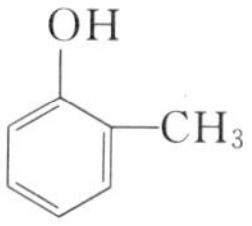

OH CH_3　　OH CH_3　　OH CH_3

邻甲苯酚
（2-甲苯酚）

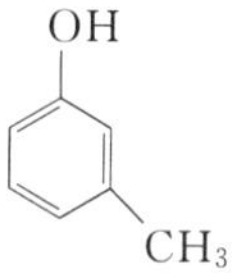

间甲苯酚
（3-甲苯酚）

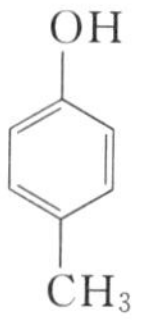

对甲苯酚
（4-甲苯酚）

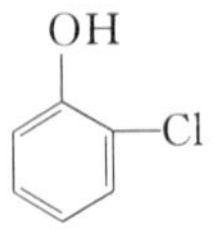

邻氯苯酚
（2-氯苯酚）

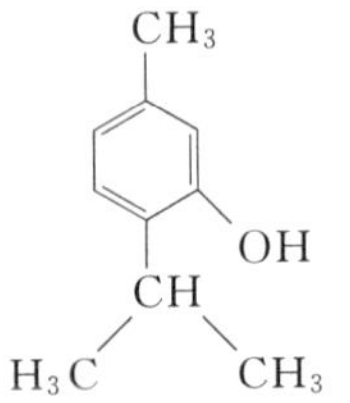

5-甲基-2-异丙基苯酚
（百里酚）

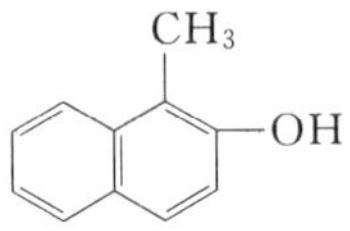

1-甲基-2-萘酚

二元酚分子中含二个酚羟基。因两个酚羟基的相对位置不同，有邻位、间位和对位三种同分异构体。

二元酚命名时以苯二酚为母体，两个酚羟基的相对位置用阿拉伯数字或邻、间、对来表示。例如：

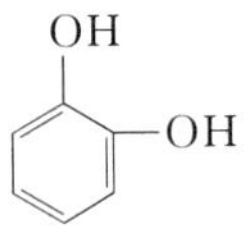

邻苯二酚
（1,2-苯二酚）

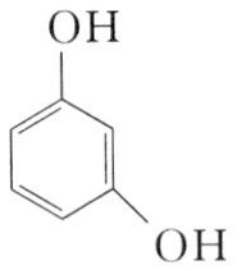

间苯二酚
（1,3-苯二酚）

对苯二酚
（1,4-苯二酚）

对于结构复杂的一元酚，也可以把酚羟基当作取代基来命名。有些酚类化合物习惯用俗名。

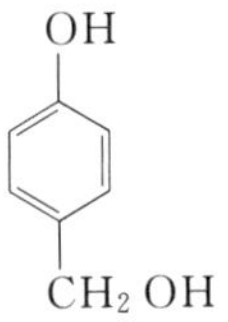

对羟基苯甲醇

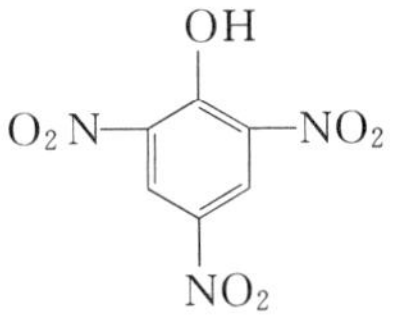

2,4,6-三硝基苯酚（苦味酸）

二、酚的物理性质

在常温常压下，除少数烷基酚（如甲酚）是高沸点的液体外，多数酚是无色结晶性固体，酚类分子中含有羟基，分子间能形成氢键，所以沸点比分子量相近的芳烃高（表 10-2）。酚具有特殊气味，能溶于乙醇、乙醚等有机溶剂。酚能与水形成氢键，因此在水中有一定的溶解度，但由于烃基部分较大，所以溶解度不大，随温度升高溶解度将增大。多元酚易溶于水。

表 10-2　部分常见酚的物理性质

名称	化合物	熔点/℃	沸点/℃	溶解度	pK_a
苯酚	C_6H_5OH	43	182	9.3	9.89
邻甲苯酚	o-$CH_3C_6H_4OH$	30	191	2.5	10.20
间甲苯酚	m-$CH_3C_6H_4OH$	11	201	2.6	10.01
对甲苯酚	p-$CH_3C_6H_4OH$	35.5	201	2.3	10.17
邻氯苯酚	o-ClC_6H_4OH	8	176	2.8	8.11
间氯苯酚	m-ClC_6H_4OH	33	214	2.6	8.80
对氯苯酚	p-ClC_6H_4OH	43	214	2.7	9.20
2,4,6-三硝基苯酚	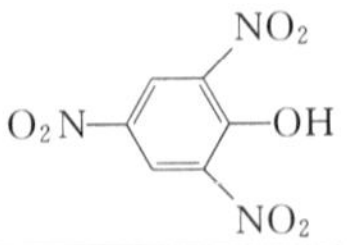 2,4,6-$(NO_2)_3C_6H_2OH$	122	分解（300℃爆炸）	1.4	0.38（强酸）

三、酚的化学性质

酚类化合物和醇类化合物都含有羟基，由于酚类分子中羟基和芳环直接相连，相互影响，使得酚羟基与醇羟基有显著差异，因此表现出来的酚类化合物的化学性质与醇不同。例如苯酚 C—O 键不易断裂，而 O—H 容易异裂给出质子，具有弱酸性，且酚羟基能活化苯环的邻、对位，比相应的芳烃更易发生卤代、硝化、磺化等亲电取代反应。

1. 酚的弱酸性

酚具有弱酸性，与醇相似可以和活泼金属反应，酚还能与强碱水溶液作用生成盐。醇与氢氧化钠水溶液不作用，说明酚的酸性比醇强。

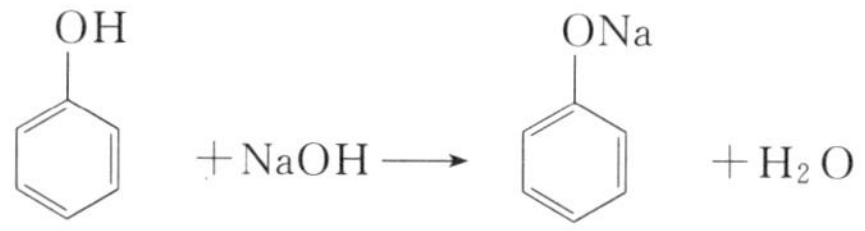

$$C_6H_5OH + NaOH \longrightarrow C_6H_5ONa + H_2O$$

（微溶于水） 苯酚钠（易溶于水）

苯酚的酸性（pK_a=9.89）比碳酸的酸性（pK_a=6.35）弱，所以碳酸可以将苯酚从其钠盐中置换出来，即向苯酚钠溶液中通入二氧化碳，则苯酚可游离出来，从而使澄清的苯酚钠溶液变浑浊。利用酚呈弱酸性的特点可以将酚与非酸性化合物进行分离和提纯。

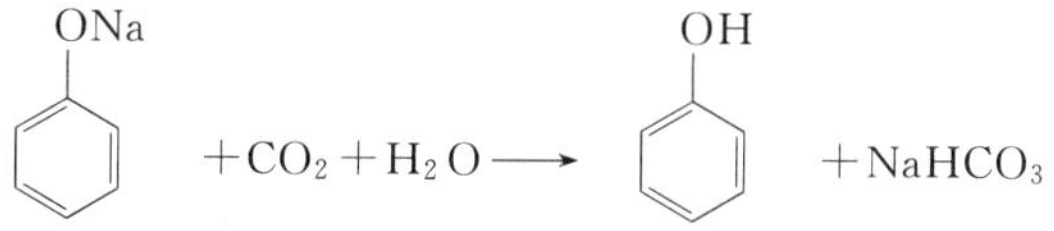

$$C_6H_5ONa + CO_2 + H_2O \longrightarrow C_6H_5OH + NaHCO_3$$

苯酚钠（易溶于水） （微溶于水）

酚类化合物的酸性强弱与芳环上的取代基的种类和数目有关。以取代苯酚为例，如果苯环上连有吸电子基（如—X、—NO_2 等）时，可使酚的酸性增强；如果连有给电子基（如—CH_3、—C_2H_5 等烷基）时，可使酚的酸性减弱。2,4,6-三硝基苯酚，在邻、对位有三个硝基，都是吸电子基，因此，2,4,6-三硝基苯酚的酸性大大增强，其酸性几乎与无机强酸相当，俗名苦味酸。例如：

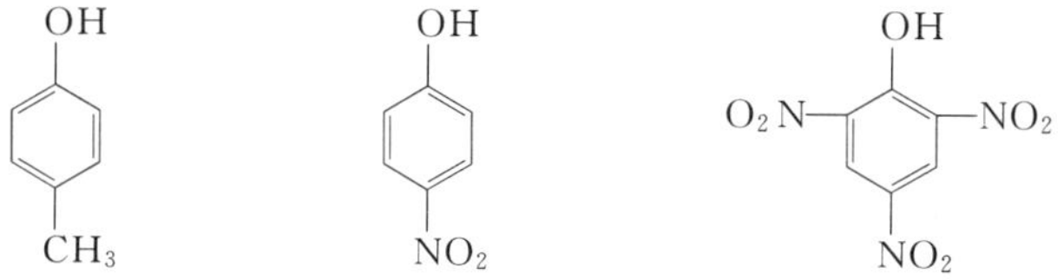

对甲基苯酚（OH, CH_3）	对硝基苯酚（OH, NO_2）	2,4,6-三硝基苯酚（OH, O_2N, NO_2, NO_2）
pK_a=10.17	pK_a=8.15	pK_a=0.38

2. 苯环上的取代反应

酚羟基与芳环的 p-π 共轭效应，使芳环的电子云密度增加，苯环上羟基邻、对位的电子云增加更多，故酚羟基属于邻、对位定位基，所以苯酚的邻、对位上容易发生卤代、硝化和磺化反应。

（1）卤代反应

苯酚极易发生卤代反应。常温下，苯酚水溶液与溴水作用，立即生成不溶于水的2,4,6-三溴苯酚的白色沉淀。

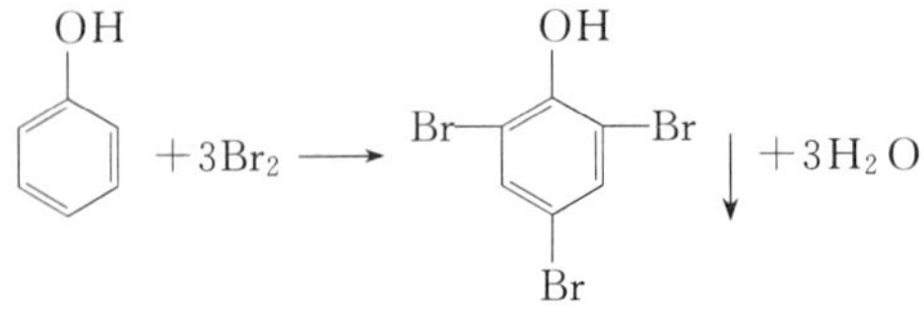

$$C_6H_5OH + 3Br_2 \longrightarrow C_6H_2Br_3OH\downarrow + 3H_2O$$

2,4,6-三溴苯酚

该反应非常灵敏，极稀的苯酚溶液（$10mg \cdot L^{-1}$）也能与溴水生成明显的沉淀，此反应常用于苯酚的鉴别和定量测定。

若该反应在 CS_2、CCl_4 等非极性溶剂中进行，则可以得到邻位、对位的一溴代物。

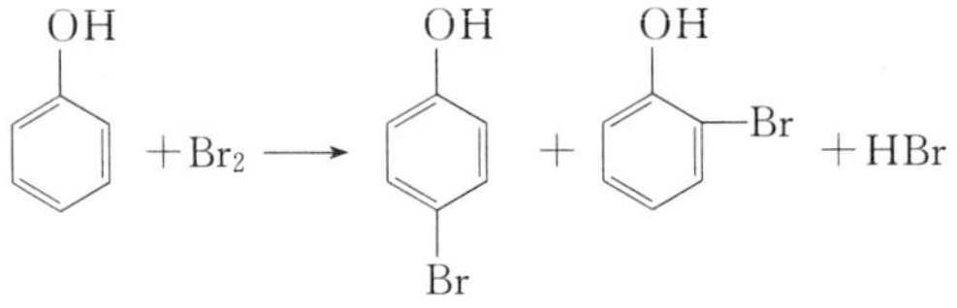

$$C_6H_5OH + Br_2 \longrightarrow p\text{-}BrC_6H_4OH + o\text{-}BrC_6H_4OH + HBr$$

对溴苯酚　邻溴苯酚

（2）硝化反应

在室温下，苯酚与稀硝酸作用生成邻硝基苯酚和对硝基苯酚的混合物。

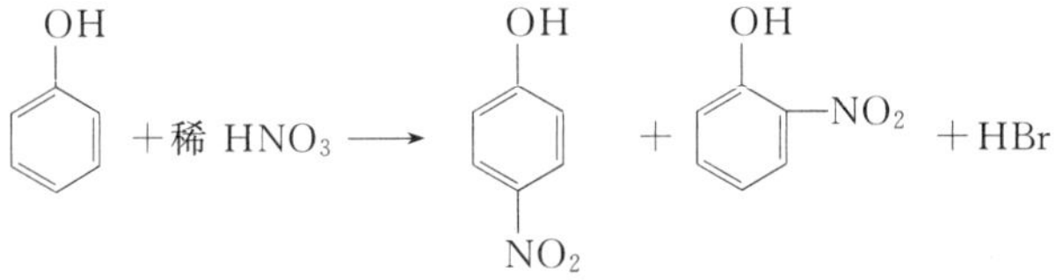

$$C_6H_5OH + \text{稀 } HNO_3 \longrightarrow p\text{-}O_2NC_6H_4OH + o\text{-}O_2NC_6H_4OH + HBr$$

对硝基苯酚　邻硝基苯酚

硝化产物如何分离？邻硝基苯酚中羟基和硝基位置较近，易形成分子内氢键，从而阻碍了羟基与水形成氢键，水溶性降低，挥发性大，可随水蒸气蒸出；而对硝基苯酚中羟基和硝基处于对位，不能形成分子内氢键，但可以通过分子间氢键形成分子缔合，挥发性小，不易随水蒸气蒸出。故可用水蒸气蒸馏法将硝化后的混合产物分离开。

3. 氧化反应

酚类化合物很容易被氧化，酚氧化产物的颜色随着氧化程度的加深而逐渐加深，其产物复杂，如无色的苯酚在空气中氧化呈浅红色、红色至暗红色。用重铬酸钾/稀硫酸溶液作氧化剂，可以得到主要产物对苯醌。醌类化合物多数有颜色。

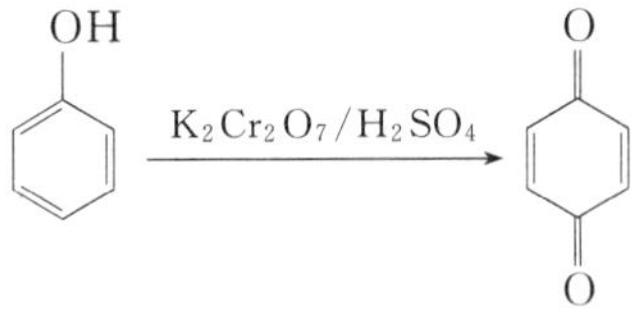

$$C_6H_5OH \xrightarrow{K_2Cr_2O_7/H_2SO_4} p\text{-}C_6H_4O_2$$

对苯醌

多元酚更容易被氧化，产物为醌类化合物。例如邻苯二酚、对苯二酚可被氧化为对应的醌。

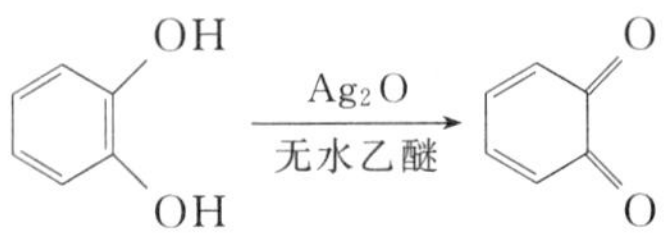

$$o\text{-}C_6H_4(OH)_2 \xrightarrow[\text{无水乙醚}]{Ag_2O} o\text{-}C_6H_4O_2$$

邻苯醌

$$p\text{-}C_6H_4(OH)_2 \xrightarrow[H_2SO_4\ 94\%]{Na_2Cr_2O_7} p\text{-}C_6H_4O_2$$

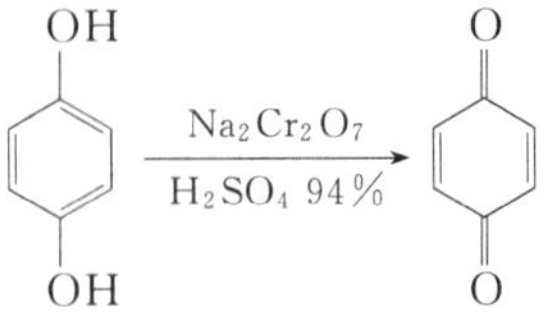

对苯醌

利用酚类化合物易氧化的特点，在食品、橡胶、塑料等行业，常使用酚类化合物作抗氧化剂使用。

4. 与三氯化铁的显色反应

含酚羟基的化合物大多数可以和三氯化铁溶液作用发生颜色反应。大多数酚与三氯化铁溶液作用生成带颜色的配合物离子，不同的酚产生的颜色不同(表 10-3)，常见的有紫色、蓝色、绿色、棕色等，这个特性常用于酚的鉴别。例如：

$$6C_6H_5OH+FeCl_3 \longrightarrow H_3[Fe(OC_6H_5)_6]+6HCl$$

表 10-3　常见各类酚与三氯化铁反应的颜色

酚	与 $FeCl_3$ 显色	酚	与 $FeCl_3$ 显色	酚	与 $FeCl_3$ 显色	酚	与 $FeCl_3$ 显色
苯酚	蓝紫色	邻苯二酚	深绿色结晶	连苯三酚	淡棕红色	β-萘酚	绿色沉淀
对甲苯酚	蓝色	对苯二酚	暗绿色	均苯三酚	紫色		
间甲苯酚	蓝紫色	间苯二酚	蓝紫色	α-萘酚	紫红色沉淀		

除酚类化合物以外，具有烯醇式结构的化合物也可以和三氯化铁溶液作用发生颜色反应。所以常用三氯化铁溶液鉴别酚类以及具有烯醇式结构的化合物。

$$-\overset{|}{C}=\overset{|}{C}-OH \qquad C_6H_5-OH$$

烯醇式结构

四、重要的酚

1. 苯酚

苯酚俗称石炭酸，能凝固蛋白质，具有杀菌作用，在医药上苯酚被用作外用消毒剂和防腐剂。苯酚浓溶液对皮肤有腐蚀性，并有毒性，使用时应注意安全。苯酚易氧化，其无色的晶体易呈粉红色，苯酚应使用棕色瓶并置于避光阴凉处贮存。

1867 年，英国外科医生 Joseph Lister 发现用石炭酸作消毒剂可以大量减少手术后的败血症，明显降低了患者死亡率。此后一百多年来，苯酚作为强力消毒剂一直在医院临床中使用。临床上用 2%～5%的苯酚水溶液处理污物、消毒用具和外科器械，还用于环境的消毒。1%的苯酚甘油溶液可用于中耳炎的外用消毒。

苯酚是检验各种新型消毒剂消毒能力的标准。石炭酸系数，即指在一定时间内，被试药物能杀死全部供试菌的最高稀释度与达到同效的石炭酸最高稀释度之比。

2. 甲酚

甲酚来源于煤焦油，又称煤酚。甲酚有邻甲苯酚、间甲苯酚、对甲苯酚三种同分异构体，不易分离，常使用它们的混合物。甲酚难溶于水，易溶于肥皂溶液，常配成 50%的甲酚肥皂溶液，称煤酚皂溶液，俗称“来苏儿”，其杀菌能力比苯酚强，毒性比苯酚小，是医院常用的消毒剂，用作手、器械、环境消毒及处理排泄物。使用前要稀释为 2%～5%的溶液。甲酚对皮肤有一定刺激作用和腐蚀作用。

第三节　醚

醚可以看作是水分子的两个氢被两个烃基取代后形成的化合物，也可看作是醇或酚的羟基上的氢被其他烃基取代生成的化合物。醚的通式表示为(Ar)R—O—R′(Ar′)，C—O—C称为醚键，它是醚类化合物的官能团。

一、醚的分类和命名

1. 醚的分类

根据与氧原子相连的烃基结构，醚可分为单醚、混醚和环醚。两个烃基相同的醚称为单醚，如乙醚；两个烃基不同称为混醚，如苯甲醚；具有环状结构的醚称为环醚，如环氧乙烷。

还可以根据烃基种类不同，将醚分为脂肪醚和芳香醚。两个烃基都是脂肪烃基的称为脂肪醚；其中一个或者两个都是芳香烃基的则属于芳香醚。

2. 醚的命名

对于脂肪族简单醚，根据烃基的名称，称作(二)某醚，因烃基是烷基，所以“二”字可以省去，直接称为“某醚”

对于芳香族简单醚，根据芳香烃基的名称，称作二某醚(“二”字不能省略)。

$CH_3CH_2—O—CH_2CH_3$　　$CH_3—O—CH_3$　　$C_6H_5—O—C_6H_5$

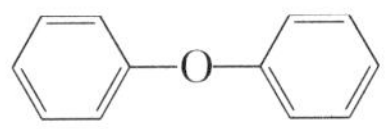

乙醚　　甲醚　　二苯醚

混合醚的命名，按烃基名称称作“某某醚”。命名脂肪族混合醚时，把较小烃基名称写在较大烃基名称之前，如甲乙醚；命名芳香族混醚时，把芳香烃基的名称写在脂肪烃基名称之前，如苯甲醚。

$CH_3—O—CH_2CH_3$　　$CH_3—O—CH(CH_3)_2$　　$C_6H_5—O—CH_3$

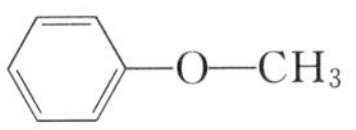

甲乙醚　　甲异丙醚　　苯甲醚

环醚可以称为环氧某烷，或者按杂环化合物的名称命名。

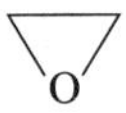

环氧乙烷 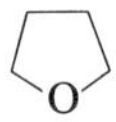　　四氢呋喃

对于结构复杂的醚，采用系统命名法，把烃氧基看作取代基进行命名。

$CH_3CH(CH_3)CH(OCH_3)CH(CH_2CH_3)CH_2CH_3$　　$CH_3OCH_2CH_2OCH_3$

2-甲基-4-乙基-3-甲氧基己烷　　1,2-二甲氧基乙烷

二、醚的物理性质

常温常压下，甲醚和甲乙醚是气体，其余大多数醚均为无色、有特殊气味的易燃液体，比水轻。因为醚分子间不能形成氢键缔合，所以，醚的沸点与分子量相同的醇相比要低得多(表10-4)。例如，乙醇的沸点为78.5℃，甲醚为−24.9℃。低级醚易挥发，形成的蒸气易燃，所以使用时应远离火源注意安全。

由于醚中氧原子上的孤对电子仍能与水分子间形成氢键，因此低级醚在水中仍有一定的溶解度。醚是优良的有机溶剂，许多有机物能溶于醚，而醚在许多反应中活性很低，所以在有机反应中常用醚作溶剂。

表 10-4 部分常见醚的物理常数

名称	沸点/℃	密度/g·cm^{-3}	名称	沸点/℃	密度/g·cm^{-3}
甲醚	−24.9	0.67	二苯醚	259	1.075
甲乙醚	10.8	0.725	苯甲醚	155	0.994
乙醚	34.6	0.713	四氢呋喃	66	0.889
丙醚	90.5	0.736	1,4-二氧六环	101	1.034
异丙醚	69	0.735	环氧乙烷	14	0.882(10℃)
正丁醚	142	0.769	环氧丙烷	34	0.83

三、醚的化学性质

醚分子中的氧原子与两个烃基相连，分子极性很小，因此醚的化学性质不活泼(环醚除外)，一般对氧化剂、还原剂、碱都十分稳定，稳定性仅次于烷烃。醚在常温下不与金属钠反应，可以用金属钠作醚的干燥剂。

醚的稳定性是相对的，但由于醚键(C—O—C)的存在，在一定的条件下，醚也可以发生一些特有的反应。

1. 鎓盐的生成

由于醚键中的氧原子具有一对孤对电子，能接受强酸(H_2SO_4、HCl 等)中的质子，以配位键的形式结合生成鎓盐。

$$R—\ddot{O}—R' + HCl \longrightarrow [R—\underset{H}{\overset{}{\ddot{O}}}—R']^+Cl^-$$

$$R—\ddot{O}—R' + H_2SO_4 \longrightarrow [R—\underset{H}{\overset{}{\ddot{O}}}—R']^+HSO_4^-$$

鎓盐是一种弱碱强酸盐，只有在低温和浓酸中才稳定，加水稀释会立刻分解为原来的醚和酸。而烷烃不溶于强酸，所以可利用此反应鉴别醚与烷烃或卤代烃，也可将醚从烷烃或卤代烃中分离出来。

2. 醚键的断裂

在较高温度下，强酸能使醚键断裂，使醚键断裂的最有效试剂是浓的氢卤酸，其中氢碘酸的作用最强。烷基醚生成卤代烷和醇，若氢碘酸过量，则生成的醇可以和氢碘酸继续反应生成卤代烷。

$$R—O—R' + HI \xrightarrow{\triangle} RI + R'OH$$

$$R'OH + HI \xrightarrow{\triangle} R'I + H_2O$$

脂肪族混醚发生反应醚键断裂时，一般是小烃基形成卤代烃；而芳香族混醚则生成酚和卤代烃。

$$C_6H_5—OR + HI \xrightarrow{\triangle} C_6H_5—OH + RI$$

醚分子中含有甲氧基时，可用此反应测定醚分子中甲氧基的含量，称为蔡塞尔(Zeisel)甲氧基含量测定法。

3. 过氧化物的生成

醚的性质相对稳定，一般的氧化剂如 $KMnO_4$、$K_2Cr_2O_7$ 不能氧化醚，但是一些烷基醚与空气长期接触或光照，其 α-C 原子上的氢原子会缓慢发生氧化反应，生成不易挥发的过氧化物。例如：

$$H_5C_2—O—C_2H_5 \longrightarrow CH_3CH_2—O—\underset{\displaystyle |\atop \displaystyle O—O—H}{CHCH_3}$$

过氧化物不稳定，受热易分解发生爆炸，因此在蒸馏醚时应避免蒸干。在使用搁置较长时间的醚时，需要检查醚中是否产生过氧化物，并除去过氧化物，避免发生意外。一个简便的检查方法是：若被检查的醚可以使湿润的碘化钾/淀粉试纸变蓝，则表明醚中含有过氧化物。使用硫酸亚铁或亚硫酸钠溶液洗涤醚，可以除去醚中的过氧化物。

贮存醚时应使用棕色瓶，远离火源，密封、低温、避光保存。

四、常见的醚

1. 乙醚

常温下乙醚为无色透明液体，有特殊刺激气味，极易挥发、易燃、易爆，沸点为34.5℃。乙醚蒸气与空气混合达到一定比例时，遇火可引起爆炸，使用时应注意远离火源，并保证室内空气流通。乙醚微溶于水，易溶于乙醇等有机溶剂，其本身也是优良的有机溶剂，常用作提取天然药物中脂溶性成分的溶剂。

纯净的乙醚性质十分稳定。在空气的作用下能氧化成过氧乙醚，暴露于光线下能促进其氧化。过氧乙醚不挥发，在蒸馏时，过氧乙醚易积存在瓶底，受热或受到震动容易发生爆炸。为确保安全，在使用乙醚前，必须检验是否含有过氧乙醚。乙醚应使用棕色瓶密封、避光、放阴冷处保存。

乙醚具有麻醉作用，早期在医学上用作吸入性全身麻醉药，副作用是会引起头晕、恶心、呕吐等，现在已被更好的麻醉药所替代。但乙醚仍然在部分医学实验中使用。

2. 环氧乙烷

环氧乙烷又称氧化乙烯，是最简单的环醚。常温下，环氧乙烷是一种无色有毒气体，沸点为11℃，能溶于水，也能溶于乙醇、乙醚等有机溶剂中，通常保存在钢瓶里。

环氧乙烷是三元环，环状结构不稳定，故性质活泼，在酸或碱的催化作用下可与许多含活泼氢的化合物发生开环加成反应。

$$\underset{\diagdown O \diagup}{H_2C—CH_2} + H—OH \longrightarrow \underset{OH\quad OH}{H_2C—CH_2}$$

乙二醇

环氧乙烷在医学上主要作为气体杀菌剂，属于高效灭菌剂，穿透力强，可杀灭各种微生物。主要用于消毒医疗器械、内窥镜及一次性使用的医疗用品。

学习小结

1. 醇、酚、醚的定义、结构通式和官能团　醇和酚都含有羟基，特别注意区别醇羟基是连接到饱和碳原子上，而酚羟基是直接连接在苯环碳原子上。

2. 醇、酚、醚的分类　醇的分类是学习有机物分类的基础，今后学习的各种有机物的分类方法与醇相似。

3. 醇、酚、醚的命名　普通命名法、系统命名法。注意许多有机物常用俗名。

4. 醇、酚、醚的物理性质　除了学习一般的物理性质外，重点理解氢键的形成及其对熔沸点和在水中溶解度的影响。

5. 醇、酚、醚的化学性质　学习时充分理解结构决定性质的含义。

（林晓辉）

复 习 题

一、选择题

1. 下列化合物中，不属于醇的化合物是（　　）。

A. 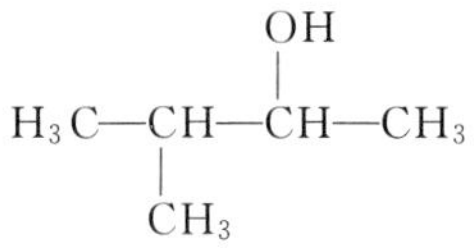 $H_3C—CH(CH_3)—CH(OH)—CH_3$　B. 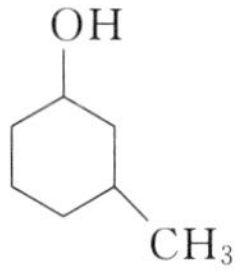 3-甲基环己醇（环己烷环上连 OH 和 CH_3）　C. 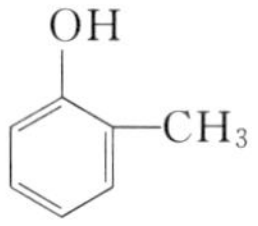 邻甲基苯酚（苯环上连 OH 和 $—CH_3$）　D. 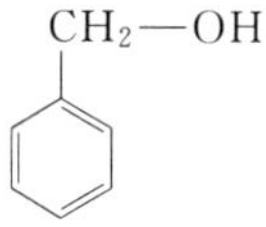 苯环—$CH_2—OH$

2. 下列物质：①苯酚　②水　③乙醇　④碳酸，其酸性由强到弱的顺序为（　　）。

A. ①②③④　B. ④①②③　C. ②③④①　D. ①②④③

3. 下列化合物中，能够用 $FeCl_3$ 鉴别的是（　　）。

A. 苯甲醚　B. 苄醇　C. 甘油　D. 石炭酸

4. 下列化合物中，不能与金属钠反应的是（　　）。

A. 乙醚　B. 乙二醇　C. 苯酚　D. 异丙醇

5. 假酒中可使人中毒致命的成分是（　　）。

A. 乙醇　B. 苯甲醇　C. 甲醇　D. 正丁醇

6. 下列醇中属于仲醇是（　　）。

A. 正丁醇　B. 仲丁醇　C. 叔丁醇　D. 异丁醇

7. 下列各组物质中互为同分异构体的是（　　）。

A. 苯酚和苯甲醇　B. 乙醇和乙二醇

C. 丁醇和乙醚　D. 2-甲基丁醇和 2-甲基丙醇

8. 在空气中易被氧化的是（　　）。

A. 丁烷　B. 正丁醇　C. 苯酚　D. 乙醚

9. 可将醚与烷烃分离的试剂是（　　）。

A. 浓硫酸　B. 氢氧化钠溶液　C. 乙醇　D. 四氯化碳

10. 下列化合物中沸点最高的是（　　）。

A. 乙醇　B. 正丁醇　C. 乙醚　D. 乙烷

二、用系统命名法命名下列化合物或根据名称写出结构

1. 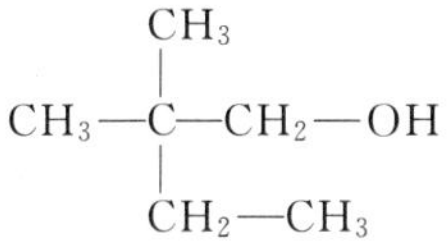 $CH_3—C(CH_3)(CH_2—CH_3)—CH_2—OH$　2. 苯环—$CH(OH)—CH_3$　3. HO—苯环—CH_3（CH_3 邻位连 NO_2）

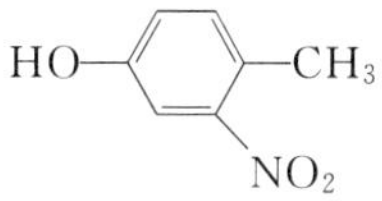

4. 苯异丙醚　5. 间氯苯酚　6. 2-甲基-4-苯基-2-戊醇

三、完成下列化学反应式

1.

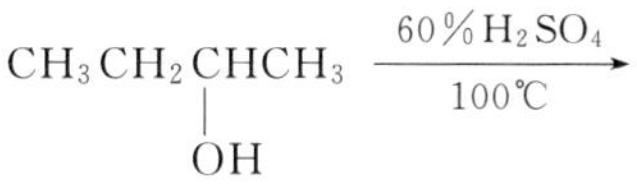

$$CH_3CH_2CH(OH)CH_3 \xrightarrow[100℃]{60\%H_2SO_4}$$

2.

$$CH_3CH(CH_3)CH(OH)CH_3 + HCl \xrightarrow{无水\ ZnCl_2}$$

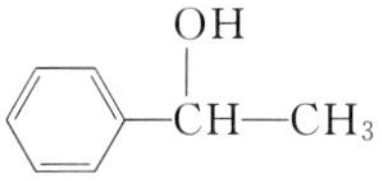

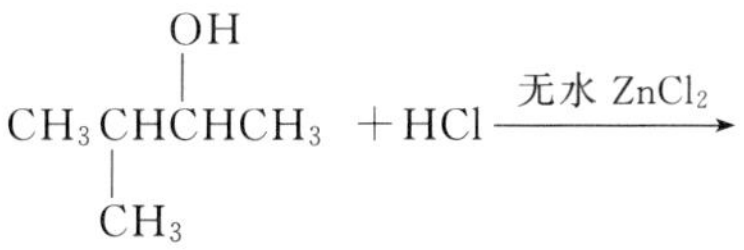

3.

$$CH_3CH_2CH(OH)CH_2CH_3 \xrightarrow[稀\ H_2SO_4]{K_2Cr_2O_7}$$

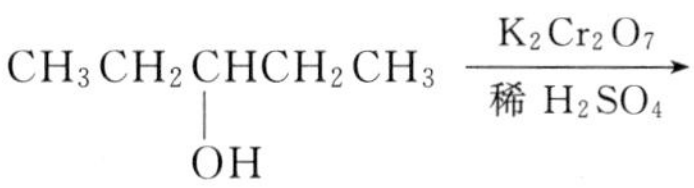

4.

$HO—CH_2—C_6H_4—OH$ + NaOH ⟶

5.

$C_6H_5—OH$ + Br_2 ⟶

四、鉴别下列各组化合物

1. 正丁醇、仲丁醇、叔丁醇

2. 苯甲醇、甲酚和乙醚

五、某有机化合物 A($C_5H_{12}O$)，不被高锰酸钾氧化，很容易失去一个水分子生成 B(C_5H_{10})，B 用稀冷的高锰酸钾氧化得到 C($C_5H_{12}O_2$)，C 与高碘酸反应生成一分子乙醛和一分子酮。试推导 A、B、C 的结构。

第十一章 Chapter 11
醛 酮 醌

学习目标

1. 掌握：醛和酮的结构特征和分类；醛和酮的命名方法及化学性质。
2. 熟悉：醛酮的物理性质；醌的化学性质。
3. 了解：醌的结构特点、命名和化学性质。

醛(aldehyde)、酮(ketone)和醌(quinone)都是含有羰基(carbonyl group)的化合物，羰基是碳原子和氧原子通过双键相连的基团，即 $-\overset{\overset{\text{O}}{\|}}{\text{C}}-$ 。这类化合物(尤其是醛和酮)在性质和制备上有很多相似之处。许多化学产品和药物都具有醛和酮的结构，且醛和酮能够发生多种化学反应，是有机合成的重要中间体。人体代谢产物也有不少是含有醛和酮结构的化合物。醛和酮也广泛分布于自然界中，有些是植物药中的有效成分，例如，鱼腥草中的抗菌消炎成分鱼腥草素，其结构为癸酰乙醛。因此，醛和酮在医药上也有非常重要的应用价值。

第一节 醛和酮

一、醛和酮的结构、分类及命名

1. 醛和酮的结构

醛和酮分子中都有羰基，因此也称为羰基化合物。羰基分别和一个烃基、一个氢原子相连的化合物称为醛(甲醛中羰基与两个氢原子相连)；羰基和两个烃基相连的化合物称为酮。它们的结构通式如下：

$$\underset{\text{醛}}{\text{(H)R}-\underset{\text{H}}{\text{C}}=\text{O}} \qquad \underset{\text{酮}}{\text{R}-\underset{\text{R}'}{\text{C}}=\text{O}}$$

醛的官能团是醛基（$-\overset{\overset{\text{O}}{\|}}{\text{C}}-\text{H}$），简写为—CHO；酮分子中的羰基又称为酮基（$-\overset{\overset{\text{O}}{\|}}{\text{C}}-$），是

酮的官能团。

醛和酮分子中的羰基碳原子是 sp^2 杂化的，它以三个 sp^2 杂化轨道分别与氧原子及其他两个原子形成三个 σ 键，这三个 σ 键处于同一平面，键角约为 120°；碳原子未参与杂化的 p 轨道与氧原子的 p 轨道彼此平行重叠形成 π 键，π 键与三个 σ 键所在的平面垂直。可见，羰基的碳氧双键与烯烃的碳碳双键相似，也是由一个 σ 键和一个 π 键组成，π 电子云也是分布于 σ 键所在平面的两侧；但是，由于氧原子的电负性较大，吸引电子的能力较强，碳氧双键之间的电子云强烈地偏向氧原子一边，使羰基氧原子带有部分负电荷，碳原子带有部分正电荷，因此羰基具有极性。

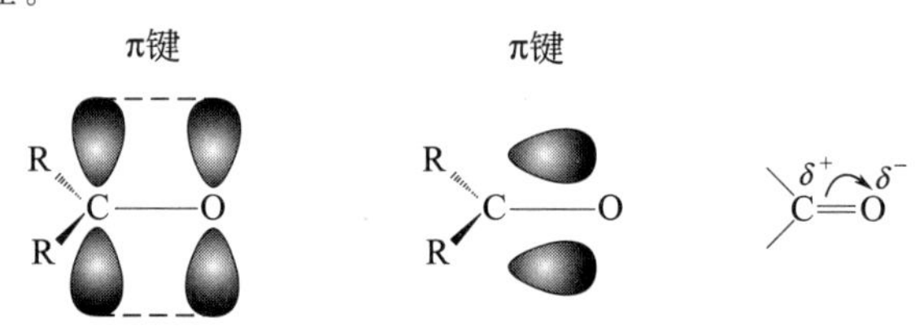

由于羰基具有强吸电子作用(－C，－I)，使连接在羰基上的烷基显示出明显的供电效应(＋I，＋C)，烷基的这种给电子作用使羰基碳原子上的缺电子性质有所减弱，而且也使羰基化合物的稳定性有所增加。一般来说，酮比醛的热力学稳定性要好。

2. 醛和酮的分类

根据羰基所连烃基的结构，可将醛和酮分为脂肪醛和芳香醛、脂肪酮和芳香酮两大类。

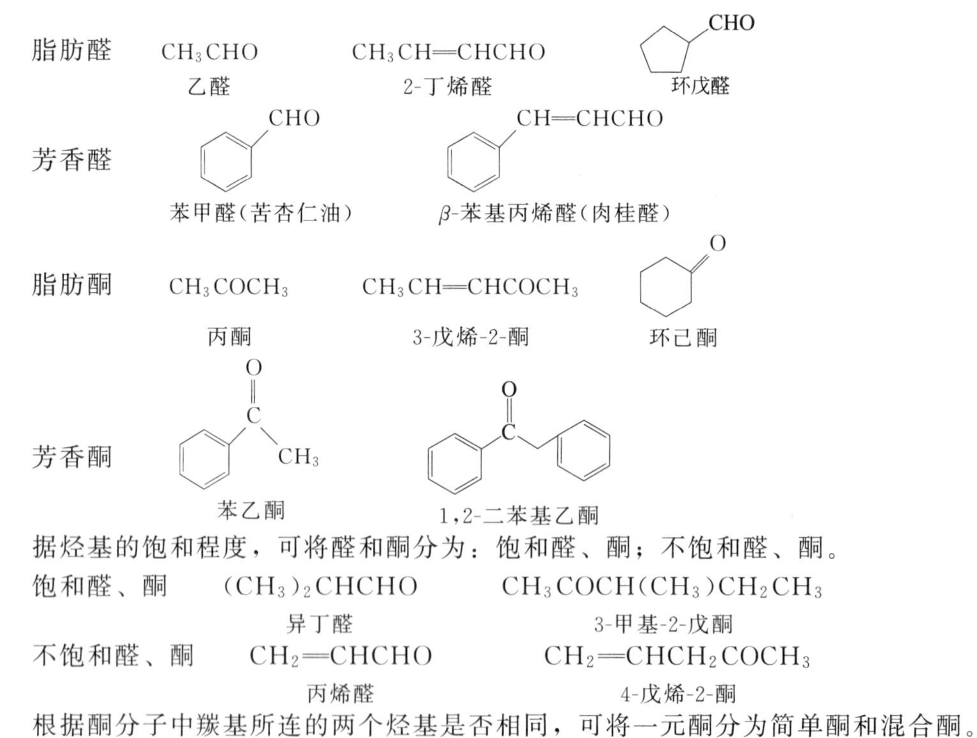

据烃基的饱和程度，可将醛和酮分为：饱和醛、酮；不饱和醛、酮。

饱和醛、酮　$(CH_3)_2CHCHO$ 异丁醛　$CH_3COCH(CH_3)CH_2CH_3$ 3-甲基-2-戊酮

不饱和醛、酮　$CH_2{=}CHCHO$ 丙烯醛　$CH_2{=}CHCH_2COCH_3$ 4-戊烯-2-酮

根据酮分子中羰基所连的两个烃基是否相同，可将一元酮分为简单酮和混合酮。

简单酮　$CH_3CH_2COCH_2CH_3$ 二乙酮

O
C

二苯甲酮

混合酮　$CH_3COCH_2CH_2CH_3$　$C_6H_5COCH_2CH_3$

2-戊酮　1-苯基-1-丙酮

根据分子中所含羰基的数目，可将醛和酮分为一元醛、酮和多元醛、酮。

一元醛、酮　CH_3CH_2CHO　$CH_3CH_2COCH_3$　$C_6H_{11}CHO$

丙醛　丁酮　环己甲醛

多元醛、酮　$OHCCH_2CHO$　$CH_3COCH_2COCH_3$　$C_6H_8O_2$

丙二醛　2,4-戊二酮　1,2-环己二酮

3. 醛和酮的命名

简单的醛和酮使用普通命名法。结构复杂的醛和酮则使用系统命名法。

（1）普通命名法

醛的普通命名法与醇相似，只需根据碳原子数目称为“某醛”。例如：

CH_3CH_2CHO　$CH_3CH_2CH_2CHO$　$(CH_3)_2CHCH_2CHO$

丙醛　正丁醛　异戊醛

酮的普通命名法与醚相似，按羰基所连的两个烃基来命名。

$H_3C—CO—CH_2CH_3$　$CH_3CH_2COCH_2CH_3$　$C_6H_5COC_6H_5$

甲乙酮　二乙酮　二苯酮

（2）系统命名法

醛和酮的系统命名法与醇相似，选择含有羰基的最长碳链为主链，根据主链碳原子数称为“某醛”或“某酮”；从靠近羰基（官能团）的一端开始对主链碳原子编号，由于醛基总是在碳链一端，因此不需注明位次，但酮基的位次需要注明；如有取代基，则将取代基的位次、数目、名称写在醛或酮的前面。

$\overset{4}{H_3C}—\overset{3}{H_2C}—\overset{2}{CH}(CH_3)—\overset{1}{CHO}$（4、3、2 号碳依次标为 γ、β、α）　$\overset{5}{CH_3}\overset{4}{CH_2}\overset{3}{CH_2}\overset{2}{CO}\overset{1}{CH_3}$　$\overset{5}{CH_3}\overset{4}{CH}(CH_3)\overset{3}{CH_2}\overset{2}{CO}\overset{1}{CH_3}$（5、4、3 号碳依次标为 γ、β、α）

2-甲基丁醛　2-戊酮　4-甲基-2-戊酮

对醛和酮的主链编号时，主链碳原子也可采用希腊字母标注，与羰基相连的碳依次用 α、β、γ、δ…表示。

$HOCH_2CH_2CHO$　$(CH_3)_2CHCH_2COCH_3$　$(CH_3)_2CHCH_2CH(C_2H_5)CHO$

β-羟基丙醛　β-甲基-2-戊酮　γ-甲基-α-乙基戊醛

（3-羟基丙醛）　（4-甲基-2-戊酮）　（4-甲基-2-乙基戊醛）

对不饱和醛、酮命名时，选择含有羰基与不饱和键的最长碳链为主链，称为“某烯醛”或“某烯酮”。对主链碳原子编号时，使羰基位次最小。

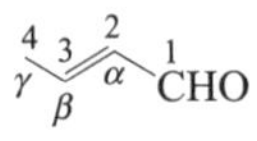

2-丁烯醛
(α-丁烯醛)

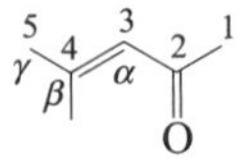

4-甲基-3-戊烯-2-酮
(β-甲基-α-戊烯-2-酮)

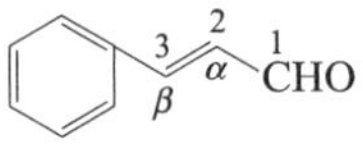

3-苯基丙烯醛
(β-苯基丙烯醛)

对芳香醛和酮命名时，以脂肪醛和脂肪酮为母体，芳香烃基作为取代基来命名。

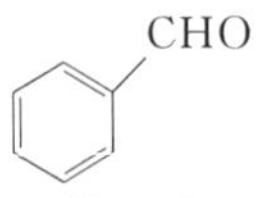

苯甲醛 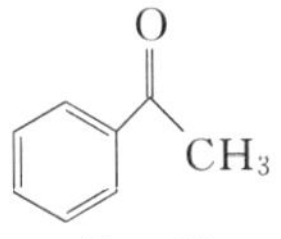　　苯乙酮 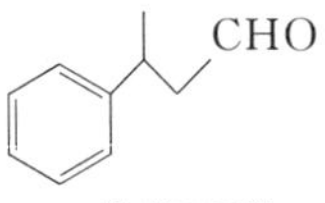　　3-苯基丁醛

脂环酮的命名与脂肪酮相似，编号从羰基开始。

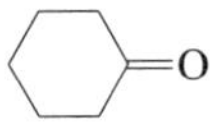

环己酮 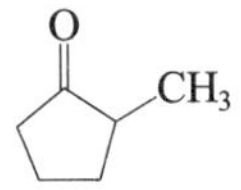　　2-甲基环戊酮

对多元醛和酮命名时，则应选取含羰基最多的最长碳链作主链。

$OHCCH_2CH_2CHO$　丁二醛

$CH_3COCH_2COCH_3$　2,4-戊二酮

$CH_3COCH_2COCH(CH_3)_2$　5-甲基-2,4-己二酮

此外，醛和酮还经常根据其来源用俗名。

$CH_3(CH_2)_{10}CHO$
月桂醛

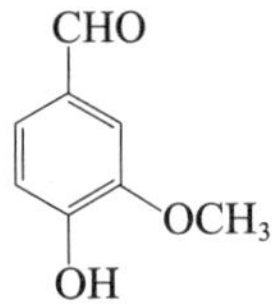

香草醛或香兰素
(4-羟基-3-甲氧基苯甲醛)

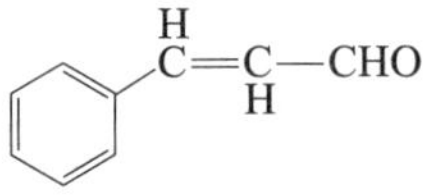

肉桂醛
(β-苯基丙烯醛)

二、醛和酮的物理性质

在常温下，甲醛是气体，其他低级和中级脂肪醛和脂肪酮(C_{12}以下)是液体，高级脂肪醛和脂肪酮(大于C_{12})多为固体；芳香醛和芳香酮为液体或固体。低级醛具有强烈的刺激气味，中级醛和酮具有花果香味，常用于香料及食品工业。

由于羰基的极性增加了分子间的吸引力，因此，醛和酮的沸点比分子量相近的烃及醚高；但由于羰基分子间不能形成氢键，因此沸点较相应的醇低。醛和酮的羰基氧原子可以与水形成氢键，故低级醛和酮可以与水混溶，随着分子量的增加，在水中溶解度不断降低，含六个碳以上的醛和酮几乎不溶于水，但可溶于乙醚、甲苯等有机溶剂中。脂肪族醛和酮的相对密度小于1，芳香族醛和酮的相对密度大于1。表11-1为一些常见醛和酮的物理性质。

表11-1　常见醛和酮的物理性质

化合物		熔点/℃	沸点/℃	相对密度(d_4^{20})	溶解度/(g/100g H_2O)
甲醛	HCHO	−92	−21	0.815 (−20℃)	易溶
乙醛	CH_3CHO	−121	21	0.795 (10℃)	16

续表

	化合物	熔点/℃	沸点/℃	相对密度（d_4^{20}）	溶解度/（g/100g H_2O）
丙醛	CH_3CH_2CHO	−81	49	0.80	7
苯甲醛	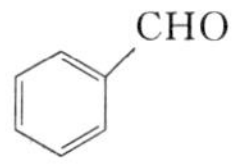 CHO	−26	178	1.046	0.3
丙酮	CH_3COCH_3	−95	56	0.7899	互溶
丁酮	$CH_3COCH_2CH_3$	−86	80	0.8504	26
2-戊酮	$CH_3CO(CH_2)_2CH_3$	−78	102	0.81	6.3
3-戊酮	$CH_3CH_2COCH_2CH_3$	−40	102	0.82	5
环己酮	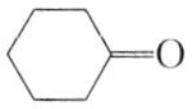 =O	−45	155	0.9478	2.4
苯乙酮	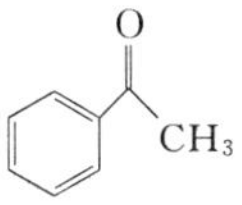 O CH_3	21	202	1.024	不溶
二苯酮	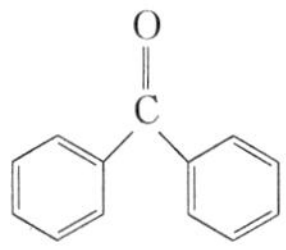 O C	48	306	1.083	不溶

三、醛和酮的化学性质

1. 羰基的亲核加成反应

羰基的C═O双键与C═C双键相似，也能发生加成反应。但由于羰基有极性，碳原子带有部分正电荷，氧原子带有部分负电荷，发生加成反应时一般是亲核试剂（Nu∶A）中带负电荷的部分（Nu^-）首先进攻羰基碳原子，然后带正电荷的部分（A^+）加到羰基氧原子上。这种由亲核试剂进攻引起的加成反应称为亲核加成反应（nucleophilic addition reaction）。羰基加成反应与碳碳双键的亲电加成不同，属于亲核加成。醛和酮的加成反应可用通式表示如下：

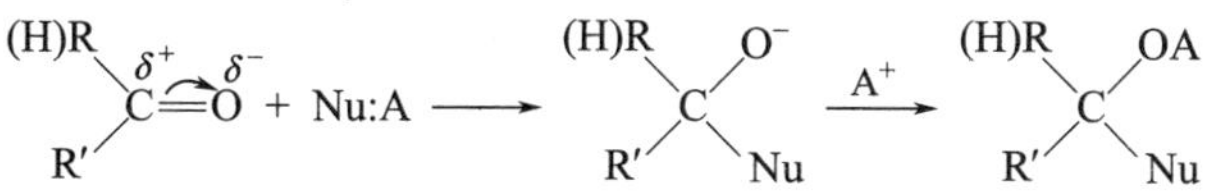

$$\underset{R'}{\overset{(H)R}{}}\overset{\delta^+}{C}{=}\overset{\delta^-}{O} + Nu{:}A \longrightarrow \underset{R'}{\overset{(H)R}{}}C\underset{Nu}{\overset{O^-}{}} \xrightarrow{A^+} \underset{R'}{\overset{(H)R}{}}C\underset{Nu}{\overset{OA}{}}$$

醛和酮进行亲核加成反应的难易不仅与亲核试剂的亲核性有关外，还与羰基化合物的结构有关，即取决于羰基碳原子上连接的原子或基团的电子效应和空间效应。不同结构的醛和酮进行亲核加成反应活性不同，由易到难次序如下：

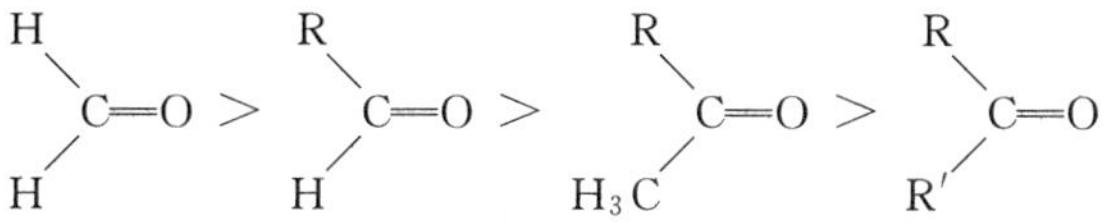

$$\underset{H}{\overset{H}{}}C{=}O > \underset{H}{\overset{R}{}}C{=}O > \underset{H_3C}{\overset{R}{}}C{=}O > \underset{R'}{\overset{R}{}}C{=}O$$

上述次序是电子效应和空间效应综合作用的结果。从电子效应看：烷基是供电子基，与羰基相连后，将降低羰基碳原子的正电性，因而不利于亲核加成反应。从空间效应看：烷基与羰基相连后，不仅降低了羰基碳的正电性，同时增大了空间位阻，使亲核试剂不易接近羰基碳原子，亲核加成反应难以进行。

（1） 与氢氰酸加成

醛、脂肪族甲基酮和 8 个碳原子以下的环酮能与氢氰酸加成，芳香酮难与氢氰酸反应。生成的产物称 α-羟基腈(又称 α-氰醇)。

$$\mathrm{R(H_3C)H}\!-\!\mathrm{C{=}O} + \mathrm{HCN} \rightleftharpoons \mathrm{R(H_3C)H}\!-\!\mathrm{C(OH)(CN)}$$

反应产物比原来的醛和酮增加了一个碳原子，这是有机合成上增长碳链的方法之一。例如：

$$\mathrm{H_3C(H)C{=}O} + \mathrm{HCN} \rightleftharpoons \mathrm{H_3C(H)C(OH)(CN)}$$

如果在反应体系中加入酸，反应速率减慢；加入碱，反应速率加快。实验证明 CN^- 的浓度直接影响化学反应速率。这是因为氢氰酸是弱酸，在溶液中存在下列平衡：

$$\mathrm{HCN} \underset{H^+}{\overset{OH^-}{\rightleftharpoons}} \mathrm{H^+} + \mathrm{CN^-}$$

显然，加酸降低了 CN^- 浓度，加碱增加了 CN^- 浓度。一般认为，醛和酮与氢氰酸的加成反应分两步进行，首先 CN^- 进攻带部分正电荷的羰基碳原子，在 π 键断裂形成新的 σ 键的同时，电子对转移到氧原子上，形成氧负离子中间体。这一步是决定整个反应速率的慢步骤。第二步是生成的中间体立即与氢离子结合，生成 α-羟基腈。

$$\mathrm{RR'C^{\delta+}{=}O^{\delta-}} + \mathrm{CN^-} \overset{慢}{\rightleftharpoons} \left[\mathrm{RR'C(O^-)(CN)}\right] \underset{H^+}{\overset{快}{\rightleftharpoons}} \mathrm{RR'C(OH)(CN)}$$

（2） 与亚硫酸氢钠加成

醛、脂肪族甲基酮及 8 个碳原子以下的环酮，与饱和亚硫酸氢钠溶液发生加成反应，生成醛和酮的亚硫酸氢钠加成物。

$$\mathrm{R(H_3C)H}\!-\!\mathrm{C{=}O} + \mathrm{:S(=O)(OH)O^-Na^+} \rightleftharpoons \mathrm{R(H_3C)H}\!-\!\mathrm{C(O^-Na^+)(SO_3H)} \rightleftharpoons \mathrm{R(H_3C)H}\!-\!\mathrm{C(OH)(SO_3^-Na^+)}$$

此反应是可逆反应，生成的加成产物能溶于水而难溶于饱和亚硫酸氢钠溶液(40%)，因而析出白色结晶，反应中需加入过量的饱和亚硫酸氢钠溶液，使平衡向右移动。醛和酮的亚硫酸氢钠加成物若与酸或碱共热，又能分解为原来的醛和酮。因此常利用这个反应分离和提纯醛和酮。

$$\mathrm{R(H_3C)H}\!-\!\mathrm{C(OH)(SO_3^-Na^+)} \xrightarrow{\triangle} \mathrm{R(H_3C)H}\!-\!\mathrm{C{=}O} + \begin{cases} \xrightarrow{稀碱} \mathrm{Na_2SO_3} \\ \xrightarrow{稀酸} \mathrm{SO_2} \end{cases}$$

醛和酮的亚硫酸氢钠加成物与氰化钠作用，则磺酸基可被氰基取代，生成 α-羟基腈。这种制备 α-羟基腈的方法可避免反应中使用或产生易挥发且有剧毒的氢氰酸，并且产率也比较高。

$$\mathrm{R(H_3C)H}\!-\!\mathrm{C(OH)(SO_3^-Na^+)} \xrightarrow{NaCN} \mathrm{R(H_3C)H}\!-\!\mathrm{C(OH)(CN)} + \mathrm{Na_2SO_3}$$

(3) 与醇加成

醛在干燥氯化氢存在下，与醇发生加成反应生成半缩醛(hemiacetal)，半缩醛一般不稳定(环状半缩醛较稳定)，它和另一分子醇继续作用，失去一分子水，得到稳定的缩醛(acetal)。

$$RCHO + H\text{—}OR' \xrightleftharpoons{\text{干燥 HCl}} R\text{—}CH(OH)\text{—}OR'$$

半缩醛

$$R\text{—}CH(OH)\text{—}OR' + H\text{—}OR' \xrightleftharpoons{\text{干燥 HCl}} R\text{—}CH(OR')\text{—}OR' + H_2O$$

缩醛

例如：

$$CH_3CHO + 2CH_3OH \xrightarrow{\text{干燥 HCl}} H_3C\text{—}CH(OCH_3)\text{—}OCH_3$$

缩醛可以看作是同碳二元醇的醚，其性质与醚相似，对碱及氧化剂相当稳定，但在酸性溶液中易水解为原来的醛。在有机合成中常利用这一性质来保护醛基，使醛基在反应中不受破坏，待反应完毕后，再用稀酸水解释放原来的醛基。

$$R\text{—}CH(OR')\text{—}OR' + H_2O \xrightarrow{H^+} RCHO + 2R'OH$$

某些酮与醇也可发生类似的反应，生成半缩酮和缩酮。但反应缓慢，甚至难于进行。因此制备简单的缩酮，需采用其他的方法来制备。例如，制备丙酮缩二乙醇，不是用丙酮与两分子乙醇反应，而是采用丙酮和原甲酸乙酯反应。

$$(H_3C)_2C{=}O + HC(OC_2H_5)_3 \xrightarrow{H^+} (H_3C)_2C(OC_2H_5)_2 + HCOOC_2H_5$$

若使酮在酸催化下与乙二醇作用，并设法移去反应生成的水，可得到环状缩酮。

$$(H_3C)_2C{=}O + HO\text{—}CH_2\text{—}CH_2\text{—}OH \xrightleftharpoons{H^+} (H_3C)_2C\langle{}^{O-CH_2}_{O-CH_2} + H_2O$$

(4) 与氨的衍生物加成

醛和酮可与氨的衍生物，如羟胺、肼、苯肼、2,4-二硝基苯肼和氨基脲等发生亲核加成反应，产物分子内容易失水，分别生成肟、腙、苯腙、2,4-二硝基苯腙以及缩氨脲等。这种反应称为加成-消除反应。其反应可用通式表示如下：

$$\underset{(R')H}{\overset{R}{\,}}\overset{\delta^+}{C}{=}\overset{\delta^-}{O} + H\text{—}\ddot{N}H\text{—}Y \rightleftharpoons \left[\underset{(R')H}{\overset{R}{\,}}C(OH)\text{—}NH\text{—}Y\right] \xrightarrow{-H_2O} \underset{(R')H}{\overset{R}{\,}}C{=}N\text{—}Y$$

醛和酮与氨衍生物加成反应的产物可概括如下：

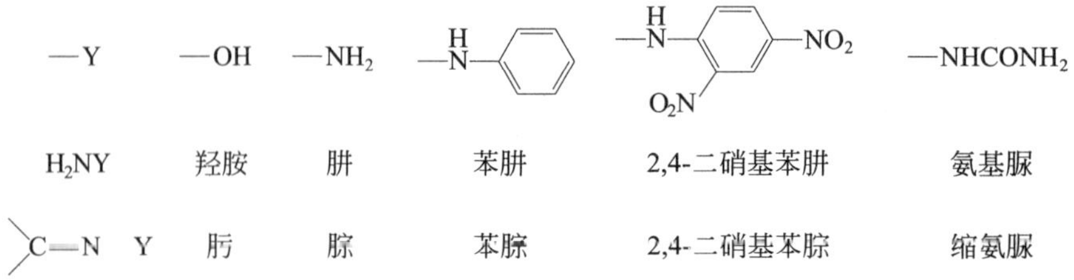

—Y	—OH	$—NH_2$	—NH—C₆H₅	2,4-$(NO_2)_2C_6H_3$—NH—	$—NHCONH_2$
H_2NY	羟胺	肼	苯肼	2,4-二硝基苯肼	氨基脲
>C=N Y	肟	腙	苯腙	2,4-二硝基苯腙	缩氨脲

反应结果—C═O变成了—C═N—，上述反应也可简单表示如下：

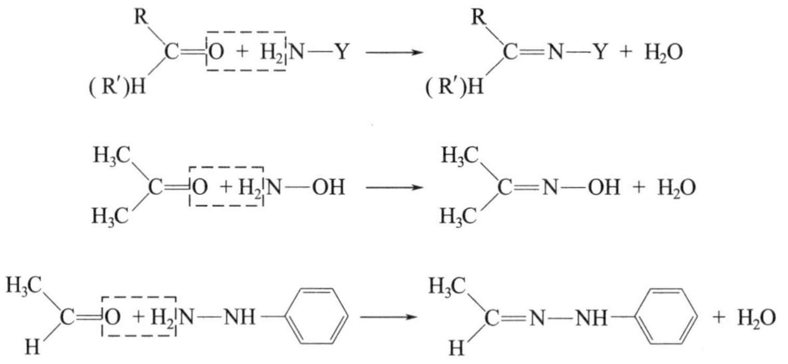

$$\text{R(R')HC=O} + \text{H}_2\text{N—Y} \longrightarrow \text{R(R')HC=N—Y} + \text{H}_2\text{O}$$

$$(\text{H}_3\text{C})_2\text{C=O} + \text{H}_2\text{N—OH} \longrightarrow (\text{H}_3\text{C})_2\text{C=N—OH} + \text{H}_2\text{O}$$

$$\text{H}_3\text{C(H)C=O} + \text{H}_2\text{N—NH—C}_6\text{H}_5 \longrightarrow \text{H}_3\text{C(H)C=N—NH—C}_6\text{H}_5 + \text{H}_2\text{O}$$

醛和酮与氨的衍生物的加成产物大多是晶体，且具有固定的熔点，故测定其熔点就可以推知是由哪一种醛或酮所生成的，尤其是2,4-二硝基苯肼几乎能与所有的醛和酮发生反应，立即生成橙黄色或橙红色2,4-二硝基苯腙沉淀，因而常用来鉴别醛和酮。产物用稀酸加热水解，可得到原来的醛和酮，常用于醛和酮的分离和提纯。

在药物分析中，常用氨的衍生物作为鉴定具有羰基结构的药物试剂，所以把这些氨的衍生物称为羰基试剂。

2. α-氢原子的反应

醛和酮分子中与羰基直接相连的碳原子称为α-碳原子，α-碳原子上的氢原子称为α-氢原子(α-H)。受羰基吸电子效应的影响，使醛和酮α-碳原子上的碳氢键极性增大，使α-H比较活泼，称为α-活泼氢，具有α-H的醛和酮性质比较活泼，可以发生一些反应。

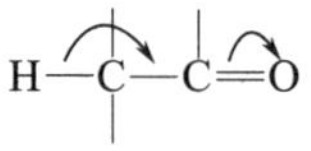

$$\text{H—C—C=O}$$

(1) 羟醛缩合反应

在稀酸或稀碱的作用下，具有α-氢原子的醛可相互加成，一分子醛的α-氢原子加到另一分子醛的羰基氧原子上，其余部分加到羰基碳原子上，生成β-羟基醛，这个反应称为羟醛缩合或醇醛缩合(aldol condensation)。

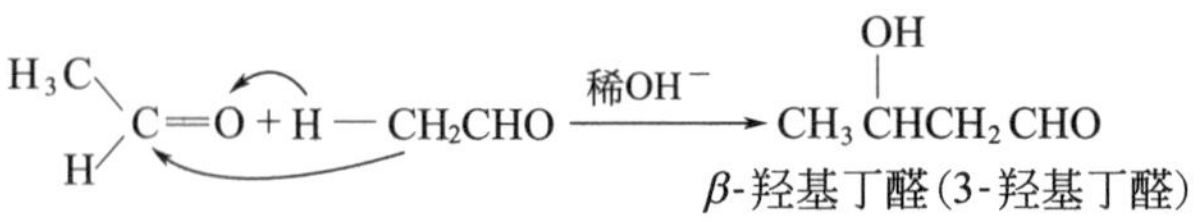

$$\text{H}_3\text{C(H)C=O} + \text{H—CH}_2\text{CHO} \xrightarrow{\text{稀OH}^-} \text{CH}_3\text{CH(OH)CH}_2\text{CHO}$$

β-羟基丁醛(3-羟基丁醛)

在碱性条件下，羟醛缩合的反应机理以乙醛为例表示如下：

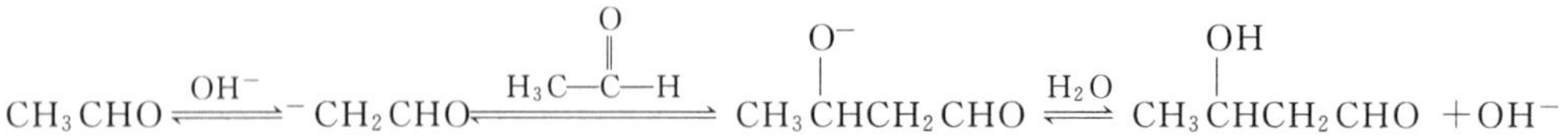

$$\text{CH}_3\text{CHO} \overset{\text{OH}^-}{\rightleftharpoons} {}^-\text{CH}_2\text{CHO} \xrightarrow{\text{H}_3\text{C—C(=O)—H}} \text{CH}_3\text{CH(O}^-\text{)CH}_2\text{CHO} \overset{\text{H}_2\text{O}}{\rightleftharpoons} \text{CH}_3\text{CH(OH)CH}_2\text{CHO} + \text{OH}^-$$

从反应机理可以看出，羟醛缩合实际上也是亲核加成反应。

β-羟基醛的α-氢原子受β-碳原子上的羟基和邻近羰基的影响，非常活泼，极易发生分子内脱水反应，生成α,β-不饱和醛。

$$CH_3\overset{OH}{C}H\overset{H}{C}HCHO \xrightarrow{\triangle} CH_3CH{=}CHCHO + H_2O$$

2-丁烯醛

含有 α-H 的两种不同的醛在稀碱作用下发生的羟醛缩合反应，称为交叉羟醛缩合。由于生成四种不同的产物，产率低，分离困难，因此在合成上实用价值不大。但可用不含 α-H 的醛(如甲醛、苯甲醛等)和一种含有 α-氢的醛和酮进行交叉缩合，则可用于制备。例如：

$$C_6H_5CHO + CH_3CHO \xrightarrow{稀\ OH^-} C_6H_5\underset{OH}{C}HCH_2CHO \xrightarrow{-H_2O} C_6H_5CH{=}CHCHO$$

$$3HCHO + H{-}\underset{H}{\overset{H}{C}}{-}CHO \xrightarrow[55\sim60℃]{Ca(OH)_2} HOH_2C{-}\underset{CH_2OH}{\overset{CH_2OH}{C}}{-}CHO$$

由于甲醛的羰基比较活泼，在进行交叉羟醛缩合时，能在乙醛的 α-碳原子上引入 3 个羟甲基。为了减少副反应，需将乙醛和碱溶液同时分别慢慢地加到甲醛溶液中，使甲醛始终过量，有利于交叉羟醛缩合产物(三羟甲基乙醛)的生成。

羟醛缩合是增长碳链的一种方法，在有机合成中具有重要用途。

具有 α-氢原子的酮也能发生类似的羟酮缩合反应，但比较困难，只能得到少量 β-羟基酮。若用特殊的方法或设法使产物生成后离开反应体系，使平衡向右移动，也可得到较高的产率。例如，丙酮可在索氏提取器(Soxhlet extractor)中用不溶性的碱催化进行羟酮缩合反应。

$$2CH_3COCH_3 \xrightarrow[Soxhlet\ 提取器]{Ba(OH)_2} H_3C{-}\underset{OH}{\overset{CH_3}{C}}{-}CH_2COCH_3 \quad (70\%)$$

(2) 卤代和卤仿反应

在酸或碱催化下，醛和酮分子中的 α-H 可被卤素取代，生成 α-卤代醛和酮。在酸催化下，可通过控制反应条件，得到一卤代物。例如：

$$H_3C{-}\overset{O}{\overset{\|}{C}}{-}CH_3 + Br_2 \xrightarrow{H^+} H_3C{-}\overset{O}{\overset{\|}{C}}{-}CH_2Br$$

在碱(常用卤素的氢氧化钠溶液或次卤酸钠)催化下反应，具有 $H_3C{-}\overset{O}{\overset{\|}{C}}{-}$ 结构的醛和酮(如乙醛和甲基酮)，甲基的 3 个氢原子都被卤原子取代，生成三卤代物，该反应很难控制在一卤代物阶段。

$$H_3C{-}\overset{O}{\overset{\|}{C}}{-}R(H) \xrightarrow{X_2+NaOH} X_3C{-}\overset{O}{\overset{\|}{C}}{-}R(H)$$

三卤代物在碱性溶液中不稳定，立即分解成三卤甲烷(卤仿)和羧酸盐。

$$X_3C{-}\overset{O}{\overset{\|}{C}}{-}R(H) \xrightarrow{NaOH} (H)RCOONa + CHX_3$$

由于有卤仿生成，故称卤仿反应。如果用次碘酸钠(I_2+NaOH)作试剂，产生具有特殊气味的黄色结晶的碘仿，这个反应称为碘仿反应(iodoform reaction)。

$$H_3C{-}\overset{O}{\overset{\|}{C}}{-}CH_3 \xrightarrow{I_2+NaOH} CH_3COONa + CHI_3\downarrow$$

次碘酸钠是氧化剂，能将 $H_3C-\underset{H}{\overset{OH}{C}}-$ 结构的醇氧化成乙醛或甲基酮。因此具有 $H_3C-\underset{H}{\overset{OH}{C}}-$ 结构的醇也能发生碘仿反应。

$$CH_3CH_2OH \xrightarrow{I_2+NaOH} CH_3CHO \xrightarrow{I_2+NaOH} CHI_3\downarrow + HCOONa$$

$$H_3C-\underset{H}{\overset{OH}{C}}-R(H) \xrightarrow{I_2+NaOH} H_3C-\overset{O}{\overset{\|}{C}}-R(H) \xrightarrow{I_2+NaOH} CHI_3\downarrow + (H)RCOONa$$

故碘仿反应可作为具有 $H_3C-\overset{O}{\overset{\|}{C}}-$ 结构的醛和酮和具有 $H_3C-\underset{H}{\overset{OH}{C}}-$ 结构醇的鉴别反应。

3. 氧化反应和还原反应

（1）氧化反应

醛具有较强的还原性，非常容易被氧化，除了可被 $KMnO_4$、$K_2Cr_2O_7$ 等强氧化剂氧化外，一些弱氧化剂也可将醛氧化成羧酸，例如 Tollens 试剂和 Fehling 试剂。而弱氧化剂不能使酮氧化，因此可以利用这一性质来区别醛和酮。

托伦（Tollens）试剂是硝酸银的氨溶液，主要成分是 $[Ag(NH_3)_2]^+$，它能将醛氧化成羧酸，而 $[Ag(NH_3)_2]^+$ 被还原成金属银沉积在试管壁上形成银镜，故称银镜反应。

$$(Ar)RCHO+2[Ag(NH_3)_2]OH \xrightarrow{\triangle} (Ar)RCOONH_4+2Ag\downarrow+3NH_3\uparrow+H_2O$$

斐林(Fehling)试剂是由硫酸铜(A)与酒石酸钾钠(B)的碱性溶液组成，使用时将 A、B 等量混合。作为氧化剂的是二价铜离子。醛与斐林试剂作用被氧化成羧酸，Cu^{2+} 则被还原成砖红色的 Cu_2O 沉淀。

$$RCHO+2Cu^{2+}+NaOH+H_2O \longrightarrow RCOONa+Cu_2O\downarrow+4H^+$$

芳香醛不能被斐林试剂氧化，因此用斐林试剂可区别脂肪醛和酮、脂肪醛和芳香醛。

酮虽然不能被弱氧化剂氧化，但能被强氧化剂($KMnO_4$，HNO_3)等氧化，发生碳链断裂，生成小分子羧酸的混合物，在合成上价值不大。但环己酮在强氧化剂作用下生成己二酸，是工业上制备己二酸的方法。

$$\text{环己酮}{=}O + HNO_3 \xrightarrow{V_2O_5} HOOC(CH_2)_4COOH$$

（2）还原反应

醛和酮都可以被还原，用不同的还原剂，可以把羰基还原成醇羟基或亚甲基。

① 催化加氢　醛和酮在金属催化剂 Ni、Pd、Pt 的催化下，可被加氢还原为伯醇或仲醇。

$$\begin{matrix}R \\ (R')H\end{matrix}\!\!>C{=}O + H_2 \xrightarrow[\triangle]{Ni} \begin{matrix}R & & OH \\ & C & \\ (R')H & & H\end{matrix}$$

醛和酮分子含有不饱和键时，如碳碳不饱和键、$-NO_2$、$-CN$ 等，羰基和不饱和键同时被还原。

$$H_3CHC{=}CHCHO \xrightarrow[Ni]{H_2} CH_3CH_2CH_2CH_2OH$$

② 金属氢化物还原　金属氢化物如硼氢化钠($NaBH_4$)、氢化铝锂($LiAlH_4$)等，是还原羰基为羟基的常用试剂，但不能还原碳碳不饱和键。氢化铝锂的还原性比硼氢化钠强，不仅

能将醛、酮还原成相应的醇，而且还能还原羧酸、酯、酰胺、腈等，反应产率很高。

氢化铝锂能与质子溶剂反应，因而要在乙醚等非质子溶剂中使用，然后水解。

$$H_3CHC{=}CHCHO \xrightarrow[(2)H^+,H_2O]{(1)LiAlH_4,乙醚} CH_3CH{=}CHCH_2OH$$

③ 克莱门森(E. Clemmensen)反应　用锌汞齐和浓盐酸作还原剂，醛和酮分子中的羰基还原亚甲基，称为克莱门森还原法，在有机合成上被广泛用于制备烷烃、烷基芳烃或烷基酚类。

$$C_6H_5-\overset{O}{\overset{\|}{C}}-CH_3 \xrightarrow[\triangle]{Zn\text{-}Hg/HCl} C_6H_5-CH_2CH_3$$

④ 基斯内尔-沃尔夫-黄鸣龙还原反应(Kishner-Wolff-Huang reduction reaction)　将醛和酮还原为烃的另一种方法。该法是将醛和酮与纯肼反应变成腙，然后将腙和乙醇钠及无水乙醇在高压釜中加热到180℃左右，得到的腙受热分解放出氮气，同时形成亚甲基。此法称为基斯内尔-沃尔夫法。

我国化学家黄鸣龙改进了这个方法，先将醛(酮)、氢氧化钠、肼的水溶液和一个高沸点的水溶性溶剂(如二缩乙二醇等)一起加热，使醛、酮变成腙，再蒸出过量的水和过量的肼，待温度达到腙的分解温度(约200℃)，继续回流至还原反应完成。黄鸣龙方法的优点是反应可在常压下进行，反应时间由原来的几十小时缩短为几小时，同时还可以用肼的水溶液代替昂贵的无水肼，使得这个反应成为一个易于实现和操作的过程。

$$C_6H_5-\overset{O}{\overset{\|}{C}}CH_2CH_3 \xrightarrow[二缩乙二醇,\triangle]{H_2NNH_2,H_2O,NaOH} C_6H_5-CH_2CH_2CH_3$$

4. 醛的显色反应

品红是一种红色染料，将二氧化硫通入品红水溶液中后，品红的红色褪去，得到的无色溶液，称为Schiff试剂。醛与Schiff试剂作用可显紫红色，反应非常灵敏，而酮则不能。因此常用Schiff试剂来鉴别醛类化合物。

四、重要的醛和酮

1. 甲醛(HCHO)

甲醛(formaldehyde)俗称蚁醛。常温下为无色具有强烈刺激性气味的气体，沸点为−21℃，有刺激性气味。能与水及乙醇、丙酮等有机溶剂按任意比例混溶，37%～40%的甲醛水溶液俗称“福尔马林(formalin)”。甲醛在常温下即能自动聚合生成具有环状结构的三聚甲醛，水溶液长时间放置可产生浑浊或出现白色沉淀，这是由于甲醛自动聚合形成多聚甲醛($HO\text{-}[CH_2O]_n\text{-}H$，$n=8\sim100$)。三聚甲醛和多聚甲醛加热都可解聚重新生成甲醛。

甲醛与浓氨水作用，生成一种环状结构的白色晶体，叫环六亚甲基四胺($C_6H_{12}N_4$)，药品名为乌洛托品，医药上用作利尿剂，是治疗风湿痛的药物；在医药工业中也作为原料用来生产氯霉素。

2. 乙醛(CH_3CHO)

乙醛(acetaldehyde)是无色、易挥发、具有刺激性气味的液体，沸点为21℃，能溶于水、乙醇和乙醚。乙醛是重要的有机合成原料，主要用于合成乙酸、乙醇、季戊四醇和丁醇等。乙醛也容易聚合，在酸的催化下可聚合成三聚乙醛，加稀酸蒸馏则解聚为乙醛。

乙醛经氯化得三氯乙醛，它易与水加成得到水合三氯乙醛，简称水合氯醛，是一种比较安全的催眠药和镇静药。

3. 苯甲醛(C_6H_5CHO)

苯甲醛(benzaldehyde)是最简单的芳香醛。常温下为无色液体，沸点为179℃，具有苦杏仁味，又叫苦杏仁油。微溶于水，易溶于乙醇和乙醚。苯甲醛常以扁桃苷(amygdalin)的结合状态存在于水果中，如桃、杏、梅的核仁中。苯甲醛久置空气中即被氧化成苯甲酸白色晶体，因此在保存苯甲醛时常加入少量对苯二酚作抗氧剂。

苯甲醛是有机合成的重要的原料，用于制备药物、香料和染料。

4. 丙酮(CH_3COCH_3)

丙酮(acetone)是最简单的酮，它是无色、易挥发、易燃的液体，具有特殊香味。沸点为56.5℃，能与水、乙醚等混溶，并能溶解多种有机物，是一种良好的有机溶剂。丙酮是重要的有机合成原料，用于合成有机玻璃、环氧树脂等产品，制备氯仿、碘仿、乙烯酮等化合物。

丙酮以游离状态存在于自然界中，如茶油、松脂精油、柑橘精油等；糖尿病患者由于代谢不正常，体内常有过量的丙酮产生，并随尿液或呼吸排出。临床上检查尿中是否含有丙酮，可用亚硝酰铁氰化钠($Na_2[Fe(CN)_5NO]$)溶液和氨水，如有丙酮存在，即呈紫红色。

第二节　醌

醌是一类具有共轭体系的环己二烯二酮类化合物。较常见的有苯醌、萘醌、蒽醌及其衍生物。醌类化合物都具有下列醌型结构。

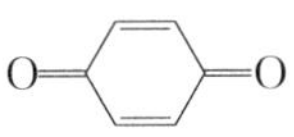

O=⟨⟩=O　或　邻位二酮结构

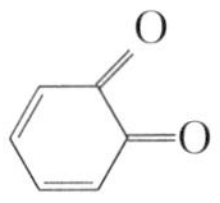

对苯醌　　邻苯醌

一、醌的命名

醌是作为芳烃衍生物来命名的，命名时以苯醌、萘醌等作为母体，用较小阿拉伯数字标出两个羰基的位置，也可用邻、对、远等字或 α、β 等希腊字母标明，写在醌的前面。母体上如有取代基，则把取代基的位置、数目、名称写在母体名称前面。例如：

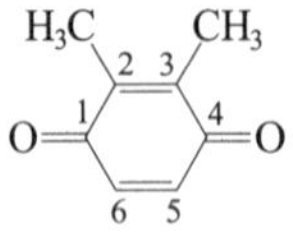

2,3-二甲基-1,4-苯醌　　α-萘醌 (1,4-萘醌)　　β-萘醌 (1,2-萘醌)　　2,6-萘醌 (远萘醌)

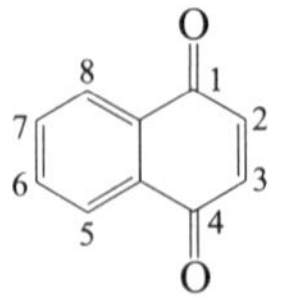

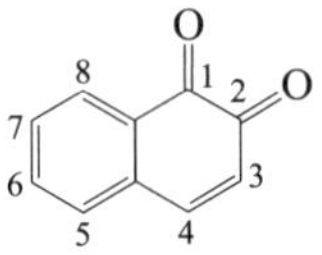

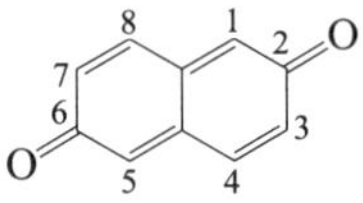

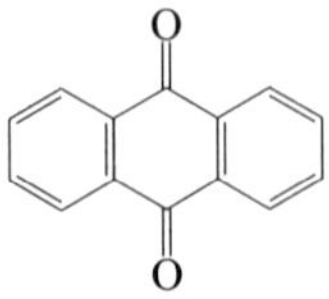

蒽醌 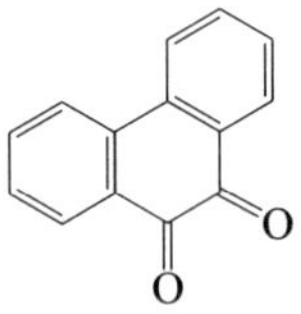　　菲醌

二、醌的性质

醌类化合物都是固体。具有醌型结构的化合物都有颜色，对位的醌多为黄色，邻位的醌多为红色或橙色。所以醌类化合物是许多染料和指示剂的母体。

醌是具有共轭体系的环己二烯二酮类化合物，具有烯烃和羰基化合物的典型性质，因此既能发生碳碳双键的亲电加成和羰基的亲核加成，又能发生 1,4-或 1,6-共轭加成反应。

1. 碳碳双键的加成

醌分子中的碳碳双键与卤素、卤化氢等亲电试剂发生加成反应。例如：

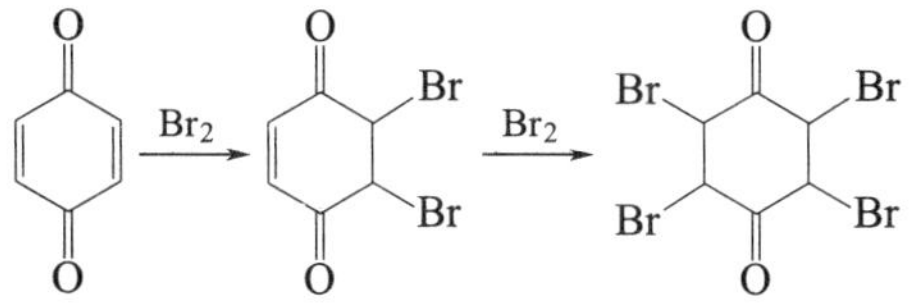

2. 羰基与氨衍生物的加成

醌分子中的羰基能与氨的衍生物发生亲核加成反应。例如：

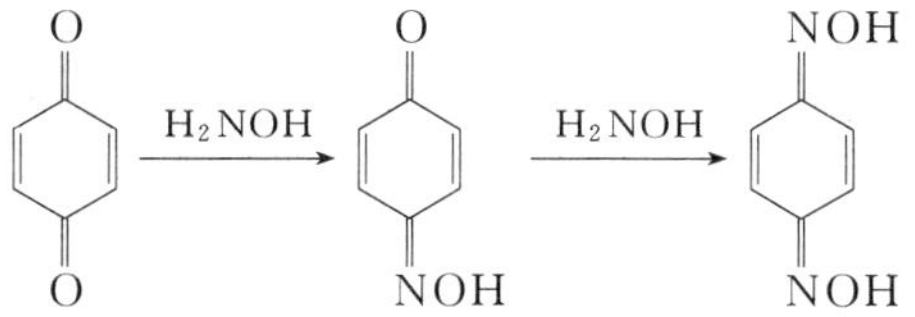

3. 1,4-加成和 1,6-加成

醌和氢卤酸、氢氰酸等试剂发生 1,4-加成。例如：

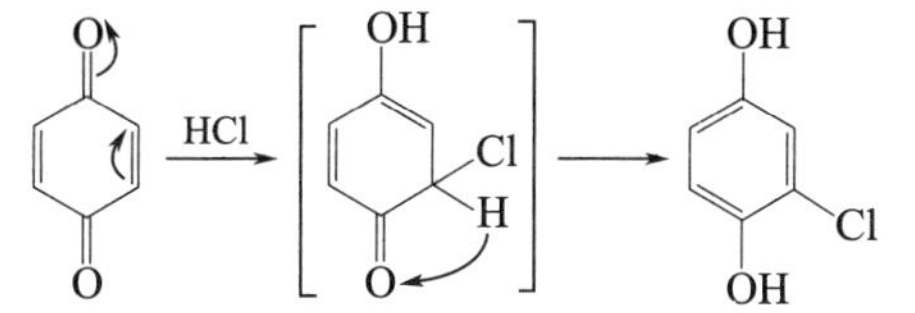

醌可以还原成酚。例如：对苯醌可以还原成对苯二酚(又叫氢醌)，此反应为 1,6-共轭加成反应。而对苯二酚又可以氧化成对苯醌。在电化学上，利用两者之间的氧化还原反应可以制成氢醌电极，可用来测定氢离子浓度。

在醌、酚间的氧化还原反应过程中，生成一种稳定的中间产物——醌氢醌，它是深绿色晶体，熔点为 171℃；难溶于冷水，易溶于热水，同时解离成醌和氢醌。

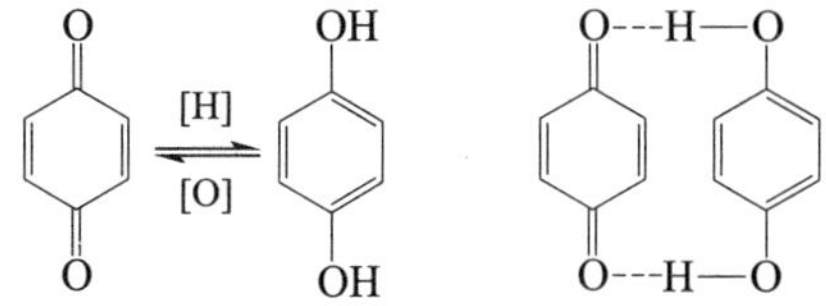

对苯醌　　氢醌(对苯二酚)　　醌氢醌

醌类化合物对皮肤、黏膜有刺激作用；有抑菌、杀菌作用，可用作防腐剂；也常用作有机合成试剂，用于合成药物和染料。

三、重要的醌

1. 苯醌

苯醌(benzoquinonc)包括对苯醌和邻苯醌两种异构体，其中对苯醌较重要，一般苯醌即指对苯醌。对苯醌为金黄色棱晶，熔点为 115～117℃，能升华并能随水蒸气蒸馏，溶于热水、乙醇和乙醚中；邻苯醌为红色片状或棱晶，在 60～70℃分解；溶于乙醚、丙酮和苯。

苯醌是有机合成工业的原料，其还原产物对苯二酚是还原剂，可作底片的显影剂和聚合反应的阻聚剂。

2. 萘醌

萘醌(naphthoquinone)有三种异构体，最常见的是 α-萘醌。α-萘醌是黄色晶体，熔点为 125℃，微溶于水，易溶于乙醇和乙醚，有刺激性气味。许多天然产物中都含有 α-萘醌的结构，例如维生素 K_1 和维生素 K_2 的母体就是 α-萘醌。维生素 K_1 和维生素 K_2 广泛存在于自然界，如绿色植物、蛋黄、动物肝脏中，具有促进血液凝固的生理功能，用作止血剂。维生素 K_1 和维生素 K_2 的结构如下：

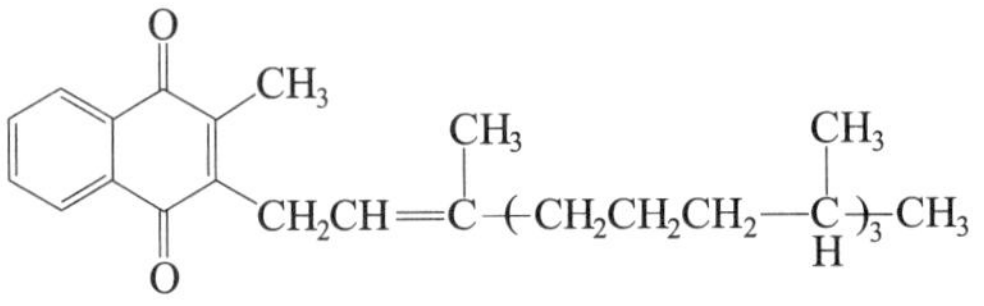

维生素K_1

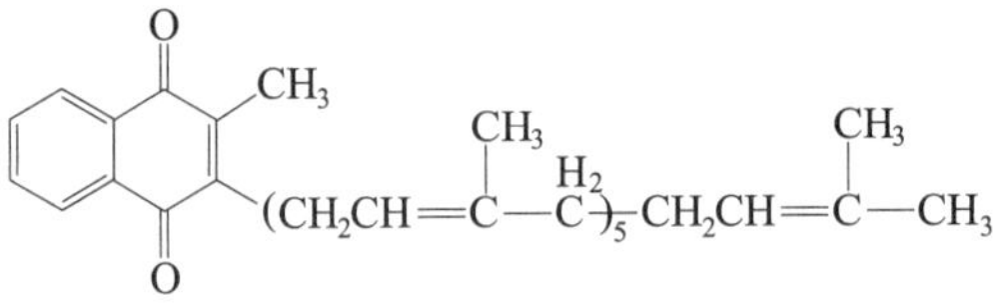

维生素K_2

人工合成的 2-甲基-1,4-萘醌具有更强的凝血能力，称为维生素 K_3。它是黄色晶体，难溶于水，但与亚硫酸氢钠的加成物易溶于水，称为亚硫酸氢钠甲萘醌，常应用于临床止血。

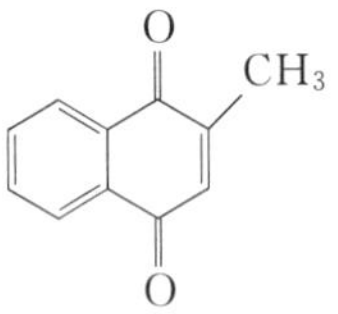

2-甲基-1,4-萘醌(维生素 K_3) 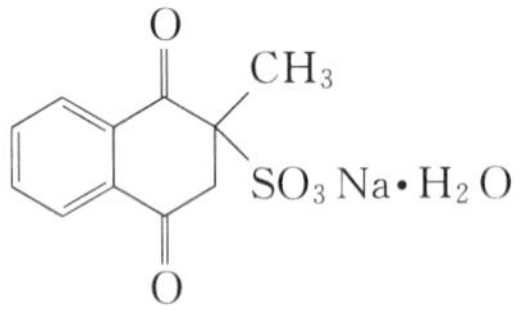　　亚硫酸氢钠甲萘醌

3. 蒽醌

蒽醌(anthraquinone)有三种异构体，常见的是 9,10-蒽醌及其衍生物。

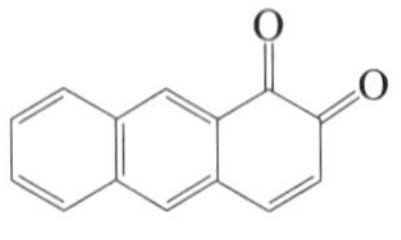

1,2-蒽醌 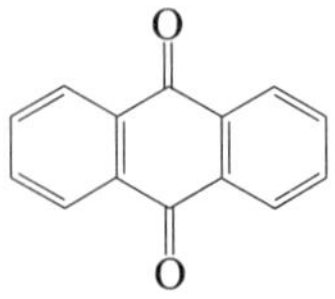　　9,10-蒽醌 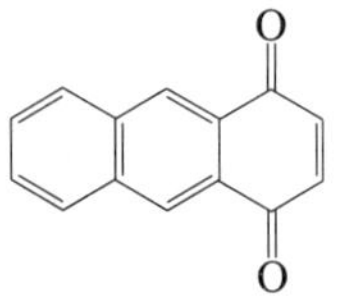　　1,4-蒽醌

9,10-蒽醌衍生物在自然界广泛存在，多数是植物的成分。如存在于茜草根中，最早用作染料的茜素、中药大黄中有效成分大黄素等。

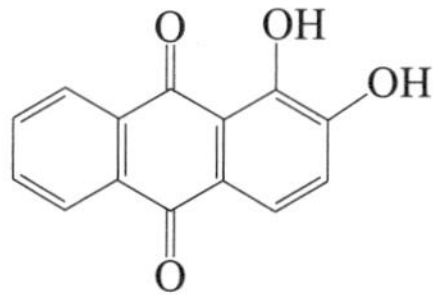

茜素 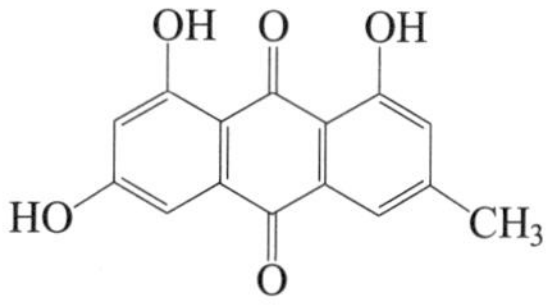　　　大黄素

学习小结

1. 醛、酮的结构　醛、酮的官能团是羰基，羰基具有极性；羰基的不饱和性及羰基碳原子的缺电子性，表现出醛、酮可进行亲核加成反应的重要化学性质。

2. 醛、酮的分类　根据所连的烃基不同可分为脂肪醛(酮)、脂环醛(酮)和芳香醛(酮)；根据烃基是否饱和分为饱和醛(酮)和不饱和醛(酮)；根据所含官能团数目可分为一元醛(酮)、二元醛(酮)等。

3. 醛、酮的命名　醛、酮的命名包括普通命名法和系统命名法，重点掌握系统命名法；系统命名法中对醛和酮主链编号时，主链碳原子也可采用希腊字母标注。

4. 醛、酮的化学性质　醛、酮的反应主要表现在亲核加成反应、α-氢的反应和氧化还原反应。

5. 醌的结构和化学性质　醌是一类具有共轭体系的环己二烯二酮类化合物，醌类化合物具有醌型结构。醌可分别在双键或羰基处发生亲核加成反应，还可发生1,4-加成和1,6-加成反应。

（王玉民）

复习题

一、选择题

1. 对于 $H_3C—C(C_2H_5)═CH—C(═O)—CH_3$ 命名正确的是（　　）。

A. 4-甲基-3-戊烯-2-酮　　B. 4-甲基-3-己烯-2-酮

C. 3-甲基-3-己烯-5-酮　　D. 4-甲基-4-己烯-2-酮

2. 下列化合物能发生碘仿反应的是（　　）。

A. 甲醛　　B. 乙醇　　C. 3-戊醇　　D. 2-甲基丙醛

3. 下列哪种化合物能被斐林试剂氧化（　　）。

A. 乙醛　　B. 苯甲醛　　C. 丙酮　　D. 戊二酮

4. 下列化合物能发生银镜反应的是（　　）。

A. CH_3COCH_3　　B. CH_3CH_2OH　　C. HCHO　　D. $CH_3C(═O)CH_2CH_3$

5. 福尔马林溶液是指(　　)的水溶液。

A. 甲醛　　B. 乙醛　　C. 苯甲醛　　D. 丙酮

6. 下列哪种化合物能与斐林试剂反应生成砖红色沉淀（　　）。

A. C_6H_5CHO　　B. CH_3CH_2CHO　　C. CH_3COCH_3　　D. CH_3CH_2OH

7. CH_3CH_2CHO 与 CH_3COCH_3 的关系为（　　）。

A. 同系物　　B. 同系列　　C. 同位素　　D. 同分异构体

8. 醛与硝酸银的氨溶液的反应属于（　　）。

A. 加成反应　　B. 取代反应　　C. 卤代反应　　D. 氧化反应

9. 下列说法不正确的是（　　）。

A. 醛和酮的官能团都是羰基，所以其化学性质完全相同

B. 利用托伦试剂可鉴别脂肪醛和酮

C. 利用斐林试剂可鉴别脂肪醛和芳香醛

D. 含有 $H_3C—CH(OH)—$ 结构的化合物能够发生碘仿反应

10. 关于乙醛的下列反应中，乙醛被还原的是（　　）。

A. 乙醛的银镜反应　　B. 乙醛制乙醇

C. 乙醛与新制氢氧化铜的反应　　D. 乙醛的燃烧反应

二、命名下列化合物

1. $H_3CHC(CH_3)—CH(CH_3)CHO$

2. $(H_3C)_2C{=}CHCHO$

3. 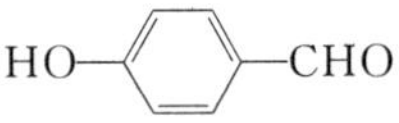 HO—⟨苯环⟩—CHO

4. 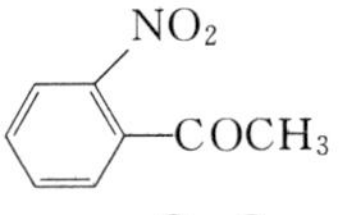 ⟨苯环⟩（邻位 NO_2）—$COCH_3$

5. 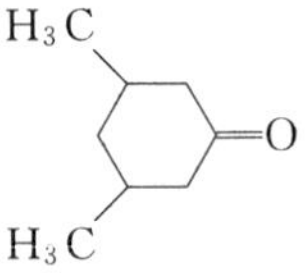 3,5-二甲基环己酮结构（环上两个 H_3C，环=O）

6. 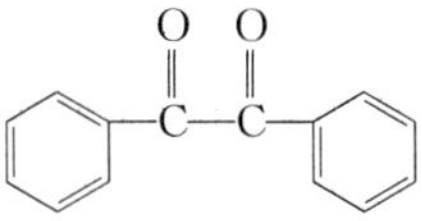 ⟨苯环⟩—C(=O)—C(=O)—⟨苯环⟩

三、写出下列化合物的结构式

1. 对甲氧基苯乙醛　　2. 对苯醌

3. 三聚乙醛　　4. 3,3-二甲基-2,4-戊二酮

5. 丙酮-2,4-二硝基苯腙　　6. 1-间氯苯基丙酮

四、写出 2-甲基环戊酮与下列试剂反应的产物

1. $LiAlH_4$　　2. $NaBH_4$

3. $HOCH_2CH_2OH$，干 HCl　　4. $C_6H_5NHNH_2$

5. Zn-Hg/HCl　　6. $NaCN/H_2SO_4$

五、用化学方法鉴别下列各组化合物

1. 丙酮、丙醛和丙醇　　2. 2-戊酮和 3-戊酮

3. 苯乙醛和苯乙酮　　4. 丙醛和苯甲醛

5. 1-丙醇和 2-丙醇　　6. 苯甲醇、苯甲醛和苯乙酮

六、完成下列反应式

1.

$$2CH_3CH_2CHO \xrightarrow[\triangle]{\text{稀 }OH^-}$$

2.

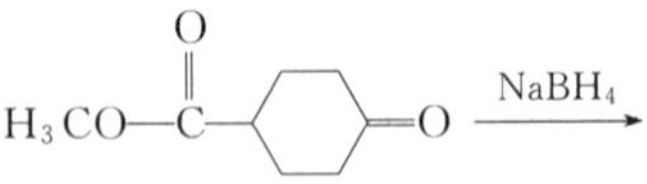

$$H_3CO—\overset{O}{\overset{\|}{C}}—⟨环己酮⟩{=}O \xrightarrow{NaBH_4}$$

3.

$$C_6H_5\overset{O}{\overset{\|}{C}}CH_3 \xrightarrow{NH_2OH}$$

第十二章 Chapter 12
羧酸及其衍生物

学习目标

1. 掌握：羧酸及其衍生物的结构和化学性质。
2. 熟悉：羧酸及其衍生物的分类、命名和物理性质。
3. 了解：重要的羧酸及其衍生物；羧酸及其衍生物的物理性质和在医药上的应用。

羧酸(carboxylic acid)及其衍生物是一类非常重要有机化合物，是一类与人们生活密切相关的化合物，也是与医药关系十分密切的重要有机化合物。例如：

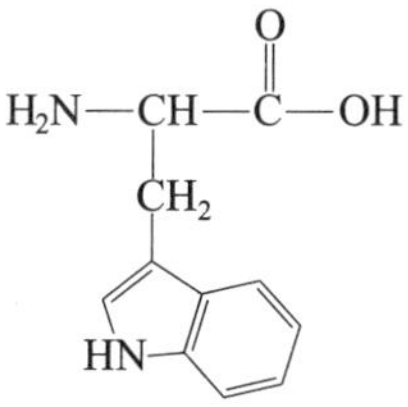

色氨酸 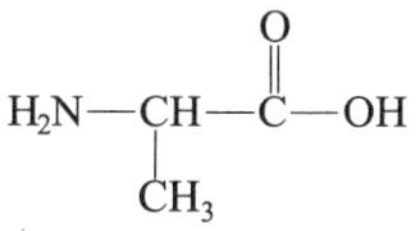　　丙氨酸 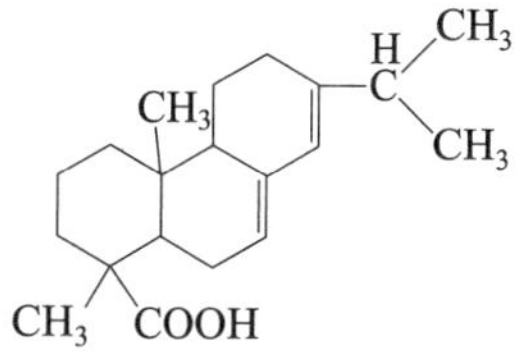　　松香酸

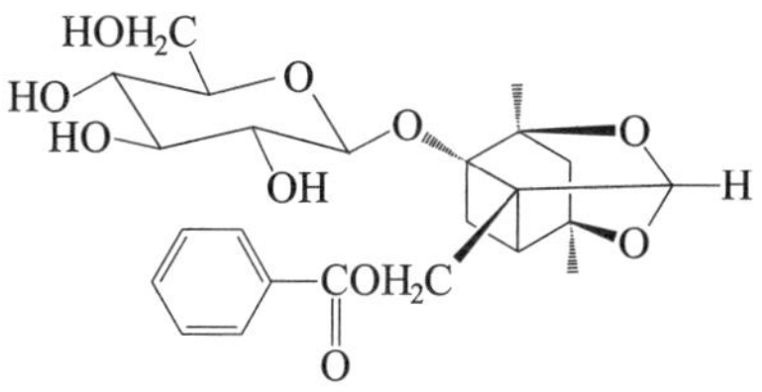

芍药苷 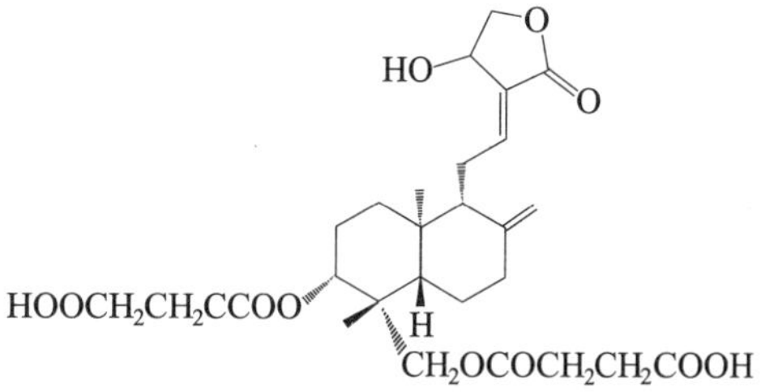　　穿心莲内酯

第一节　羧　酸

一、羧酸的结构、分类和命名

1. 羧酸的结构

羧酸分子是烃分子中的氢原子被羧基取代后生成的化合物，羧基(—COOH，carboxy

group)是羧酸的官能团。羧酸分子中的羧基是由羟基和羰基形成的 p-π 共轭体系。

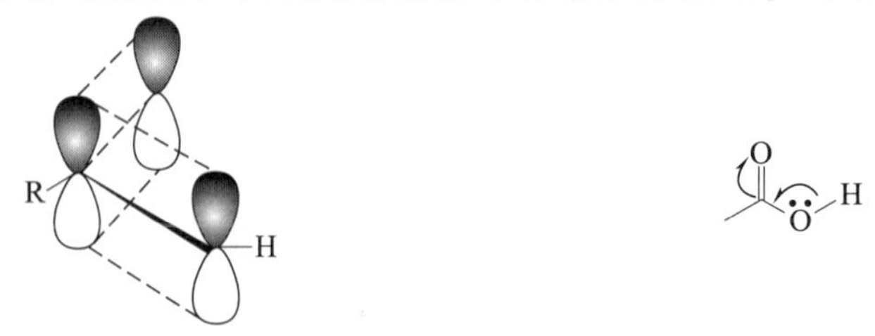

由于 p-π 共轭体系的形成，羟基氧原子的电子云向羰基移动，使电子云平均化。这样使羧基碳原子的正电性减弱，羰基的极性降低；$—COO^-$ 上的负电荷不再集中于一个氧原子上了，羧酸根离子也更稳定了。因此羟基中氧氢键的极性增强，即 O—H 键变弱，有利于氢的电离，所以羧酸具有酸性。

2. 羧酸的分类

羧酸烃基侧链的不同，可分为脂肪族羧酸、脂环族羧酸和芳香族羧酸；按照羧酸分子中所含羧基的数目的不同，羧酸可分为一元酸、二元羧酸和多元酸。

CH_3COOH　乙酸　　═—COOH　丙烯酸　　HOOC—COOH　乙二酸

⬡—COOH　环己基甲酸　　C₆H₅—COOH 苯甲酸　　HOOC—C₆H₄—COOH　对苯二甲酸

3. 羧酸的命名

许多羧酸可以从天然产物中获得，因此羧酸的普通命名法是根据最初的来源来命名，也称为俗名。甲酸最初从蚂蚁中得到，俗称蚁酸；乙酸是食醋的主要成分，俗称为醋酸；其他还有草酸、琥珀酸、巴豆酸、安息香酸、肉桂酸、油酸、硬脂酸等。

羧酸的系统命名法与醛相似，命名时将“醛”字改为“酸”字。

CH_3COOH　乙酸(醋酸)

$H_2N—CH(CH_3)—C(=O)—OH$　2-氨基丙酸(丙氨酸)

HOOC—CH_2CH_2—COOH　丁二酸(琥珀酸)

$CH_3CH=CH$—COOH　2-丁烯酸（巴豆酸）

$CH_3(CH_2)_7CH=CH(CH_2)_7$COOH　9-十八碳烯酸（油酸）

C_6H_5—COOH　苯甲酸(安息香酸)

C_6H_4(COOH)$_2$　邻苯二甲酸(酞酸)

HOOC—C_6H_4—COOH　对苯二甲酸

二、羧酸的物理性质

在饱和一元羧酸中，甲酸、乙酸、丙酸是具有刺激性气味的液体，含 4～9 个碳原子的羧酸是有腐败恶臭气味的油状液体，含 10 个碳原子以上的高级脂肪羧酸是无味蜡状的固体。脂肪族二元羧酸和芳香族羧酸都是结晶性固体。

饱和脂肪酸的熔点随着分子中碳原子数的增加呈锯齿形变化。含偶数碳原子的羧酸的熔点比其相邻的两个含奇数碳原子的羧酸分子的熔点高。这可能是由于含偶数碳原子的羧酸分子较为对称，在晶体中排列更紧密的缘故。

羧酸的沸点比分子量相近的醇还要高。例如，甲酸和乙醇的分子量相同，都是 46。但乙醇的沸点为78.5℃，而甲酸为100.5℃。这是由于羧酸分子间可以形成分子间氢键而缔合成较稳定的二聚体或多聚体，羧酸分子间的这种氢键比醇分子间的更稳定。这种双分子的二聚体很稳定，甚至在气态时也存在。

$$R-C\begin{matrix}\diagup\!\!\!\!= O\cdots H-O\diagdown \\ \diagdown O-H\cdots O\!\!=\!\!\diagup\end{matrix}C-R$$

低级羧酸(含1～4个碳原子的羧酸)能与水混溶，这是由于羧酸分子中的羟基能与水分子形成氢键。随着分子量的增大，羧酸的溶解度逐渐减小，高级一元羧酸不溶于水而易溶于乙醇、乙醚、氯仿等有机溶剂。多元酸的水溶性大于相同碳原子的一元酸，芳香族羧酸的水溶性较小。一些常见羧酸的物理常数如表12-1所示。

表12-1　常见羧酸的物理常数

名称	熔点/℃	沸点/℃	密度/$g\cdot cm^{-3}$	pK_{a_1}
甲酸	8.4	100.5	1.220	3.77
乙酸	16.6	118	1.040	4.76
丙酸	−22	141	0.992	4.88
丁酸	−7.9	162.5	0.959	4.82
异丁酸	−47	154.4	0.949	4.85
正戊酸	−50	187	0.930	4.81
正己酸	−9.5	205	0.920	4.85
正辛酸	16.5	237	0.910	4.85
乙二酸	189.5	—	—	1.46
己二酸	153	276	—	4.43
苯甲酸	122.4	249	1.265	4.19
邻苯二甲酸	231	—	1.539	2.89

三、羧酸的化学性质

羧酸主要的化学性质如下所示：

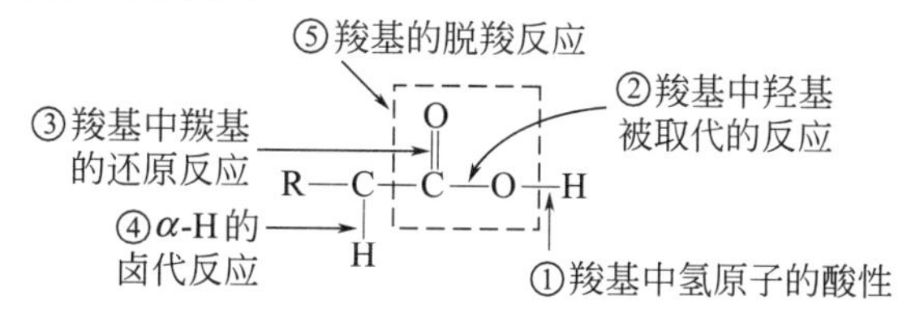

1. 酸性

羧酸具有酸性，在水溶液中能电离出氢离子。pK_a一般为3～5，饱和一元羧酸大多属于弱酸。酸性比无机强酸弱，比碳酸、酚类要强，能与氢氧化钠、碳酸钠、碳酸氢钠等反应生成羧酸盐。

$$R-COOH+H_2O \rightleftharpoons R-COO^-+H_3O^+$$

$$RCOOH+NaOH \longrightarrow RCOONa+H_2O$$

$$2RCOOH+Na_2CO_3 \longrightarrow 2RCOONa+CO_2\uparrow+H_2O$$

$$RCOOH+NaHCO_3 \longrightarrow RCOONa+CO_2\uparrow+H_2O$$

羧酸酸性的强弱与它们的结构有关。在饱和的一元羧酸中，其酸性大小主要受给电子诱导效应的影响。侧链的给电子能力越强，羧酸的酸性越弱。芳环可以与羧基形成共轭体系，造成大多数芳香羧酸的酸性要比饱和一元羧酸的酸性强。二元羧酸的酸性比饱和一元酸强，特别是乙二酸，它是由两个羧基直接相连而成的，由于两个羧基的相互影响，使酸性显著增强，乙二酸的 $pK_{a_1}=1.46$，其酸性比磷酸的 $pK_{a_1}=1.59$ 还强。随着二元羧酸两个羧基间的碳原子数的增加，羧基间的影响减弱，酸性降低。

2. 羟基的取代反应

羧酸分子中羧基上的羟基可以被与其结构相近的原子或基团取代，生成羧酸衍生物。

（1）酰卤的生成

羧酸与三氯化磷、五氯化磷、氯化亚砜（亚硫酰氯）等作用，分子中的羟基被氯原子取代则生成酰氯。

$$RCOOH + PCl_3 \longrightarrow RCOCl + H_3PO_3$$

$$C_6H_5COOH + SOCl_2 \longrightarrow C_6H_5COCl + SO_2\uparrow + HCl\uparrow$$

（2）酸酐的生成

羧酸（除甲酸外）在脱水剂（P_2O_5）作用下，发生分子间脱水，生成酸酐。例如：

$$RCOOH + HOOCCH_3 \xrightarrow{P_2O_5} RCOOCOCH_3 + H_2O$$

$$C_6H_4(COOH)_2 \xrightarrow{\triangle} C_6H_4(CO)_2O + H_2O$$

（3）酯化反应

羧酸与醇在酸（常用浓硫酸）的催化作用下生成酯的反应，称为酯化反应。

$$RCOOH + HOCH_2R' \xrightarrow{H^+} RCOOCH_2R' + H_2O$$

（4）酰胺的生成

在羧酸中通入氨气生成羧酸的铵盐，铵盐受热发生分子内脱水生成酰胺。

$$RCOOH + NH_3 \longrightarrow CH_3COONH_4 \xrightarrow{-H_2O} RCONH_2$$

3. 羧基中羰基的还原反应

羧酸中的羰基并不活泼。没有醛、酮中羰基所特有的亲核加成反应，也很难催化氢化和被 Na/EtOH 所还原，但氢化锂铝还是可以将酸还原为伯醇，而且氢化铝锂是一个选择性还原剂。

$$H_3C-C_6H_4-COOH \xrightarrow[(2)H_3O^+]{(1)LiAlH_4, Et_2O} H_3C-C_6H_4-CH_2OH$$

$$\text{1-环己烯甲酸(COOH)} \xrightarrow[(2)H_3O^+]{(1)LiAlH_4, Et_2O} \text{1-环己烯甲醇}(CH_2OH)$$

乙硼烷在四氢呋喃溶液中也能将羧酸还原成伯醇，但对酯的作用很小，故可以用于选择性还原。

$$O_2N-C_6H_4-COOH \xrightarrow[(2)H_2O]{(1)B_2H_6} O_2N-C_6H_4-CH_2OH$$

4. α-H的卤代反应

受羧基的影响，α-H活性较高。但需要在P或PCl_3的催化作用下才能进行，生成的相应的α-卤代酸。

$$CH_3COOH \xrightarrow{Cl_2/P} CH_2ClCOOH \xrightarrow{Cl_2/P} CHCl_2COOH \xrightarrow{Cl_2/P} CCl_3COOH$$

5. 脱羧反应

羧酸分子脱去羧基放出二氧化碳的反应称为脱羧反应。饱和一元酸一般比较稳定，通常情况下不易发生脱羧反应。但在特殊条件下才可发生脱羧反应，低级羧酸的钠盐及芳香族羧酸的钠盐在碱石灰(NaOH-CaO)存在下加热，可脱羧生成烃。

$$CH_3COONa \xrightarrow[\triangle]{CaO/NaOH} CH_4\uparrow + Na_2CO_3$$

二元羧酸分子中，当两个羧基直接相连或连在同一个碳原子上时受热易于发生脱羧反应，反应后生成比原羧酸少一个碳原子的一元羧酸。例如乙二酸、丙二酸加热时发生脱羧反应生成一元羧酸；丁二酸、戊二酸加热时发生分子内脱水反应生成环状酸酐；己二酸、庚二酸加热时发生脱羧和脱水反应生成环酮。

$$HOOC-COOH \xrightarrow{\triangle} HCOOH + CO_2\uparrow$$

$$HOOCCH_2COOH \xrightarrow{\triangle} CH_3COOH + CO_2\uparrow$$

$$\begin{matrix} CH_2-COOH \\ | \\ CH_2-COOH \end{matrix} \xrightarrow{\triangle} \begin{matrix} CH_2-C(=O) \\ | \quad\quad\quad O \\ CH_2-C(=O) \end{matrix} + H_2O$$

$$\begin{matrix} CH_2-CH_2-COOH \\ | \\ CH_2-CH_2-COOH \end{matrix} \xrightarrow{\triangle} \begin{matrix} CH_2-CH_2 \\ | \quad\quad\quad C=O \\ CH_2-CH_2 \end{matrix} + CO_2\uparrow + H_2O$$

第二节 取代羧酸

一、羟基酸

羧酸分子中烃基上的氢原子被羟基(—OH)取代后生成的化合物称为羟基酸。羟基酸可以根据烃基侧链的不同分为醇酸和酚酸两大类。

（1）醇酸

羟基连在脂肪族羧酸的碳链上。

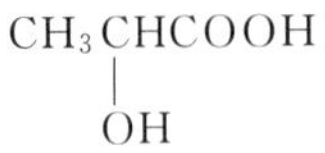

$$\underset{\text{OH}}{CH_3\underset{|}{C}HCOOH}$$
2-羟基丙酸（乳酸）

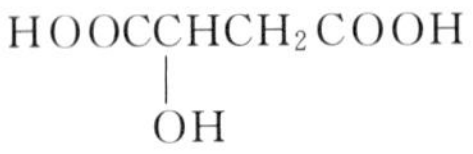

$$HOOC\underset{\text{OH}}{\underset{|}{C}H}CH_2COOH$$
羟基丁二酸（苹果酸）

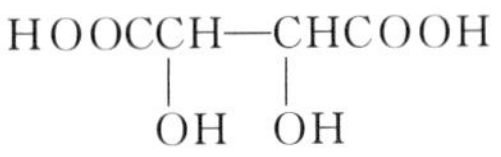

$$HOOC\underset{\text{OH}}{\underset{|}{C}H}—\underset{\text{OH}}{\underset{|}{C}H}COOH$$
2,3-二羟基丁二酸（酒石酸）

（2）酚酸

羟基连在芳香族羧酸的芳香环上。

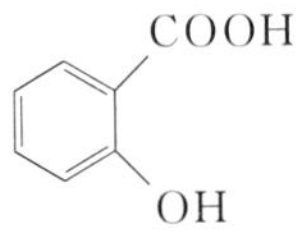

邻羟基苯甲酸（水杨酸）

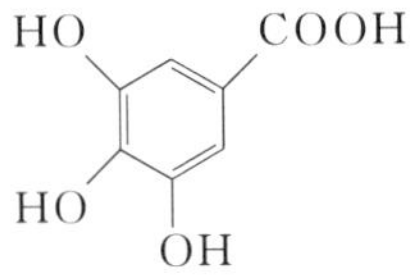

3,4,5-三羟基苯甲酸（没食子酸）

由于羟基酸广泛地存在于自然界中，因此很多羟基酸的命名根据来源和属性而采用俗名。

二、羟基酸的性质

1. 羟基酸的物理性质

醇酸一般为结晶的固体或黏稠的液体。由于羟基和羧基都能与水形成氢键，所以醇酸在水中的溶解度比相应的醇或羧酸都大，低级的醇酸可与水混溶。醇酸的熔点一般高于相应的羧酸。酚酸大多数为晶体，其熔点大于对应的芳香羧酸。酚酸的溶解性与所含的羟基、羧基的数目有关，有的微溶于水，有的易溶于水。

醇酸既具有醇和羧酸的一般性质，如醇羟基可以氧化、酰化、酯化；羧基可以成盐、成酯等，又由于羟基和羧基的相互影响，而具有一些特殊的性质。

2. 羟基酸的化学性质

（1）酸性

由于醇酸中羟基的吸电子诱导效应，使醇酸的酸性比相应的羧酸强。醇酸的酸性随羟基与羧基的相对距离的增加而逐渐减弱。

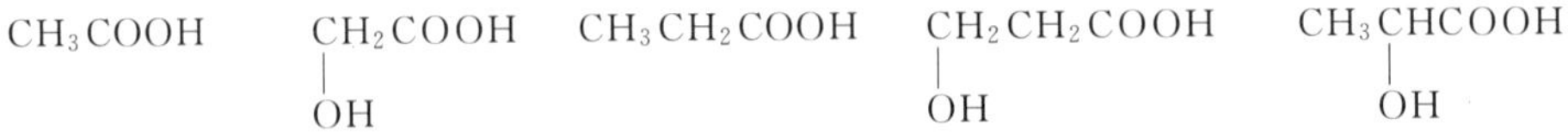

	CH_3COOH	$CH_2(OH)COOH$	CH_3CH_2COOH	$CH_2(OH)CH_2COOH$	$CH_3CH(OH)COOH$
pK_a	4.75	3.83	4.88	4.51	3.87

酚酸的酸性与羟基、羧基在苯环上的连接方式有关。其酸性顺序为：邻位>间位>对位。

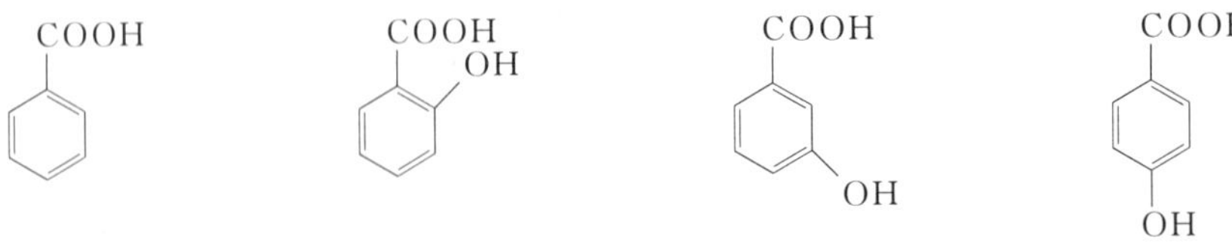

	苯甲酸	邻羟基苯甲酸	间羟基苯甲酸	对羟基苯甲酸
pK_a	4.19	2.98	4.08	4.57

（2）氧化反应

醇酸分子中的羟基容易被氧化，生成醛酸或酮酸。

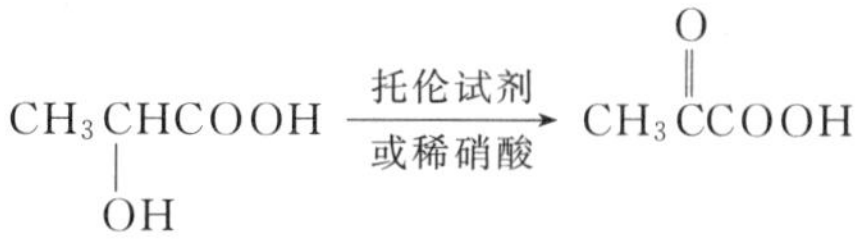

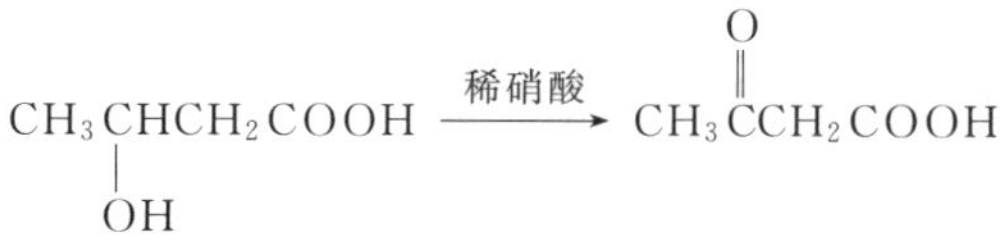

$$CH_3\underset{\displaystyle OH}{\underset{|}{C}}HCOOH \xrightarrow[\text{或稀硝酸}]{\text{托伦试剂}} CH_3\overset{\displaystyle O}{\overset{\|}{C}}COOH$$

$$CH_3\underset{\displaystyle OH}{\underset{|}{C}}HCH_2COOH \xrightarrow{\text{稀硝酸}} CH_3\overset{\displaystyle O}{\overset{\|}{C}}CH_2COOH$$

(3) 脱水反应

醇酸受热易发生脱水反应，根据羟基和羧基的相对位置不同，脱水产物有所区别。

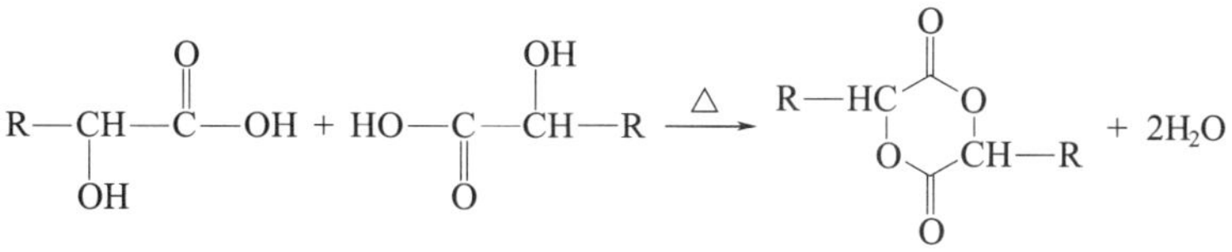

$$R-\underset{\displaystyle OH}{\underset{|}{CH}}-\overset{\displaystyle O}{\overset{\|}{C}}-OH + HO-\underset{\displaystyle O}{\underset{\|}{C}}-\overset{\displaystyle OH}{\overset{|}{CH}}-R \xrightarrow{\triangle} \text{六元环的交酯} + 2H_2O$$

六元环的交酯

$$R\underset{\displaystyle OH}{\underset{|}{C}}HCH_2COOH \xrightarrow{\triangle} RCH{=}CHCOOH + H_2O$$

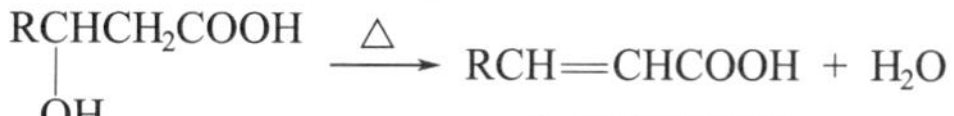

α,β-不饱和羧酸

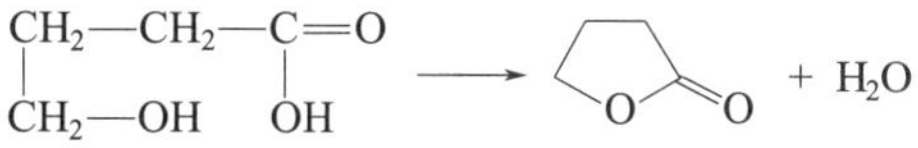

$$\underset{\displaystyle CH_2-OH}{\underset{|}{CH_2}}-CH_2-\underset{\displaystyle OH}{\underset{|}{C}}{=}O \longrightarrow \gamma\text{-丁内酯} + H_2O$$

γ-丁内酯(4-丁内酯)

$$\underset{\displaystyle CH_2-OH}{\underset{|}{CH_2}}CH_2CH_2-\underset{\displaystyle OH}{\underset{|}{C}}{=}O \xrightarrow{\triangle} \delta\text{-戊内酯} + H_2O$$

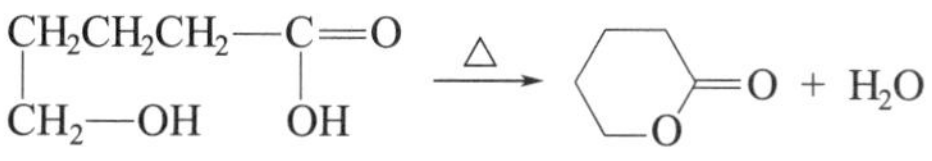

δ-戊内酯

(4) 显色反应

酚酸中含有的酚羟基能与 $FeCl_3$ 溶液发生显色反应，故可以用 $FeCl_3$ 溶液区别酚酸与醇酸。例如水杨酸遇 $FeCl_3$ 溶液显紫色。

三、酮酸

1. 酮酸的结构和命名

分子中既含有羰基又含有羧基的化合物称为羰基酸，羰基酸又称为酮酸。羰基酸的命名与醇酸相似，也是以羧酸为母体，编号从羧基碳原子开始，羰基的位次用阿拉伯数字或希腊字母来表示。

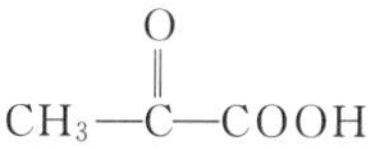

$$CH_3-\overset{\displaystyle O}{\overset{\|}{C}}-COOH \qquad CH_3-\overset{\displaystyle O}{\overset{\|}{C}}-CH_2COOH \qquad HOOC-\overset{\displaystyle O}{\overset{\|}{C}}-CH_2COOH$$

α-丙酮酸 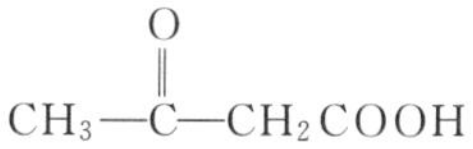　　β-丁酮酸(乙酰乙酸) 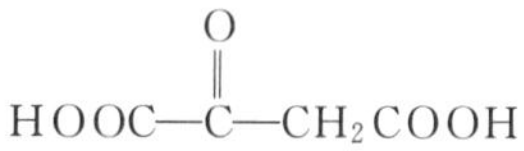　　丁酮二酸(草酰乙酸)

2. 酮酸的化学性质

羰基酸分子中含有羰基和羧基，因此既具有酮的性质，又有羧酸的性质。由于羰基和羧基两种官能团的相互影响，α-羰基酸和 β-羰基酸又有一些特殊的性质。

α-酮酸与浓硫酸共热时，发生分解反应生成少一个碳原子的羧酸和一氧化碳。

$$CH_3-\overset{\overset{\large O}{\|}}{C}-COOH \xrightarrow[\triangle]{浓硫酸} CH_3-\overset{\overset{\large O}{\|}}{C}-OH + CO\uparrow$$

α-酮酸与稀硫酸共热，发生脱羧反应生成醛。

$$CH_3-\overset{\overset{\large O}{\|}}{C}-COOH \xrightarrow[150℃]{稀 H_2SO_4} CH_3CHO + CO_2\uparrow$$

在 β-酮酸分子中，由于羰基和羧基的吸电子诱导效应的影响，使 α-位的亚甲基碳原子电子云密度降低。因此亚甲基与相邻两个碳原子间的键容易断裂，在不同的反应条件下，能发生酮式和酸式分解反应。

β-酮酸在高于室温的情况下，即脱去羧基生成酮，称为 β-酮酸的酮式分解。

$$CH_3-\overset{\overset{\large O}{\|}}{C}-CH_2COOH \xrightarrow{\triangle} CH_3-\overset{\overset{\large O}{\|}}{C}-CH_3 + CO_2\uparrow$$

β-酮酸与浓碱共热时，α-和 β-碳原子间的键发生断裂，生成两分子羧酸盐。

$$R-\overset{\overset{\large O}{\|}}{C}-CH_2COOH + 2NaOH \xrightarrow{\triangle} RCOONa + CH_3COONa + H_2O$$

通常将 β-酮酸与浓碱共热的分解反应称为 β-酮酸的酸式分解。

第三节　羧酸衍生物

羧酸分子中的羟基被其他原子或基团取代后的产物称为羧酸衍生物（carboxylic acid derivatives）。常见的羧酸衍生物有酰卤、酸酐、酯和酰胺等。

一、羧酸衍生物的命名

1. 酰卤

酰卤是以酰基为基础命名的，称为“某酰卤”。

$$CH_3-CH_2-\overset{\overset{\large O}{\|}}{C}-Br \qquad CH_3-\overset{\overset{\large O}{\|}}{C}-Cl \qquad C_6H_5-\overset{\overset{\large O}{\|}}{C}-Cl$$

丙酰溴　　乙酰氯　　苯甲酰氯

2. 酸酐的命名

酸酐的命名从羧酸而来，某酸生成的酸酐就是“某酸酐”。两种不同的羧酸形成的酸酐，命名时将简单的羧酸写在前面，复杂的羧酸写在后面。

芳香酸形成的酸酐，芳香酸的名称写在前面，称为“某某酸酐”。

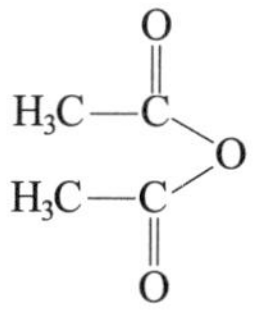

乙酸酐 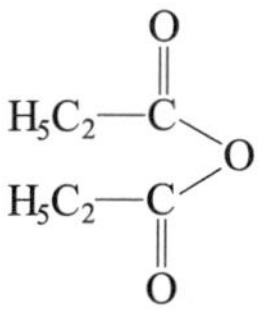　　丙酸酐 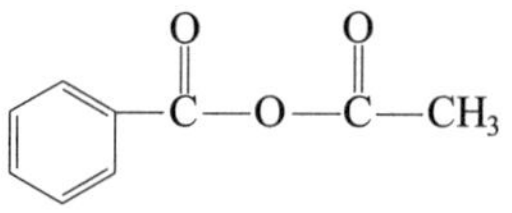　　苯甲乙酸酐

3. 酯的命名

酯的命名是由生成它的羧酸和醇得到，酸的名称写在前面，醇的名称写在后面，由某酸和某醇生成的酯叫“某酸某酯”。若是分子内部生成的酯以“内酯”命名。

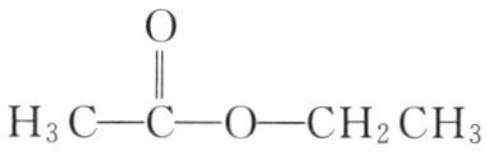

$$\mathrm{H_3C{-}\overset{O}{\overset{\|}{C}}{-}O{-}CH_2CH_3}$$
乙酸乙酯

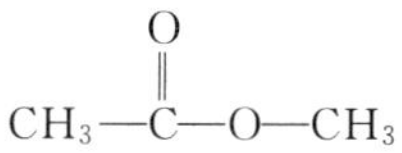

$$\mathrm{CH_3{-}\overset{O}{\overset{\|}{C}}{-}O{-}CH_3}$$
乙酸甲酯

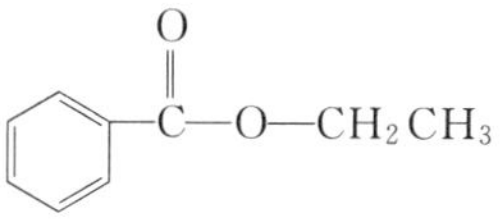

苯甲酸乙酯

4. 酰胺的命名

酰胺是按酰基命名的，酰胺称“某酰胺”。当酰胺的 N 原子上连有取代基时，需用“*N*”表示取代基位置。

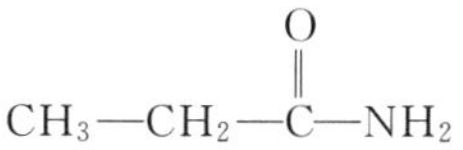

$$\mathrm{CH_3{-}CH_2{-}\overset{O}{\overset{\|}{C}}{-}NH_2}$$
丙酰胺

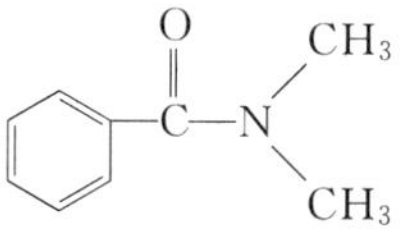

N,*N*-二甲基苯甲酰胺

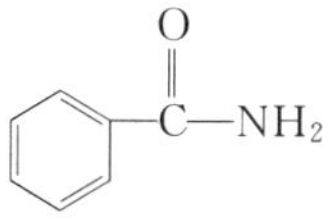

苯甲酰胺

二、羧酸衍生物的物理性质

低级的酰卤和酸酐是具有刺激性气味的液体，高级的酰卤和酸酐为白色固体。低级酯是具有花果香味的无色液体，分子量较大的酯是固体。低级酯在水中有一定的溶解性，分子量大的酯难溶或不溶于水。酯的密度小于水，当酯与水混合时，酯浮在水的上层。酰氯和酸酐不溶于水。低级酰胺易溶于水，随分子量增大，溶解度逐渐降低。酰卤和酸酐在空气中易吸潮变质，尤其是酰卤遇水易分解，应保存于密封容器中。

三、羧酸衍生物的化学性质

羧酸衍生物分子中都含有酰基，因此他们有相似的化学性质，主要发生水解、醇解、氨解等衍生物的转化反应。

1. 水解反应

酰卤、酸酐、酯和酰胺均能与水反应，生成相应的羧酸。

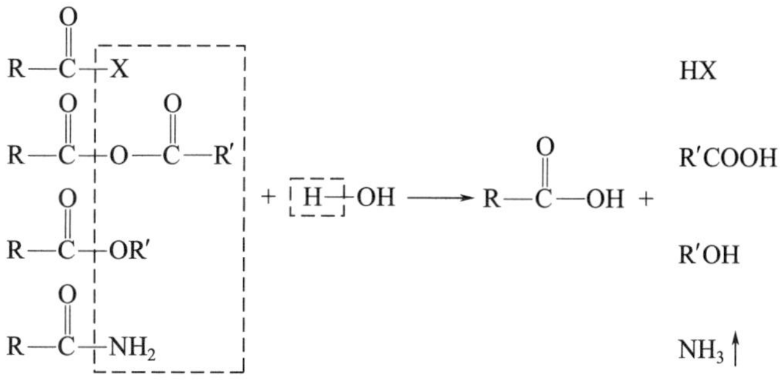

$$\left.\begin{matrix}\mathrm{R{-}\overset{O}{\overset{\|}{C}}{-}X}\\ \mathrm{R{-}\overset{O}{\overset{\|}{C}}{-}O{-}\overset{O}{\overset{\|}{C}}{-}R'}\\ \mathrm{R{-}\overset{O}{\overset{\|}{C}}{-}OR'}\\ \mathrm{R{-}\overset{O}{\overset{\|}{C}}{-}NH_2}\end{matrix}\right\} + \mathrm{H{-}OH} \longrightarrow \mathrm{R{-}\overset{O}{\overset{\|}{C}}{-}OH} + \left\{\begin{matrix}\mathrm{HX}\\ \mathrm{R'COOH}\\ \mathrm{R'OH}\\ \mathrm{NH_3\uparrow}\end{matrix}\right.$$

四种羧酸衍生物水解反应的难易程度不同，其反应活性顺序为：

酰卤＞酸酐＞酯＞酰胺

2. 醇解反应

酰卤、酸酐、酯均能与醇反应，生成相应的酯。

$$\left.\begin{matrix} R-\overset{O}{\overset{\|}{C}}-X \\ R-\overset{O}{\overset{\|}{C}}-O-\overset{O}{\overset{\|}{C}}-R' \\ R-\overset{O}{\overset{\|}{C}}-OR' \end{matrix}\right. + H-OR'' \longrightarrow R-\overset{O}{\overset{\|}{C}}-OR'' + \left.\begin{matrix} HX \\ R'COOH \\ R'OH \end{matrix}\right.$$

酯的醇解反应又称为酯交换反应，在有机合成中常利用此反应来制备高级酯或一般难以用酯化反应合成的酯。酯交换反应是可逆的，该反应需要酸或碱作催化剂，并且边反应边蒸去醇，这样可以比较完全的转化得到产物。

$$\underset{\text{水杨酸}}{o\text{-}HOC_6H_4COOH} + (CH_3CO)_2O \xrightarrow[60\sim80℃]{浓 H_2SO_4} \underset{\text{乙酰水杨酸(阿司匹林)}}{o\text{-}CH_3\overset{O}{\overset{\|}{C}}-O-C_6H_4COOH} + CH_3COOH$$

3. 氨解反应

酰卤、酸酐和酯与氨反应，生成相应的酰胺的反应成为氨解反应。

$$\left.\begin{matrix} R-\overset{O}{\overset{\|}{C}}-X \\ R-\overset{O}{\overset{\|}{C}}-O-\overset{O}{\overset{\|}{C}}-R' \\ R-\overset{O}{\overset{\|}{C}}-OR' \end{matrix}\right. + H-NH_2 \longrightarrow R-\overset{O}{\overset{\|}{C}}-NH_2 + \left.\begin{matrix} HX \\ R'COOH \\ R'OH \end{matrix}\right.$$

酰卤与氨反应生成酰胺，是合成酰胺的一种常用方法。酰卤和酸酐与氨反应剧烈，需要在冰浴条件下缓慢滴加试剂，酯的氨解反应比水解反应容易进行，不需要酸碱催化。羧酸衍生物的氨解反应常用于药物合成，如扑热息痛的制备：

$$(CH_3CO)_2O + \underset{\text{对氨基苯酚}}{H_2N-C_6H_4-OH} \longrightarrow \underset{\text{对乙酰氨基酚(扑热息痛)}}{CH_3\overset{O}{\overset{\|}{C}}-\overset{H}{N}-C_6H_4-OH} + CH_3COOH$$

4. 霍夫曼(Hofman)降解反应

酰胺与次卤酸钠在碱性溶液中反应脱去一个羰基，生成少一个碳原子的伯胺的反应称为霍夫曼(Hofman)降解反应。

$$R-\overset{O}{\overset{\|}{C}}-NH_2 + NaOBr \longrightarrow R-NH_2 + NaBr + CO_2\uparrow$$

四、常见的羧酸衍生物

1. 乙酰氯

乙酰氯(CH_3COCl)是无色有刺激性气味的液体，沸点为52℃，遇水剧烈水解，并放出大量的热。乙酰氯具有酰卤的通性，是常见的乙酰化试剂。

2. 苯甲酰氯

苯甲酰氯是无色有刺激性气味的液体，沸点为197.2℃，不溶于水。苯甲酰氯是一种常见的苯甲酰化试剂。

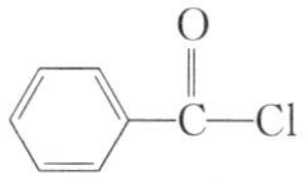

苯甲酰氯

3. 乙酸酐

乙酸酐［$(CH_3CO)_2O$］是无色有刺激性气味的液体，沸点为139.6℃，微溶于水。乙酸酐是重要的化工原料，用于制造醋酸纤维，合成染料、药物、香料等。乙酸酐也是常用的乙酰化试剂。

4. 邻苯二甲酸酐

邻苯二甲酸酐为白色固体，熔点为132℃，不溶于水，易升华。邻苯二甲酸酐是重要的化工原料，广泛用于树脂的合成及染料、药物等的生产。邻苯二甲酸酐与苯酚在脱水剂(无水氯化锌或浓硫酸)存在下加热脱水生成酚酞。

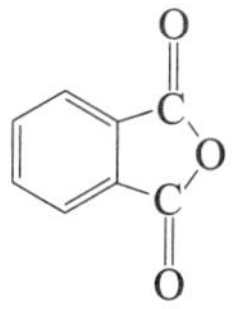

邻苯二甲酸酐

5. 乙酸乙酯

乙酸乙酯($CH_3COOC_2H_5$)是无色透明液体，有水果香味，沸点为77℃，微溶于水，溶于乙醇、乙醚和氯仿等有机溶剂。乙酸乙酯常用作清漆、人造革等的溶剂，也用于染料、药物、香料等的制造。

6. N,N-二甲基甲酰胺

N,*N*-二甲基甲酰胺［$HCON(CH_3)_2$］，简称DMF，是微带氨臭味的无色液体，沸点为153℃，性质稳定，能与水和多数有机溶剂混溶，能溶解很多难溶的有机物，特别是高聚物，被誉为“万能溶剂”。*N*,*N*-二甲基甲酰胺也是常用的甲酰化试剂。

7. 对氨基苯磺酰胺(磺胺)

磺胺简称SN，是最早用于临床的磺胺药物之一，随后研制出了更加高效、副作用小的其他磺胺药物，现在SN主要提供外用和作为制备其他磺胺类药物的原料。

8. 对乙酰氨基酚

对乙酰氨基酚($CH_3CONHC_6H_5OH$)别名扑热息痛，是解热镇痛药。毒性小，适合儿童使用。如百服宁的有效成分就是对乙酰氨基酚。

学习小结

1. 本章主要介绍了羧酸、取代羧酸和羧酸衍生物的概念、分类、命名、结构、物理性质和化学性质。重点在于它们的结构、命名和化学性质。

2. 羧酸的性质主要决定于其官能团羧基。羧酸的化学性质有酸性、羧酸衍生物的生成、还原反应、α-H 的取代反应和脱羧反应。羧酸一般均为弱酸，但羧酸是有机化合物中酸性最强的物质，要注重引入的基团对其酸性的影响。羧酸中羧基上的羟基被取代的反应，要注意反应条件和反应试剂。羧酸分子中羧基中的—COO^-部分以 CO_2 的形式脱去，生成比原分子少一个碳的化合物，二元羧酸更易发生脱羧反应。

3. 取代羧酸包括卤代酸、羟基酸、酮酸和氨基酸，均有酸性。卤代酸中卤原子的电负性越大，数目越多，距离羧基越近，酸性越强。羟基酸既含羧基又含羟基，能与醇或酸作用生成酯；羟基被氧化可变成羰基，能脱水形成双键，能发生分子内的脱水反应。对每一个具体的羟基酸，应具体分析。酮酸分子中既含羧基又含酮基，能与碱或醇反应，能发生加氢还原反应生成羟基酸；α-羰基（酮）酸能发生脱羧和脱羰反应，β-羰基（酮）酸能发生酮式、酸式分解反应。

4. 羧酸衍生物是羧酸羧基中羟基被其他原子或基团取代后的产物，酰卤、酸酐、酯、酰胺是这类化合物的代表，主要发生水解、醇解和氨解反应。

（王玉民）

复习题

一、选择题

1. 羧酸衍生物酰化能力大小顺序是（　　）。

A. 酰卤＞酸酐＞酰胺＞酯　　B. 酰胺＞酰卤＞酸酐＞酯
C. 酰卤＞酸酐＞酯＞酰胺　　D. 酯＞酰胺＞酸酐＞酰卤

2. 甲酸甲酯的结构简式是（　　）。

A. CH_3COOCH_3　B. $HCOOCH_3$　C. $CH_3COOCH_2CH_3$　D. $HCOOCH_2CH_3$

3. $CH_3CH_2COCl+H_2O$ 反应的主要产物是（　　）。

A. 丙醛　B. 丙酐　C. 丙酮　D. 丙酸

4. 使油脂水解反应进行到底需加入的物质是（　　）。

A. 氢氧化钠　B. 盐酸　C. 乙醇　D. 碘化氢

5. 既能发生皂化反应又能发生氢化反应的是（　　）。

A. 乙酸乙酯　B. 甘油三软脂酸酯　C. 甘油三油酸酯　D. 硬脂酸

6. 下列分子量相近的化合物中，沸点最高的是（　　）。

A. 正丙醇　B. 乙酸乙酯　C. 乙酸　D. 丙醛

7. 下列物质中酸性最强的是（　　）。

A. FCH_2—COOH　B. $ClCH_2$—COOH　C. $BrCH_2$—COOH　D. ICH_2—COOH

8. 下列化合物中既能溶于氢氧化钠溶液又能溶于碳酸氢钠溶液的是（　　）。

A. 苯甲醇　B. 苯乙醚　C. 苯酚　D. 苯甲酸

9. δ-醇酸受热时发生分子内的脱水反应生成的产物是（　　）。

A. 交酯　B. 不饱和羧酸　C. 烯酸　D. 内酯

10. 能于斐林试剂发生反应的化合物是（　　）。

A. 苯甲酸　B. 丙酮　C. 甘油　D. 甲酸

二、命名或写出结构式

1. 草酸　2. 邻苯二甲酸酐　3. 乙酰水杨酸　4. 苹果酸

5. 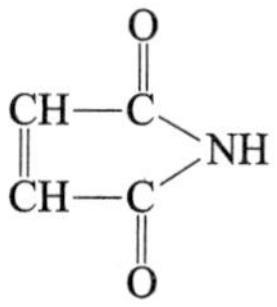 马来酰亚胺（$CH=CH$ 与两个 $C=O$ 经 NH 成环）

6. $HC(=O)—NHCH_3$

7. $H_2N—C(=O)—NH_2$

三、用化学方法鉴别下列化合物

1. 甲酸、丙酸和丙烯酸　　2. 乙醇、乙醛和乙酸

3. 水杨酸和乙酰水杨酸　　4. 乙酰氯和乙酐

四、完成下列化学反应式

1. 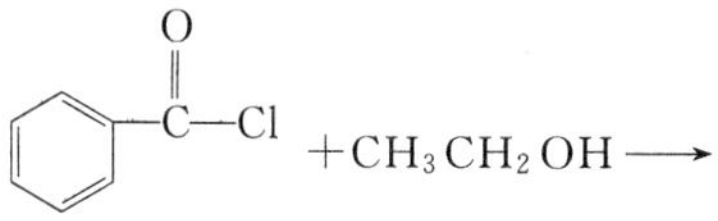 $C_6H_5—C(=O)—Cl + CH_3CH_2OH \longrightarrow$

2. $CH_3CH_2COOH + SOCl_2 \longrightarrow$

3. $HOOC—CH_2—CH_2—CH_2—COOH \xrightarrow{\triangle}$

4. $ClCH_2CH_2CH_2CH_2COOH \xrightarrow[H_2O]{Na_2CO_3}$

5. 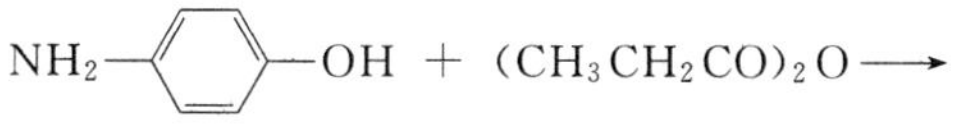 $NH_2—C_6H_4—OH + (CH_3CH_2CO)_2O \longrightarrow$

6. 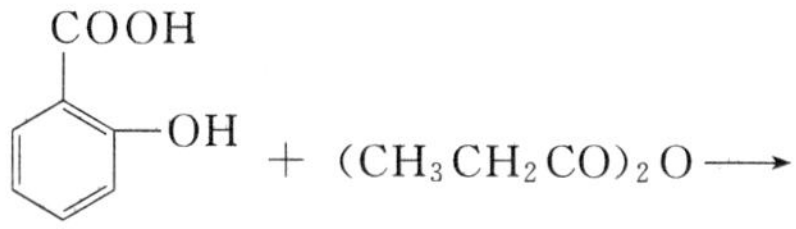 邻羟基苯甲酸（o-HOC_6H_4COOH）$+ (CH_3CH_2CO)_2O \longrightarrow$

7. 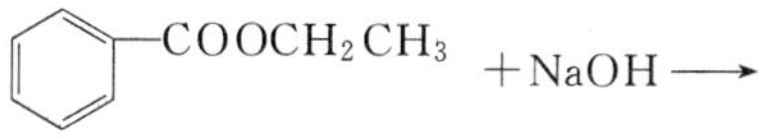 $C_6H_5—COOCH_2CH_3 + NaOH \longrightarrow$

第十三章 Chapter 13

胺类化合物和生物碱

学习目标

1. 掌握：胺的结构、分类、命名及主要化学性质。

2. 熟悉：季铵盐、季铵碱的结构及其化学性质。生物碱的概念、一般性质和提取方法。

3. 了解：生物碱的结构和重要的生物碱。

胺(amine)可以看作氨分子中的氢原子被烃基取代生成的化合物。胺类化合物具有多种生理作用，在医药上用作解热镇痛、局部麻醉、抗菌等药物。

第一节　胺类化合物

一、胺的结构、分类和命名

1. 胺的结构

胺类化合物具有类似氨的结构。

氨　　甲胺　　二甲胺　　三甲胺

在芳香胺中，氮上孤对电子占据的不等性 sp^3 杂化轨道与苯环 π 电子轨道重叠，原来属于氮原子的一对孤对电子分布在由氮原子和苯环所组成的共轭体系中。

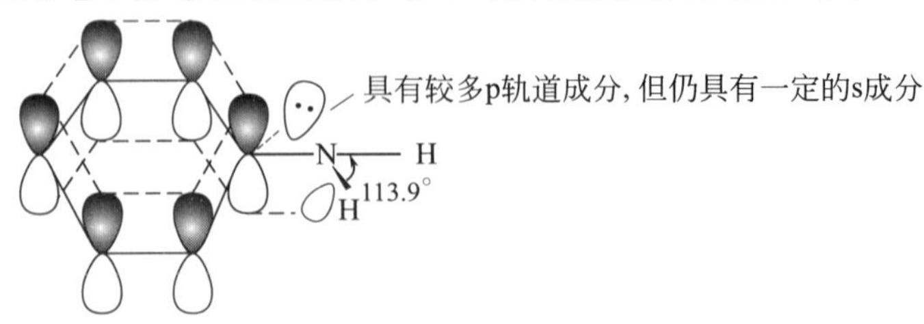

2. 胺的分类

根据碳原子 C—N 键的数量可分为伯胺(primary amine，1°胺)、仲胺(second amine，2°胺)、叔胺(tertiary amine，3°胺)。根据胺分子中烃基的种类，胺可分为脂肪胺和芳香胺。氮原子与脂肪烃基相连的称为脂肪胺，氮原子与芳香基直接相连的称为芳香胺。

根据分子中所含氨基的数目不同，胺还可以分为一元胺(monamine)和多元胺(diamine)。

$CH_3CH_2CH_2NH_2$ 一元胺　　　$H_2NCH_2CH_2CH(NH_2)CH_2NH_2$ 多元胺

当 NH_4^+ 中的四个氢被烃基取代所得的离子称为季铵离子。季铵离子与酸根结合形成季铵盐，与 OH^- 结合形成季铵碱。

$N^+(CH_3)_4Cl^-$ 季铵盐　　　$N^+(C_2H_5)_4OH^-$ 季铵碱

3. 胺的命名

简单的胺，以胺为母体，烃基作为取代基，称为“某胺”。芳香伯胺或芳香叔胺以芳香伯胺为母体，在脂肪烃基前冠以“*N*-”或“*N*,*N*-”，以表示烃基直接与氮相连。

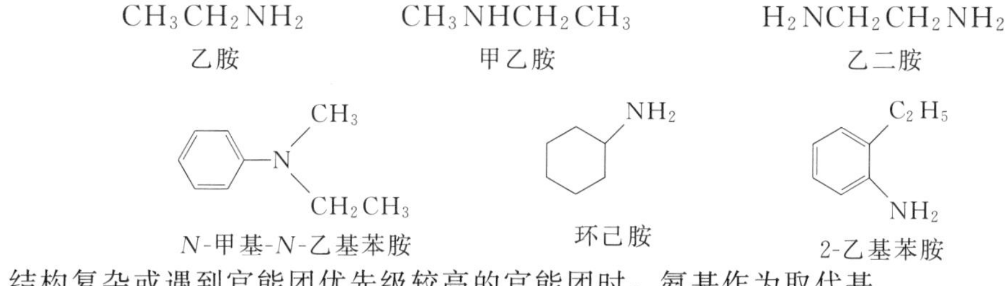

结构复杂或遇到官能团优先级较高的官能团时，氨基作为取代基。

$CH_3CH(CH_3)CH_2CH(NH_2)CH_2CH_3$ 2-甲基-4-氨基己烷　　　$CH_3CH_2CH(NH_2)CH_2CH_2CH_2CH_3$ 3-氨基庚烷　　　$H_2N—C_6H_4—COOH$ 对氨基苯甲酸

二、胺的物理性质

分子量较低的胺常温下一般为无色气体，丙胺以上为液体，高级胺为固体。6 个碳原子以下的低级胺可溶于水，这是因为氨基可与水形成氢键。但随着胺中烃基碳原子数的增多，水溶性减小，高级胺难溶于水。胺有难闻的气味，许多脂肪胺有鱼腥臭，丁二胺与戊二胺有腐烂肉的臭味，它们又分别被叫做“腐胺”与“尸胺”。

伯胺和仲胺可以形成分子间氢键，叔胺分子间不能形成氢键。但是，由于氮的电负性不如氧的强，胺分子间的氢键比醇分子间的氢键弱，所以胺的沸点低于分子量相近的醇的沸点。一些常见胺的物理化学性质如表 13-1 所示。

表 13-1　常见胺的物理化学性质

化合物	Mr	熔点/℃	沸点/℃	pK_b	溶解度/(g/100mL H_2O)
甲胺	31	−2	−6.3	3.37	易溶
乙胺	45	−81	17	3.29	易溶
二甲胺	45	−96	−7.5	3.22	易溶
二乙胺	73	−48	55	3	易溶

续表

化合物	Mr	熔点/℃	沸点/℃	pK_b	溶解度/(g/100mL H_2O)
丙胺	59	83	49		易溶
丁胺	73	−49	79		易溶
戊胺	87	−55	104		易溶
二丙胺	101	−63	110		微溶
乙二胺	60	8.5	116.5		微溶
己二胺	116	41～42	196		易溶
苯胺	93	−6.2	184	9.12	3.7
苄胺	107	95	185		易溶
N-甲基苯胺	107	−57	196	9.20	3.7
二苯胺	169	54	302	13.21	

三、胺的化学性质

胺的化学性质与官能团氨基和氮原子上的孤对电子有关。孤对电子的存在使胺分子中的氮原子成为碱性中心。

1. 胺的碱性

伯胺、仲胺、叔胺的氮原子上都有一对孤对电子，因此它们与氨一样具有碱性，都易与质子反应成盐。

$$RNH_2 + H_2O \rightleftharpoons R\overset{+}{N}H_3 + OH^-$$

脂肪胺的碱性比无机氨(NH_3)强，芳香胺的碱性比氨弱得多。这是由于脂肪胺氮原子上连的都是供电子的烃基，使氮原子上电子云密度增大，更有利于接受氢质子(H^+)。芳香胺中氮原子上的孤对电子与苯环形成共轭，氮原子上电子云向苯环流动，导致氮原子与质子结合能力降低。胺的碱性强弱也会受到外界因素的影响而发生变化。常见的含氮化合物碱性强弱的次序为：

季铵碱＞脂肪胺＞氨＞芳香胺

在水溶液中三种乙胺的酸碱强弱顺序为：

$$(CH_3CH_2)_2NH > CH_3CH_2NH_2 > (CH_3CH_2)_3N > NH_3$$

2. 烃基化反应

与氨一样，胺类化合物的氮原子存在一对未共用电子对，可作为亲核试剂与卤代烃发生亲核取代反应。

$$RNH_2 \xrightarrow{RX} R_2NH \xrightarrow{RX} R_3N \xrightarrow{RX} R_4\overset{+}{N}X^-$$

$$ArNH_2 \xrightarrow{RX} ArNHR \xrightarrow{RX} ArNR_2 \xrightarrow{RX} Ar\overset{+}{N}R_3X^-$$

3. 酰化反应

伯胺、仲胺与酰化试剂(如酰卤、酸酐等)作用，氮原子上的氢原子被酰基(RCO)取代生成 *N*-取代或 *N*,*N*-二取代酰胺，此反应称为酰化反应。伯胺和仲胺可发生酰化反应，叔胺的氮原子上因无氢原子，则不能发生此反应。

$$C_6H_5-NH_2 + CH_3\overset{O}{\overset{\|}{C}}-Cl \longrightarrow C_6H_5-NH\overset{O}{\overset{\|}{C}}CH_3 + HCl$$

乙酰氯　　乙酰苯胺

$$CH_3NH_2 + CH_3\overset{O}{\overset{\|}{C}}-O-\overset{O}{\overset{\|}{C}}CH_3 \longrightarrow CH_3NH\overset{O}{\overset{\|}{C}}CH_3 + CH_3COOH$$

乙酸酐　　*N*-甲基乙酰胺

氨基容易被氧化，因此在有机合成中常利用酰化反应来保护芳香胺的氨基不被氧化，然后进行其他反应，当反应完成后再将酰胺水解转变为胺。

$$C_6H_5NH_2 \xrightarrow{(CH_3CO)_2O} C_6H_5NHCOCH_3 \xrightarrow[\text{浓 }H_2SO_4]{\text{浓 }HNO_3} p\text{-}O_2N-C_6H_4-NHCOCH_3 \xrightarrow{H_2O,HCl} p\text{-}O_2N-C_6H_4-NH_2$$

4. 与亚硝酸反应

亚硝酸与不同种类胺反应的产物与胺的结构有关系，各有不同的反应产物和现象，可用于鉴别伯胺、仲胺、叔胺。由于亚硝酸不稳定，常用亚硝酸盐/盐酸代替亚硝酸。

（1）伯胺与亚硝酸反应

脂肪伯胺与亚硝酸反应，形成的重氮盐很不稳定，即使在低温(0℃)也即刻分解，并定量地放出氮气。

$$CH_3CH_2NH_2 \xrightarrow[0\sim5℃]{NaNO_2/HCl} CH_3CH_2N^+{\equiv}NCl^- \longrightarrow N_2\uparrow$$

（2）仲胺与亚硝酸反应

脂肪仲胺和芳香仲胺与亚硝酸的反应在胺的氮原子上发生亚硝基化，生成黄色油状物*N*-亚硝基胺。

$$(CH_3CH_2)_2NH \xrightarrow[0\sim5℃]{NaNO_2/HCl} (CH_3CH_2)_2NH-NO$$

N-亚硝基二乙胺(黄色油状物)

$$C_6H_5-NHCH_3 \xrightarrow[0\sim5℃]{NaNO_2/HCl} C_6H_5-N(CH_3)-NO$$

N-亚硝基-*N*-甲基苯胺(棕黄色固体)

N-亚硝基胺类化合物通常为黄色油状物(或黄色固体)，有明显的致癌作用，可引起动物多种器官和组织的肿瘤病变。

（3）叔胺与亚硝酸的反应

脂肪叔胺和亚硝酸作用生成不稳定的亚硝酸盐，若用强碱处理，叔胺则重新游离出来。

$$R_3N + HNO_2 \longrightarrow R_3N^+HNO_2^- \xrightarrow{NaOH} R_3N + NaNO_2 + H_2O$$

芳香叔胺的苯环易于发生亲电取代。*N*,*N*-二甲基苯胺与亚硝酸反应生成*p*-亚硝基芳胺。反应通常发生在对位，若对位已占据，则在邻位取代。

$$C_6H_5-N(CH_3)_2 + HNO_2 \longrightarrow ON-C_6H_4-N(CH_3)_2$$

p-亚硝基-*N*,*N*-二甲基苯胺(绿色片状结晶)

p-亚硝基-*N*,*N*-二甲基苯胺在强酸性条件下是具有醌式结构的橘黄色的盐，在碱性条件下转化为翠绿色的*p*-亚硝基胺。

$$(H_3C)_2N-C_6H_4-NO \underset{OH^-}{\overset{H^+}{\rightleftharpoons}} (H_3C)_2\overset{+}{N}=C_6H_4=NOH$$

（翠绿色）　　　　（橘黄色）

依据各种不同类型的胺与亚硝酸反应的产物和现象可以鉴别各种类型的胺。

5. 芳环上的取代反应

由于氨基与苯环之间 p-π 共轭体系的存在，使苯环上电子云密度增大，亲电取代反应变强，产生邻对位定位效应。

（1） 卤代反应

苯胺与溴水作用，在室温下立即生成 2,4,6-三溴苯胺的白色沉淀，该反应很难停留在一溴代阶段。

$$C_6H_5NH_2 + Br_2 \xrightarrow{H_2O} 2,4,6\text{-}Br_3C_6H_2NH_2 \downarrow \text{白色沉淀}$$

2,4,6-三溴苯胺

氨基被酰基化后，对苯环的致活作用减弱了，可以得到一卤代产物。

$$C_6H_5NH_2 \xrightarrow{(CH_3CO)_2O} C_6H_5NHCOCH_3 \xrightarrow{Br_2} p\text{-}BrC_6H_4NHCOCH_3 \xrightarrow[\triangle]{H^+,H_2O} p\text{-}BrC_6H_4NH_2$$

（2） 磺化反应

将苯胺溶于浓硫酸中，首先生成苯胺硫酸盐，此盐在高温下加热脱水发生分子内重排，即生成对氨基苯磺酸或内盐。

$$C_6H_5NH_2 \xrightarrow{\text{浓 } H_2SO_4} C_6H_5\overset{+}{N}H_3HSO_4^- \xrightarrow{180\sim190℃} p\text{-}NH_2C_6H_4SO_3^-$$

（3） 硝化反应

由于苯胺极易被氧化，不宜直接硝化，而应先“保护氨基”。根据产物的不同要求，选择不同的保护方法。

$$C_6H_5NH_2 \xrightarrow{(CH_3CO)_2O} C_6H_5NHCOCH_3 \xrightarrow[H_2SO_4]{HNO_3} p\text{-}O_2NC_6H_4NHCOCH_3 \xrightarrow[\triangle]{H^+\text{或 }OH^-} p\text{-}O_2NC_6H_4NH_2$$

（4） 氧化反应

胺易被氧化，芳香胺更易被氧化。在空气中长期存放芳胺时，芳胺可被空气氧化，生成黄、红、棕色的复杂氧化物，其中含有醌类、偶氮化合物等。因此，在有机合成中，如果要氧化芳胺环上其他基团，必须首先要保护氨基，否则氨基会首先被氧化。

$$C_6H_5N(CH_3)_2 \xrightarrow{H_2O_2} C_6H_5N(CH_3)_2 \rightarrow O$$

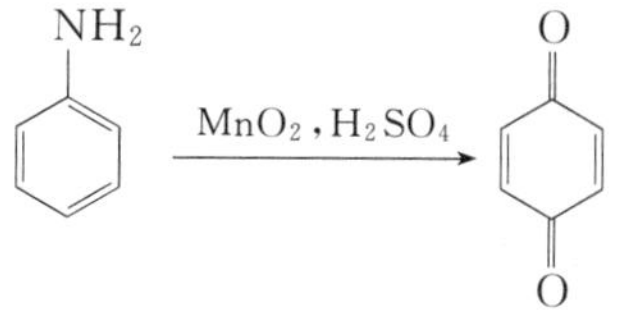

$$\text{C}_6\text{H}_5\text{NH}_2 \xrightarrow{MnO_2, H_2SO_4} \text{对苯醌}$$

四、季铵盐和季铵碱

1. 季铵盐

叔胺与卤代烷作用，生成季铵盐。

$$R_3N + RX \longrightarrow R_4N^+X^-$$

季铵盐可看作无机铵盐(NH_4Cl)分子中四个氢原子被烃基取代的产物。季铵类化合物命名时，用“铵”字代替“胺”字，并在前面加上负离子的名称。

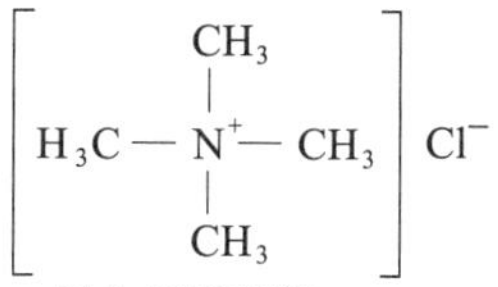

$$[(CH_3)_4N^+]Cl^-$$

氯化四甲基铵

季铵盐是白色结晶性固体，为离子型化合物，具有盐的性质，易溶于水，不溶于非极性有机溶剂。季铵盐对热不稳定，加热后易分解成叔胺和卤代烃。

2. 季铵碱

季铵盐在强碱作用下生成季铵碱。

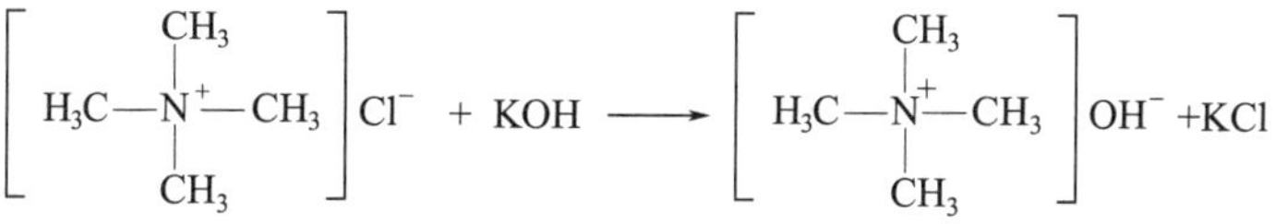

$$[(CH_3)_4N^+]Cl^- + KOH \longrightarrow [(CH_3)_4N^+]OH^- + KCl$$

氢氧化四甲基铵

季铵碱因在水中可完全电离，因此是强碱，其碱性与氢氧化钠相当。易溶于水，易吸收空气中的二氧化碳，易潮解等。

机体中最重要的季铵碱是胆碱和乙酰胆碱。胆碱和乙酰胆碱都属于季铵碱类化合物。

$[HOCH_2CH_2N^+(CH_3)_3]OH^-$ 胆碱　　$[CH_3COOCH_2CH_2N^+(CH_3)_3]OH^-$ 乙酰胆碱

胆碱是广泛分布于生物体内的一种季铵碱，因最初是在胆汁中发现而得名。胆碱是易吸湿的白色结晶，易溶于水和醇，不溶于乙醚、氯仿。胆碱以卵磷脂的形式存在于食物中。食用富含卵磷脂的食物，如鱼类、蛋类、豆类和瘦肉类等，有利于健脑。

乙酰胆碱是神经传递信息必需的化学物质，人的记忆力减退与乙酰胆碱不足有一定的关系。除此之外，乙酰胆碱对摄食、饮水、体温、血压等调节中枢都有特定的作用。

第二节　生物碱简介

生物碱(alkaloid)是一类存在于动植物体内的含氮的、碱性的、具有强烈生理作用的有机化合物。生物碱的研究始于19世纪初，最早发现的是吗啡(1803年)，随后不断地报道了各种生物碱的发现，例如奎宁(1820年)、颠茄碱(1831年)、古柯碱(1860年)、麻黄碱

(1877 年)…。19 世纪对生物碱的研究和结构测定兴起，这为杂环化学、立体化学和合成新药物提供了大量的资料和新的研究方法。到目前为止，人们从植物中分离出的生物碱已达两千多种。

生物碱主要存在于植物中，又称为植物碱。产地不同，植物中生物碱的含量也不同，如我国的麻黄含有 7 种生物碱，而法国的麻黄却不含任何生物碱。一种植物往往含有多种结构相近的一系列生物碱。例如，烟草中就含有十几种生物碱；金鸡纳树皮中含有三十多种生物碱。同时，同种生物碱也可以存在于不同科属的植物内。目前，近百种已知结构的生物碱都是很有价值的药物，它们都有很强的生理作用。例如吗啡碱有镇痛的作用；麻黄碱有止咳平喘的效用。许多中草药的有效成分都是生物碱，如当归、甘草、贝母、常山、麻黄、黄连等。我国使用中草药医治疾病的历史已有数千年之久，积累了非常丰富的经验。这对于开发我国的自然资源和提高人们的健康水平起着十分重要的作用。

生物碱在植物体内常与有机酸(柠檬酸、苹果酸、草酸等)或无机酸(硫酸、磷酸等)结合成盐而存在。也有少数以游离碱、苷或酯的形式存在。

一、生物碱的命名和分类

1. 命名

生物碱多根据其来源的植物命名，例如烟碱因由烟草中提取得到而得名。名称也可采用国际通用名称的译音，例如烟碱又称为尼古丁(nicotine)。

2. 分类

生物碱的分类常根据生物碱的化学构造进行分类，麻黄碱属有机胺类；一叶萩碱、苦参碱属吡啶衍生物类；莨菪碱属莨菪烷衍生物类；喜树碱属喹啉衍生物类；常山碱属喹唑酮衍生物类；茶碱属嘌呤衍生物类；小檗碱属异喹啉衍生物类；利血平、长春新碱属吲哚衍生物类等。

二、生物碱的一般性质

1. 生物碱的物理性质

生物碱绝大多数是无色或白色结晶性固体，只有少数为液体或有颜色。如烟碱、毒芹碱为液体，小檗碱呈黄色。生物碱及其盐都具有苦味，有些则极苦而辛辣。生物碱一般不溶或难溶于水，易溶于有机溶剂，如乙醚、丙酮、氯仿、苯等，生物碱与酸所形成的盐大多数溶于水，而不溶于有机溶剂。生物碱结构复杂，分子中往往含有一个或几个手性碳原子而具有旋光性。自然界中的生物碱多为左旋体。左旋体和右旋体的生理活性有很大差异。例如麻黄碱分子中含有两个手性碳原子，共有 4 种旋光异构体，临床上常使用其左旋体的盐酸盐——盐酸麻黄碱。

2. 生物碱的化学性质

(1) 碱性

大多数生物碱分子构造中含有氮杂环，也有少数含有氨基官能团。分子中的氮原子含有未共用的电子对，对质子有一定的接受能力，所以具有碱性，能与酸作用成盐，遇强碱后，生物碱则从它的盐中游离出来，利用这一性质可提取和精制生物碱。

生物碱的盐能溶于水，临床上利用此性质将生物碱药物制成易溶于水的生物碱盐类而应用，如硫酸阿托品、磷酸可待因、盐酸吗啡等。在使用过程中，生物碱盐类药物应注意不能与碱性药物配伍，否则会出现沉淀。如在硫酸奎宁的水溶液中，加入少量苯巴比妥钠(呈碱性)，立刻析出白色沉淀而失效。

各种生物碱的分子结构不同，氮原子在分子中存在的形式也不同。所以，碱性强弱也不同。分子中的氮原子大多数以仲胺、叔胺及季铵碱三种形式存在于环状结构中，均具有碱性，以季铵碱的碱性最强。若分子中氮原子以酰胺形式存在时，碱性几乎消失，不能与酸结合成盐。有些生物碱分子中除含碱性氮原子外，还含有酚羟基或羧基，所以既能与酸反应，也能与碱反应生成盐。

(2) 沉淀反应

大多数生物碱或其盐的水溶液能与生物碱沉淀试剂反应，生成难溶于水的有色简单盐、复盐或配合物的沉淀。这些能使生物碱发生沉淀反应的试剂称为生物碱沉淀剂。常用的生物碱沉淀试剂是一些酸和重金属盐类或复盐的溶液。

① 碘化汞钾试液 [$K_2(HgI_4)$]（是由碘化钾和碘化汞配成的试剂）：遇生物碱大多数生成白色或浅黄色沉淀。

② 苦味酸试剂(2,4,6-三硝基苯酚)：遇生物碱大多数生成黄色沉淀。

③ 磷钨酸试剂($WO_3 \cdot 2H_3PO_4$)：遇生物碱大多数生成黄色沉淀。

④ 磷钼酸试剂($H_3PO_4 \cdot 12MoO_3 \cdot 12H_2O$)：遇生物碱大多数生成浅黄色沉淀或橙黄色沉淀。

⑤ 鞣酸试剂：遇生物碱大多数生成白色沉淀。

⑥ 碘化铋钾试剂($KI \cdot BiI_3$)：遇生物碱大多数生成红棕色沉淀。

⑦ 氯化汞试剂：遇生物碱大多数生成白色沉淀。

利用沉淀反应可检查某些植物中是否含有生物碱，并且可根据沉淀的颜色、形状等鉴别生物碱。利用沉淀反应还可以提取和精制生物碱。

(3) 显色反应

生物碱能与生物碱显色剂发生反应，并且因其结构不同而显示不同的颜色。这些能使生物碱发生颜色变化的试剂称为生物碱显色剂。

常用的生物碱显色剂有：浓硫酸、浓硝酸、甲醛-浓硫酸试剂、对二甲氨基苯甲醛的硫酸溶液、钒酸铵的浓硫酸溶液、钼酸钠、重铬酸钾和高锰酸钾等的浓硫酸溶液。

利用生物碱的颜色反应可鉴别生物碱。如1%钒酸铵的浓硫酸溶液遇莨菪碱显红色，遇吗啡显棕色，遇奎宁则显浅橙色；甲醛-浓硫酸试剂遇吗啡显紫红色，遇可待因显蓝色，遇阿托品显红色。

三、与医学有关的重要生物碱

1. 烟碱(nicotine)

烟碱存在于烟叶中，又名尼古丁，属吡啶衍生物类生物碱。烟叶中含有10余种生物碱，烟碱是其中最主要的一种，含2%～8%，纸烟中约含1.5%，为无色油状液体，沸点为246℃，暴露在空气中逐渐变棕色，臭似吡啶，味辛辣，易溶于水、乙醇及氯仿中。具有旋光性，天然存在的烟碱是左旋体。烟碱有剧毒，少量吸入能刺激中枢神经，增高血压；大量吸入则抑制中枢神经，出现恶心、呕吐，使心脏停搏以致死亡。几毫克的烟碱就能引起头痛、呕吐、意识模糊等中毒症状，长期吸烟会引起慢性中毒。

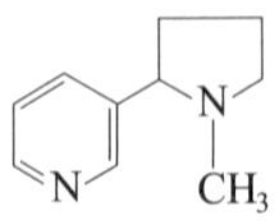

烟碱 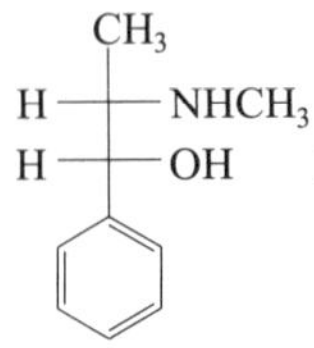　(−)-麻黄碱 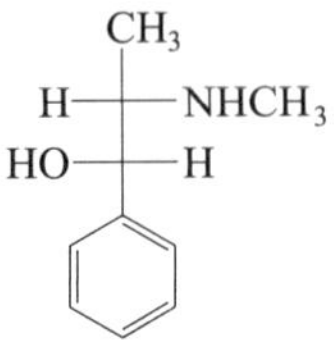　(+)-麻黄碱 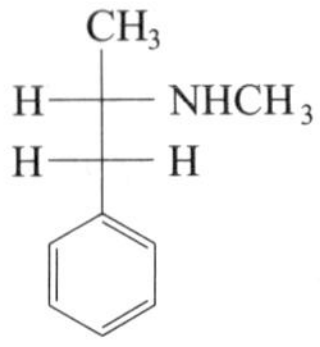　冰毒

2. 麻黄碱(ephedrine)

麻黄碱是中药麻黄中的一种主要生物碱，又叫麻黄素。无色晶体，熔点为34℃，味苦，易溶于水，能溶于氯仿、乙醇、苯等有机溶剂。

麻黄碱苯环的侧链上含有两个手性碳原子，应有四个旋光异构体，但在中药麻黄植物中只存在(−)-麻黄碱和(+)-麻黄碱两种，并且二者是非对映异构体。一般常用的麻黄碱是指左旋麻黄碱，(−)-麻黄碱又称为麻黄素，(+)-麻黄碱称为伪麻黄碱。(−)-麻黄碱具有兴奋中枢神经、升高血压、扩张支气管、收缩鼻黏膜及止咳作用，也有散瞳作用，故临床上常用盐酸麻黄碱治疗支气管哮喘、过敏反应、鼻黏膜肿胀及低血压等症。

麻黄碱的脱氧衍生物甲基苯丙胺具有使中枢神经兴奋的作用和极强的成瘾性；因外观似“冰”，称为冰毒，是严重危害人体健康的毒品。

3. 吗啡碱(morphine)

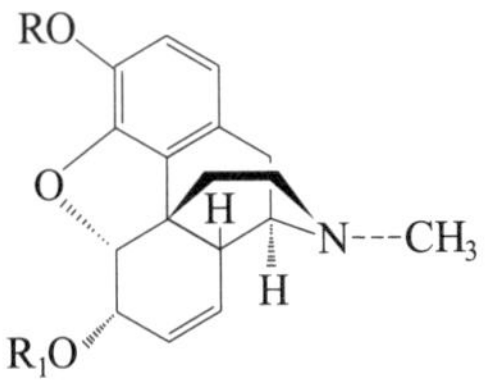

吗啡　$R = R_1 = H$

可待因　$R = CH_3$　$R_1 = H$

海洛因　$R = R_1 = CH_3C(=O)-$

罂粟科植物鸦片中含有20多种生物碱，其中比较重要的有吗啡、可待因等。这两种生物碱属于异喹啉衍生物类，可看作为六氢吡啶环(哌啶环)与菲环相稠合而成的基本结构。

吗啡从阿片中提取制备，为白色晶体，熔点为254～256℃，暴露在空气中颜色加深，味苦，微溶于水，溶于氯仿。吗啡对中枢神经有麻醉作用，有极快的镇痛效力，但易成瘾，不宜长期使用。一般只为解除晚期癌症患者的痛苦而限制使用。

可待因是吗啡的甲基醚(甲基取代吗啡分子中酚羟基的氢原子)。可待因与吗啡有相似的生理作用，可用以镇痛，镇痛作用比吗啡弱，也能成瘾，临床用作镇咳药。

海洛因镇痛作用较大，并产生欣快和幸福的虚幻感觉，毒性和成瘾性极大，过量能致死，被列为禁止制造和出售的毒品。

4. 莨菪碱(hyoscyamine)

莨菪碱存在于颠茄、莨菪、曼陀罗、洋金花等茄科植物的叶中，为白色晶体，熔点为114～116℃，味苦，难溶于水，易溶于乙醇和氯仿。莨菪碱是由莨菪醇和莨菪酸形成的酯，其分子中含有一个手性碳原子而具有旋光性。其外消旋体称为阿托品，医疗上常用硫酸阿托品作抗胆碱药，能抑制唾液、汗腺等多种腺体的分泌，并能扩散瞳孔；还用于平滑肌痉挛、胃和十二指肠溃疡病；也可用作有机磷、锑剂中毒的解毒剂。

5. 肾上腺素(adrenaline，epinephrine)

肾上腺素是肾上腺髓质分泌的激素。人工合成的为白色结晶性粉末，味苦，微溶于水，不溶于乙醇、乙醚和氯仿，熔点为206～212℃，熔融时同时分解。肾上腺素分子中有一个手性碳原子，有旋光性；结构中含有酚羟基，也具有仲胺结构，因此具有酸碱两性；分子具有邻苯二酚的结构，易氧化变质。临床上使用的是盐酸肾上腺素注射液，用于心脏骤停的急救、过敏性休克及控制支气管哮喘的急性发作等。

莨菪碱

肾上腺素

黄连素

6. 小檗碱(黄连素)(berberine)

小檗碱可从黄连、黄柏和三颗针等药材中提取制备，也可以人工合成，属异喹啉衍生物，是一种季铵类化合物。黄色结晶，熔点为 145℃，味极苦，能溶于水。黄连素具有较强的抗菌作用，在临床上常用盐酸黄连素治疗菌痢、胃肠炎等疾病。

学习小结

1. 本章的重点是胺的基本结构、分类、命名和化学性质。难点为胺的碱性与结构关系，不同类型的胺与亚硝酸的反应。

2. 生物碱是存在于动植物体内具有强烈生理作用的含氮的碱性有机化合物。生物碱的主要性质有：碱性，旋光性，与沉淀试剂能形成沉淀，与显色试剂产生特征颜色。

3. 重要的生物碱包括烟碱、麻黄碱、吗啡碱、莨菪碱、肾上腺素和小檗碱等。

（朱焰）

复 习 题

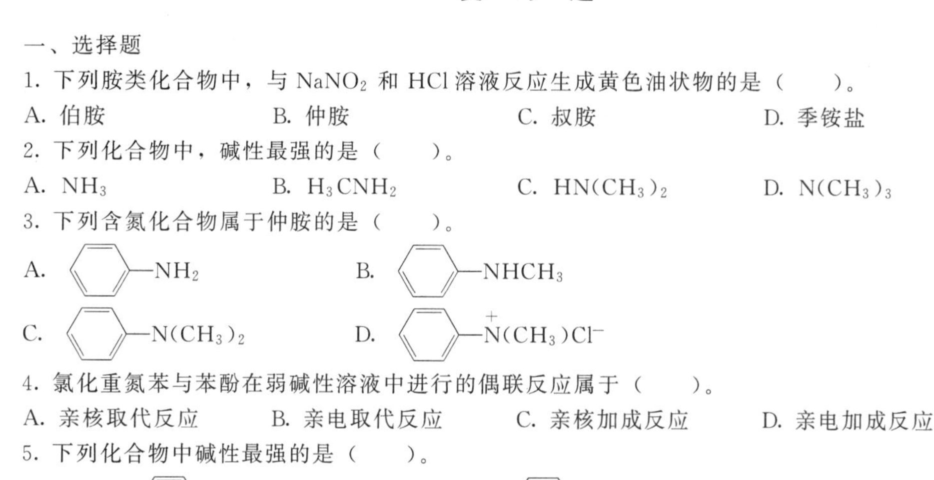

一、选择题

1. 下列胺类化合物中，与 $NaNO_2$ 和 HCl 溶液反应生成黄色油状物的是（　　）。

A. 伯胺　　B. 仲胺　　C. 叔胺　　D. 季铵盐

2. 下列化合物中，碱性最强的是（　　）。

A. NH_3　　B. H_3CNH_2　　C. $HN(CH_3)_2$　　D. $N(CH_3)_3$

3. 下列含氮化合物属于仲胺的是（　　）。

A. $C_6H_5-NH_2$　　B. $C_6H_5-NHCH_3$

C. $C_6H_5-N(CH_3)_2$　　D. $C_6H_5-\overset{+}{N}(CH_3)Cl^-$

4. 氯化重氮苯与苯酚在弱碱性溶液中进行的偶联反应属于（　　）。

A. 亲核取代反应　　B. 亲电取代反应　　C. 亲核加成反应　　D. 亲电加成反应

5. 下列化合物中碱性最强的是（　　）。

A. $H_3C-C_6H_4-NH_2$　　B. $Cl-C_6H_4-NH_2$

C. $O_2N-C_6H_4-NH_2$ D. $C_6H_4(NH_2)(NO_2)$

6. 对苯胺的叙述不正确的是（　　）。

A. 有剧毒 B. 可发生取代反应 C. 是合成磺胺类药物的原料 D. 可与 NaOH 成盐

7. 下列化合物中，在低温下（0～5℃）与 HNO_2 反应放出氮气的是（　　）。

A. $CH_3CH_2CH_2CH_2NH_2$ B. $C_6H_5-NH_2$

C. $C_6H_5-NHCH_3$ D. $C_6H_5-N(CH_3)_2$

8. 下列化合物不属于生物碱的是（　　）。

A. 麻黄碱 B. 吗啡 C. 肾上腺素 D. 吡啶

9. 生物碱盐类药物不能与碱性药物配伍的理由是（　　）。

A. 碱性药物会产生副作用 B. 生物碱盐类药物遇碱性药物会出现沉淀

C. 生物碱盐类，药物实际显酸性 D. 会产生更强的毒性

10. 关于生物碱叙述不正确的是（　　）。

A. 存在与生物体内 B. 有明显的生理活性

C. 分子中都含有氮杂环 D. 一般都有碱性，能与酸作用生成盐

二、命名下列化合物

1. $C_6H_4(C_2H_5)(NHC_2H_5)$ 2. $C_6H_5-N(C_2H_5)_2$

3. $C_6H_5-N=N-C_6H_4-NH_2$ 4. 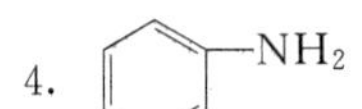

三、完成下列化学反应

1. $C_6H_5-NH_2 + HCl \longrightarrow$

2. $(CH_3)_2NH + NaNO_2 + HCl \longrightarrow$

3. $C_6H_5-NHCH_3 + NaNO_2 + HCl \longrightarrow$

四、用简单的化学方法鉴别下列化合物

1. 苯胺、二乙胺和乙酰苯胺

2. 苯酚、苯胺和苯甲酸

第十四章 Chapter 14
杂环化合物

学习目标

1. 掌握：吡咯、呋喃、噻吩、吡啶的结构和重要的化学性质。
2. 熟悉：常见杂环化合物的命名和应用。
3. 了解：常见杂环化合物的分类。

杂环化合物种类繁多，数量庞大，多数具有生理活性，在自然界中分布广泛。例如在动、植物体内起着重要生理作用的血红素、叶绿素、核酸的碱基等都是杂环化合物。重要的合成药物（如维生素、抗菌素）、中草药的有效成分——生物碱及为数不少的植物色素和合成染料也含有杂环。近年来，杂环化合物在理论和应用方面的研究取得了很大的进展，在现有药物中，含杂环结构的化合物约占半数。

第一节 杂环化合物的结构、分类和命名

一、杂环化合物的结构

1. 五元杂环化合物吡咯、呋喃和噻吩的分子结构

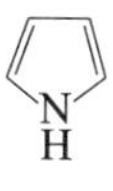

吡咯

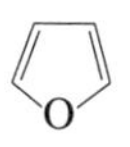

呋喃

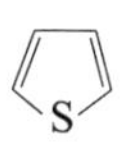

噻吩

近代物理学方法测知，吡咯、呋喃和噻吩都是平面型结构。环上的原子之间均以 sp^2 杂化轨道彼此形成 σ 键，构成五元环，每个原子剩余的一个未参与杂化的 p 轨道与环平面垂直，每个碳原子的 p 轨道中含有一个单电子，而杂原子的 p 轨道中含有一对未共用电子对，这些 p 轨道彼此平行，从侧面相互重叠形成了一个含 5 个原子和 6 个电子的环状闭合共轭体系（符合 $4n+2$ 规则，图 14-1），因此，吡咯、呋喃和噻吩具有一定程度的芳香性。

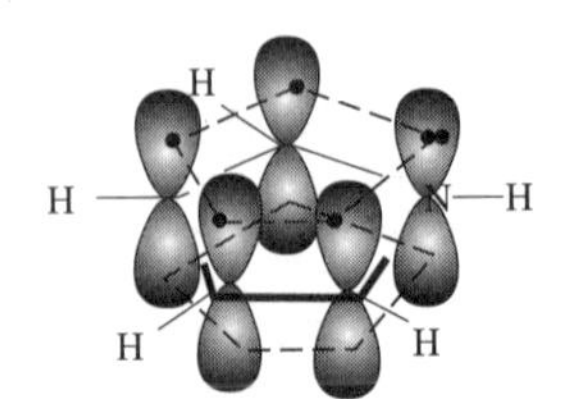

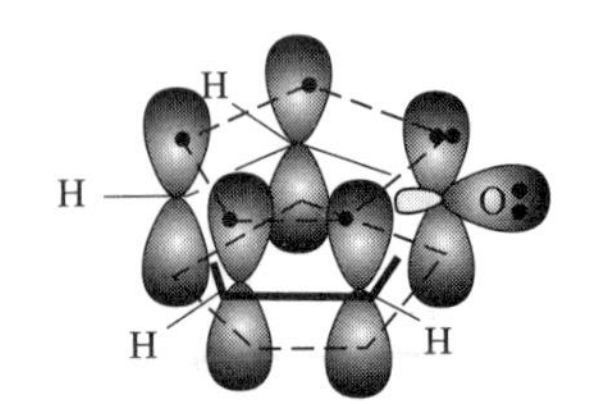

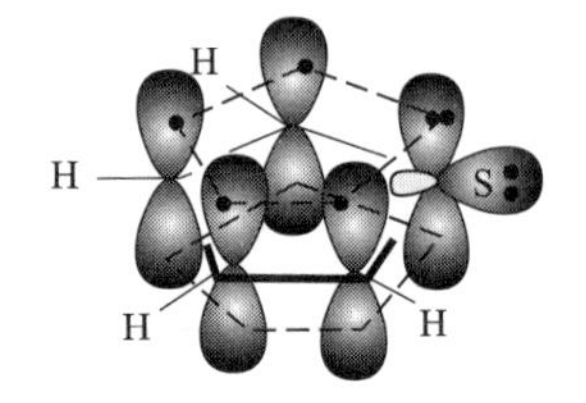

图 14-1　吡咯、呋喃和噻吩分子的电子云分布

吡咯、呋喃和噻吩三个五元杂环的键长数据如下(单位：pm)：

143　137　N　138　H

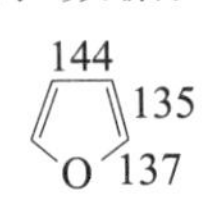

145　135　S　172

从键长数据可以看出，分子中的键长没有完全平均化，形成的闭合大 π 键不同于苯和吡啶，由于 5 个 p 轨道中分布着 6 个电子，导致杂环上碳原子的电子云密度比苯环上碳原子的电子云密度高，因此这类杂环为多电子共轭体系，它们比苯更容易发生亲电取代反应。芳香性、稳定性比苯和吡啶差。

2. 六元杂环化合物吡啶的分子结构

吡啶是很重要的含一个杂原子的六元杂环化合物。吡啶的结构与苯非常相似，近代物理方法测知，吡啶分子中的碳碳键长为 139pm，介于 C—N 单键(147pm)和 C═N 双键(128pm)之间，而且其碳碳键与碳氮键的键角约为 120°，这说明吡啶环上键的平均化程度较高。吡啶环上的碳原子和氮原子均以 sp^2 杂化轨道相互重叠形成 σ 键，构成平面六元环。每个原子还有一个垂直于环平面的没有参与杂化的 p 轨道，每个 p 轨道中含有一个单电子，这些 p 轨道相互平行，侧面重叠的 p 轨道形成环状闭合的大 π 键，π 电子数目为 6，与苯环类似（图 14-2)。因此，吡啶具有一定的芳香性。与吡咯不同的是，氮原子上还有一个没有参与成键的 sp^2 杂化轨道，被一对未共用电子对所占据，具有给出电子对的能力。同时，吡啶环上的氮原子的电负性较大，使 π 电子云向氮原子方向偏移，氮原子周围电子云密度较高，环的其他位置电子云密度降低，尤其是邻、对位上降低较为显著。所以吡啶的芳香性比苯差。

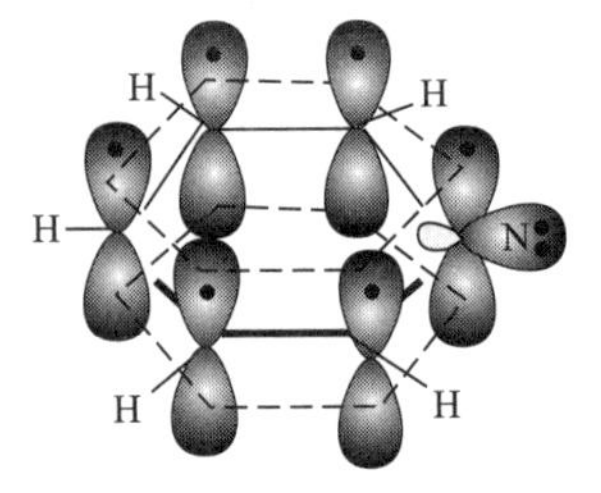

图 14-2　吡啶分子的电子云分布

二、杂环化合物的分类

杂环化合物中的杂原子可以是一个、两个或多个，而且可以是相同的，也可以是不同的。成环的原子数可以由五个至十多个，可以是单环，还可以是芳香环与其他杂环稠合或杂环与杂环稠合而成的稠环。因此，杂环化合物的种类非常多。

根据杂环母体中所含环的数目，杂环化合物分为单杂环和稠杂环两大类。单杂环又可根据成环原子数的多少分类，其中最常见的有五元杂环和六元杂环。稠杂环有芳环稠杂环和杂环稠杂环两种。此外，还可以根据所含杂原子的种类和数目进一步分类。表 14-1 列出了常见的杂环化合物母环的分类、名称和编号。

三、杂环化合物的命名

杂环化合物的命名方法有音译法，根据国际通用英文名称音译。按译音译成同音汉字，并加上“口”字旁作为杂环名。例如，呋喃（furan）、吡咯（pyrrole）、噻吩（thiophene）等，就是根据英文名称音译的。见表 14-1。

表 14-1　杂环化合物的分类、名称和编号

分类		含有一个杂原子的杂环	含有两个以上杂原子的杂环
单杂环	五元杂环	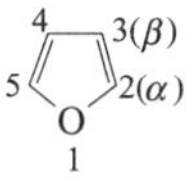 呋喃 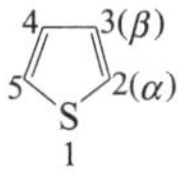　噻吩 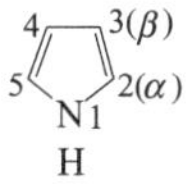　吡咯	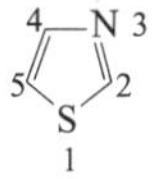 噻唑 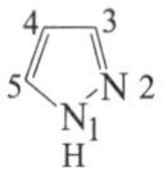　吡唑 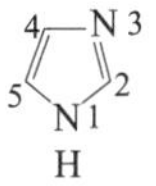 咪唑 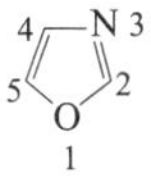　噁唑
	六元杂环	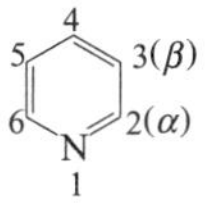 吡啶 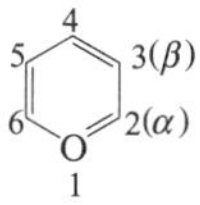　吡喃	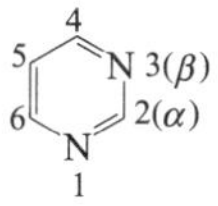 嘧啶 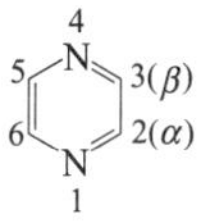　吡嗪 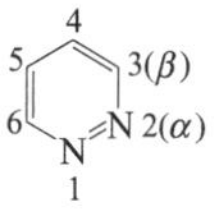　哒嗪
稠杂环		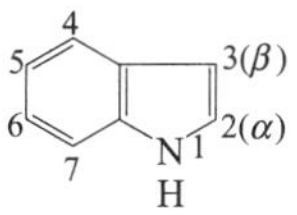 吲哚 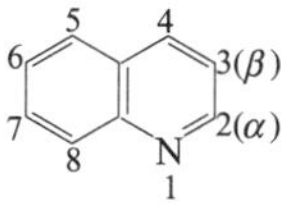 喹啉 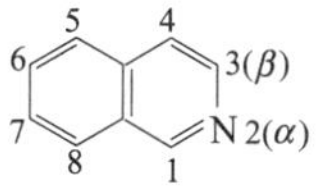　异喹啉 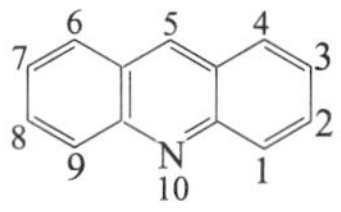 吖啶	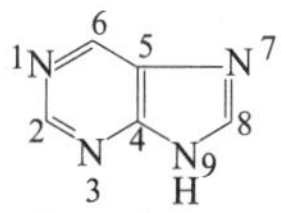 嘌呤 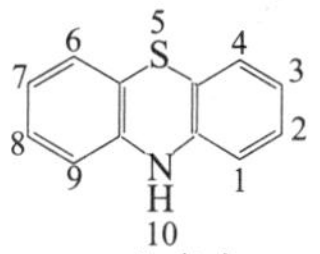 吩噻嗪

当杂环上有取代基时，以杂环为母体，将环上的原子进行编号，一般从杂原子开始，逆时针依次用 1、2、3…（或与杂原子相邻的碳原子依次用 α、β、γ…）编号；环上有不同的杂原子时，则按 O、S、NH、N 的顺序编号，并使这些杂原子位次的数字之和为最小；取代基的位次、数目和名称写在杂环母体名称的前面。如果是稠杂环一般有固定编号。

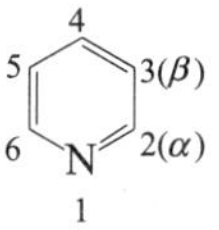

吡啶 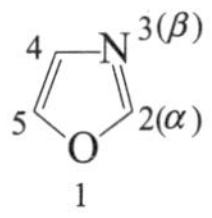　　噁唑 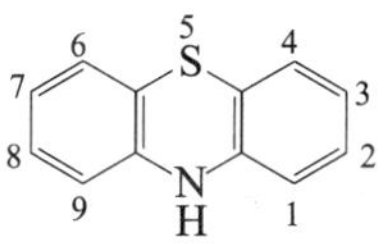　　吩噻嗪 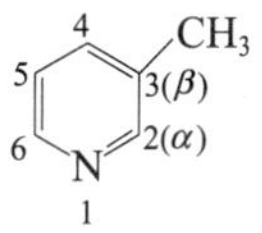　　3-甲基吡啶

当杂环上含有—CHO、—COOH、—SO_3H 等基团时，将杂环作为取代基来命名。

例如：

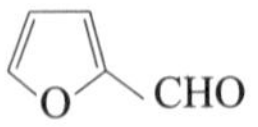

2-呋喃甲醛 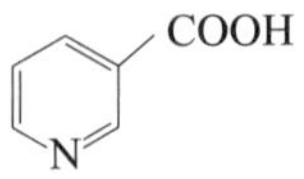　　3-吡啶甲酸 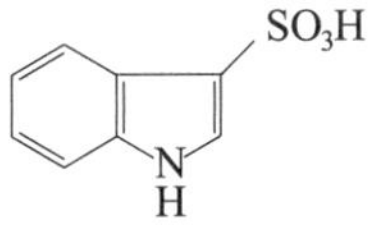　　3-吲哚磺酸

第二节　五元杂环化合物

五元杂环化合物包括含一个杂原子的五元杂环和含两个杂原子的五元杂环，其中杂原子主要是氮、氧和硫。吡咯、呋喃和噻吩是最重要的含一个杂原子的五元杂环化合物。

1. 物理性质

在五元杂环化合物中，由于杂原子产生的供电子共轭效应的影响，使杂原子上的电子云密度降低，较难与水分子形成氢键，所以吡咯、呋喃和噻吩在水中的溶解度都不大，反而易溶于有机溶剂。

三种五元杂环的水溶性顺序为：吡咯＞呋喃＞噻吩。

此外，吡咯的沸点（131℃）比噻吩的沸点（84℃）和呋喃的沸点（31℃）高，这是因为吡咯分子间能形成氢键的缘故。

2. 化学性质

在五元杂环化合物中，杂原子的未共用电子对参与了杂环的闭合共轭体系，这对五元杂环化合物的性质起着决定性的作用。

（1）酸碱性

吡咯分子中虽有仲胺结构，但碱性极弱（$pK_b=13.6$），其原因是氮原子上的一对未共用电子对参与了闭合大π键的形成，不再具有给出电子对的能力，很难与质子结合，所以吡咯分子的碱性很弱。相反，由于氮原子的电负性很强，与氮原子连接的氢原子显示出很弱的酸性，其 pK_a 为 17.5，因此吡咯在无水条件下，能与强碱如固体氢氧化钾共热成盐。

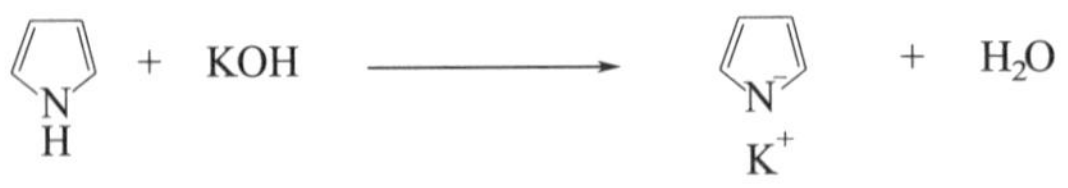

$$\text{吡咯} + KOH \longrightarrow \text{吡咯}^{-}K^{+} + H_2O$$

呋喃分子中的氧原子也因参与了闭合大π键的形成，而不具备醚的弱碱性，不易与无机强酸反应。噻吩分子中的硫原子也不能与质子结合，因此也不显碱性。

（2）亲电取代反应

吡咯、呋喃和噻吩碳原子上的电子云密度都比苯高，容易发生亲电取代反应，活性顺序为：吡咯＞呋喃＞噻吩＞苯。其亲电取代反应在较弱的亲电试剂和温和的条件下就能进行。亲电取代反应主要发生在电子云密度相对较高 α 位上，β 位产物较少。

① 卤代反应　吡咯、呋喃和噻吩在室温下即能与氯或溴剧烈反应，得到多卤代产物。若要得到一卤代物，需要用溶剂稀释并在低温下进行反应。

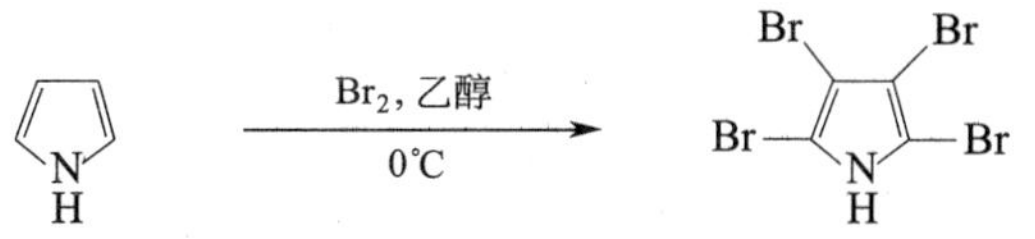

$$\text{吡咯} \xrightarrow[0℃]{Br_2,\text{乙醇}} \text{2,3,4,5-四溴吡咯}$$

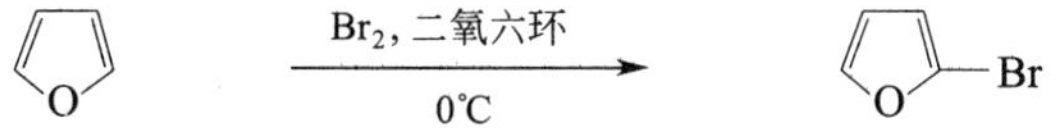

2,3,4,5-四溴吡咯

$$\text{呋喃} \xrightarrow[0℃]{Br_2,\text{二氧六环}} \alpha\text{-溴呋喃}$$

α-溴呋喃

$$\text{噻吩} \xrightarrow[0℃]{Br_2,\text{乙醇}} \alpha\text{-溴噻吩}$$

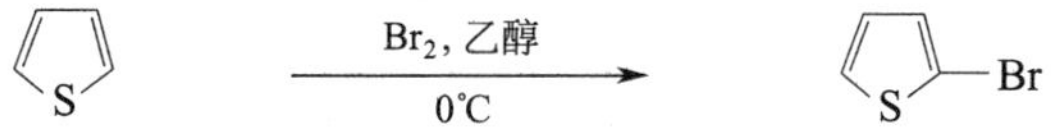

α-溴噻吩

② 硝化反应　吡咯和呋喃遇强酸时，杂原子能质子化，使芳香大 π 键遭到破坏，进而聚合成树脂状物质，因此不能用强酸硝酸或混酸进行硝化反应，而噻吩用混酸作硝化剂时，共轭体系也会被破坏。所以，它们的硝化反应只能用较温和的非质子试剂硝酸乙酰酯硝化，并且在低温条件下进行反应。

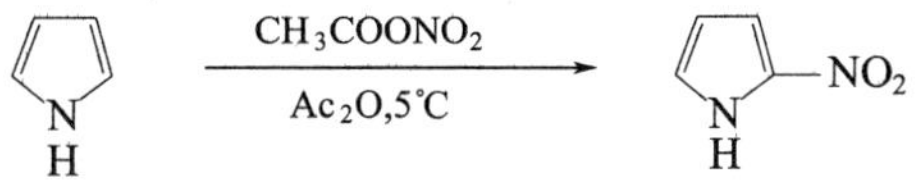

$$\text{吡咯} \xrightarrow[Ac_2O, 5℃]{CH_3COONO_2} \alpha\text{-硝基吡咯}$$

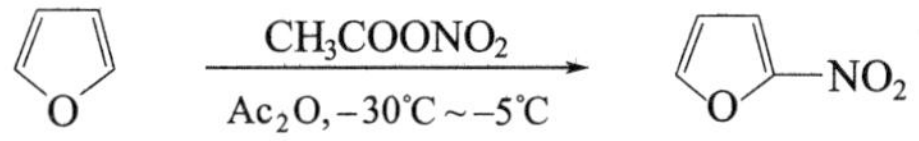

α-硝基吡咯

$$\text{呋喃} \xrightarrow[Ac_2O, -30℃\sim-5℃]{CH_3COONO_2} \alpha\text{-硝基呋喃}$$

α-硝基呋喃

$$\text{噻吩} \xrightarrow[Ac_2O, 0℃]{CH_3COONO_2} \alpha\text{-硝基噻吩}$$

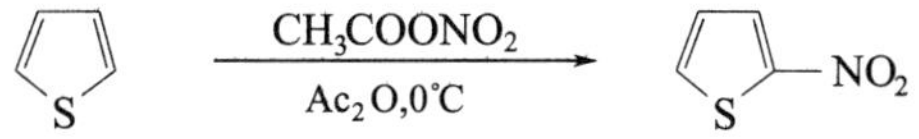

α-硝基噻吩

③ 磺化反应　由于同样的原因，吡咯和呋喃的磺化反应也需要在比较温和的条件下进行，一般常用吡啶三氧化硫作为非质子的磺化试剂。例如：

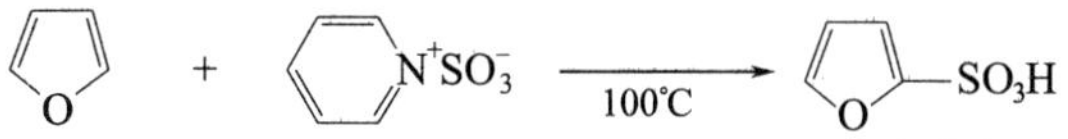

$$\text{呋喃} + C_5H_5\overset{+}{N}SO_3^- \xrightarrow{100℃} \alpha\text{-呋喃磺酸}\ (-SO_3H)$$

α-呋喃磺酸

由于噻吩比较稳定，可直接用硫酸在室温下进行磺化反应，生成可溶于水的 α-噻吩磺酸。利用此反应可以把煤焦油中共存的苯和噻吩分离开来。

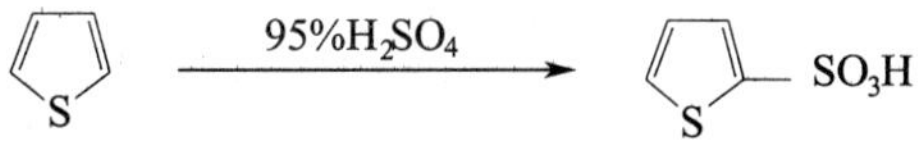

$$\text{噻吩} \xrightarrow{95\%H_2SO_4} \alpha\text{-噻吩磺酸}\ (-SO_3H)$$

α-噻吩磺酸

此外，吡咯、呋喃和噻吩还能发生傅-克酰基化反应。

（3） 加成反应

吡咯、呋喃和噻吩均可进行催化加氢反应，也称还原反应。例如：

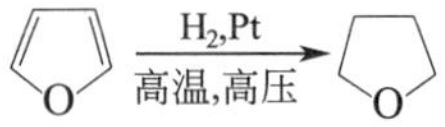

$$\text{呋喃} \xrightarrow[\text{高温,高压}]{H_2,Pt} \text{四氢呋喃}$$

四氢呋喃

四氢吡咯相当于脂肪族仲胺，它的碱性（$pK_b=3$）比吡咯强 10^{11} 倍。此外，用浓盐酸浸润过的松木片，遇吡咯蒸气显红色，遇呋喃蒸气显绿色，利用此性质可鉴别吡咯和呋喃。

3. 吡咯的重要衍生物

吡咯为无色液体，沸点为 130℃，有弱的苯胺气味，较难溶于水，易溶于乙醇和乙醚。和苯胺相似，在空气中易氧化，颜色迅速变深。

吡咯的衍生物广泛存在于自然界，如叶绿素、血红素、维生素 B_{12} 及多种生物碱中，它们都具有重要的生理作用。从结构上看，叶绿素、血红素及维生素 B_{12} 的基本骨架都是卟吩环，它是由 4 个吡咯环与 4 个次亚甲基交替连接而成的。

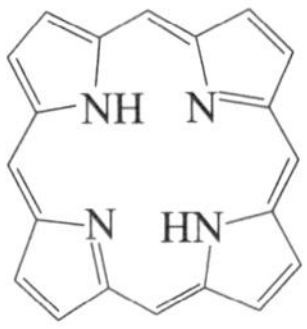

卟吩 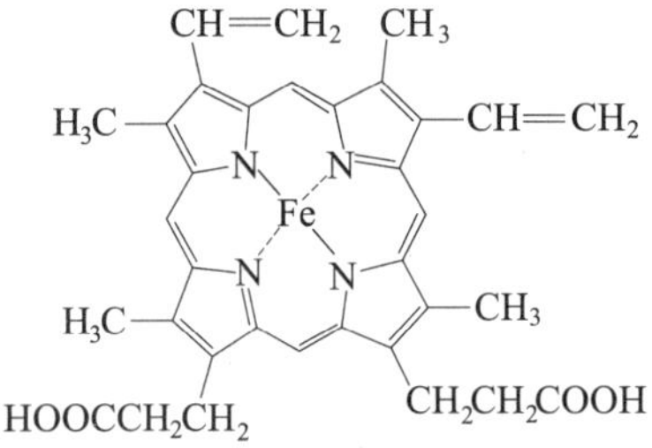　　血红素

血红素是高等动物体内输送氧的物质，与蛋白质结合成血红蛋白而存在于红细胞中。叶绿素是植物进行光合作用的催化剂，叶绿素的分子与人体的红血球分子在结构上很相似，区别就是各自的核心不同，叶绿素的核心为镁原子，血红素的核心为铁原子。

第三节　六元杂环化合物

六元杂环化合物是一类非常重要的杂环化合物，尤其是含氮的六元杂环化合物，如吡啶、嘧啶等，它们的衍生物广泛存在于自然界，很多合成药物也含有吡啶环和嘧啶环。六元杂环化合物包括含一个杂原子的六元杂环、含两个杂原子的六元杂环以及六元稠杂环等。吡啶是这类化合物的代表。

1. 吡啶的物理性质

吡啶是从煤焦油中分离出来的具有特殊臭味的无色液体，沸点为 115.3℃，吡啶与水、乙醇、乙醚等混溶，同时又能溶解大多数极性及非极性的有机物，是一种良好的有机溶剂。氮原子上的未共用电子对能与一些金属离子如 Ag^+、Ni^{2+}、Cu^{2+} 等形成配合物，致使它可以溶解无机盐类。

2. 吡啶的化学性质

在吡啶分子中，氮原子产生的是吸电子共轭效应，使其邻、对位上的电子云密度比苯环低，间位的电子云密度则与苯环相近，这样，环上碳原子的电子云密度远远小于苯。因此，吡啶属于缺电子共轭体系。表现在化学性质上是亲电取代反应比较困难，亲核取代反应相对容易；氧化反应困难，还原反应比较容易；吡啶对酸及碱都比较稳定。

（1） 碱性和成盐

吡啶氮原子上的未共用电子对可接受质子而显碱性，碱性较弱。吡啶与强酸可以形成稳定的盐。例如：

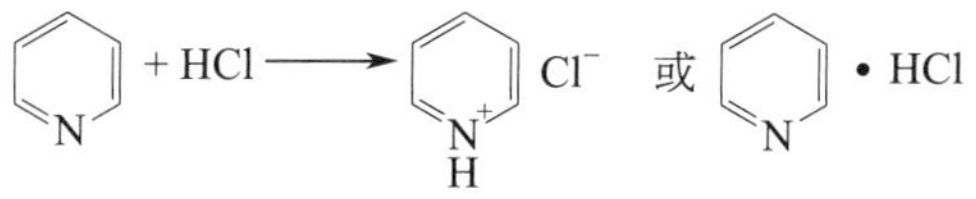

N + HCl ⟶ N⁺H Cl^- 或 N • HCl

（2） 亲电取代反应

吡啶是缺电子共轭体系，环上电子云密度比苯低，亲电取代反应的活性与硝基苯相当。由于环上氮原子的钝化作用，亲电取代反应的条件比较苛刻，且产率较低，取代基主要进入3(β)位。例如：

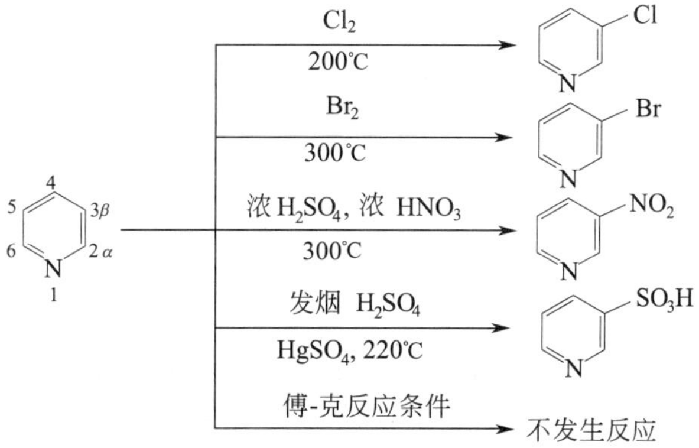

4, 5, 3β, 6, 2α, N, 1

Cl_2, 200℃ ⟶ Cl

Br_2, 300℃ ⟶ Br

浓 H_2SO_4, 浓 HNO_3, 300℃ ⟶ NO_2

发烟 H_2SO_4, $HgSO_4$, 220℃ ⟶ SO_3H

傅-克反应条件 ⟶ 不发生反应

此外，吡啶环上氮原子的吸电子作用，使环上的亲核取代反应容易发生，且主要发生在2位和4位上。

（3） 氧化还原反应

吡啶环一般不易被氧化，尤其在酸性条件下。当吡啶环带有侧链时，则发生侧链的氧化反应。例如：

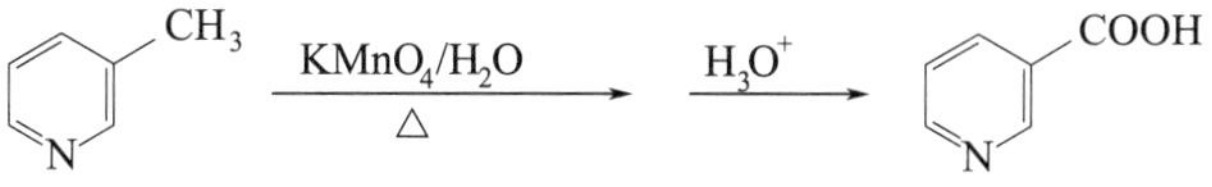

CH_3 $\xrightarrow[\triangle]{KMnO_4/H_2O}$ $\xrightarrow{H_3O^+}$ COOH

β-甲基吡啶　　β-吡啶甲酸

N-CH_3 $\xrightarrow[\triangle]{HNO_3}$ COOH

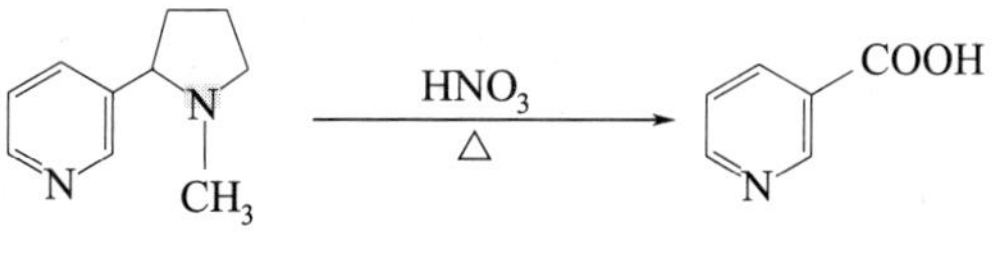

烟碱(尼古丁)　　β-吡啶甲酸(烟碱)

相反，吡啶环比苯环容易发生加氢还原反应。而且其他化学试剂也可以还原吡啶。例如：

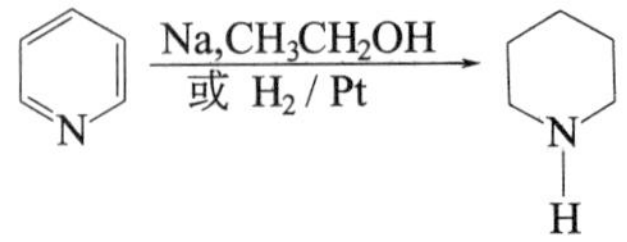

$$\text{吡啶} \xrightarrow[\text{或 } H_2/Pt]{Na, CH_3CH_2OH} \text{六氢吡啶（N—H）}$$

吡啶的还原产物为六氢吡啶(哌啶)，具有仲胺的性质，碱性比吡啶强，沸点为106℃。很多天然产物含有此环系，是常用的有机碱。

3. 吡啶的重要衍生物

吡啶的衍生物广泛存在于自然界。如维生素 B_6、维生素 PP、雷米封等。

自然界中的维生素 B_6 是由下列三种物质组成的：

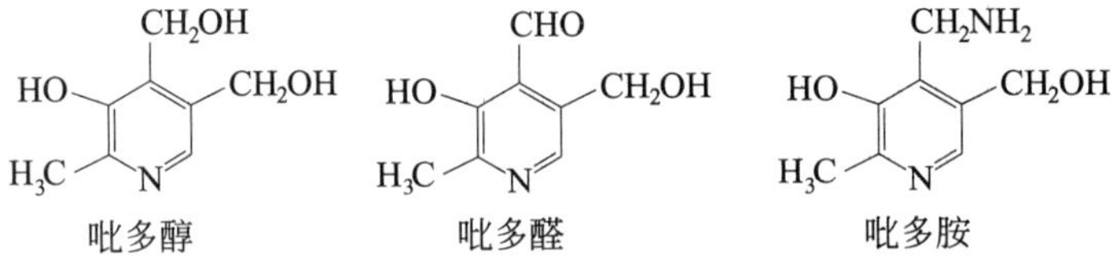

CH_2OH HO CH_2OH H_3C N
吡多醇

CHO HO CH_2OH H_3C N
吡多醛

CH_2NH_2 HO CH_2OH H_3C N
吡多胺

维生素 B_6 广泛存在于动、植物体内，如肝、鱼肉、谷物、马铃薯、白菜、香蕉和干酵母等，含量都比较丰富。动物体内缺乏维生素 B_6 时蛋白质代谢就不能正常进行。

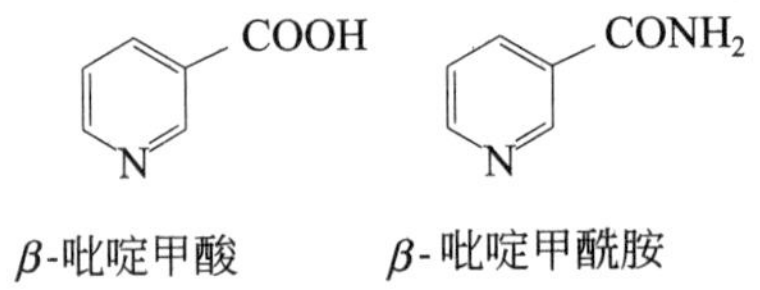

COOH N
β-吡啶甲酸

$CONH_2$ N
β-吡啶甲酰胺

维生素 PP 是 *β*-吡啶甲酸和 *β*-吡啶甲酰胺的合称。维生素 PP 是 B 族维生素之一，能促进人体细胞的新陈代谢。它存在于肉类、谷物花生及酵母中。体内缺乏维生素 PP 时，能引起皮炎、消化道炎以至神经紊乱等症状，叫做癞皮病。所以维生素 PP 又叫抗癞皮病维生素。

雷米封是治疗结核病的良好药物，它的俗名叫异烟酰肼，是一种白色固体，易溶于水。它是由4-吡啶甲酸与肼缩合而成。

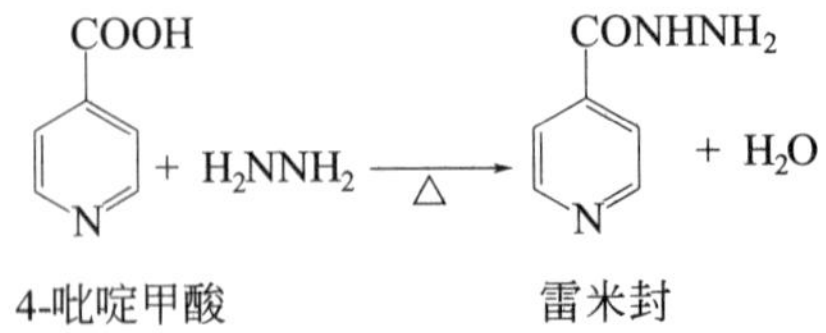

$$\text{4-吡啶甲酸 (COOH, N)} + H_2NNH_2 \xrightarrow{\triangle} \text{雷米封 } (CONHNH_2, N) + H_2O$$

4-吡啶甲酸　　雷米封

第四节　稠杂环化合物

稠杂环化合物包括苯稠杂环和杂稠杂环两类。苯稠杂环是由苯环与五元杂环或六元杂环稠合而成；杂稠杂环是由两个或两个以上杂环稠合而成。

一、 苯稠杂环化合物

常见的苯稠杂环化合物主要有吲哚、喹啉和异喹啉等。

1. 吲哚

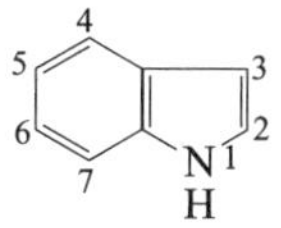

吲哚(苯并吡咯)，存在于煤焦油中，纯品是无色片状晶体，熔点为 52℃，易溶于有机溶剂乙醇、乙醚和热水中。具有粪臭味，但纯净吲哚在浓度极稀时有馨花的香气，故在香料工业中用来制造茉莉花型香精。吲哚环系在自然界分布很广，如人类必需的氨基酸之一——色氨酸，还有人和哺乳动物脑组织中的 5-羟色胺，此外，麦角碱、马钱子碱、利血平等生物碱分子中也含有吲哚环，蟾蜍素、毒扁豆碱、天然植物激素 β-吲哚乙酸等都是吲哚衍生物。吲哚的许多衍生物具有生理与药理活性，如 5-羟色胺(5-HT)是一种神经递质，褪黑素具有促进睡眠、抗衰老、调节免疫、抗肿瘤等多项生理功能。

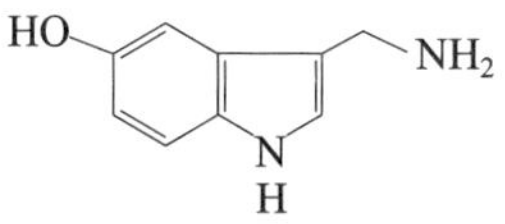

5-HT 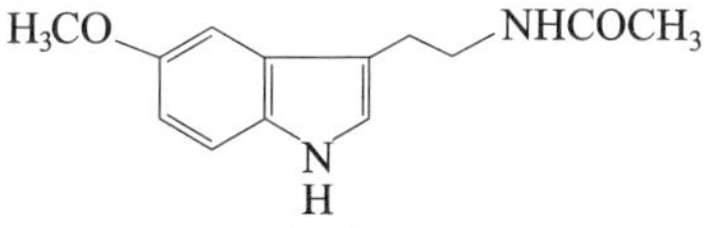　　褪黑素

吲哚具有芳香性，性质与吡咯相似。如吲哚也具有弱酸性，遇强酸发生聚合，能发生亲电取代反应，遇盐酸浸润过的松木片显红色。

吲哚环比吡咯环稳定，其原因是与苯环稠合后共轭体系延长，芳香性随之增加。吲哚对酸、碱及氧化剂都比较稳定，吲哚的碱性比吡咯还弱，酸性比吡咯稍强，这是由于氮原子上未共用电子对在更大范围内离域的结果。吲哚的亲电取代反应活性比苯高，反应主要发生在 3(β)位，而不是在 2(α)位。

2. 喹啉与异喹啉

喹啉和异喹啉都是由一个苯环和一个吡啶环稠合而成的化合物。它们互为同分异构体。

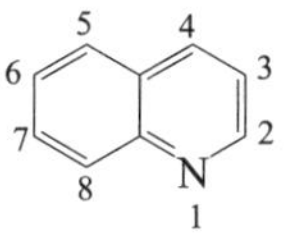

喹啉 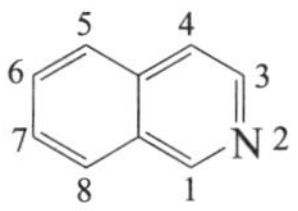　　异喹啉

喹啉和异喹啉都存在于煤焦油中，1834 年首次从煤焦油中分离出喹啉，不久，用碱干馏抗疟药奎宁也得到喹啉并因此而得名。喹啉衍生物在医药中起着重要作用，许多天然或合成药物都具有喹啉的环系结构，如奎宁、喜树碱等。而天然存在的一些生物碱，如吗啡碱、罂粟碱、小檗碱等，均含有异喹啉的结构。

喹啉为无色油状液体，有特殊气味，沸点为 238℃。异喹啉也是无色油状液体，沸点为 243℃。它们难溶于水，易溶于有机溶剂。由于分子中增加了憎水的苯环，故水溶性比吡啶降低很多。

喹啉和异喹啉都是平面型分子，含有 10 个 π 电子的芳香大 π 键，结构与萘相似。喹啉和异喹啉的氮原子上有一对未共用电子对，均位于一个 sp^2 杂化轨道中，与吡啶的氮原子相同，其化学性质也与吡啶相似。如喹啉和异喹啉也有碱性，但碱性不如吡啶强，也能发生亲电取代反应，反应比吡啶容易，且主要发生在 C-5 和 C-8 位。

二、杂稠杂环化合物

杂稠杂环化合物是由两个或两个以上杂环稠合而成的化合物。其中最重要的杂稠杂环化合物是嘌呤。

嘌呤是由一个嘧啶环和一个咪唑环稠合成的稠杂环化合物，它存在于具有合成蛋白质和遗传信息作用的核酸和核苷酸中。如核苷酸中的两个碱基就是嘌呤衍生物。嘌呤环系化合物还有抗肿瘤、抗病毒、抗过敏、降胆固醇、利尿、强心、扩张支气管等作用。因此嘌呤衍生物在生命过程中起着非常重要的作用。

1. 嘌呤的结构

嘌呤环也存在着互变异构现象(由于有咪唑环系)，它有 9*H*-和 7*H*-两种异构体。

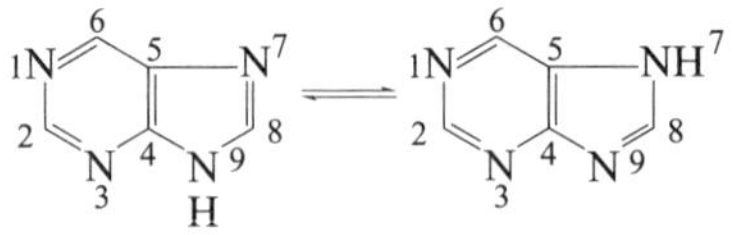

9H- 嘌呤　　*7H*- 嘌呤

2. 嘌呤的性质

嘌呤是无色针状晶体，熔点为 216～217℃，易溶于水，也可溶于醇，难溶于非极性有机溶剂。可看作是由一个嘧啶环和一个咪唑环互相稠合而成，嘌呤具有弱酸性和弱碱性，其酸性比咪唑强，碱性比嘧啶强，但比咪唑弱。它能与酸或碱生成盐。

嘌呤本身不存在于自然界，但它的衍生物却广泛存在于动、植物体中。存在于生物体内核蛋白质中的腺嘌呤和鸟嘌呤，是很重要的嘌呤衍生物，并参与生命活动过程。

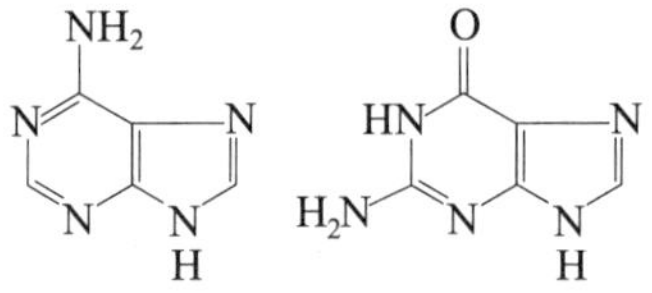

腺嘌呤　　鸟嘌呤

2,6-二羟基-7*H*-嘌呤称为黄嘌呤，有两种互变异构形式，其衍生物常以酮的形式存在。

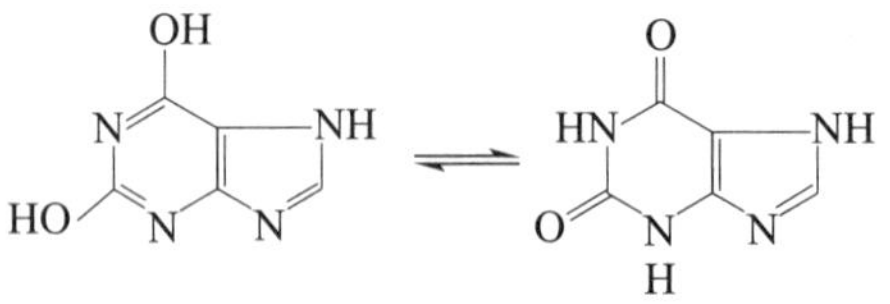

烯醇式　　酮式

2,6-二羟基-7*H*-嘌呤
(黄嘌呤)

黄嘌呤的甲基衍生物在自然界广泛存在，如存在于茶叶或可可豆中的咖啡碱、茶碱和可可碱，具有利尿和兴奋神经的作用，其中咖啡因和茶碱供药用，它们都是嘌呤的衍生物。

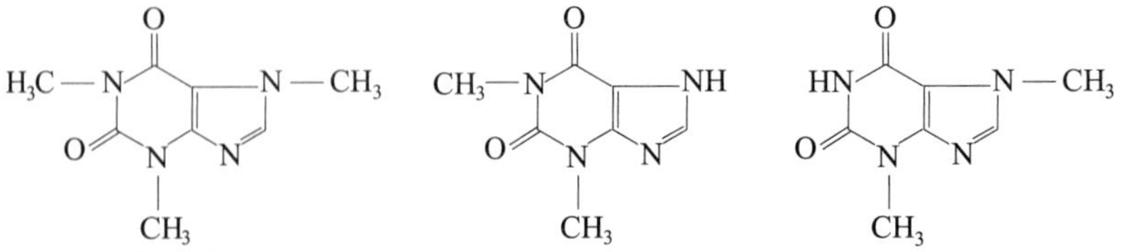

咖啡碱　　茶碱　　可可碱

学习小结

1. 杂环化合物是指环中含有氧、硫、氮等杂原子的化合物，芳香杂环具有闭合共轭体系，它可分为五元杂环、六元杂环、稠杂环三大类。通常用音译法命名。

2. 单杂环都是6电子闭合共轭体系，杂环化合物的结构决定性质。

3. 重要的杂环化合物及其衍生物有：吡咯、吡啶、嘌呤和吲哚及其衍生物。

（陈震）

复习题

一、选择题

1. 下列化合物中不属于五元杂环的是（　　）。

A. 呋喃　B. 吡啶　C. 噻吩　D. 吡咯

2. 下列化合物中不属于六元杂环的是（　　）。

A. 吡喃　B. 吡啶　C. 噻吩　D. 嘧啶

3. 下列杂环化合物名称叫吡啶的是（　　）。

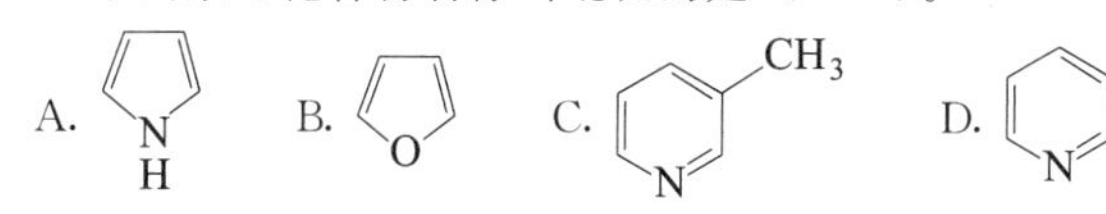

4. 下列化合物中碱性最强的是（　　）。

A. 3-羟基吡啶　B. 3-硝基吡啶　C. 吡啶　D. 六氢吡啶

5. 下列化合物中水溶性最大的是（　　）。

A. 2-羟基吡咯　B. 2-硝基吡咯　C. 2-甲基吡咯　D. 吡咯

6. 下列化合物中，既显弱酸性又显弱碱性的是（　　）。

A. 呋喃　B. 吡啶　C. 噻吩　D. 吡咯

7. 呋喃、吡咯、噻吩的水溶性大小顺序为（　　）。

A. 呋喃＞吡咯＞噻吩　B. 吡咯＞噻吩＞呋喃

C. 噻吩＞吡咯＞呋喃　D. 吡咯＞呋喃＞噻吩

8. 除去苯中混有的少量噻吩，可选用的试剂是（　　）。

A. 浓盐酸　B. 浓硫酸　C. 浓硝酸　D. 冰醋酸

9. 下列化合物中，能使高锰酸钾褪色的是（　　）。

A. 苯　B. 2-硝基吡啶　C. 吡啶　D. 3-甲基吡啶

10. 吡咯和呋喃发生磺化反应所用的试剂是（　　）。

A. 浓盐酸　B. 浓硫酸　C. 浓硝酸　D. 吡啶三氧化硫

二、命名下列化合物

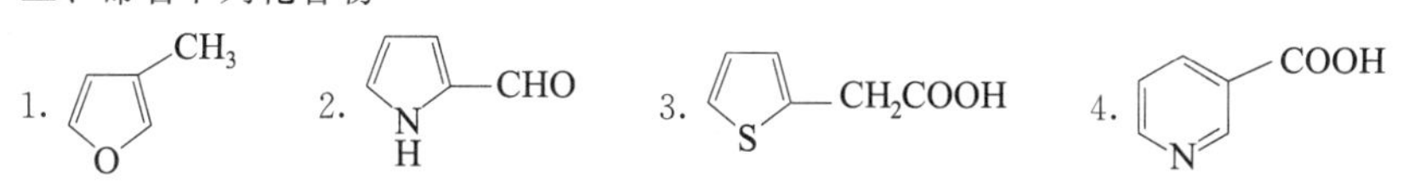

三、鉴别题

1. 呋喃和吡咯　2. 苯和噻吩　3. 吡啶和β-甲基吡啶

第十五章 Chapter 15
糖类化合物

学习目标

1. 掌握：单糖的结构、构型和重要的化学性质；
2. 熟悉：糖的定义和分类；常见二糖和多糖的结构特征及主要化学性质；
3. 了解：常见单糖、二糖和多糖的来源、物理性质、生理意义或用途。

糖类是自然界存在最多、分布最广的一类重要有机化合物，主要来自绿色植物的光合作用。糖类是构成生物体的基本成分之一，是生物体维持生命活动所需能量的主要来源，是生物体合成其他有机化合物的基本原料。

糖类又称为碳水化合物。这是由于最初发现的糖类化合物具有 $C_n(H_2O)_m$ 的组成通式。但后来的研究显示，组成不符合这个通式的化合物也具有糖类的性质，如脱氧核糖($C_5H_{10}O_4$)、鼠李糖($C_6H_{12}O_5$)等，因此严格地讲，把糖类称为碳水化合物并不恰当。

从化学结构特点来看，糖类是多羟基醛或多羟基酮以及它们的脱水缩合产物或衍生物。例如，葡萄糖是多羟基醛，果糖是多羟基酮，蔗糖是由葡萄糖和果糖脱水而成的缩合物。

根据糖类能否水解和彻底水解后的产物分子数目不同，可将其分为以下三类：

① 单糖是不能水解的多羟基醛或多羟基酮，如葡萄糖、果糖、核糖等；

② 低聚糖又称寡糖，是水解后能生成 2～10 个单糖分子的糖，其中最常见的是二糖，如蔗糖、麦芽糖、乳糖等；

③ 多糖又称高聚糖，是水解后能生成 10 个以上单糖分子的糖，如糖原、淀粉、纤维素等。

糖类的名称常根据其来源采用俗名。如蔗糖、葡萄糖即因其来源而得名。

第一节 单 糖

单糖按其结构分为醛糖和酮糖；按分子中所含碳原子的数目又可分为丙糖、丁糖、戊糖和己糖等。在实际应用时通常把这两种分类方法联用而称为某醛糖或某酮糖。最简单的醛糖和酮糖分别是甘油醛和二羟基丙酮。有些糖的羟基被氢原子或氨基取代后，分别称为去氧糖(如 2-脱氧核糖)和氨基糖(如 2-氨基葡萄糖)，它们也是生物体内重要的糖类。

单糖是构成低聚糖和多糖的基本单位，了解单糖的结构是研究糖类化学的基础。生物体内最为常见的单糖是戊糖和己糖，其中与生命密切相关的单糖是葡萄糖、果糖、核糖和脱氧核糖；从结构和性质来看，葡萄糖和果糖可作为单糖的代表，因此下面就以这两种己糖为例来讨论单糖的结构。

一、单糖的结构

1. 葡萄糖的结构

（1） 葡萄糖的链状结构和构型

葡萄糖的分子式为 $C_6H_{12}O_6$，具有五羟基己醛的基本结构，属于己醛糖。己醛糖的直链结构式为：

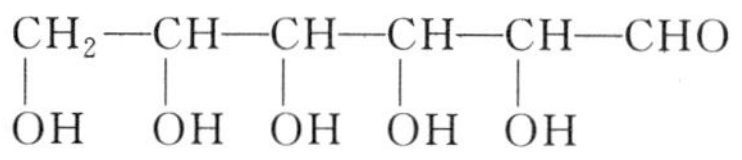

$$\underset{\displaystyle OH}{\underset{|}{CH_2}}-\underset{\displaystyle OH}{\underset{|}{CH}}-\underset{\displaystyle OH}{\underset{|}{CH}}-\underset{\displaystyle OH}{\underset{|}{CH}}-\underset{\displaystyle OH}{\underset{|}{CH}}-CHO$$

该结构中含有 4 个不同的手性碳原子，应有 $2^4=16$ 个旋光异构体，自然界中的葡萄糖只是 16 个己醛糖异构体之一。其分子的空间构型用费歇尔（Fischer）投影式表示如（Ⅰ），为了书写方便，还可用（Ⅱ）或（Ⅲ）等简式表示。

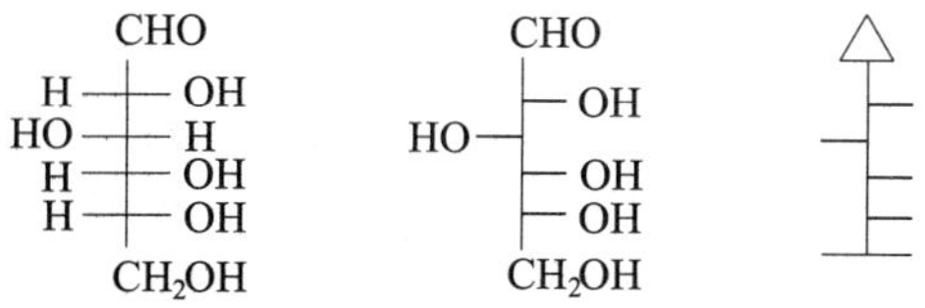

```
      CHO                CHO
  H ──┼── OH              ├─ OH
 HO ──┼── H         HO ─┤
  H ──┼── OH              ├─ OH
  H ──┼── OH              ├─ OH
     CH₂OH               CH₂OH
```

(Ⅰ)　　(Ⅱ)　　(Ⅲ)

命名单糖时常需标明其构型，一般采用 D/L（构型）标记法表示其不同构型，即以甘油醛作为比较标准，只考虑编号最大的手性碳原子的构型，手性碳原子上的羟基在碳链右边的为 D-构型，在碳链左边的则为 L-构型。在 16 种己醛糖中，自然界存在的只有 D-（＋）-葡萄糖、D-（＋）-半乳糖和 D-（＋）-甘露糖，其余 13 种都是人工合成的。

（2） 变旋光现象和葡萄糖的环状结构

葡萄糖能被氧化、还原，能形成肟、酯等，这些性质与开链醛式结构是一致的。但是葡萄糖还有一些“异常现象”无法用链状结构解释。

① 葡萄糖不能使 Schiff 试剂显色，也不能与亚硫酸氢钠加成。

② 醛在干燥 HCl 作用下可与 2 分子醇作用生成缩醛，而葡萄糖则只能与 1 分子醇作用，生成无还原性的稳定产物（性质类似于缩醛）。

③ 葡萄糖有两种比旋光度不同的晶体，从冷乙醇中结晶出来的称为 α-型，其新配制的水溶液比旋光度为＋112°；另一种是从热的吡啶中结晶出来的，称为 β-型，其新配制的水溶液比旋光度为＋18.7°。上述两种水溶液的比旋光度都会逐渐变化，并且都在达到＋52.7°时保持稳定不再改变。某些旋光性化合物溶液的旋光度自行改变逐渐达到一个定值的现象称为

变旋光现象。

基于上述事实，化学家们推测单糖分子的结构不是唯一的，其链状结构中的醛基和羟基应能发生分子内的加成反应，形成环状半缩醛，这种环状结构已经得到实验证实。开链葡萄糖分子中 C-5 上的羟基与 C-1 羰基加成形成六元含氧杂环，具有这种六元含氧杂环（与吡喃环相似）的单糖称为吡喃糖；有的单糖分子内加成可形成五元含氧杂环，具有这种五元含氧杂环（与呋喃环相似）的单糖称为呋喃糖。

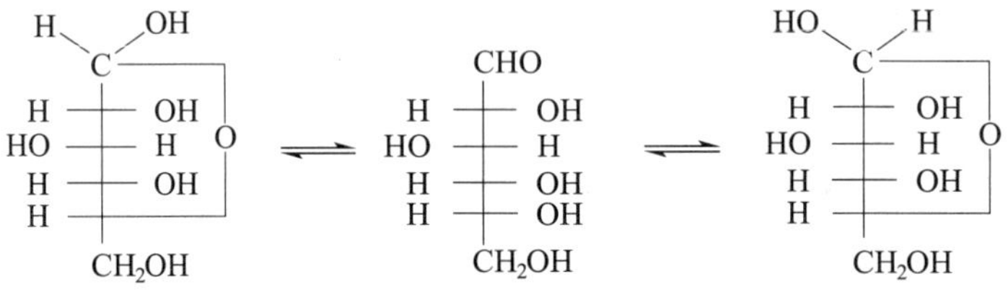

α-D-(+)-吡喃葡萄糖		D-(+)-葡萄糖链状结构		β-D-(+)-吡喃葡萄糖
H–C–OH（C-1，经 O 与 C-5 成环）	⇌	CHO	⇌	HO–C–H（C-1，经 O 与 C-5 成环）
H–C–OH		H–C–OH		H–C–OH
HO–C–H		HO–C–H		HO–C–H
H–C–OH		H–C–OH		H–C–OH
H–C–O		H–C–OH		H–C–O
CH_2OH		CH_2OH		CH_2OH
（约36%）		（微量）		（约64%）

单糖成环时，醛基碳原子 C-1 变成了一个新的手性碳原子，新形成的 C-1-羟基称为半缩醛羟基或苷羟基，因此环状结构无论是吡喃型还是呋喃型都有两种异构体。以直立费歇尔投影式表示 D-型糖的环状结构时，其苷羟基在碳链右侧的称为 α-型，苷羟基在碳链左侧的称为 β-型，因为它们仅仅是第一个手性碳原子构型不同，故称为端基异构体或异头物，属于非对映异构体。葡萄糖的两种端基异构体分别为 α-D-(＋)-吡喃葡萄糖（可从葡萄糖的冷乙醇溶液中结晶析出）、β-D-(＋)-吡喃葡萄糖（可从葡萄糖的热吡啶溶液中结晶析出）。

由于葡萄糖的 α-型和 β-型的比旋光度不一样，而在水溶液中两种环状结构中的任何一种均可通过开链结构相互转变，在趋向平衡的过程中，α-型和 β-型的相对含量不断改变，溶液的比旋光度也随之发生改变，当这种互变达到平衡时，比旋光度也就不再改变，此即葡萄糖产生变旋光现象的原因。

α-D-(+)-吡喃葡萄糖 ⇌ 开链式 ⇌ β-D-(+)-吡喃葡萄糖

$[\alpha]_D^{20}=+112^{\circ}$　　　　$[\alpha]_D^{20}=+18.7^{\circ}$

约36%　　微量　　约64%

$[\alpha]_D^{20}=+52.7^{\circ}$

凡是存在环状结构的单糖在溶液中都有变旋光现象，例如 D-果糖、D-甘露糖等均有变旋光现象。

由于在水溶液中葡萄糖的环状结构占绝对优势，开链结构浓度极低，因此凡是涉及羰基的典型可逆反应，如葡萄糖与亚硫酸氢钠或 Schiff 试剂的反应都难以发生。

（3） 葡萄糖环状结构的哈沃斯式

上述葡萄糖的环状结构是用直立费歇尔投影式表示的，其中碳链直线排列以及过长而又弯曲的氧桥键显然不合理。为了接近真实并形象地表达葡萄糖的氧环结构，化学上常采用哈沃斯（Haworth）式。葡萄糖的哈沃斯式可看作由费歇尔投影式改写而成，一般写法如下：

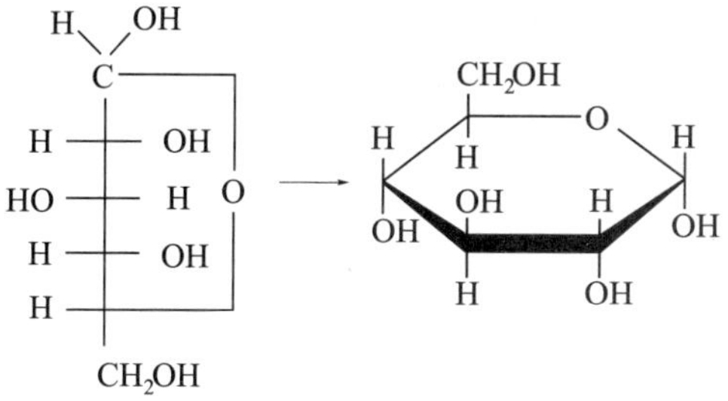

费歇尔投影式 哈沃斯式

α-D-(+)-吡喃葡萄糖

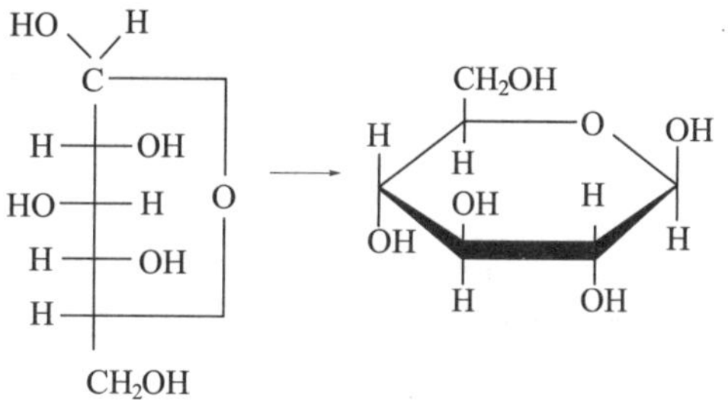

费歇尔投影式 哈沃斯式

β-D-(+)-吡喃葡萄糖

将吡喃环改写成垂直于纸平面的平面六边形，其中粗线表示的键在纸平面前方，细线表示的键在纸平面后方，C-1 和 C-4 在纸平面上；C-5 所连的羟甲基和氢原子分别在环平面上、下方；环上其他碳原子所连的基团，原来在投影式左边的，处于环平面的上方；原来在投影式右边的，处于环平面下方(即“左上右下”)。苷羟基在环平面下方者是 α-型，在上方者是 β-型，其他 D-型糖亦如此。

2. 果糖的结构

果糖与葡萄糖互为同分异构体，所不同的是二者羰基的位置不同，果糖的羰基在 C-2 上，属于己酮糖，自然界中存在的是 D-(－)-果糖。

与葡萄糖相似，D-果糖既有链状结构，又存在环状结构。当 D-果糖链状结构中 C-5 或 C-6 上的羟基与酮基加成时，分别形成呋喃环和吡喃环两种环状结构。自然界中以游离态存在的果糖主要是吡喃型；而以结合态存在的果糖(如蔗糖中的果糖)主要是呋喃型。无论是呋喃果糖还是吡喃果糖又都有各自的 α-型和 β-型。在水溶液中，D-果糖也可以由一种环状结构通过链状结构转变成其他各种环状结构，因此果糖也有变旋光现象，达到互变平衡时，其比旋光度为－92°。

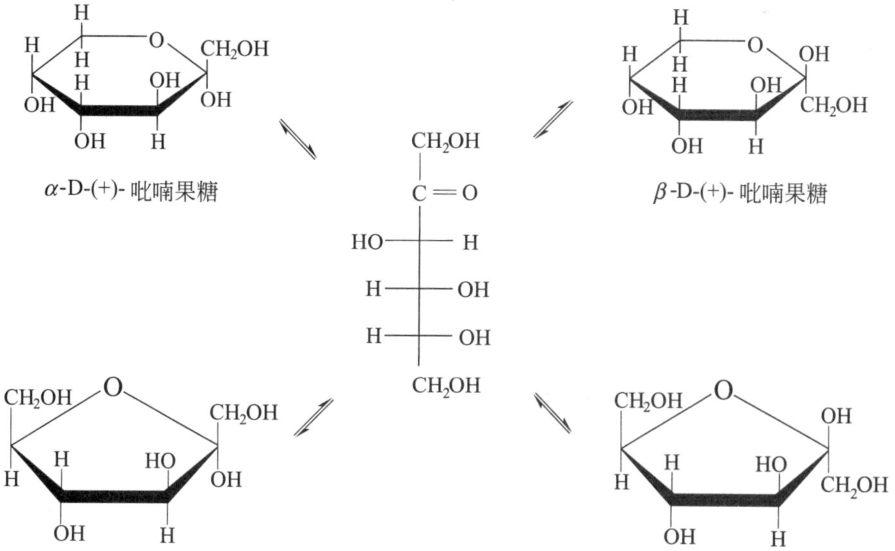

α-D-(+)-吡喃果糖

β-D-(+)-吡喃果糖

α-D-(−)-呋喃果糖

β-D-(−)-呋喃果糖

二、单糖的物理性质

单糖都是结晶性物质，具有吸湿性，易溶于水(尤其在热水中溶解度很大)，难溶于有机溶剂，糖的水溶液浓缩时易形成黏稠的过饱和溶液——糖浆。水-醇混合溶剂常用于糖的重结晶。单糖都有甜味，但甜度各不相同。凡能发生开链结构和环状结构互变的单糖都有变旋光现象。

三、单糖的化学性质

单糖分子中既有羟基又有羰基。其羟基显示一般醇的性质，如成酯、成醚等。在水溶液中，含羰基的单糖分子浓度很小，所以能与醛、酮反应的试剂不一定都能与单糖反应（如 N_aHSO_3、HCN 等）。有关羟基的反应主要在环状结构上进行；涉及羰基的反应则在开链结构上进行，此时环状结构通过平衡移动不断转变为开链结构而参与反应。

1. 差向异构化

含有多个手性碳原子的旋光异构体之间，若只有一个手性碳原子的构型不同，它们互称为差向异构体。例如 D-葡萄糖和 D-甘露糖只是 C-2 手性碳原子的构型不同，其他手性碳原子的构型完全相同，所以它们互为差向异构体，称为 C-2 差向异构体。此外，葡萄糖和半乳糖只是手性碳原子 C-4 构型不同，属于 C-4 差向异构体。

用稀碱溶液处理 D-葡萄糖、D-甘露糖和 D-果糖中的任何一种，都可得到这三种单糖的互变平衡混合物，这是因为糖在稀碱作用下可形成烯二醇式中间体，烯二醇式中间体很不稳定，能可逆地进行不同方式的互变异构化，从而实现三种单糖之间的相互转变。在生物体内酶的催化下，也能发生类似转化。

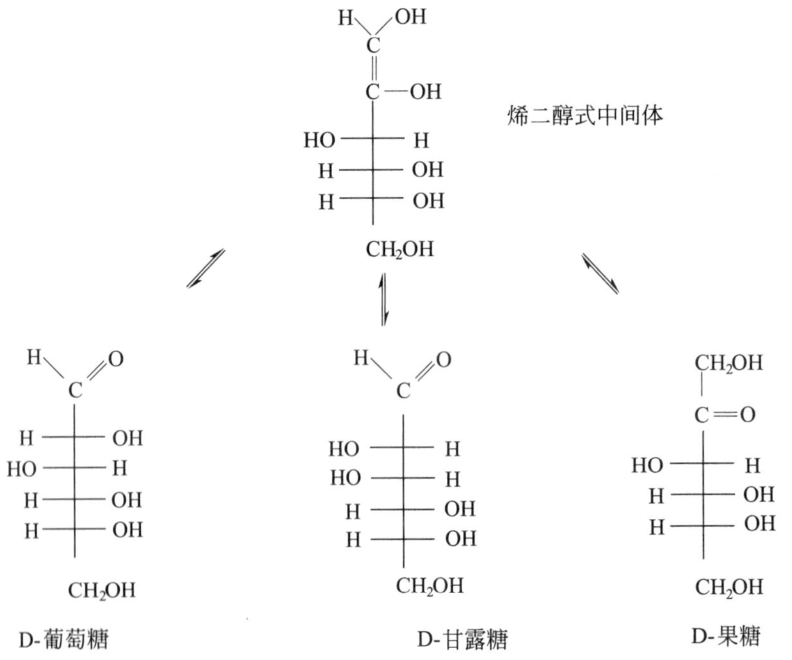

烯二醇式中间体

D-葡萄糖　　D-甘露糖　　D-果糖

在上述互变异构反应中，既有醛糖和酮糖（D-葡萄糖、D-甘露糖与 D-果糖）之间的互变异构化，也有差向异构体（D-葡萄糖和 D-甘露糖）之间的互变异构化，其中差向异构体之间的互变异构化称为差向异构化。

在碱性条件下，酮糖能显示某些醛糖的性质(如还原性)，就是因为此时酮糖可异构化为醛糖。

2. 氧化反应

(1) 与弱氧化剂反应

单糖无论是醛糖或酮糖都可与碱性弱氧化剂发生氧化反应。常用的碱性弱氧化剂有托伦(Tollens)试剂、斐林(Fehling)试剂和班氏(Benedict)试剂。单糖被托伦试剂氧化发生银镜反应，与班氏试剂和斐林试剂反应生成砖红色的 Cu_2O 沉淀。

$$\text{单糖}+\underset{(\text{托伦试剂})}{Ag^{+}(\text{配离子})}\xrightarrow{OH^{-}}\text{糖酸(混合物)}+Ag\downarrow$$

$$\text{单糖}+\underset{(\text{斐林试剂或班氏试剂})}{Cu^{2+}(\text{配离子})}\xrightarrow{OH^{-}}\text{糖酸(混合物)}+Cu_2O\downarrow$$

酮糖能发生上述反应是因为在碱性条件下能异构化为醛糖。

凡能与托伦试剂、班氏试剂、斐林试剂反应的糖称为还原糖；不能反应的糖称为非还原糖。单糖都是还原糖。托伦试剂、班氏试剂、斐林试剂常用于单糖的定性或定量测定。

班氏试剂是由硫酸铜、碳酸钠和枸橼酸钠配制成的溶液，其优点是比较稳定。临床上常用班氏试剂检验尿液中是否含有葡萄糖，并根据生成氧化亚铜沉淀的颜色深浅及量的多少来判断尿糖(尿液中的葡萄糖称为尿糖)的含量。

(2) 与溴水反应

溴水是一种酸性弱氧化剂，能把醛糖氧化成为糖酸，而不能氧化酮糖。醛糖溶液中加溴水，稍微加热后，溴水的红棕色即可褪去，利用这个性质可区别醛糖和酮糖。

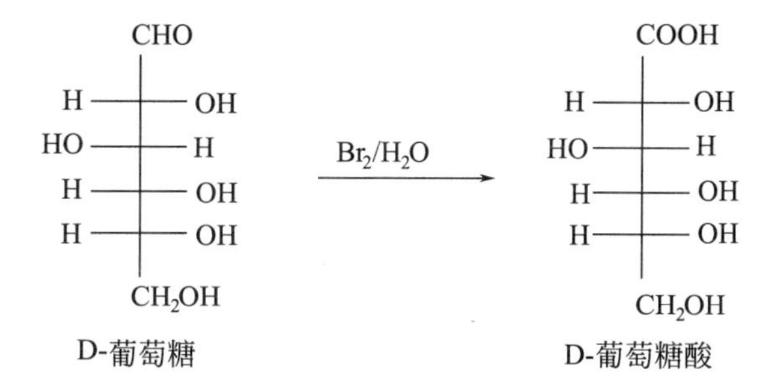

D-葡萄糖　　D-葡萄糖酸

(3) 与稀硝酸反应

用强氧化剂如稀硝酸氧化醛糖时，醛基和羟甲基均被氧化成羧基，生成糖二酸。例如D-葡萄糖被硝酸氧化则生成D-葡萄糖二酸。

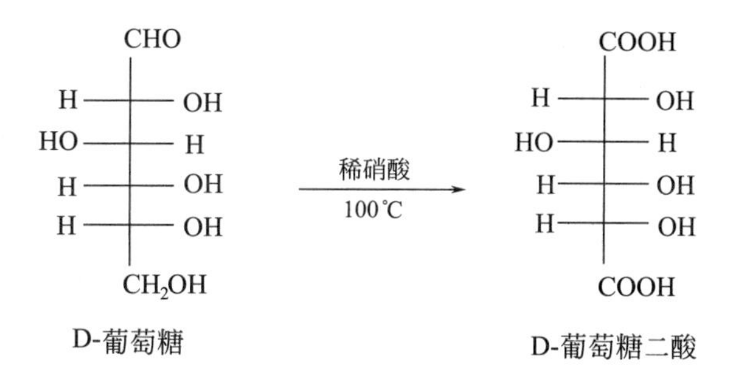

D-葡萄糖　　D-葡萄糖二酸

酮糖在上述条件下则发生 C-1—C-2 键断裂，生成较小分子的二元酸。

在体内酶的作用下 D-葡萄糖的羟甲基被氧化成羧基，生成葡萄糖醛酸。在肝脏中 D-葡萄糖醛酸可与一些有毒物质如醇类、酚类化合物结合并由尿液排出体外，起到解毒和保护肝脏的作用。临床上常用的护肝药物“肝泰乐”就是葡萄糖醛酸。

3. 成脎反应

单糖和过量的苯肼一起加热即生成糖脎。生成糖脎是 α-羟基醛或 α-羟基酮的特有反应。

糖脎的生成分为三步：单糖先与苯肼作用生成苯腙；α-羟基被苯肼氧化成新的羰基；新的羰基再与苯肼作用生成二苯腙，即糖脎。D-葡萄糖与苯肼反应生成糖脎的反应如下：

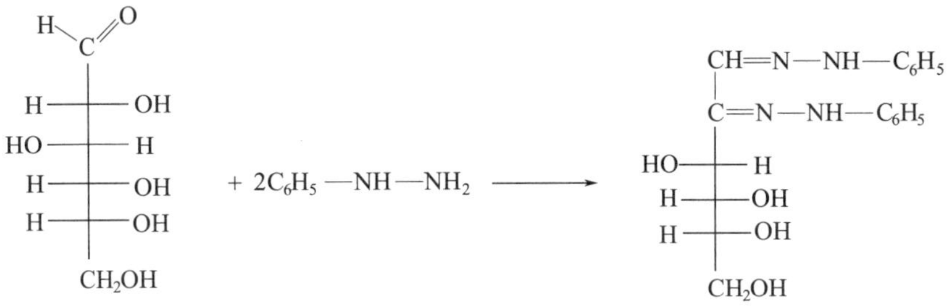

$$\text{D-葡萄糖} + 2C_6H_5-NH-NH_2 \longrightarrow \text{D-葡萄糖脎}$$

D- 葡萄糖　　苯肼　　D- 葡萄糖脎

糖脎是黄色结晶，不同的糖脎的晶型和熔点都不相同，不同糖成脎所需时间也不同，所以成脎反应常用于糖类的鉴定。从以上反应可以看出，成脎反应发生在 C-1 和 C-2 位，不同的糖若仅仅在 C-1 和 C-2 的结构不同则生成相同的糖脎，例如，葡萄糖、果糖和甘露糖即生成同一种糖脎。因此成脎反应对测定糖的构型很有价值。

4. 成苷反应

单糖环状结构中的苷羟基活泼性高于一般的醇羟基，能与含活泼氢的化合物(如含羟基、氨基或巯基的化合物)脱水，生成的产物称为糖苷，此反应则称为成苷反应。

例如，D-葡萄糖在干燥 HCl 的催化下可与甲醇反应生成 D-葡萄糖甲苷。成苷的产物是 α-型和 β-型的混合物，以 α-型为主，反应式如下：

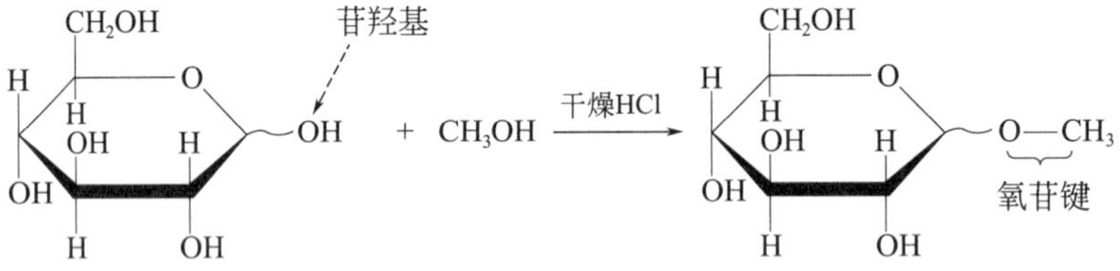

$$\text{D-吡喃葡萄糖} + CH_3OH \xrightarrow{\text{干燥HCl}} \text{D-吡喃葡萄糖甲苷}$$

苷羟基　　氧苷键

D-吡喃葡萄糖(α-或 β-型)　　D-吡喃葡萄糖甲苷(α-或 β-型)

形成糖苷时，单糖脱去苷羟基后的部分称为糖苷基，另一种含活泼氢的化合物(也可以是糖，见本章第二节)提供的基团称为糖苷配基或苷元。例如上述葡萄糖甲苷中，去掉苷羟基的葡萄糖部分为糖苷基，甲基为糖苷配基。连接糖苷基和糖苷配基的键称为苷键，苷键也有 α-型和 β-型之别。根据苷键上原子的不同，苷键又有氧苷键、氮苷键、硫苷键等。一般所说的苷键指的是氧苷键，在核苷中的苷键是氮苷键。

在糖苷分子中已没有苷羟基，不能通过互变异构转变为开链式结构，所以糖苷没有还原性和变旋光现象。由于糖苷实质上也是一种缩醛，所以它和其他缩醛一样，在中性和碱性条件下比较稳定，而在酸或酶作用下，苷键能够水解生成原来的化合物。生物体内有的酶只能

水解 α-糖苷，有的酶只能水解 β-糖苷。例如，α-D-葡萄糖甲苷能被麦芽糖酶水解为甲醇和 α-D-葡萄糖，而不能被苦杏仁酶水解。

四、重要的单糖及其衍生物

1. D-葡萄糖

D-葡萄糖是自然界分布最广的单糖，在葡萄中含量较多，因而得名，它是构成糖苷和许多低聚糖、多糖的组成部分。D-葡萄糖的水溶液具有右旋光性，所以又称其为右旋糖，其甜度约为蔗糖的 70%。

葡萄糖是人体所需能量的主要来源。人和动物的血液中也含有葡萄糖(称为血糖)，正常人空腹时的血糖浓度为 3.9～6.1mmol·L^{-1}，保持血糖浓度的恒定具有重要的生理意义。一般情况下，人的尿液中无葡萄糖，但糖尿病患者因体内糖代谢紊乱其尿液中含有葡萄糖(称为尿糖)。

葡萄糖在工业上多由淀粉水解制得。在医药上可用作营养品，具有强心、利尿和解毒的作用；在人体失血、失水时常用葡萄糖溶液补充体液，增加能量；还可用于治疗水肿、心肌炎、血糖过低等。

2. D-果糖

D-果糖是最甜的一种糖，以游离状态存在于水果和蜂蜜中。D-果糖的水溶液具有左旋光性，因此又称其为左旋糖。果糖也可和磷酸形成磷酸酯，1,6-二磷酸果糖在临床上用于急救及抗休克等。体内的果糖-6-磷酸酯和果糖-1,6-二磷酸酯都是糖代谢的重要中间产物。

3. D-半乳糖

D-半乳糖是 D-葡萄糖的 C-4 差向异构体，二者结合形成乳糖，存在于哺乳动物的乳汁中。半乳糖具有右旋光性，其甜度仅为蔗糖的 30%。

人体中的半乳糖是乳糖的水解产物，半乳糖在酶作用下发生差向异构化生成葡萄糖，然后参与代谢，为母乳喂养的婴儿提供能量。

第二节 二 糖

二糖是低聚糖中最简单、最重要的一类，是能水解生成两分子单糖的化合物，这两分子单糖可以相同也可以不同。从结构上看，二糖是一种特殊的糖苷，连接两个单糖的苷键可以是一分子单糖的苷羟基与另一分子单糖的醇羟基脱水，也可以是两分子单糖都用苷羟基脱水而成，二糖分子中是否保留有苷羟基，在其性质上有很大差别。

常见的二糖有麦芽糖、乳糖和蔗糖，它们的分子式均为 $C_{12}H_{22}O_{11}$，均有甜味，广泛存在于自然界。

一、麦芽糖

麦芽中含有淀粉酶，它可催化淀粉水解生成麦芽糖，麦芽糖也因此而得名。在人体中，麦芽糖是淀粉水解的中间产物。淀粉在稀酸中部分水解时，也可得到麦芽糖。

麦芽糖是由一分子 α-D-吡喃葡萄糖 C-1 上的苷羟基与另一分子 D-吡喃葡萄糖 C-4 上的醇羟基脱水，通过 α-1,4-苷键连接而成的糖苷。

α-D-吡喃葡萄糖　　D-吡喃葡萄糖(α-或β-型)

麦芽糖分子中还保留着一个苷羟基，所以仍有 α-型和 β-型两种异构体，并且在水溶液中可以通过链状结构相互转变。这一结构特点决定了麦芽糖仍保持单糖的一般化学性质，如具有变旋光现象和还原性，是还原性二糖；也可以生成糖脎和糖苷。

麦芽糖是右旋糖，易溶于水，在酸或酶的作用下可水解生成两分子葡萄糖。麦芽糖是饴糖的主要成分，甜度约为蔗糖的 70%，常用作营养剂和细菌培养基。

二、纤维二糖

纤维二糖是由两分子葡萄糖经 β-1,4-苷键连接而成的糖苷。

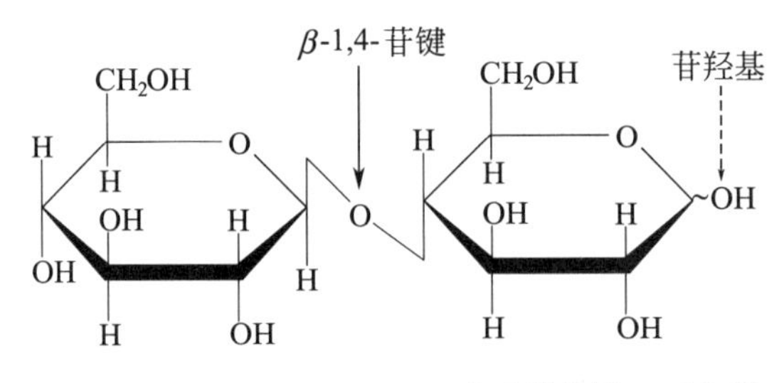

β-D-吡喃葡萄糖　　D-吡喃葡萄糖(α-或β-型)

纤维二糖化学性质与麦芽糖相似，为还原糖，有变旋光现象，水解后生成两分子葡萄糖。

三、乳糖

乳糖存在于哺乳动物的乳汁中，牛乳中含 4%～5%，人的乳汁中含 7%～8%。牛奶变酸是因为其中所含乳糖变成了乳酸的缘故。

乳糖是由一分子 β-D-吡喃半乳糖 C-1 上的苷羟基与另一分子 D-吡喃葡萄糖 C-4 上的醇羟基脱水，通过 β-1,4-苷键连接而成的糖苷。

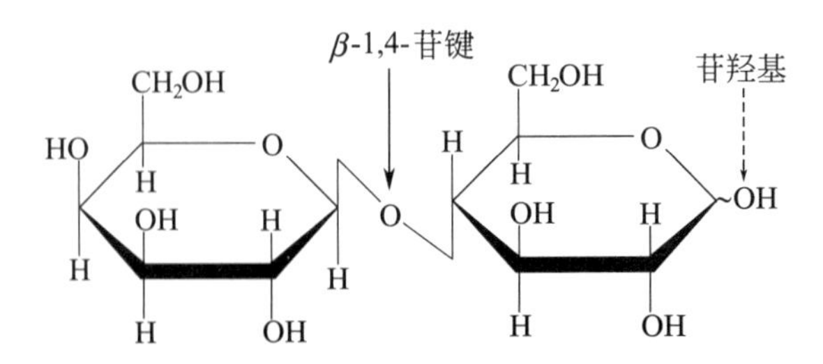

β-D-吡喃半乳糖　　D-吡喃葡萄糖(α-或β-型)

由于乳糖分子中也保留了一个苷羟基，因此它也有变旋光现象，具有单糖的一般化学性质，是还原性二糖。

乳糖也是右旋糖，没有吸湿性，微甜，可溶于水，在酸或酶的作用下可水解生成半乳糖和葡萄糖。它是婴儿发育必需的营养物质，可从制取乳酪的副产物乳清中获得，在医药上常用作散剂、片剂的填充剂。

四、蔗糖

蔗糖是自然界分布最广的二糖，因其在甘蔗中含量较高而得名，甜菜也是蔗糖的重要来源，所以蔗糖又有甜菜糖之称。

蔗糖是由一分子 α-D-吡喃葡萄糖 C-1 上的苷羟基与另一分子 β-D-呋喃果糖的 C-2 上的苷羟基脱水，通过 α-1,2-苷键(也可称为 β-2,1-苷键)连接而成的糖苷。

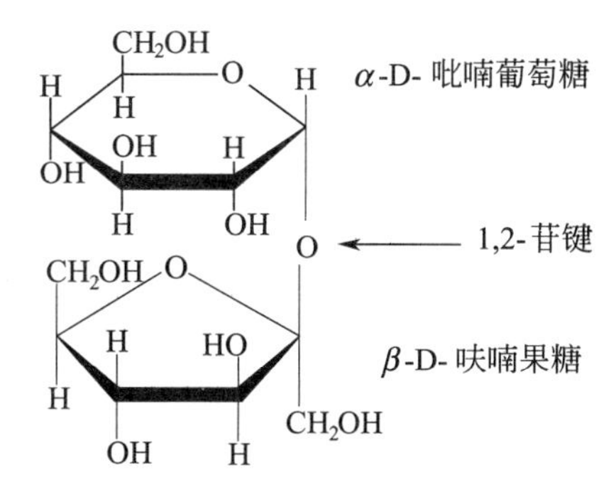

由于蔗糖分子结构中已没有苷羟基，在水溶液中不能互变异构化为开链结构，所以蔗糖没有变旋光现象，不能成脎，也没有还原性，是非还原性二糖。

蔗糖在酸或酶的作用下可水解生成果糖和葡萄糖的等量混合物。

$$\underset{\substack{\text{蔗糖} \\ [\alpha]_D^{20}\ +66.7^\circ}}{C_{12}H_{22}O_{11}} + H_2O \xrightarrow{\text{水解}} \underbrace{\underset{\substack{\text{D-葡萄糖} \\ +52.7^\circ}}{C_6H_{12}O_6} + \underset{\substack{\text{D-果糖} \\ -92^\circ}}{C_6H_{12}O_6}}_{-19.7^\circ}$$

蔗糖是右旋糖，而其水解产物是左旋的，与水解前的旋光方向相反，所以把蔗糖的水解反应称为蔗糖的转化，水解后的混合物称为转化糖。蔗糖是白色晶体，易溶于水而难溶于乙醇，甜味仅次于果糖。它富有营养，主要供食用，在医药上常用作矫味剂和配制糖浆。

第三节 多 糖

多糖是能水解生成几百、几千甚至上万个单糖分子的一类天然高分子化合物。由相同的单糖组成的多糖称为均多糖(或同多糖)，如淀粉、糖原和纤维素都是由葡萄糖组成的均多糖，其组成可用通式 $(C_6H_{10}O_5)_n$ 表示。由不同单糖组成的多糖称为杂多糖，如阿拉伯胶就是由半乳糖和阿拉伯糖组成的杂多糖。

多糖的结构单位是单糖，相邻结构单位之间以苷键相连接，常见的苷键有 α-1,4-苷键、

β-1,4-苷键和 α-1,6-苷键三种。由于连接单糖单位的方式不同，可形成直链多糖和支链多糖。直链多糖一般以 α-1,4-苷键或 β-1,4-苷键连接，支链多糖的链与链的分支点则常是 α-1,6-苷键。

多糖具有很高的分子量，分子中只有糖链末端的单糖单位保留了苷羟基，所以其性质与单糖和二糖有较大差别。多糖没有甜味，一般为无定形粉末，大多不溶于水，个别能与水形成胶体溶液，没有变旋光现象和还原性。多糖属于糖苷类，在酸或酶催化下也可以水解，生成分子量较小的多糖直到二糖，最终完全水解成单糖。

一、淀粉

淀粉是无臭、无味的白色粉末。用热水处理可将淀粉分离为两部分，可溶性部分为直链淀粉，不溶而膨胀成糊状的部分为支链淀粉。

两类淀粉都能在酸或酶的作用下逐步水解，生成较小分子的多糖（糊精），最终产物是D-葡萄糖。其水解过程大致为：

$$(C_6H_{10}O_5)_n \longrightarrow (C_6H_{10}O_5)_{n-x} \longrightarrow C_{12}H_{22}O_{11} \longrightarrow C_6H_{12}O_6$$

淀粉 ⟶ 紫糊精 ⟶ 红糊精 ⟶ 无色糊精 ⟶ 麦芽糖 ⟶ 葡萄糖

所谓紫糊精、红糊精等是根据糊精遇碘呈现的颜色不同而进行的区分。糊精能溶于冷水，水溶液具有很强的黏性，可作黏合剂。

1. 直链淀粉

直链淀粉又称可溶性淀粉或糖淀粉，在淀粉中的含量为10%～30%。直链淀粉一般是由200～980个D-葡萄糖单位通过 α-1,4-苷键连接而成的链状化合物。

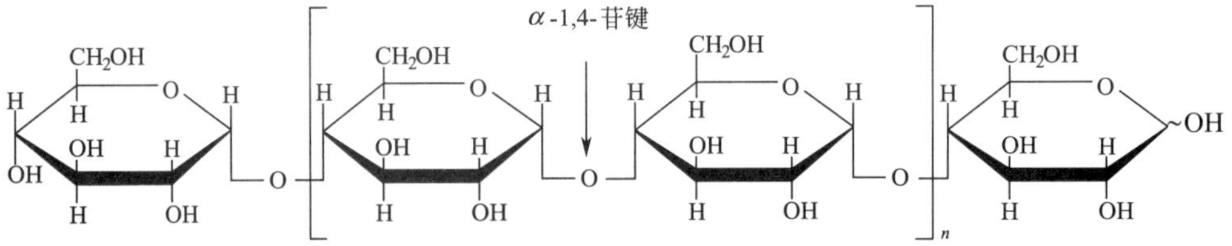

直链淀粉分子的长链并非直线型，这是因为苷键可以自由旋转，分子内的羟基间又可形成氢键，所以直链淀粉借助分子内羟基间的氢键有规则地卷曲形成螺旋状空间排列，每一圈螺旋有6个 α-D-葡萄糖单位。

直链淀粉遇碘显深蓝色，这个反应非常灵敏，且加热反应液时蓝色消失，冷却后蓝色又复现。目前认为这是由于直链淀粉螺旋状结构中间的通道正好适合碘分子钻进去，并依靠分子间的引力形成蓝色的淀粉-碘配合物。当直链淀粉受热时，维系其螺旋状结构的氢键就会断开，淀粉-碘配合物分解，因此蓝色消失；冷却时淀粉-碘配合物的结构和蓝色能自动恢复。

2. 支链淀粉

支链淀粉又称胶淀粉，在淀粉中的含量为70%～90%，不溶于冷水，与热水作用则膨胀成糊状。支链淀粉分子中一般含600～6000个D-葡萄糖单位通过 α-1,4-苷键连接成直链，直链上每隔20～25个葡萄糖单位出现一个支链，而支链上还有分支，分支处是通过 α-1,6-苷键连接的，形成高度分支化的结构（图15-1），分子结构比直链淀粉复杂得多。

纯支链淀粉遇碘显紫红色，而天然淀粉是直链和支链的混合物，故遇碘呈蓝紫色。各种淀粉与碘的显色反应均可用于检验淀粉和碘的存在。

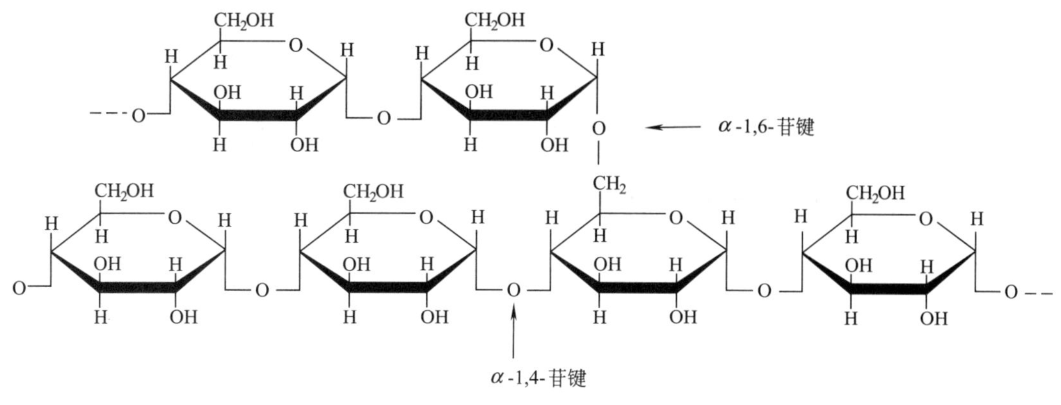

图 15-1 支链淀粉结构示意图

二、糖原

糖原是动物体内合成的一种多糖，所以也称为动物淀粉，主要存在于动物的肌肉和肝脏中。糖原水解的最终产物是 D-葡萄糖，因此糖原的结构单位同淀粉一样，也是 D-葡萄糖。糖原与支链淀粉的结构很相似，结构单位也是由 α-1,4-苷键和 α-1,6-苷键相连而成，但糖原分子中结构单位数目更多(约 6000～20000 个)，分支更短、更密集。经测定，在以 α-1,4-苷键连接而成的直链上，每隔 8～10 个葡萄糖单位就出现一个通过 α-1,6-苷键连接的分支(图 15-2)。

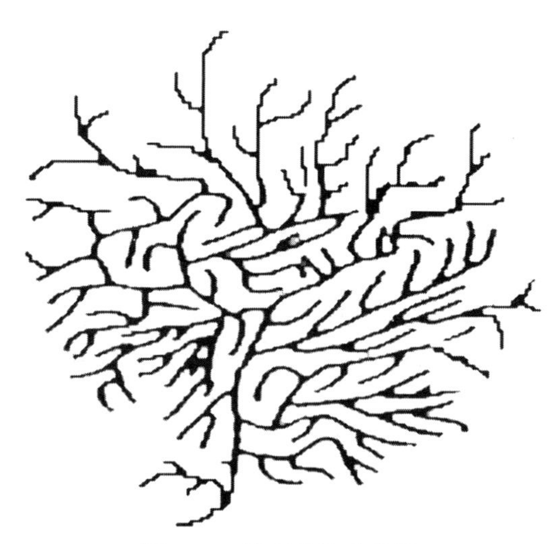

图 15-2 糖原结构示意图

三、纤维素

纤维素是自然界含量最多、分布最广的一种多糖，是构成植物细胞壁的主要成分，也是植物体的支撑物质。木材中约含纤维素 50%，棉花中含量高达 98%，脱脂棉和滤纸几乎是纯的纤维素制品。

纤维素的结构单位也是 D-葡萄糖，葡萄糖单位之间通过 β-1,4-苷键相连而成直链，一般不存在分支，每个纤维素分子至少含有 1500 个葡萄糖单位。

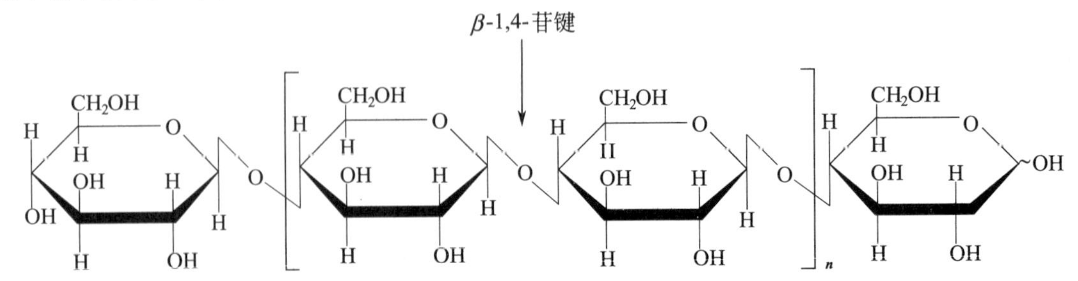

虽然纤维素与直链淀粉的分子都是长链状分子，但由于二者苷键不同，纤维素分子并不形成直链淀粉那样的螺旋状结构，而是由许多纤维素分子的链与链之间通过分子间氢键绞成绳索状纤维束(图 15-3)。

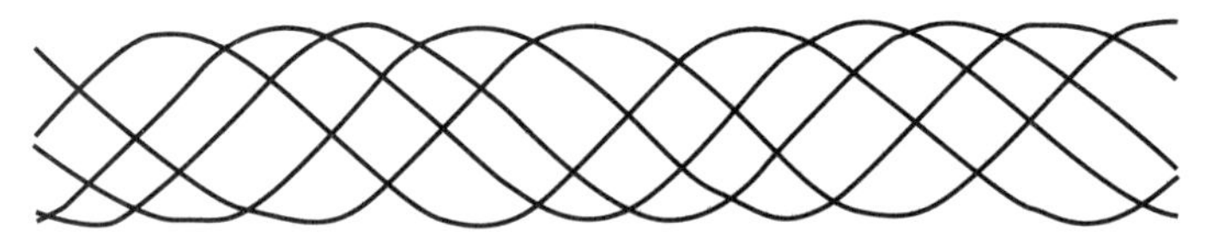

图 15-3　绳索状纤维束示意图

纤维素是白色固体，有较强的韧性。不溶于水、稀酸、稀碱和一般的有机溶剂，能溶于浓氢氧化钠溶液和二硫化碳。遇碘不显色。

纤维素较难水解，在高温高压下与无机酸共热，才能水解生成葡萄糖。纤维素虽然由葡萄糖组成，但人体内没有水解纤维素的酶，所以纤维素不能作为人类的食物，但纤维素有刺激肠胃蠕动、促进排便等作用，因此食物中含一定量的纤维素是有益健康的。食草动物消化道内存在纤维素水解酶，能把纤维素水解为葡萄糖，所以纤维素是食草动物的饲料。

纤维素的用途很广，用于制造纸张、纺织品、火棉胶、电影胶片、羧甲基纤维素等。医用脱脂棉和纱布是临床上的必需品。

学习小结

1. 基本概念：糖类、单糖、低聚糖、多糖、醛糖、酮糖、变旋光现象、呋喃糖、吡喃糖、端基异构体、苷羟基、糖苷、苷键、还原糖、非还原糖。

2. 基本知识点：单糖开链式结构及其表示方法；单糖环状结构及其表示方法。

3. 化学性质：互变异构反应、氧化反应、成苷反应脱水及显色反应；常见二糖的结构单元、连接方式、还原性二糖和非还原性二糖的结构特征；常见多糖的结构单元、连接方式、多糖与单糖性质的主要差别。

（葛燕青）

复　习　题

一、选择题

1. 下列化合物中不能与溴水反应的是（　　）。

A. 葡萄糖　B. 甘露糖　C. 半乳糖　D. 果糖

2. 下列化合物中与D-葡萄糖互为C-2 差向异构体的是（　　）。

A. 核糖　B. 半乳糖　C. 果糖　D. 甘露糖

3. 麦芽糖中的苷键为（　　）。

A. α-1,4-苷键　B. β-1,4-苷键　C. α-1,6-苷键　D. β-1,6-苷键

4. 下列化合物没有变旋光现象的是（　　）。

A. 麦芽糖　B. 蔗糖　C. 乳糖　D. 甘露糖

5. D-吡喃葡萄糖具有的结构是（　）。

A. 内酯　B. 环醚　C. 半缩醛　D. 缩醛

6. α-D-(+)-吡喃葡萄糖和β-D-(+)-吡喃葡萄糖属于（　）。

A. 差向异构体　B. 端基异构体　C. 对映异构体　D. 顺反异构体

7. 直链淀粉分子中相邻葡萄糖单位之间的主要连接方式是(　)。

A. α-1,4-苷键　B. β-1,4-苷键　C. α-1,6-苷键　D. β-1,6-苷键

二、解释下列名词

1. 变旋光现象　2. 呋喃糖　3. 吡喃糖　4. 苷键　5. 糖苷

三、用简单的化学方法区别下列各组化合物

1. 果糖、麦芽糖和蔗糖　2. 葡萄糖、蔗糖和淀粉

四、回答下列问题

1. 为什么酮糖能被碱性弱氧化剂(如班氏试剂)氧化，却不能被酸性弱氧化剂(如溴水)氧化?

2. 为什么糖苷在中性或碱性溶液中无变旋光现象，而在酸性溶液中却有变旋光现象?

第十六章 Chapter 16
脂类和甾族化合物

学习目标

1. 掌握：油脂的化学性质；甾族化合物的基本结构。
2. 熟悉：油脂的组成、结构和命名。
3. 了解：卵磷脂、脑磷脂、甾族化合物的生理意义或用途。

脂类化合物是油脂和类脂化合物的总称，它是生物体维持正常生命活动不可缺少的物质之一。油脂是动植物细胞的重要组成成分，其含量高低是油料作物品质的重要指标。油脂的主要成分是甘油和高级脂肪酸所形成的中性酯，此外还含有少量游离脂肪酸、高级醇、高级烃、维生素及色素等。类脂在物态及物理性质方面与油脂相似，因此称为类脂，如磷脂、糖脂、甾族化合物等。脂类化合物的共同特点是：难溶于水而易溶于有机溶剂，可以用乙醚、氯仿和苯等非极性有机溶剂从动植物组织中提取。

本章重点讨论油脂、磷脂、糖脂、甾族化合物的组成、结构和性质。

第一节 油 脂

一、油脂的组成、结构和命名

油脂(lipid)是油(oil)和脂肪(fat)的总称，习惯上把在室温下呈液态的称为油，呈固态的称为脂肪。油脂是由一分子甘油与三分子高级脂肪酸所形成的酯。

油脂一般可用下列通式表示：

$$\begin{array}{l} CH_2-O-\overset{\overset{\large O}{\|}}{C}-R_1 \\ | \\ CH-O-\overset{\overset{\large O}{\|}}{C}-R_2 \\ | \\ CH_2-O-\overset{\overset{\large O}{\|}}{C}-R_3 \end{array}$$

天然油脂是各种三酰甘油的混合物。在天然油脂中已发现的脂肪酸有几十种，一般为含

12 至 20 之间的偶数碳原子的直链饱和脂肪酸和不饱和脂肪酸。组成油脂的各种饱和脂肪酸中，以软脂酸（十六酸）的分布最广，它存在于绝大部分的油脂中；组成油脂的各种不饱和脂肪酸中，以含十六个和十八个碳原子的烯酸分布最广，如油酸、亚油酸、亚麻酸等。油脂中常见的脂肪酸见表 16-1。

表 16-1 油脂中常见的脂肪酸

类别	高级脂肪酸	结构式	分布
饱和脂肪酸	月桂酸	$CH_3(CH_2)_{10}COOH$	椰子油、鲸蜡
	肉豆蔻酸	$CH_3(CH_2)_{12}COOH$	椰子油、肉豆蔻脂
	软脂酸	$CH_3(CH_2)_{14}COOH$	动植物油脂
	硬脂酸	$CH_3(CH_2)_{16}COOH$	动植物油脂
	花生酸	$CH_3(CH_2)_{18}COOH$	花生油
不饱和脂肪酸	油酸	$CH_3(CH_2)_7CH{=}CH(CH_2)_7COOH$	动植物油脂
	亚油酸	$CH_3(CH_2)_4(CH{=}CHCH_2)_2(CH_2)_6COOH$	植物油
	α-亚麻酸	$CH_3CH_2(CH{=}CHCH_2)_3(CH_2)_6COOH$	棉籽油、亚麻油
	γ-亚麻酸	$CH_3(CH_2)_4(CH{=}CHCH_2)_3(CH_2)_3COOH$	棉籽油、亚麻油
	花生四烯酸	$CH_3(CH_2)_4(CH{=}CHCH_2)_4(CH_2)_2COOH$	花生油
	芥酸	$CH_3(CH_2)_7CH{=}CH(CH_2)_{11}COOH$	菜籽油

多数脂肪酸在体内均能合成，只有亚油酸、亚麻酸、花生四烯酸等是人体内不能合成的，必须由食物供给，故称为“营养必需脂肪酸”。

脂肪酸的命名常用俗名，如软脂酸、油酸、花生酸等。在命名不饱和脂肪酸时，也可用“Δ”代表双键，将双键位置写在“Δ”的右上角，如亚麻酸可命名为 $\Delta^{9,12,15}$-十八碳三烯酸。

由 3 分子相同的脂肪酸和甘油所形成的甘油三酯叫做单甘油酯。由不同的脂肪酸和甘油所形成的酯叫做混甘油酯。天然油脂分子中的三个高级脂肪酸不同，为混甘油酯。

甘油酯的命名与酯相同，将甘油名称放在前，脂肪酸名称放在后，叫做甘油某酸酯。如果是混合甘油酯，则须将脂肪酸的位次按 α、β、α′顺序分别表明。例如：

$$
\begin{array}{l}
CH_2-O-\overset{\overset{\displaystyle O}{\|}}{C}-(CH_2)_{14}CH_3 \\
| \\
CH-O-\overset{\overset{\displaystyle O}{\|}}{C}-(CH_2)_{14}CH_3 \\
| \\
CH_2-O-\overset{\overset{\displaystyle O}{\|}}{C}-(CH_2)_{14}CH_3
\end{array}
$$

甘油三软脂酸酯

$$
\begin{array}{ll}
\alpha & CH_2-O-\overset{\overset{\displaystyle O}{\|}}{C}-(CH_2)_{14}CH_3 \\
 & | \\
\beta & CH-O-\overset{\overset{\displaystyle O}{\|}}{C}-(CH_2)_{16}CH_3 \\
 & | \\
\alpha' & CH_2-O-\overset{\overset{\displaystyle O}{\|}}{C}-(CH_2)_7CH{=}CH(CH_2)_7CH_3
\end{array}
$$

甘油-α-软脂酸-β-硬脂酸-α′-油酸酯

目前已逐渐不再采用上述命名方法，而把单甘油三酯称为单三酰甘油，混甘油酯称为混三酰甘油。

另外，国际纯粹与应用化学联合会(IUPAC)建议采用以下形式：

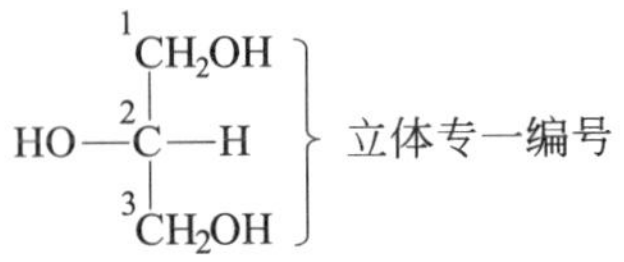

$$\left.\begin{array}{c} {}^{1}CH_2OH \\ | \\ HO-\overset{2}{C}-H \\ | \\ {}^{3}CH_2OH \end{array}\right\}\text{立体专一编号}$$

在费歇尔投影式中，碳原子编号自上而下，第2号碳原子上的—OH一定要放在左边。这种编号称为立体专一编号，常用Sn表示，写在化合物名称的前面。如上述甘油-α-软脂酸-β-硬脂酸-α'-油酸酯，应写为：

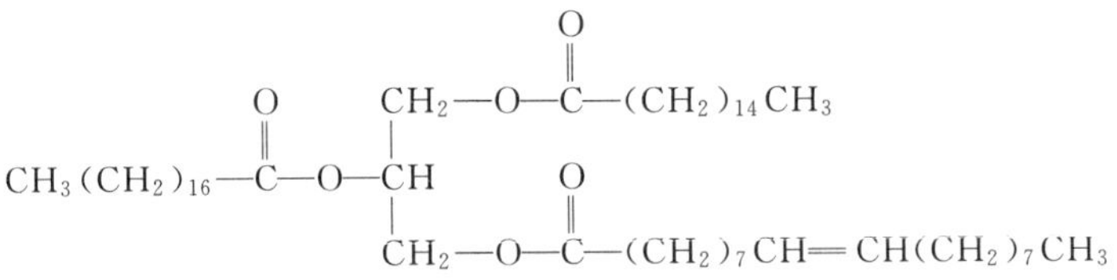

$$\begin{array}{l} \qquad\qquad\qquad\qquad\qquad\quad CH_2-O-\overset{O}{\overset{\|}{C}}-(CH_2)_{14}CH_3 \\ \qquad\qquad\qquad\qquad\qquad\quad | \\ CH_3(CH_2)_{16}-\overset{O}{\overset{\|}{C}}-O-CH \\ \qquad\qquad\qquad\qquad\qquad\quad | \\ \qquad\qquad\qquad\qquad\qquad\quad CH_2-O-\overset{O}{\overset{\|}{C}}-(CH_2)_7CH=CH(CH_2)_7CH_3 \end{array}$$

Sn-1-软脂酰-2-硬脂酰-3-油酰甘油

二、油脂的物理性质

纯净的油脂是无色、无臭、无味的中性化合物，大多数天然油脂由于含有少量色素、游离脂肪酸等物质而呈现颜色。油脂的相对密度比水小，不溶于水，微溶于低级醇，易溶于乙醚、氯仿、苯及热乙醇中。油脂的熔点和沸点与组成甘油酯的脂肪酸的结构有关：脂肪酸的链越长越饱和，油脂的熔点越高；脂肪酸的链越短越不饱和，油脂的熔点则越低。由于天然油脂都是混合物，所以没有恒定的沸点和熔点。

三、油脂的化学性质

1. 皂化

油脂用氢氧化钠(或氢氧化钾)水解，就得到脂肪酸的钠盐(或钾盐)和甘油，高级脂肪酸的钠盐就是肥皂。故油脂在碱性溶液中的水解称为皂化反应。

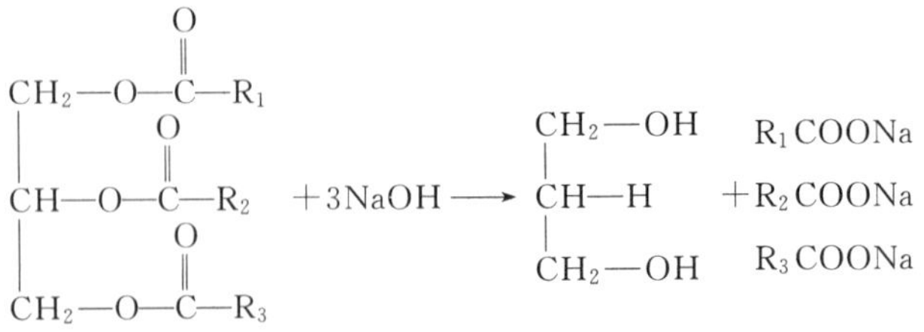

$$\begin{array}{l} CH_2-O-\overset{O}{\overset{\|}{C}}-R_1 \\ | \\ CH-O-\overset{O}{\overset{\|}{C}}-R_2 \\ | \\ CH_2-O-\overset{O}{\overset{\|}{C}}-R_3 \end{array} + 3NaOH \longrightarrow \begin{array}{l} CH_2-OH \\ | \\ CH-H \\ | \\ CH_2-OH \end{array} + \begin{array}{l} R_1COONa \\ R_2COONa \\ R_3COONa \end{array}$$

油脂不仅在碱的作用下可被水解，在酸或酶的作用下，也同样能被水解。

1g 油脂完全皂化所需氢氧化钾的质量(mg)称为皂化值。根据皂化值的大小，可以判断油脂中三酰甘油的平均分子量。皂化值越大，油脂中三酰甘油的平均分子量越小。皂化值是衡量油脂质量的指标之一。常见油脂的皂化值见表 16-2。

表 16-2 常见油脂的皂化值和碘值范围

油脂名称	皂化值/mg	碘值/g
牛油	190～200	30～48
猪油	195～208	46～70
花生油	216～235	83～105
大豆油	89～194	127～138
棉籽油	191～196	103～115

2. 加成

含不饱和脂肪酸的三酰甘油可与氢、卤素等发生加成反应。

(1) 加氢　油脂中不饱和脂肪酸的碳碳双键可催化加氢，转化成饱和脂肪酸。这一过程，可使油脂由液态的油转化为半固态或固态的脂肪，所以油脂的氢化又称为“油脂的硬化”。当油脂含不饱和脂肪酸较多时，容易氧化变质，经氢化后的油脂不易被氧化，而且因熔点提高，有利于贮存和运输。

(2) 加碘　油脂的不饱和程度可以用碘值来衡量。碘值为 100g 油脂所吸收碘的质量(g)。碘值越大，表示油脂的不饱和程度大。碘值是油脂分析的另一个重要指标。常见油脂的碘值见表 16-2。

3. 酸败

油脂在空气中放置过久，会逐渐变质，产生难闻的气味，这种变化称为油脂的酸败。引起油脂酸败的原因有两个：一是空气中的氧使油脂氧化生成过氧化物，再分解成低级醛和酸等；二是微生物(酶)的作用，使油脂水解为甘油和游离的脂肪酸，脂肪酸再经微生物作用，进一步氧化和分解，生成一些有特殊气味的小分子化合物。

中和 1g 油脂中的游离脂肪酸所需氢氧化钾的质量(mg)称为油脂的酸值。酸值是衡量油脂质量的重要指标之一。酸值大说明油脂中游离脂肪酸的含量高，即酸败严重。酸败的油脂有毒性和刺激性，通常酸值大于 6.0 的油脂不宜食用。在有水、光、热及微生物的条件下，油脂很容易发生这些反应。所以贮存油脂时，应保存在密闭的容器中，放置在阴凉处，也可以加适当的抗氧化剂(如维生素 E 等)。

第二节　磷脂和糖脂

一、磷脂

磷脂是含有一个磷酸基团的类脂化合物。磷脂广泛存在于动物的肝、脑、神经细胞以及植物种子中。

按照和磷酸酯化的醇不同，可得到多种磷脂，主要为两种：甘油磷脂和神经磷脂。

1. 甘油磷脂

甘油磷脂又称为磷酸甘油酯，结构上可以看作是磷脂酸的衍生物。

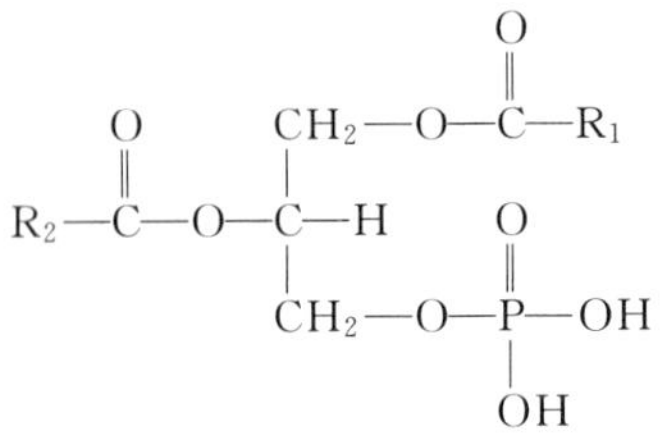

L-磷脂酸

天然磷脂酸中，通常 R_1 为饱和脂肪烃基，R_2 为不饱和脂肪烃基，C-2 是手性碳原子，磷脂酸有一对对映体，从自然界中得到的磷脂酸都属于 L-构型。

最常见的磷脂酸衍生物有两种：卵磷脂和脑磷脂。卵磷脂是磷脂酸中磷酸和胆碱结合而成的酯；脑磷脂则是磷脂酸中磷酸和乙醇胺(胆胺)所形成的酯。

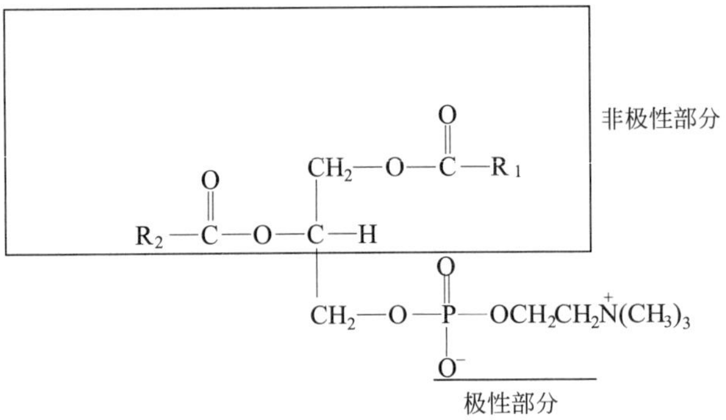

非极性部分

极性部分

卵磷脂

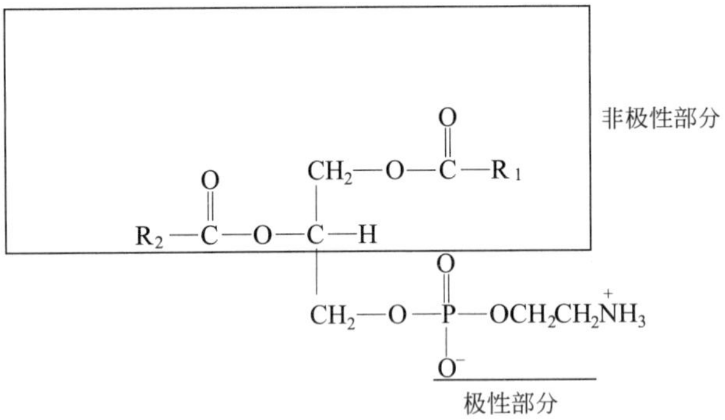

非极性部分

极性部分

脑磷脂

卵磷脂和脑磷脂分子中的磷酸残基上因保留一个酸性氢，能与胆碱基(或胆胺基)发生分子内酸碱反应，形成偶极离子。

甘油磷脂的两个长链脂肪烃基是非极性基团，具有疏水性，而其余部分是极性基团，具有亲水性，所以甘油磷脂具有乳化的性质。

2. 神经磷脂

神经磷脂的组成与结构和甘油磷脂不同，神经磷脂中含有一个长碳链的氨基二元醇鞘氨醇，所以神经磷脂又称鞘磷脂。哺乳动物的神经磷脂以十八碳的鞘氨醇为主。

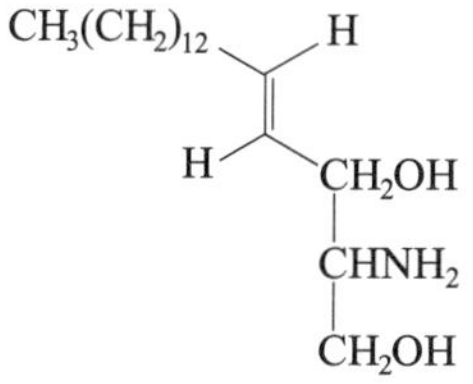

$CH_3(CH_2)_{12}$ H
H CH_2OH
$CHNH_2$
CH_2OH

鞘氨醇

$CH_3(CH_2)_{12}$ H
H CH_2OH O
$CHNH—C—R$
CH_2OH

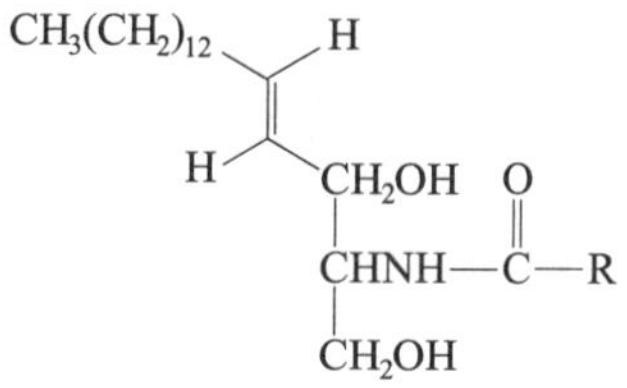

神经酰胺

鞘氨醇的氨基与脂肪酸通过酰胺键结合，所得化合物称为神经酰胺。神经酰胺 C-1 上的羟基与磷酸及胆碱(或乙醇胺)结合即为鞘磷脂。

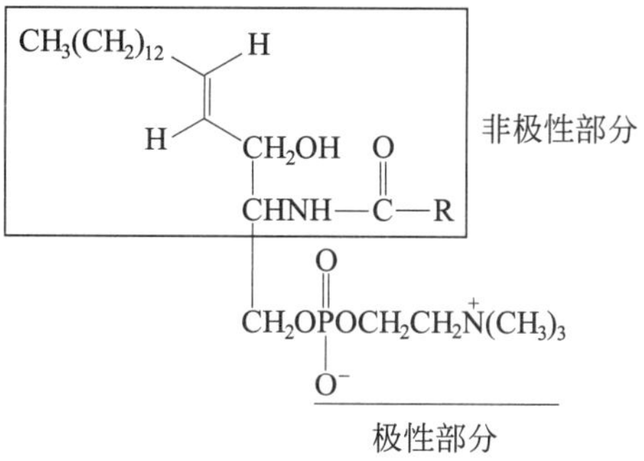

$CH_3(CH_2)_{12}$ H
H CH_2OH O
$CHNH—C—R$
非极性部分
O
$CH_2OPOCH_2CH_2\overset{+}{N}(CH_3)_3$
O^-
极性部分

神经磷脂在分子大小、形状和极性方面都与卵磷脂相似，也具有乳化的性质。鞘磷脂是细胞膜的重要成分之一，大量存在于脑和神经组织中。约有 300 以上的鞘磷脂已在哺乳动物的细胞膜中检测出来。

二、糖脂

糖脂分布在脑和其他神经组织中，特别是脑的白质部分。糖脂分子中没有磷酸和胆碱，其水解后生成一分子脂肪酸、一分子鞘氨醇和一分子单糖。糖脂中的半乳糖脑苷脂结构如下：

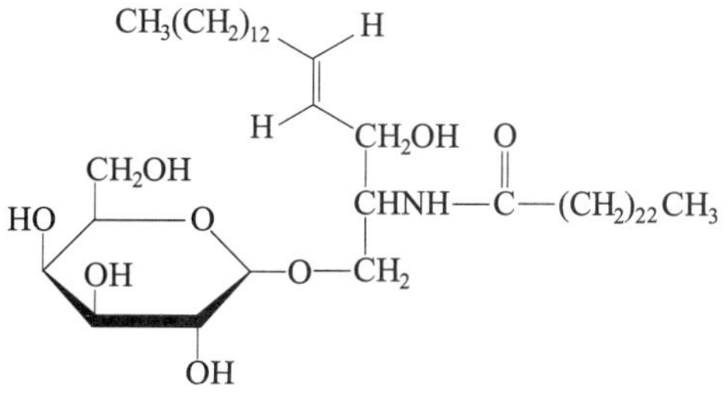

$CH_3(CH_2)_{12}$ H
H CH_2OH O
CH_2OH
HO O $CHNH—C—(CH_2)_{22}CH_3$
OH O—CH_2
OH

半乳糖脑苷脂

糖脂与神经磷脂、蛋白质、多糖组成髓脂质称为髓鞘，绕于神经纤维或轴突。神经细胞的轴突传导神经冲动，而髓鞘如同导线的绝缘体一样，它对轴突起到绝缘作用。

第三节 甾族化合物

甾族化合物又名甾体化合物，广泛存在于动植物组织内，并在生命活动中起着非常重要的作用。如胆甾醇、胆汁酸、维生素 D、肾上腺皮质激素及性激素等。

一、甾族化合物的结构

1. 基本结构

甾族化合物分子基本骨架一般均由环戊烷骈多氢菲母核和环上三个侧链构成，其通式及编号次序为：

R_1、R_2 一般为甲基，称为角甲基，R_3 为碳原子个数有变化的取代基。甾是个象形字，是根据这个结构而来的，“田”表示四个环，“巛”表示为三个侧链。许多甾体化合物除这三个侧链外，甾核上还有双键、羟基和其他取代基。四个环用 A、B、C、D 编号，碳原子也按固定顺序用阿拉伯数字编号。

2. 甾核的立体结构及表示方法

天然甾族化合物有两种主要构型：一种是 A 环和 B 环以反式相并联；另一种是 A 环和 B 环以顺式相并联。而 B 环和 C 环、C 环和 D 环之间是以反式相并联的。

A、B反式　　　　A、B顺式

构象式为：

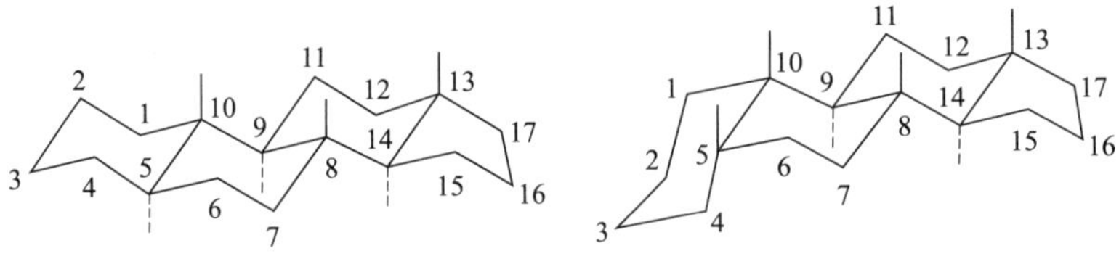

A、B反式(5α系)　　　　A、B顺式(5β系)

在一般情况下，甾族化合物骨架中的环己烷均采取椅式构象，D 环为环戊烷，其采取半椅式或信封式构象。

二、几种重要的甾族化合物

1. 甾醇

（1） 胆甾醇(胆固醇)

胆甾醇是最早发现的一个甾体化合物，为无色或略带黄色的结晶，在高真空度下可升华，微溶于水，易溶于乙醇、乙醚、氯仿等有机溶剂。存在于人及动物的血液、脂肪、脑髓及神经组织中。

人体内发现的胆结石几乎全是由胆甾醇所组成的，胆固醇的名称也是由此而来的。体内胆固醇含量过高会从血清中沉积出来，引起胆结石、动脉硬化等症。由于胆甾醇与脂肪酸都是醋源物质，食物中的油脂过多时会提高血液中的胆甾醇含量，因而食油量不能过多。

（2） 7-脱氢胆甾醇

胆甾醇在酶催化下氧化成 7-脱氢胆甾醇。7-脱氢胆甾醇存在于皮肤组织中，在日光照射下发生化学反应，转变为维生素 D_3。

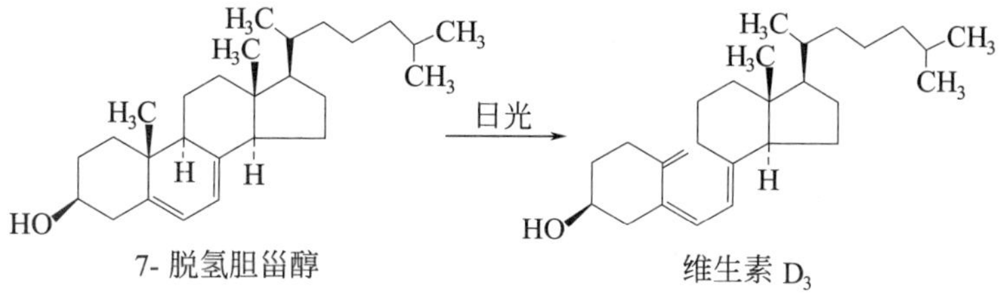

日光

7-脱氢胆甾醇　　　　维生素 D_3

维生素 D_3 是从小肠中吸收 Ca^{2+} 过程中的关键化合物。体内维生素 D_3 的浓度太低，会引起 Ca^{2+} 缺乏，不足以维持骨骼的正常生成而产生软骨病。

（3） 麦角甾醇

麦角甾醇是一种植物甾醇，最初是从麦角中得到的，但在酵母中更易得到。麦角甾醇经日光照射后，B 环开环而成前钙化醇，前钙化醇加热后形成维生素 D_2（即钙化醇）。

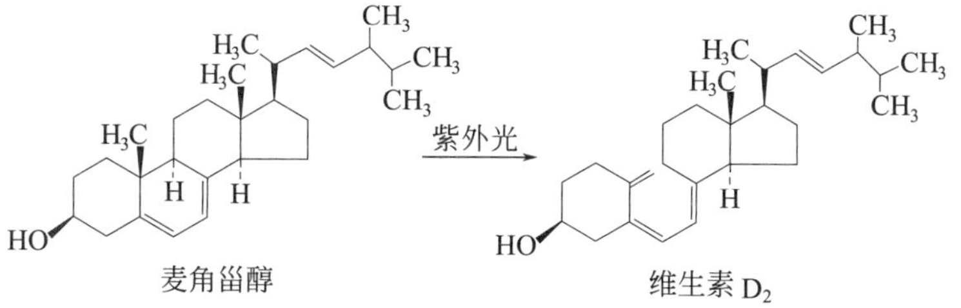

紫外光

麦角甾醇　　　　维生素 D_2

维生素 D_2 同维生素 D_3 一样，也能抗软骨病，因此，可以将麦角甾醇用紫外光照射后加入牛奶和其他食品中，以保证儿童能得到足够的维生素 D。

2. 胆汁酸

胆汁酸存在于动物的胆汁中，从人和牛的胆汁中所分离出来的胆汁酸主要为胆酸。胆酸是油脂的乳化剂，其生理作用是使脂肪乳化，促进它在肠中的水解和吸收。故胆酸被称为“生物肥皂”。

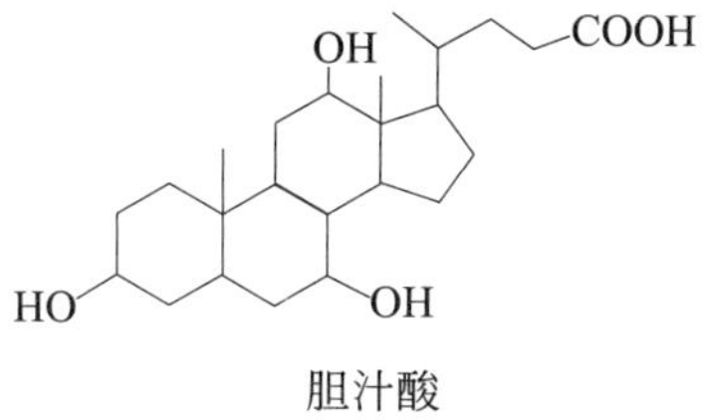

胆汁酸

3. 甾族激素

激素是由动物体内各种内分泌腺分泌的一类具有生理活性的化合物，它们直接进入血液或淋巴液中循环至体内不同组织和器官，对各种生理机能和代谢过程起着重要的协调作用。激素可根据化学结构分为两大类：一类为含氮激素，包括胺、氨基酸、多肽和蛋白质；另一类即为甾族化合物。

甾族激素根据来源分为肾上腺皮质激素和性激素两类，它们的结构特点是在 C-17（R_3）上没有长的碳链。

（1） 性激素

性激素是高等动物性腺的分泌物，能控制性生理、促进动物发育、维持第二性征（如声音、体形等）的作用。它们的生理作用很强，很少量就能产生极大的影响。

性激素分为雄性激素和雌性激素两大类。两类性激素都有很多种，在生理上各有特定的生理功能。

① 睾丸酮　它是睾丸分泌的一种雄性激素，有促进肌肉生长、声音变低沉等第二性征

的作用。它是由胆甾醇生成的，并且是雌二醇生物合成的前体。

睾丸酮　　　　雌二醇

② 雌二醇　它是卵巢的分泌物，对雌性的第二性征的发育起主要作用。

③ 孕甾酮　其生理功能是在月经期的某一阶段及妊娠中抑制排卵。临床上用于治疗习惯性子宫功能性出血、痛经及月经失调等。

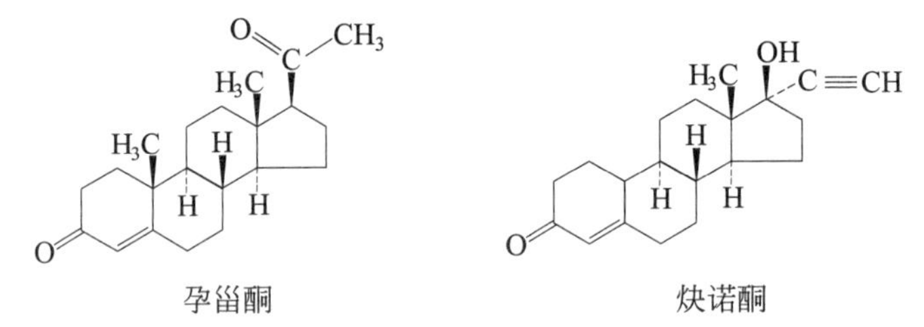

孕甾酮　　　　炔诺酮

④ 炔诺酮　它是一种合成的女用口服避孕药，在计划生育中有重要作用。

（2）肾上腺皮质激素

肾上腺皮质激素是哺乳动物肾上腺皮质分泌的激素，皮质激素的重要功能是维持体液的电解质平衡和控制碳水化合物的代谢。动物缺乏它会引起机能失常以至死亡。皮质醇、可的松、皮质甾酮等皆为此类激素。

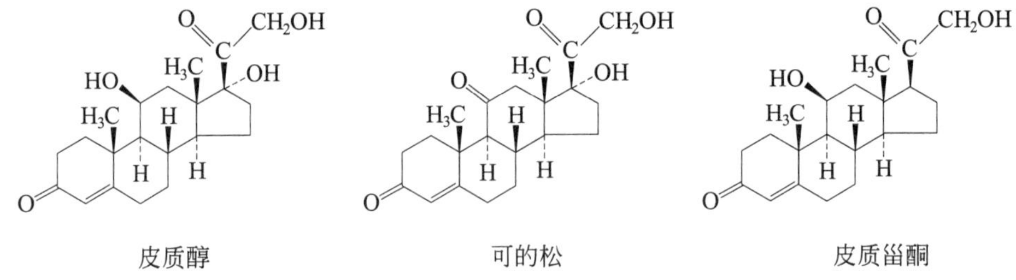

皮质醇　　　　可的松　　　　皮质甾酮

学习小结

1. 基本概念：油脂、皂化反应、皂化值、碘值、酸败、卵磷脂、脑磷脂、鞘磷脂、糖脂。

2. 基本知识点：油脂的结构和组成；油脂的性质；磷脂和糖脂的组成；甾族化合物的基本骨架和构象；甾醇、胆汁酸和甾族激素。

（朱焰）

复　习　题

一、选择题

1. 油脂的化学特征值中，（　　）的大小可直接说明油脂的新鲜度和质量好坏。

A. 酸值　　B. 皂化值　　C. 碘值　　D. 二烯值

2. 下列关于脂类化合物叙述正确的是（　　）。

A. 脂类化合物一般难溶于非极性溶剂中　　B. 它们仅仅由 C、H 和 O 三种元素组成

C. 它们可以作为生物膜的组成成分　　D. 它们都能够被皂化，生成盐

3. 脂肪酸的系统命名法，是从脂肪酸的（　　）端开始对碳链的碳原子编号，然后按照有机化学中的系

统命名法进行命名。

A. 羧基　B. 碳链甲基　C. 双键　D. 共轭双键

4. 分子结构中含有胆碱残基的是（　）。

A. 鞘磷脂　B. 脑磷脂　C. 脑苷脂　D. 磷脂酸

5. 经紫外线照射可转变成维生素 D_3 的化合物是（　）。

A. 胆甾醇　B. 7-脱氢胆甾醇　C. β-谷固醇　D. 麦角甾醇

6. 鞘氨醇分子结构中含有（　）。

A. 一个羟基　B. 二个羟基　C. 三个羟基　D. 四个羟基

7. 半乳糖脑苷脂水解可得到（　）。

A. 单糖　B. 甘油　C. 磷酸　D. 磷脂酸

8. 7-脱氢胆甾醇与胆甾醇在结构上的差异是（　）。

A. C-6～C-7 之间多一个双键　B. C-3 上的羟基为 α-构型

C. C-7～C-8 之间多一个双键　D. C-7 上有一个羟基

二、解释下列名词

1. 皂化值　2. 碘值　3. 酸败

三、写出下列化合物的结构式

1. 卵磷脂　2. 脑磷脂　3. 胆汁酸　4. 半乳糖脑苷脂

四、完成下列反应式

1. 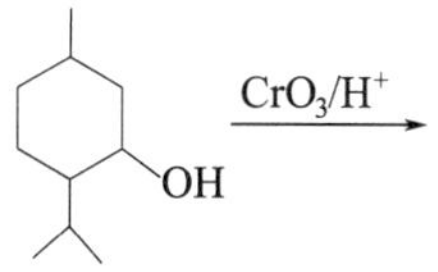 OH $\xrightarrow{CrO_3/H^+}$

2. 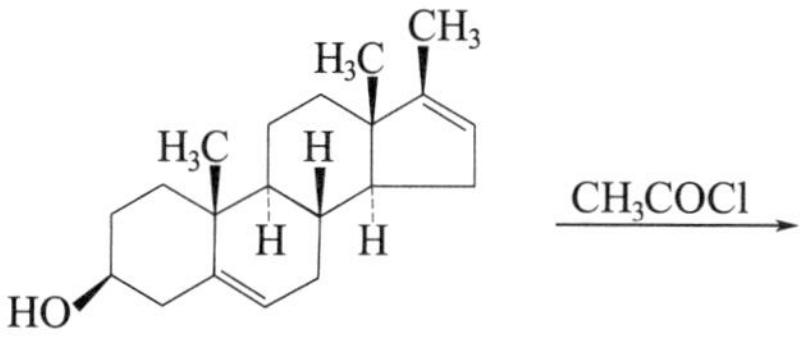 H_3C CH_3 H_3C H H H HO $\xrightarrow{CH_3COCl}$

第十七章 Chapter 17
萜类化合物

学习目标

1. 掌握：萜类的定义、结构类型及其代表性化合物；萜类化合物的物理性质和化学性质。

2. 熟悉：萜类的结构、类型和化学性质。

3. 了解：萜类化合物的分布和来源。

萜类化合物在自然界中广泛存在，许多动植物都含有萜类化合物，常见的含萜类化合物的植物有蔷薇科（rosaceae）、樟科（lauraceae）、马鞭草科（verbenaceae）、唇形科（lamiaceae）等。萜类化合物有1万种以上，是天然物质中最多的一类。萜类化合物是所有异戊二烯聚合物及其衍生物的总称。因绝大多数萜类分子中含有双键，所以，萜类化合物又称为萜烯类化合物。

第一节 萜类化合物的结构和分类

一、萜类化合物的结构

萜类化合物除以萜烯的形式存在外，还以各种含氧衍生物的形式存在，包括醇、醛、羧酸、酮、酯以及苷等。分子结构是以异戊二烯为基本单位的，碳骨架可以看成是由若干个异戊二烯单位主要以头尾相接而成的。

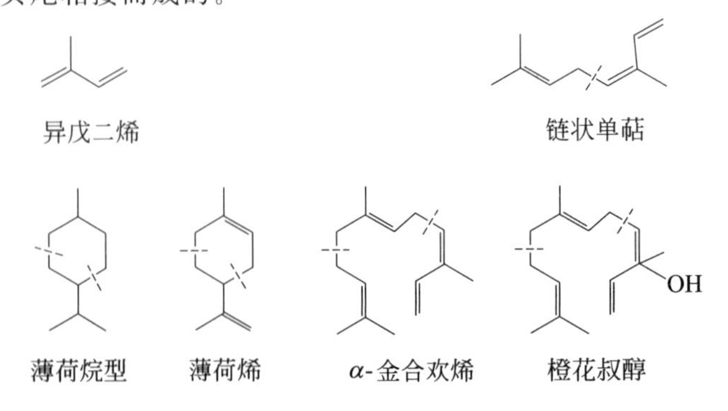

从构造方式上来看，链状单萜、薄荷烷型和薄荷烯可看作是两个异戊二烯单位通过不同

键合方式连接而成的，α-金合欢烯和橙花叔醇是三个异戊二烯单位通过不同键合方式连接而成的，其他绝大多数萜类化合物的碳骨架也包含有两个或多个异戊二烯单位，这种结构特点叫做萜类化合物的“异戊二烯规则”。“异戊二烯规则”是总结大量萜类分子构造特点归纳出来的，所以可根据“异戊二烯规则”粗略地推测出未知萜类化合物可能的分子构造方式，对未知萜类化合物的结构测定具有很大的应用价值。

二、萜类化合物的分类

萜类化合物的分类可以按照异戊二烯单体数目的不同来进行。分子式符合通式 $(C_5H_x)_n$，天然的异戊二烯属半萜，含有两个异戊二烯单位的称为单萜，含有三个异戊二烯单位的称为倍半萜，含有四个异戊二烯单位的则称为二萜，以此类推。倍半萜约有7000多种，是萜类化合物中最大的一类。二萜类以上的化合物也称“高萜类化合物”，一般不具挥发性。此外，有的萜类化合物分子中具有不同的碳环数，因此又进一步区分为链萜、单环萜、双环萜、三环萜等。其中，单萜和倍半萜及其简单含氧衍生物是挥发油的主要成分，而二萜是形成树脂的主要成分，三萜则以皂苷的形式广泛存在（表17-1）。

表 17-1 萜类化合物的分类

类别	异戊二烯单体数目	碳原子数	存在
半萜类	1	5	植物叶
单萜类	2	10	挥发油
倍半萜类	3	15	挥发油
二萜类	4	20	树脂、植物醇
三萜类	6	30	皂苷、树脂、植物乳液
四萜类	8	40	胡萝卜素
多萜类	>8	>40	橡胶

1. 单萜类

单萜类是由2个异戊二烯单元组成的具有10个碳原子的一类化合物，广泛分布于高等植物的分泌组织、昆虫激素、真菌及海洋生物中。多数是挥发油中沸点较低部分的主要组成部分。单萜类的含氧衍生物（醇类、醛类、酮类）具有较强的香气和生物活性，是医药、食品和化妆品工业的重要原料，常用作芳香剂、防腐剂、矫味剂、消毒剂及皮肤刺激剂。例如樟脑有局部刺激作用和防腐作用，斑蝥素可作为皮肤发赤、发泡剂，其半合成产物 *N*-羟基斑蝥胺具有抗癌活性。单萜类化合物依据其基本碳骨架是否成环的特征，可分为链状单萜和单环、双环、三环的环状单萜，其中单环和双环较多，所构成的碳环多数为六元环，少数环烯醚萜为五元环。

（1）链状单萜

链状单萜是由2个异戊二烯单元连接构成的链状化合物。常见的链状单萜有香叶烷型、薰衣草烷型、艾蒿烷型等，其代表性化合物有香叶烯、薰衣草醇、蒿酮、橙花油醇等。

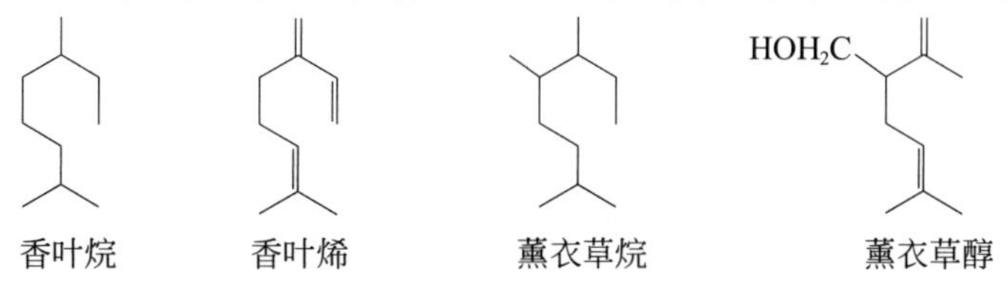

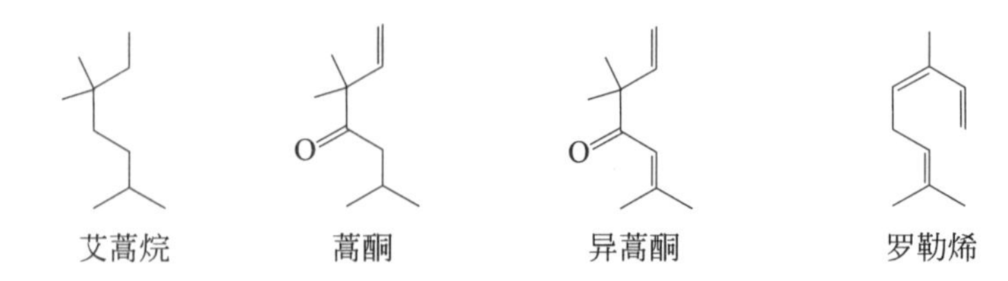

① 香叶烯（geraniolene）和罗勒烯（ocimene） 二者互为同分异构体，香叶烯可以从月桂叶、马鞭草、香叶等植物的精油中提取，为无色油状液体，有特殊气味。罗勒烯可以从罗勒和薰衣草精油中提取，性状与香叶烯相似。二者也可人工采用热分解法，以 β-蒎烯为原料，经热分解获得。香叶烯和罗勒烯是香料产业中最重要的化学品原料之一，主要用于合成香水和消臭剂等。由于其具有令人愉快的甜香脂气味，偶尔也被直接使用。另外，香叶烯和罗勒烯也是合成香精和香料的一种极其重要的中间体，如合成薄荷醇、柠檬醛、香茅醇、香叶醇、橙花醇和芳樟醇等。

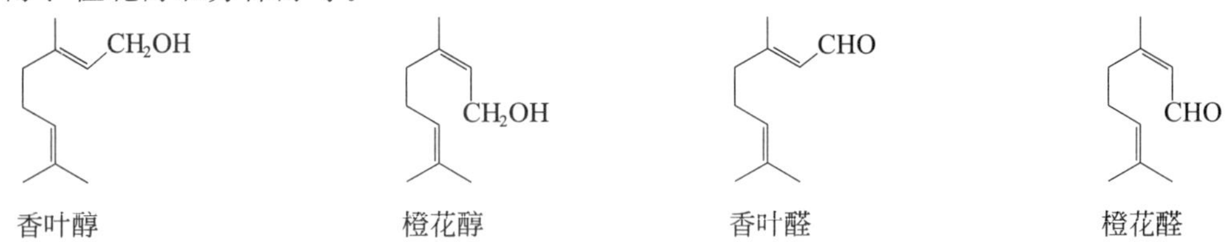

② 香叶醇（geraniol） 又称牻牛儿醇，为无色至黄色油状液体，具有温和、甜的玫瑰花气息，味有苦感，是香叶油、玫瑰油的主要成分。广泛用于花香型日用香精，可用于苹果、草莓等果香型以及肉桂、生姜等香型的食用香精。用牻牛儿醇合成的各种酯，也是很好的香料。入药主要用于抗菌和驱虫；临床治疗慢性支气管炎效果较好，不仅有改善肺通气功能和降低气道阻力的作用，而且对提高机体免疫功能也颇有裨益，且具有起效快、副作用小的优点。

③ 橙花醇（nerol） 又名香橙醇，为无色液体，具有玫瑰香气，是香叶醇的反式几何异构体，存在于芸香科植物甜橙、佛手，忍冬科植物忍冬等多种植物的挥发油中。橙花醇是一种贵重的香料，用于配制玫瑰型和橙花型等花香香精。在饮食、食品、日化高档香精的调配中被广泛使用。同时也是合成另一些重要香料的中间体，且是合成这些重要香料的关键原料。

④ 柠檬醛（citral） 无色或微黄色液体，呈浓郁柠檬香味。天然柠檬醛是两种几何异构体组成的混合物。反式柠檬醛称为香叶醛，顺式柠檬醛称为橙花醛，一般以反式为主。柠檬醛存在于柠檬草油（70%～80%）、山苍子油（约 70%）、柠檬油、白柠檬油、柑橘类叶油等中。可以从精油中恒温蒸馏而得，如果需制取精品，可用亚硫酸氢钠进行纯化处理后，减压蒸馏。柠檬醛用途广泛，多用于需要柠檬香气的各个方面，是柠檬型、防臭木型香精、人工配制柠檬油、香柠檬油和橙叶油的重要香料。它也是合成紫罗兰酮类、甲基紫罗兰酮类化合物的原料，也常用来掩盖工业生产中的不良气息。此外，还可用于生姜、柠檬、白柠檬、甜橙、圆柚、苹果、樱桃、葡萄、草莓及辛香等食用香精。

链状单萜含氧衍生物可相互转化，常常共存于同一种挥发油中；分子内含有碳碳双键或手性碳原子，因此它们大都存在几何异构体和对映异构体。

（2）单环单萜

单环单萜是由链状单萜环合作用衍变而来，由于环合方式不同，产生不同的结构类型。薄荷酮和薄荷醇是这类化合物的代表物；其中酚酮型是单环单萜的一种变形结构类型，其碳骨架不符合异戊二烯规则，其分子中有 1 个七元芳环的基本结构，由于酮羰基的存在使七元环有一定的芳香性，如扁柏素。

① 薄荷醇（menthol） 无色针状结晶或粒状，低熔点固体，具有芳香凉爽气味，有杀

菌、防腐作用，并有局部止痛的效力，存在于薄荷油中。常用于医药、化妆品及食品工业中，如清凉油、牙膏、糖果、烟酒等。在医药上用作刺激药，作用于皮肤或黏膜，有清凉止痒作用；内服可用于头痛及鼻、咽、喉炎症等。

薄荷醇分子中有 3 个手性碳原子，故有 4 个外消旋体，8 种立体异构体，即（±）-薄荷醇、（±）-新薄荷醇、（±）-异薄荷醇、（±）-新异薄荷醇。天然的薄荷醇是左旋的薄荷醇。

薄荷醇　　薄荷酮

(±)-薄荷醇　　(±)-新薄荷醇　　(±)-异薄荷醇　　(±)-新异薄荷醇

② 薄荷酮（menthone）　常与薄荷醇共存，也有浓郁的薄荷香气。主要用作薄荷、薰衣草、玫瑰等香精的调和香料。

③ 扁柏酚（menthone）　白色或微黄色结晶性粉末，具有特殊气味，存在于植物扁柏中。扁柏酚是强力杀虫剂，同时具有防腐作用。

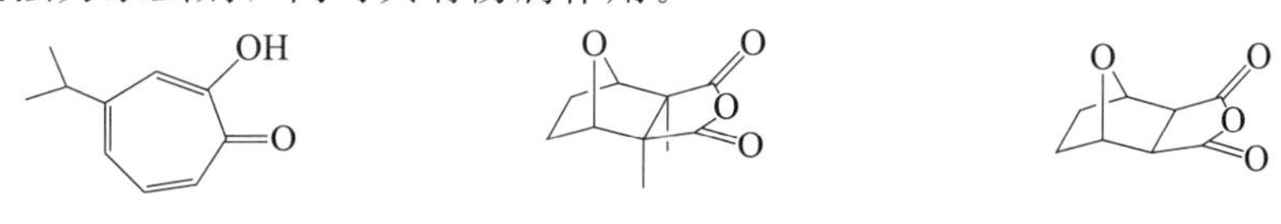

扁柏酚　　斑蝥素　　去甲斑蝥素

④ 斑蝥素（cantharidin）　斜方形鳞状晶体，存在于节肢动物门昆虫纲芫青科昆虫南方大斑蝥或黄黑小斑蝥干燥虫体中。主要用于肝癌、乳腺癌、肺癌、食管癌、结肠癌等治疗。其衍生物去甲斑蝥素为无色结晶性粉末，无臭，稍有刺激性。对肝癌、食管鳞癌等细胞株的形态、增殖有破坏或抑制作用，可提高癌细胞呼吸控制率及溶酶体酶活性，干扰癌细胞分裂，抑制其 DNA 合成；对骨髓细胞无抑制作用，并能提高白细胞水平。

（3）双环单萜

双环单萜的结构类型较多，其主要有蒎烷型、莰烷型、蒈烷型、葑烷型、侧柏烷型等几种。其中以蒎烷型和莰烷型最稳定，形成的衍生物也较多。

① 蒎烷型　比较重要的化合物为芍药苷，它是中药芍药和牡丹中的有效成分。

芍药苷（paeoniflorin）为黄棕色粉末，来源于毛茛科植物芍药根、牡丹根、紫牡丹根，具有扩张血管、镇痛镇静、抗炎抗溃疡、解热解痉、利尿的作用。

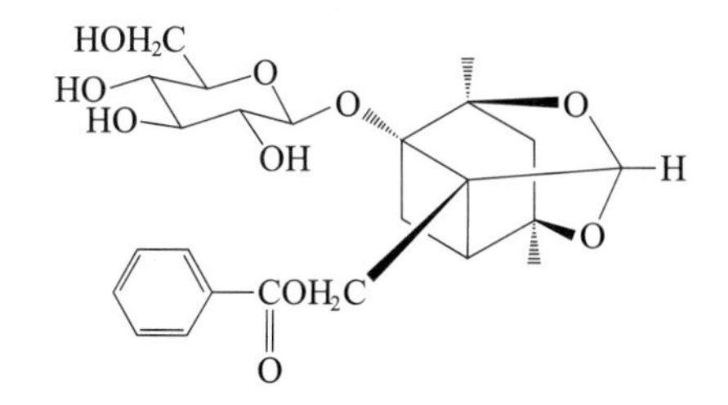

芍药苷

② 莰烷型　多以含氧衍生物存在。如樟脑、龙脑等。

a. 樟脑（camphor）　白色或透明的蜡状固体，是最重要的萜酮之一，它在自然界中的分布不太广泛，主要存在于樟树的挥发油中。樟脑是重要的医药工业原料，我国的天然樟脑产量占世界第一位。樟脑在医药上主要用作刺激剂和强心剂，其强心作用是由于在人体内被氧化成 π-氧化樟脑和 *p*-氧化樟脑而导致的。

b. 龙脑（borneol） 俗称冰片，又称樟醇，白色片状结晶，具有似胡椒又似薄荷的香气，有升华性，是樟脑的还原产物。其右旋体存在于龙脑香树的挥发油及其他多种挥发油中。一般以游离状态或结合成酯的形式存在。左旋体存在于艾纳香的叶子和野菊花的花蕾的挥发油中。有机合成品为外消旋混合物。冰片不但具有发汗、兴奋、镇痉和防止腐蚀等作用，还有显著的抗氧功能，它与苏合香脂配合制成苏冰滴丸，代替冠心苏合丸，用于治疗冠心病、心绞痛，疗效一致。

樟脑　　(–)-龙脑　　(+)-龙脑

（4）环烯醚萜

环烯醚萜类化合物是一类特殊的单萜化合物，最早由伊蚁的防卫分泌物中首次分离得到伊蚁内酯。从环烯醚萜的基本骨架来看，主要有 C_9 环烯醚萜型、C_{10} 环烯醚萜型和裂环环烯醚萜型。

C_9 环烯醚萜型　　C_{10} 环烯醚萜型　　裂环环烯醚萜型

植物界中的环烯醚萜类化合物是由焦磷酸香叶酯（GPP）经生物合成途径生成臭蚁二醛，再经缩醛衍生而成的。此类化合物广泛存在于玄参科、茜草科、唇形科、龙胆科、马鞭科、木犀科等双子叶植物中。因环烯醚萜类化合物在植物分类上的重要作用及多种生物活性，现已从多种植物中分离得到 1000 多种此类化合物。

环烯醚萜类化合物多以苷的形式存在，多为 C-1 羟基与糖环结合成糖苷键。环烯醚萜苷和裂环环烯醚萜苷为白色结晶体或无定形粉末，多具旋光性、吸湿性，味苦。具有促胆汁分泌、降糖降脂、解痉、抗炎、抗肝毒、抗肿瘤和抗病毒等活性。

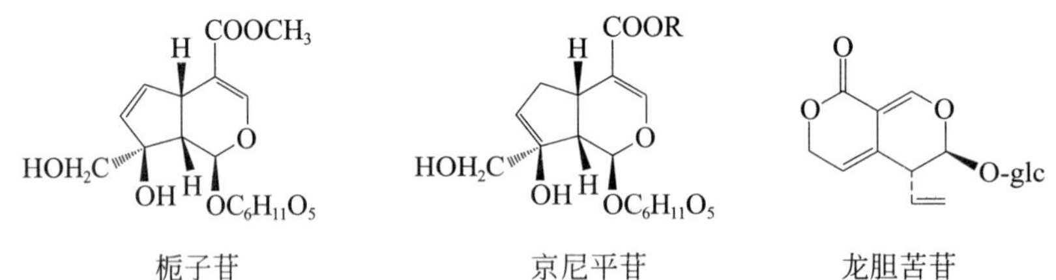

栀子苷　　京尼平苷　　龙胆苦苷

① 栀子苷（geniposide） 棕色至白色结晶性粉末，气微，无苦味。主要存在于茜草科植物栀子的干燥成熟果实中。具有解热、镇痛、镇静、降压、止血和利胆作用；能促进胆汁分泌，并能降低血中胆红素，可促进血液中胆红素迅速排泄；对溶血性链球菌和皮肤真菌也有抑制作用。

② 龙胆苦苷（gentiopicroside） 白色针状结晶，是植物龙胆的主要活性成分，具有保肝、利胆、健胃、抗炎、抗菌等活性。

2. 倍半萜类

倍半萜指分子中含 15 个碳原子的天然萜类化合物。倍半萜类化合物分布较广，在木兰目、芸香目、山茱萸目及菊目植物中最丰富。植物体内常以醇、酮、内酯等形式存在于挥发油中，是挥发油中高沸点部分的主要组成部分。倍半萜多具有较强的香气和生物活性，是医药、食品、化妆品工业的重要原料。倍半萜类化合物较多，无论从数目上还是从结构骨架的类型上看，都是萜类化合物中最多的一类。倍半萜化合物多按其结构的碳环数分类，有无环型、单环型、双环型、三环型和薁衍生物。按环的大小分类，主要有五元环、六元环、七元环，直到十一元大环。

（1）无环倍半萜

① 金合欢烯（farnesene） 主要存在于甜橙油、玫瑰油、依兰油和橘子油等精油中。有反，反-α-、反，顺-α-和反-β-异构体，商用金合欢烯为这几种异构体的混合物。金合欢烯有清香、花香并伴有香脂香气，用于皂用、洗涤剂香精中和日化香精中。

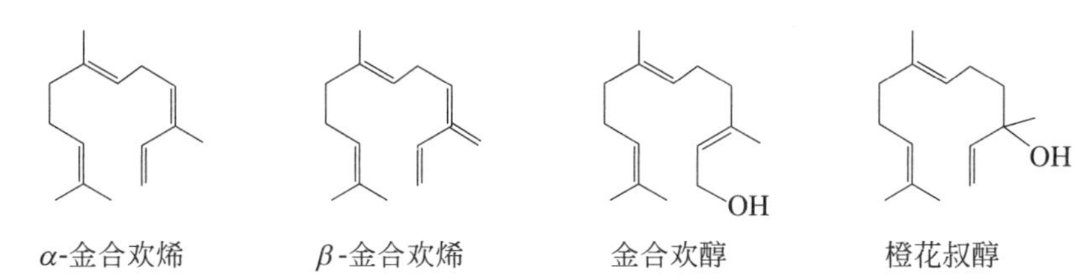

α-金合欢烯　β-金合欢烯　金合欢醇　橙花叔醇

② 金合欢醇（Farnesol） 无色油状液体，不溶于水，溶于大多数有机溶剂。存在于柠檬草油、香茅油等精油中。主要用作铃兰、丁香、玫瑰、紫罗兰、橙花、仙客来等具有花香韵香精的调和料，也可用作东方香型、素心兰香型香精的调和香料。

③ 橙花叔醇（nerolidol） 无色至浅的暗黄色油状液体，溶于一切常规有机溶剂，微溶于水。有弱的甜清柔美的橙花气息，带有像玫瑰、铃兰和苹果花的气息，香气持久。与橙花醇比较，橙花醇甜而清鲜，橙花叔醇甘甜而少清，微带木香。其右旋体存在于橙花油、甜橙油、依兰油、檀香油、秘鲁香脂等中。可用于配制玫瑰型、紫丁香型等香精。持久性好，有一定的协调性能和定香作用。

（2）单环倍半萜

① 青蒿素（artemisinin） 白色针状晶体，味苦。它是从中药黄花蒿中提取的有过氧基团的倍半萜内酯抗疟新药。除黄花蒿外，尚未发现含有青蒿素的其他天然植物资源。青蒿素是中国研发的第一个被国际公认的天然药物，在其基础上合成了多种衍生物，如双氢青蒿素、蒿甲醚、青蒿琥酯等。青蒿素类药物毒性低、抗疟性强，被 WTO 批准为世界范围内治疗脑型疟疾和恶性疟疾的首选药物。

药理学研究表明，青蒿素对疟原虫红细胞内期有直接杀灭作用，对组织期无效，在机体内吸收快，分布广，排泄快。主要用于间日疟、恶性疟的症状控制，以及耐氯喹虫株的治疗，也可用以治疗凶险型恶性疟，如脑型、黄疸型等。亦可用以治疗系统性红斑狼疮与盘状红斑狼疮。

② 蒿甲醚（artemether） 它是青蒿素结构修饰产物，其抗疟作用为青蒿素的 10 至 20 倍。已开发成功的剂型蒿甲醚注射液为主要含蒿甲醚的无色或淡黄色澄明灭菌油溶液。

③ 青蒿琥酯（artesunate） 它是唯一的能制成水溶性制剂的青蒿素有效衍生物，给药非常方便。作为抗疟药，不但效价高，而且不易产生耐受性。

④ 双氢青蒿素（dihydroartemisinin） 比青蒿素有更强的抗疟作用，它由青蒿素经硼氢化钾还原而获得。

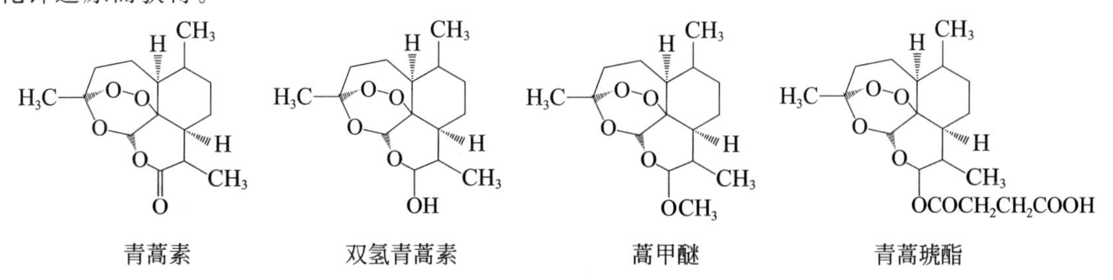

青蒿素　双氢青蒿素　蒿甲醚　青蒿琥酯

（3）双环倍半萜

① 山道年（santonin） 无色结晶，不溶于水，易溶于有机溶剂。它是从山道年蒿花蕾中提取的。过去是医药上常用的驱蛔虫药，其作用是使蛔虫麻痹而被排出体外，但对人也有相当的毒性。

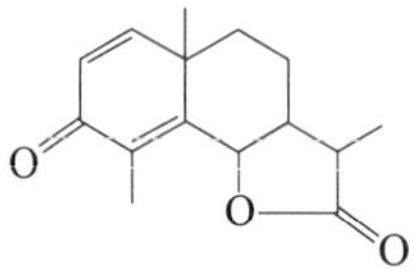

山道年 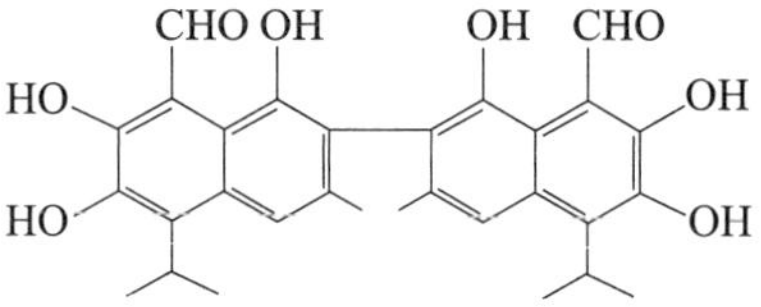　　　　棉酚

② 棉酚（gossypol） 黄色晶体，有三种晶形，有毒，难溶于水。它是从锦葵科植物草棉、树棉或陆地棉的成熟种子、根皮中提取的一种多元酚类物质。具有抑制精子发生和精子活动的作用，可作为一种有效的男用避孕药。

（4）三环倍半萜

檀香醇（santalol）又名白檀醇，无色至微黄色稠厚液体，存在于白檀木的挥发油中，有很强的抗菌作用。具有甜而温和的木香，在香精配方中有良好的定香作用。适用于高档的素心兰、铃兰、香石竹、檀香、龙涎香及木香等香料中。在食用香精方面，主要用于各类花果香精。

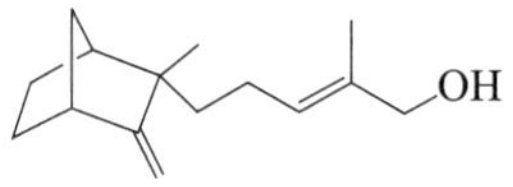

檀香醇

（5）薁类化合物

薁类化合物的结构为非苯芳烃，是由一个五元环骈合一个七元环形成的一种倍半萜类化合物。薁类化合物的沸点一般在 250～300℃。在挥发油分馏时，当高沸点馏分出现美丽的蓝色、紫色或绿色时，表示可能有薁类化合物存在。薁类化合物溶于石油醚、乙醚、乙醇、甲醇等有机溶剂，不溶于水，溶于强酸。

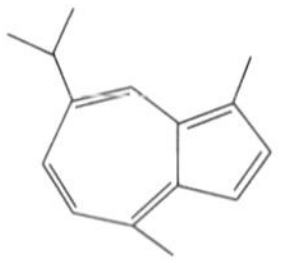

薁类化合物 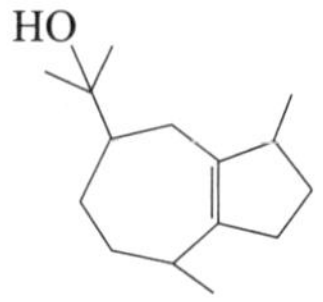　　　　愈创木醇

愈创木醇（guaiol），又名黄兰醇，三角柱形晶体，具有木香香气，不溶于水，能溶于醇或醚。存在于愈创木油中，是薁类化合物的代表。

3．二萜类

二萜类是由 4 个异戊二烯单位构成、含 20 个碳原子的化合物类群。它是高等植物中存在的普遍成分，可形成树脂，尤其是针叶树树脂中的主要部分。在树脂中，它们与苯基丙烷衍生物松醇一起存在，而松醇是木质素的基本成分。多数双萜烯都呈现有两个或三个环的环状结构。在无环的双萜烯中，叶绿醇是最重要的组分，它是非常丰富的叶绿素分子的一部分。

（1）链状二萜

链状二萜化合物发现的较少，叶绿素中的叶绿醇（phytol）是此类化合物的代表。用碱水解叶绿素可得到叶绿醇，叶绿醇是合成维生素 K 及维生素 E 的原料。

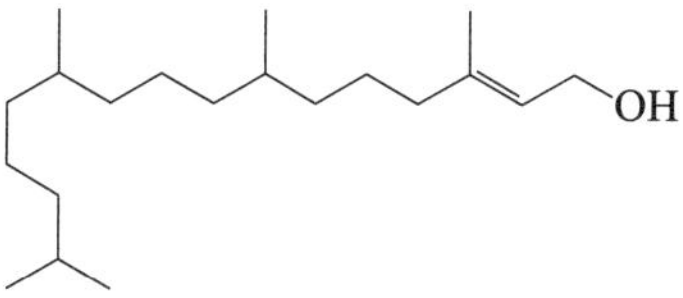

OH

叶绿醇

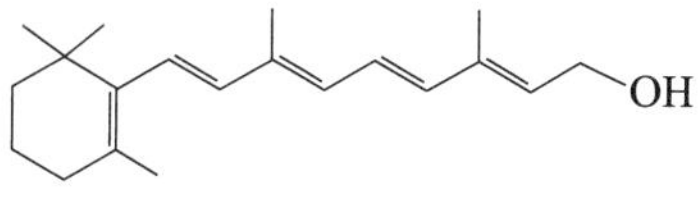

OH

维生素A

（2）单环二萜

维生素 A（vitamin A）是一种重要的脂溶性维生素，为淡黄色晶体，不溶于水，易溶于有机溶剂。存在于肝脏、奶油、蛋黄和鱼肝油中。紫外光照射后会失去活性。维生素 A 为哺乳动物正常生长和发育所必需的物质，体内缺乏维生素 A 会导致发育不健全，并能引起眼膜和眼角膜硬化症，初期的症状就是夜盲症。

（3）双环二萜

穿心莲叶中含有较多的二萜及其衍生物，其中穿心莲内酯（andrographolide）为主要活性成分。穿心莲内酯为白色方棱形或片状结晶，无臭，味苦。在沸乙醇中溶解，在甲醇或乙醇中略溶，极微溶于氯仿，在水或乙醚中几乎不溶。具有祛热解毒、消炎止痛之功效，对细菌性与病毒性上呼吸道感染及痢疾有特殊疗效，被誉为天然抗生素药物。

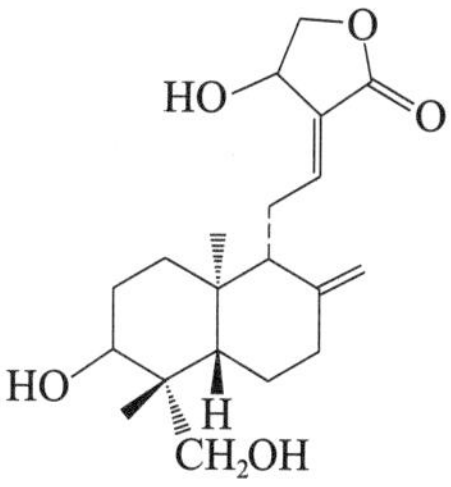

O HO O HO H CH_2OH

穿心莲内酯(1)

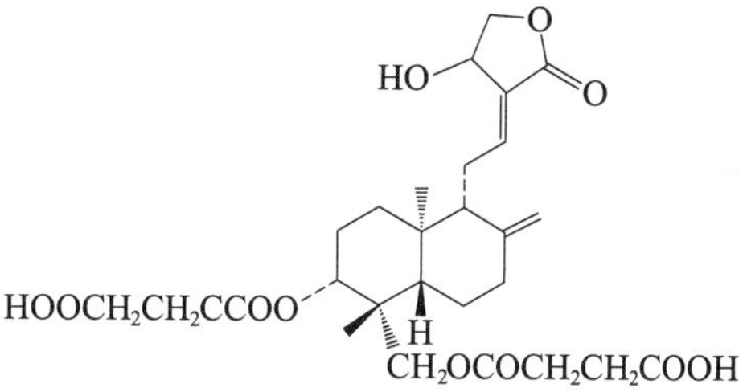

O HO O $HOOCH_2CH_2CCOO$ H $CH_2OCOCH_2CH_2COOH$

穿心莲内酯(2)

（4）三环二萜

① 松香酸（abietic acid） 微黄至黄色透明，硬脆的玻璃状固体，有松脂气味。与松脂酸一起存在于松脂中，是松香的主要成分。松香是广泛用于造纸、制皂、制涂料等工业上的原料。

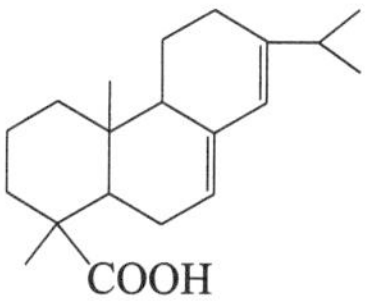

COOH

松香酸

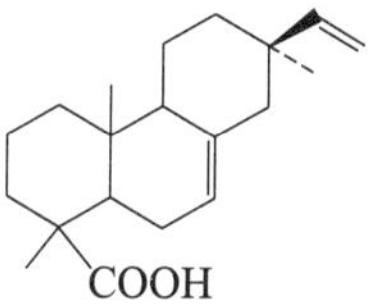

COOH

松脂酸

② 紫杉醇（Paclitaxel） 白色结晶体粉末，无臭，无味。难溶于水，易溶于氯仿、丙酮等有机溶剂。从太平洋红豆杉的树皮中分离得到。紫杉醇对卵巢癌、乳腺癌、肺癌、大肠

癌、黑色素瘤、头颈部癌、淋巴瘤、脑瘤都有一定疗效，其销量居抗癌药物之首，为 20 世纪 90 年代国际抗肿瘤药物三大成就之一。

紫杉醇

(5) 四环二萜

唇形科植物香茶菜（rabdosia amethystoides）中含有多种二萜类化合物，代表性成分为香茶菜甲素、冬凌甲素和冬凌乙素。主要有抗癌、抗菌、抗肿瘤、杀虫清热解毒、消炎止痛、健胃活血等作用，三者对多种癌细胞均具有很强的杀灭抑制作用，有很好的抗肿瘤及抑制金色葡萄球菌活性的效果。

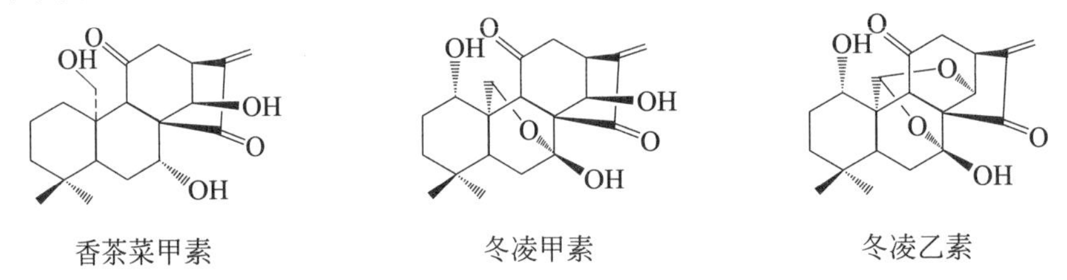

香茶菜甲素　　冬凌甲素　　冬凌乙素

4. 三萜类和四萜类

(1) 三萜类

多数三萜类化合物是一类基本母核由 30 个碳原子组成的萜类化合物。根据异戊二烯规则，三萜类化合物可视为 6 个异戊二烯单位聚合而成，是一类重要的天然产物化学成分。

三萜及其萜类化合物在植物中分布广泛，在菌类、单子叶和双子叶植物、动物及其海洋生物中均有分布，尤以双子叶植物中分布最多。主要来源于菊科、豆科、卫矛科、橄榄科、唇形科等植物。

目前已发现的三萜类化合物，多为四环三萜和五环三萜，少数为链状、单环三萜类、双环三萜类和三环三萜类化合物。常见的四环三萜类主要有：羊毛脂甾烷型、大戟烷型 、达玛烷型、葫芦素烷型、原萜烷型、楝烷型和环菠萝蜜烷型；常见的五环三萜类有：齐墩果烷型、乌苏烷型、羽扇豆醇型、木栓烷型、羊齿烷型、异羊齿烷型、何帕烷型和异何帕烷型等。

① 角鲨烯（squalene） 它为鲨鱼肝油的主要成分，是羊毛甾醇生物合成的前身，而羊毛甾醇又是其他甾体化合物的前身。

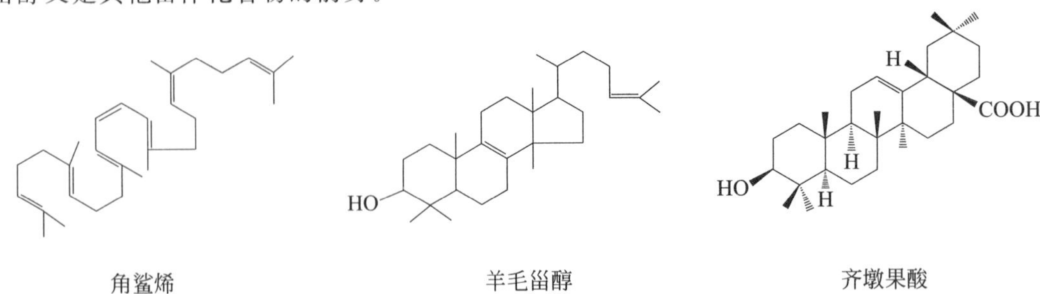

角鲨烯　　羊毛甾醇　　齐墩果酸

② 齐墩果酸（oleanolic acid） 白色针晶，无臭，无味，可溶于甲醇、乙醇、苯、乙醚、丙酮和氯仿，几乎不溶于水，对酸碱均不稳定。齐墩果酸主要具有护肝降酶、促进肝细胞再生、抗炎、强心、利尿、抗肿瘤等作用，还具有降血糖、降血脂、镇静的作用，是开发治疗肝病和降血糖等药物有效成分。

（2）四萜类

四萜类化合物是由 8 个异戊二烯单位连接而构成的，在自然界广泛存在。四萜类化合物的分子中都含有一个较长的碳碳双键的共轭体系，所以四萜类化合物都是有颜色的物质，多带有由黄至红的颜色。因此也常把四萜称为多烯色素。

① 胡萝卜素（carotenoid） 最早发现的四萜多烯色素，广泛存在于绿色和黄色蔬菜中，后来又发现很多结构与此类似的色素，所以通常把四萜称为胡萝卜素类色素。

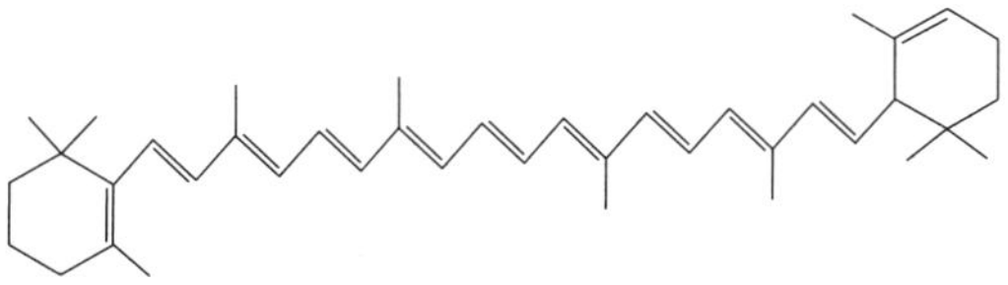

胡萝卜素

② 番茄红素（lycopene） 洋红色结晶，胡萝卜素的异构体，开链萜。存在于番茄、西瓜及其他一些果实中。

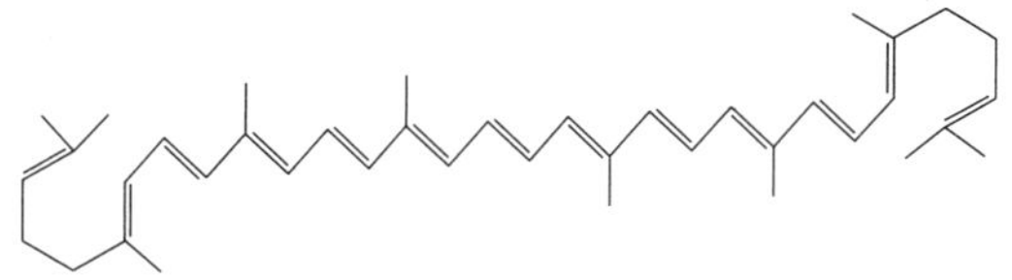

番茄红素

③ 虾青素（astaxanthin） 它是广泛存在于甲壳类动物和空肠动物体中的一种多烯色素，最初是从龙虾壳中发现的。虾青素在动物体内与蛋白质结合存在，可氧化成虾红素。

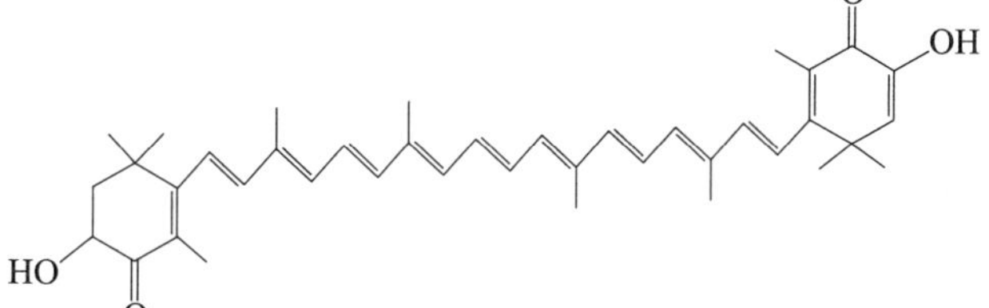

O
OH
HO
O
虾青素

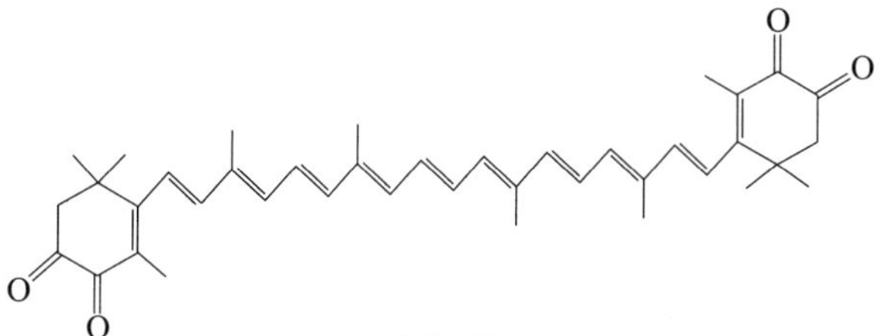

O
O
O
O
虾红素

④ 叶黄素（lutein） 它是存在植物体内一种黄色的色素，与叶绿素共存。只有在秋天叶绿素破坏后，方显其黄色。

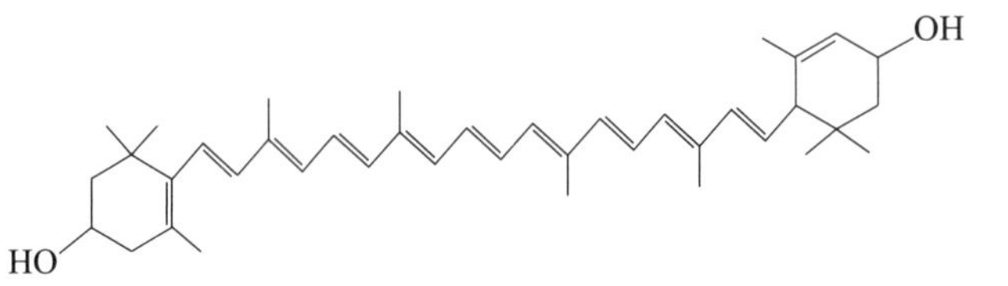

叶黄素

第二节 萜类化合物的物理性质和化学性质

一、萜类化合物的物理性质

1. 性状

（1）形态

单萜和倍半萜类化合物多为具有特殊香气的油状液体，在常温下可以挥发，或为低熔点的固体。可利用沸点不同的规律性，采用分馏的方法将它们分离。二萜、三萜和四萜多为结晶性固体。

（2）气味

萜类化合物多具有苦味，有的味极苦，所以萜类化合物又称苦味素。但有的萜类化合物具有强的甜味，如具有贝壳杉烷骨架的二萜多糖苷——甜菊苷的甜味是蔗糖的300倍。

（3）旋光和折光性

大多数萜类具有不对称碳原子，具有光学活性。

2. 溶解度

萜类化合物亲脂性强，易溶于醇及脂溶性有机溶剂，难溶于水。随着含氧功能团的增加，或具有苷的萜类，其水溶性增加。具有内酯结构的萜类化合物能溶于碱水，酸化后，又自水中析出，此性质用于具有内酯结构的萜类的分离与纯化。萜类化合物对高热、光和酸碱较为敏感，或氧化，或重排，引起结构的改变。在提取分离或氧化铝柱层析分离时，应慎重考虑。

二、萜类化合物的化学性质

1. 加成反应

含有双键以及醛、酮等羰基的萜类化合物，可与某些试剂发生加成反应，其产物往往是结晶性的。这不但可供识别萜类化合物分子中不饱和键的存在与否及其不饱和的程度，还可借助加成产物完好的结晶性，用于萜类的分离与纯化。

（1）亲电加成反应

① 与卤化氢加成反应　柠檬烯与氯化氢在冰醋酸中进行亲电加成反应，加成反应符合“马氏规则”，反应完毕加入冰水即析出柠檬烯二氢氯化物的结晶固体。

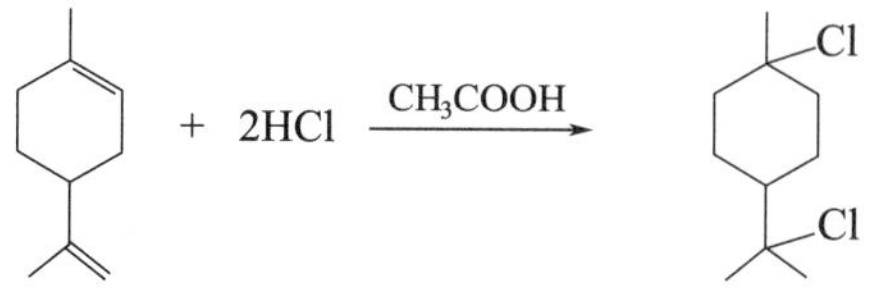

$+ 2HCl \xrightarrow{CH_3COOH}$

柠檬烯　　　　柠檬烯二氢氯化物

② 与溴加成反应　萜类成分的双键在冰醋酸或乙醚与乙醇的混合溶液中与溴发生加成反应，在冰水浴中，析出结晶性加成物。

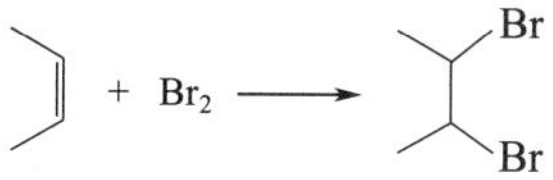

$+ Br_2 \longrightarrow$ Br　Br

③ 与亚硝酰氯（Tilden 试剂）反应　将不饱和的萜类化合物加入亚硝酸异戊酯中，冷却下加入浓盐酸，混合振摇，然后加入少量乙醇或冰醋酸即有结晶加成物析出。生成的氯化亚硝基衍生物多呈蓝色～绿色，可用于不饱和萜类成分的分离和鉴定。所生成的氯化亚硝基衍生物还可进一步与伯胺或仲胺（常用六氢吡啶）缩合生成亚硝基胺类。后者具有一定的结晶形状和一定的物理常数，可用来鉴定萜类成分。

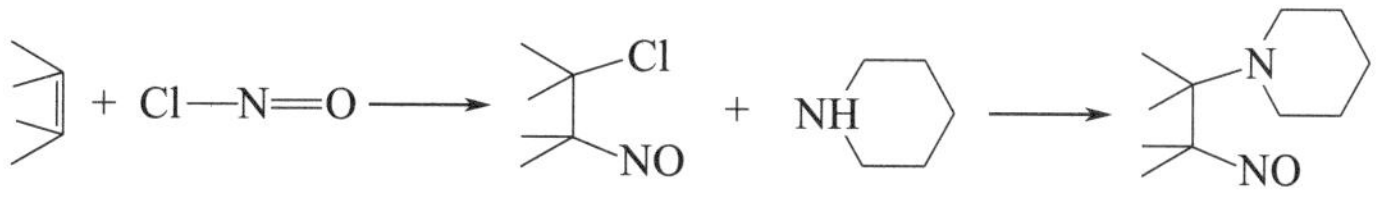

$+ Cl—N=O \longrightarrow$ Cl NO $+$ NH $\longrightarrow$ N NO

不饱和萜类　　　　氯化亚硝基衍生物　　　　亚硝基胺类

④ 协同反应　带有共轭双键的萜类化合物能与顺丁烯二酸酐发生协同加成反应，生成结晶性加成产物，此反应可证明共轭双键的存在。

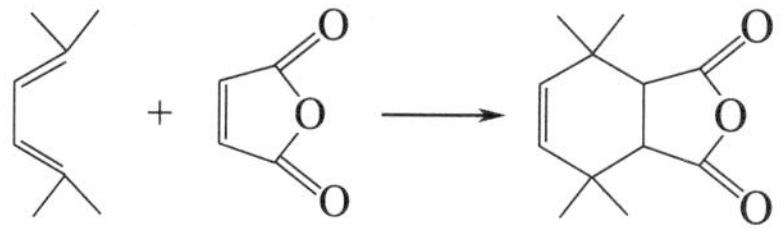

$+$ O O O $\longrightarrow$ O O O

（2）亲核加成反应

① 与亚硫酸氢钠加成　含羰基的萜类化合物可与亚硫酸氢钠发生加成反应，生成结晶加成物，加酸或加碱又可使其分解，此性质可用于此类化合物分离和鉴定。含双键和羰基的萜类化合物若反应时间过长或温度过高，可使双键发生加成，并形成不可逆的双键加成物。

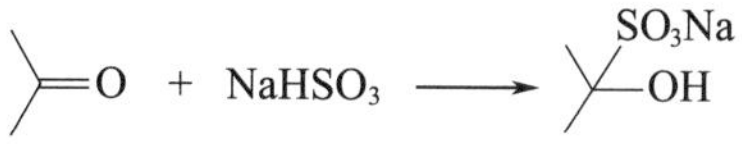

$=O + NaHSO_3 \longrightarrow$ SO_3Na —OH

② 与硝基苯肼加成　含羰基的萜类化合物可与对硝基苯肼或 2，4-二硝基苯肼在磷酸中发生加成反应，生成对硝基苯肼或 2，4-二硝基苯肼。

$=O + H_2NNH$—NO_2 (O_2N) $\longrightarrow$ $C=NNH$—NO_2 (O_2N)

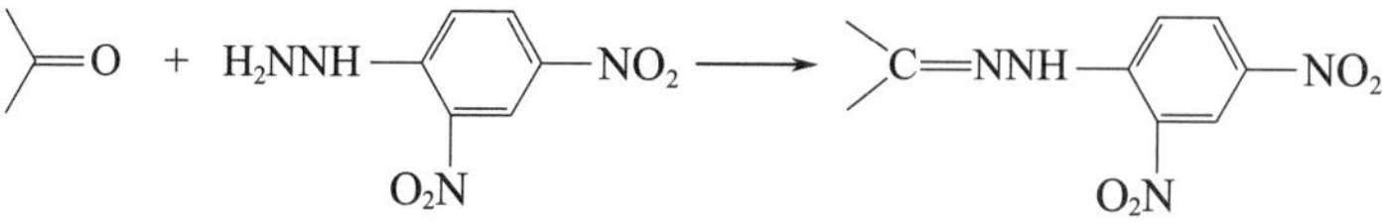

③ 与吉拉德试剂加成　吉拉德试剂是一类带有季铵基团的酰肼，常用的吉拉德试剂 T 和吉拉德试剂 P。将吉拉德试剂的乙醇溶液加入含羰基的萜类化合物中，再加入 10% 醋酸促进反应，加热回流。反应完毕后加水稀释，分出水层，加酸酸化，再用乙醚萃取，蒸去乙

醚后复得原羰基化合物。

吉拉德试剂T　　吉拉德试剂P

2. 氧化反应

不同的氧化剂在不同的条件下，可以将萜类成分中各种基团氧化，生成各种不同的氧化产物。常用的氧化剂有臭氧、铬酐（三氧化铬）、四醋酸铅、高锰酸钾和二氧化硒等，其中以臭氧的应用最为广泛。臭氧氧化萜类化合物中的不饱和键的反应，可用来测定分子中不饱和键的位置。铬酐几乎可与所有可氧化的基团作用。用强碱型离子交换树脂与三氧化铬制得具有铬酸基的树脂，将它与仲醇在适当溶剂中回流，则生成酮，产率高达73%～98%，副产物少，产物极易分离、纯化。

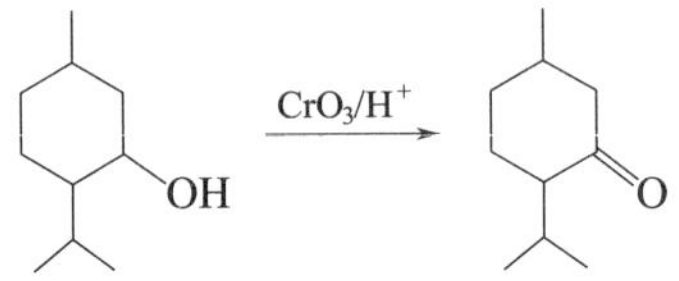

CrO_3/H^+

薄荷醇　　薄荷酮

3. 脱氢反应

环萜的碳骨架经脱氢转变为芳香烃类衍生物。脱氢反应通常在惰性气体的保护下，用铂黑或钯作催化剂，将萜类成分与硫或硒共热（200～300℃）而实现脱氢。有时可能导致环的裂解或环合。

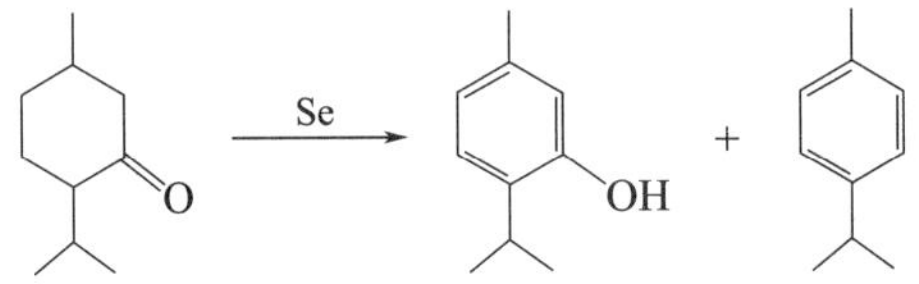

Se

4. 分子重排反应

在萜类化合物中，特别是双环萜在发生加成、消除或亲核取代反应时，常常发生碳骨架的改变，产生重排。目前工业上由 α-蒎烯合成樟脑的过程，就是应用萜类化合物的重排反应，再经氧化制得。

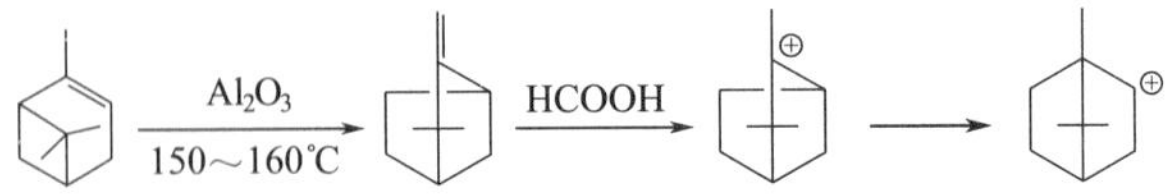

α-蒎烯

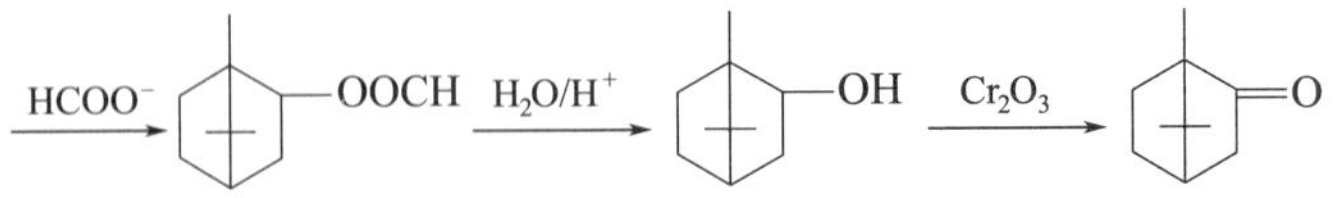

Al_2O_3 150～160℃　HCOOH

$HCOO^-$　H_2O/H^+　Cr_2O_3

樟脑

5. 颜色反应

萜类化合物产生颜色变化的具体作用原理还不清楚，主要是使羟基脱水，增加双键结构，再双键移位、双分子缩合等反应生成共轭双烯系统，又在酸作用下形成正碳离子而呈色。因此，全饱和的1,3位无羟基的三萜在上述条件下呈阴性反应。分子结构中本身就具有共轭双键的化合物显色较快，孤立双键的显色较慢，常见的颜色反应如下所述。

(1) 醋酐-浓硫酸反应

将样品溶于醋酐，加入浓硫酸-乙酸酐（1∶20）数滴，可产生黄→红→紫→蓝等颜色变化，最后褪色。

(2) 三氯乙酸反应

此反应可区分甾体苷和三萜苷。将含有甾体苷的氯仿溶液滴在滤纸上，加入20%三氯乙酸的乙醇溶液试剂1滴，加热至60℃，反应红色渐变为紫色。在同样条件下，三萜苷必须加热到100℃才能显色，反应也由红色渐变为紫色。三氯乙酸较浓硫酸温和，故可用于纸色谱显色。

(3) 氯仿-浓硫酸反应

将样品溶于氯仿，加入浓硫酸后，氯仿层呈现红色或蓝色，硫酸层有绿色荧光。此反应适应于有共轭双键或在一定条件下能生成有共轭系统的不饱和双键的三萜苷的鉴别。

(4) Kahlenberg 反应

将样品的氯仿或醇溶液点样于滤纸上，喷20%五氯化锑（或三氯化锑的氯仿饱和液）的氯仿溶液，干燥后，60～70℃加热，显蓝色、灰蓝色、灰紫色等多种颜色。

(5) 冰醋酸-乙酰氯反应

将样品溶于冰醋酸中，加入乙酰氯数滴以及氯化锌数粒，稍加热，反应呈现淡红色或紫红色。

学习小结

1. 注重对所学知识点的理解和应用；从官能团的角度入手，联系前几章内容，对比学习，加深对萜类的理解。

2. 基本概念：萜类，单萜，倍半萜，二萜，三萜，四萜。

3. 基本知识点：萜类化合物的结构和组成；萜类化合物的分类和来源；异戊二烯规则；链状单萜、单环单萜、双环单萜、环烯醚萜、倍半萜、二萜、三萜、四萜；萜类化合物的物理性质和化学性质。

（朱焰）

复 习 题

一、选择题

1. 具有芳香化合物的性质，且有酚的通性和酸性，其羰基的性质类似羧酸中的羰基，而不能和一般羰基试剂反应的化合物是（　　）。

A. 环烯醚萜类　　B. 愈创木酚　　C. 草酚酮类　　D. 穿心莲内酯

2. 环烯醚萜类多以（　　）形式存在。

A. 酯　　B. 游离　　C. 苷　　D. 萜源功能基

3. 某一蓝色中性油状物，易溶于低极性溶剂，与苦味酸可生成结晶性衍生物，此油状物为（　　）。

A. 草酚酮　　B. 香豆素　　C. 薁类　　D. 环烯醚萜

4. 挥发油中的芳香化合物多为以下（　　）的衍生物。

A. 苯酚　　B. 苯甲醇　　C. 苯甲醛　　D. 苯丙素

5. 环烯醚萜类化合物多数以苷的形式存在于植物体中，其原因是（　　）。

A. 结构中具有半缩醛羟基　　B. 结构中具有环状半缩醛羟基

C. 结构中具有缩醛羟基　　D. 结构中具有环状缩醛羟基

6. 下列关于萜类化合物挥发性叙述错误的是（　　）。

A. 所有非苷类单萜及倍半萜具挥发性　　B. 所有单萜苷及倍半萜苷不具挥发性

C. 所有非苷类二萜不具挥发性　　D. 所有二萜苷不具挥发性

7. 可用于临床检验胆固醇的是（　　）。

A. 醋酸酐-浓硫酸　　B. 卢卡斯试剂　　C. 托仑试剂　　D. 斐林试剂

8. 单萜的代表式是（　　）。

A. C_5H_8　　B. $(C_5H_8)_2$　　C. $(C_5H_8)_4$　　D. $(C_5H_8)_6$

9. 有挥发性的萜类是（　　）。

A. 单萜　　B. 二萜　　C. 三萜　　D. 四萜

10. 属于倍半萜类化合物的是（　　）。

A. 龙脑　　B. 番茄红素　　C. 紫杉醇　　D. 青蒿素

二、写出薄荷醇的构象式。

三、用简单的化学方法区分角鲨烯、金合欢醇、柠檬醛和樟脑。

第十八章 Chapter 18

氨基酸和蛋白质

学习目标

1. 掌握：氨基酸的结构特点；氨基酸、蛋白质的化学性质。
2. 熟悉：多肽、蛋白质的结构特点。
3. 了解：蛋白质的生物功能。

蛋白质是普遍存在于自然界的生物高分子化合物，其化学结构极其复杂，种类繁多。蛋白质的组成元素主要是碳、氢、氧和氮 4 种。在受到酸、碱或酶的作用时，水解生成 α-氨基酸。

第一节 氨基酸

氨基酸是构成蛋白质的基本单位。大多数蛋白质是由 20 种氨基酸以不同的比例按不同方式组成的。

一、氨基酸的结构、分类和命名

1. 结构、分类

氨基酸是羧酸分子中烃基上的氢原子被氨基($-NH_2$)取代的化合物。根据氨基和羧基的相对位置，氨基酸可分为 α-氨基酸、β-氨基酸和 γ-氨基酸等。例如：

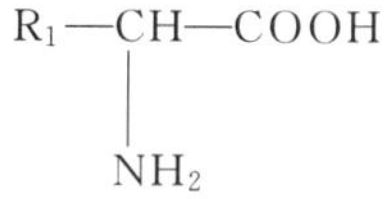

$$R_1-\underset{\underset{NH_2}{|}}{CH}-COOH \qquad R_2-\underset{\underset{NH_2}{|}}{CH}-CH_2-COOH \qquad R_3-\underset{\underset{NH_2}{|}}{CH}CH_2CH_2COOH$$

α-氨基丙酸 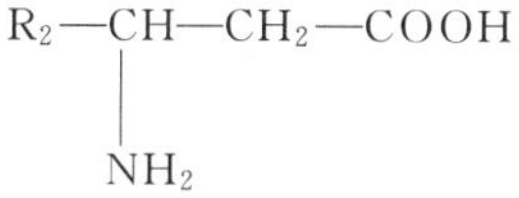　　β-氨基丁酸 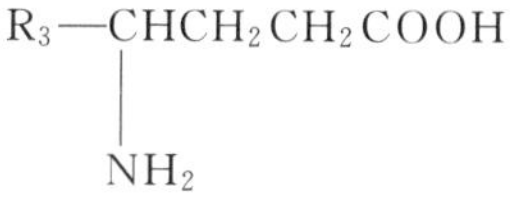　　γ-氨基丁酸

构成蛋白质的氨基酸皆为 α-氨基酸，其结构通式为：

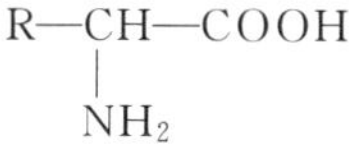

$$R-\underset{\underset{NH_2}{|}}{CH}-COOH$$

自然界中存在的氨基酸，除甘氨酸外，其分子中 α-碳原子都是手性碳原子，因此具有旋光性。习惯上氨基酸的构型采用 D/L 标记法标记：在氨基酸的费歇尔投影式中，氨基位置与 L-甘油醛中手性碳原子上的羟基位置相同者，称为 L-构型，反之为 D-构型。组成蛋白质的 α-氨基酸均为 L-构型。

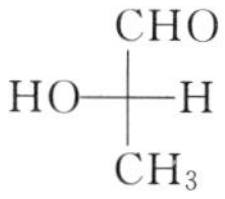

$$\begin{array}{c} CHO \\ HO-\!\!\!+\!\!\!-H \\ CH_3 \end{array} \qquad \begin{array}{c} COOH \\ H_2N-\!\!\!+\!\!\!-H \\ R \end{array}$$

L-甘油醛 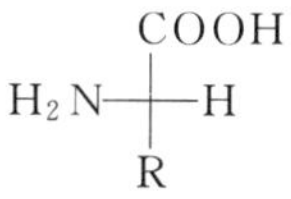　　L-氨基酸

α-氨基酸根据氨基酸分子中氨基和羧基的相对数目，可分为中性氨基酸(氨基、羧基数目相同)、酸性氨基酸(羧基数目大于氨基)和碱性氨基酸(氨基数目大于羧基)。例如：

$$H_3C-\underset{\displaystyle NH_2}{\underset{|}{CH}}-COOH \qquad HOOCCH_2\underset{\displaystyle NH_2}{\underset{|}{CH}}COOH \qquad NH_2(CH_2)_4\underset{\displaystyle NH_2}{\underset{|}{CH}}-COOH$$

丙氨酸(中性氨基酸)　　天门冬氨酸(酸性氨基酸)　　赖氨酸(碱性氨基酸)

另外，根据 α-氨基酸分子中侧链 R 的不同，可分为脂肪族氨基酸、芳香族氨基酸、杂环氨基酸。例如苯丙氨酸为芳香族氨基酸，组氨酸属于杂环氨基酸。常见的 20 种构成蛋白质的氨基酸见表 18-1。

表 18-1　蛋白质中的 20 种氨基酸

	名称	缩写	结构简式	等电点
中性氨基酸	甘氨酸	G 或 Gly	$CH_2(NH_2)COOH$	5.97
	丙氨酸	A 或 Ala	$CH_3CH(NH_2)COOH$	6.00
	色氨酸	W 或 Trp	$-CH_2CH(NH_2)COOH$ (N, H)	5.89
	苏氨酸	T 或 Thr	$CH_3CH(OH)CH(NH_2)COOH$	5.60
	缬氨酸	V 或 Val	$(CH_3)_2CHCH(NH_2)COOH$	5.96
	亮氨酸	L 或 Leu	$(CH_3)_2CHCH_2CH(NH_2)COOH$	5.98
	异亮氨酸	I 或 Ile	$CH_3CH_2CH(CH_3)CH(NH_2)COOH$	6.02
	苯丙氨酸	F 或 Phe	$-CH_2CH(NH_2)COOH$ (1, 2, 3, 4, 5, 6)	5.48
	天门冬酰胺	N 或 Asn	$H_2N-\overset{\displaystyle O}{\overset{\Vert}{C}}-CH_2CH(NH_2)COOH$	5.41
	谷氨酰胺	Q 或 Gln	$H_2N-\overset{\displaystyle O}{\overset{\Vert}{C}}-CH_2CH_2CH(NH_2)COOH$	5.65
	脯氨酸	P 或 Pro	$-COOH$ (N, H)	6.30
	丝氨酸	S 或 Ser	$HOCH_2CH(NH_2)COOH$	5.68
	酪氨酸	Y 或 Tyr	$HO-$ $-CH_2CH(NH_2)COOH$	5.66
	半胱氨酸	C 或 Cys	$HSCH_2CH(NH_2)COOH$	5.07
	蛋氨酸	M 或 Met	$CH_3SCH_2CH_2CH(NH_2)COOH$	5.89

续表

	名称	缩写	结构简式	等电点
酸性氨基酸	天门冬氨酸	D 或 Asp	$HOOCCH_2CH(NH_2)COOH$	2.98
	谷氨酸	E 或 Glu	$HOOCCH_2CH_2CH(NH_2)COOH$	3.22
碱性氨基酸	赖氨酸	K 或 Lys	$H_2N(CH_2)_4CH(NH_2)COOH$	9.74
	精氨酸	R 或 Arg	$H_2N—C(=NH)—NH(CH_2)_3CH(NH_2)COOH$	10.76
	组氨酸	H 或 His	咪唑环（N, NH）—$CH_2CH(NH_2)COOH$	7.59

2. 命名

（1） 根据氨基酸的来源或性质命名

氨基酸的命名常根据来源或性质使用俗名。例如：具有微甜味的氨基酸称为甘氨酸；最初从蚕丝中得到的氨基酸称为丝氨酸；从天门冬的幼苗中发现的氨基酸称为天冬氨酸。

$CH_2(NH_2)—COOH$　　$CH_2(OH)CH(NH_2)—COOH$　　$HOOC—CH_2CH(NH_2)COOH$

甘氨酸　　丝氨酸　　天门冬氨酸

（2） 系统命名法

把氨基作为羧酸的取代基来命名，即把氨基酸看作是取代羧酸来命名。例如：

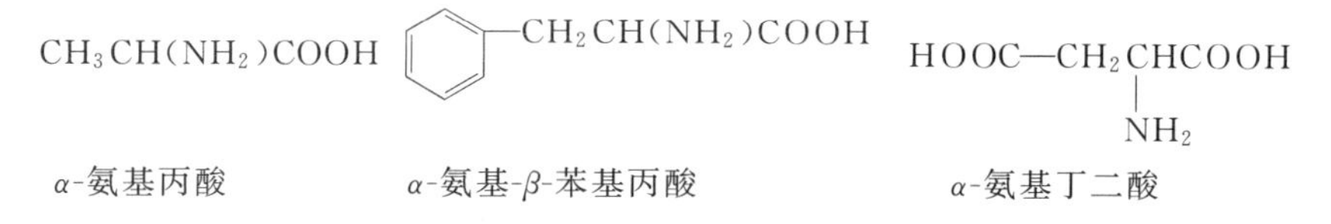

α-氨基丙酸　　α-氨基-β-苯基丙酸　　α-氨基丁二酸

二、氨基酸的化学性质

氨基酸分子中含有氨基和羧基，因此具有氨基和羧基的性质。此外，两种官能团之间的相互影响，又具有一些特殊性质。

1. 两性电离和等电点

氨基酸分子中含有碱性的氨基和酸性的羧基，因此既具有碱的性质又具有酸的性质，是两性化合物。

酸式电离：

$$R—CH(NH_2)—COOH \rightleftharpoons R—CH(NH_2)—COO^- + H^+$$

碱式电离：

$$R—CH(NH_2)—COOH + H_2O \rightleftharpoons R—CH(NH_3^+)—COOH + OH^-$$

氨基酸与酸或碱作用可生成盐：

$$R-\underset{\underset{NH_2}{|}}{CH}-COOH + HCl \rightleftharpoons R-\underset{\underset{NH_3^+Cl^-}{|}}{CH}-COOH$$

$$R-\underset{\underset{NH_2}{|}}{CH}-COOH + NaOH \rightleftharpoons R-\underset{\underset{NH_2}{|}}{CH}-COONa + H_2O$$

除此之外，氨基酸分子中的碱性氨基和酸性羧基也可相互作用而成盐：

$$R-\underset{\underset{NH_2}{|}}{CH}-COOH \rightleftharpoons R-\underset{\underset{NH_3^+}{|}}{CH}-COO^-$$

这种由分子内部的酸性基团和碱性基团作用所生成的盐，叫做内盐。内盐中同时含有阳离子和阴离子，所以内盐又称为偶极离子或两性离子。在水溶液中，氨基酸以偶极离子、阳离子、阴离子 3 种形式的平衡态存在，其主要存在形式取决于溶液的 pH 值。当调节溶液的 pH 值到某一值时，氨基酸主要以偶极离子形式存在，其所带的正电荷和负电荷数量相当，净电荷为零，在电场中既不向正极方向移动，也不向负极方向移动，这时溶液的 pH 值称为氨基酸的等电点，用 pI 表示。

组成蛋白质各种氨基酸的等电点见表 18-1。在中性氨基酸溶液中，因为酸式电离程度略大于碱式电离程度，所以中性氨基酸的等电点(pI 为 5.0～6.3)略小于 7；酸性氨基酸的等电点(pI 为 2.8～3.2)都小于 7；碱性氨基酸的等电点(pI 为 7.5～10.8)都大于 7。

氨基酸在不同的 pH 值溶液中的变化及存在形式为：

$$\underset{\substack{\text{阳离子}\\ pH<pI}}{R-\underset{\underset{NH_3^+}{|}}{CH}-COOH} \underset{H^+}{\overset{OH^-}{\rightleftharpoons}} \underset{\substack{\text{偶极离子}\\ pH=pI}}{R-\underset{\underset{NH_3^+}{|}}{CH}-COO^-} \underset{H^+}{\overset{OH^-}{\rightleftharpoons}} \underset{\substack{\text{阴离子}\\ pH>pI}}{R-\underset{\underset{NH_2}{|}}{CH}-COO^-}$$

加酸能促使碱式电离，当 pH<pI 时，氨基酸主要以阳离子形式存在，在电场中向负极移动；加碱能促使酸式电离，当 pH>pI 时，氨基酸主要以阴离子形式存在，在电场中向正极移动；当 pH＝pI 时，氨基酸以两性离子形式存在。

在等电点时，氨基酸的溶解度最小，最容易从溶液中析出，利用这个性质，可以分离、提纯氨基酸。

2. 脱羧反应

氨基酸与 $Ba(OH)_2$ 共热或在体内酶的作用下，可发生脱羧反应生成胺类化合物。例如蛋白质腐败时，赖氨酸脱羧可生成毒性很强且有难闻气味的尸胺。

$$H_2N(CH_2)_4\underset{\underset{NH_2}{|}}{CH}COOH \xrightarrow{-CO_2} \underset{\text{尸胺}}{H_2N(CH_2)_5NH_2}$$

3. 与亚硝酸反应

氨基酸多属于伯胺类，因此，它能与亚硝酸反应，定量放出氮气。

$$R-\underset{\underset{NH_2}{|}}{CH}-COOH + HNO_2 \longrightarrow R-\underset{\underset{OH}{|}}{CH}-COOH + N_2\uparrow + H_2O$$

由于可定量释放出 N_2，故此反应可用于氨基酸、蛋白质的定量分析。此方法称为 Van

Slyke 氨基氮测定法。

4. 氨基转移反应

α-氨基酸体内代谢时，可在酶的作用下，与 α-酮戊二酸发生氨基转移反应，生成 α-酮酸，接受氨基的 α-酮戊二酸转为谷氨酸，后者可参与成脲的代谢反应。

$$\mathrm{R{-}\underset{\displaystyle NH_2}{CH}{-}COOH + HOOC{-}CH_2CH_2\underset{\displaystyle O}{\overset{\|}{C}}{-}COOH \rightleftharpoons R{-}\underset{\displaystyle O}{\overset{\|}{C}}{-}COOH + HOOC{-}CH_2CH_2\underset{\displaystyle NH_2}{CH}COOH}$$

5. 与茚三酮的显色反应

α-氨基酸与茚三酮的水合物在水溶液中共热时，则生成蓝紫色的化合物——罗曼紫。

$$2\,(\text{茚三酮水合物}) + \mathrm{R{-}\underset{\displaystyle NH_2}{CH}COOH} \longrightarrow (\text{罗曼紫}) + \mathrm{RCHO} + \mathrm{CO_2} + 3\mathrm{H_2O}$$

罗曼紫

罗曼紫颜色的深浅和 CO_2 的放出量均可用于 α-氨基酸的定量分析。

第二节 多肽和蛋白质

由氨基酸相互脱水形成的聚酰胺称为肽或蛋白质。

一、多肽

氨基酸之间以肽键相连而成的化合物称为肽。两个 α-氨基酸分子在适当的条件下加热时，一分子氨基酸的羧基和另一分子氨基酸的氨基之间，可以脱去一分子水缩合而生成二肽。

$$\mathrm{R\underset{\displaystyle NH_2}{CH}{-}\overset{\displaystyle O}{\overset{\|}{C}}{-}\boxed{OH + H}{-}\overset{\displaystyle H}{\overset{|}{N}}{-}\overset{\displaystyle R'}{\overset{|}{C}}HCOOH \longrightarrow R\underset{\displaystyle NH_2}{CH}{-}\boxed{\overset{\displaystyle O}{\overset{\|}{C}}{-}\overset{\displaystyle H}{\overset{|}{N}}}{-}\overset{\displaystyle R'}{\overset{|}{C}}HCOOH + H_2O}$$

二肽分子中的酰胺键（$\mathrm{{-}\overset{\displaystyle O}{\overset{\|}{C}}{-}\overset{\displaystyle H}{\overset{|}{N}}{-}}$）称为肽键。

两种不同氨基酸成肽时，由于组合方式和排列顺序不同而生成两种结构不同的二肽。如甘氨酸和丙氨酸组成的二肽有以下 2 种异构体：

$$\mathrm{H_2NCH_2\overset{\displaystyle O}{\overset{\|}{C}}NH\underset{\displaystyle CH_3}{\underset{|}{C}}HCOOH} \qquad \mathrm{H_2N\underset{\displaystyle CH_3}{\underset{|}{C}}H\overset{\displaystyle O}{\overset{\|}{C}}NHCH_2COOH}$$

甘氨酰丙氨酸　　　　丙氨酰甘氨酸

三种不同氨基酸形成的三肽有 6 种异构体，由 n 个不同氨基酸组成的 n 肽应有 $n!$ 个异构体。

一般来说，由 10 个以下氨基酸相连而成的肽称为寡肽，10 个以上氨基酸构成的肽称为多肽。多肽链中的每一个氨基酸单位叫做氨基酸残基。多肽链中形成肽键的原子与 α-碳原子交替重复排列构成主链骨架，而伸展在主链两侧的 R 基称为侧链。多肽链一端具有未结合的氨基，称为 N-端，通常写在左边；另一端具有未结合的羧基，称为 C-端，写在右边。

侧链

$$H_2N-\underset{H}{\overset{R_1}{C}}-\overset{O}{\overset{\|}{C}}-\underset{H}{N}-\underset{H}{\overset{R_2}{C}}-\overset{O}{\overset{\|}{C}}-\underset{H}{N}\cdots\cdots\overset{O}{\overset{\|}{C}}-\underset{H}{N}-\underset{H}{\overset{R_n}{C}}-\overset{O}{\overset{\|}{C}}-OH$$

N-端　　　　　　　　C-端

多肽链结构

多肽的命名是以 C-端的氨基酸为母体，从 N-端开始，将其余的氨基酸的残基作为酰基，依次列在母体名称之前。例如：

$$H_2N-\underset{COOH}{CH}-CH_2CH_2\overset{O}{\overset{\|}{C}}-NH\underset{CH_2SH}{CH}-\overset{O}{\overset{\|}{C}}-NHCH_2COOH$$

谷胱甘肽（γ-谷氨酰半胱氨酰甘氨酸）

谷胱甘肽分子中的巯基是主要功能基，具有还原性，成为体内重要的抗氧化剂，保护体内蛋白质或酶免遭氧化。

二、蛋白质

多肽和蛋白质之间没有严格的界限，一般分子量在 10000 以上的多肽为蛋白质。蛋白质是生命的物质基础。

1. 蛋白质的组成

蛋白质种类虽然繁多，结构复杂，但其组成的元素并不多，主要由碳、氢、氧、氮、硫等元素组成，有些蛋白质还含有磷、铁、碘、锰、锌等元素。

大多数蛋白质含氮量很接近，平均约为 16%。因此，1g 氮相当于 6.25g 蛋白质。6.25 称为蛋白质系数，化学分析时，只要测出生物样品中的含氮量，就可推算其蛋白质的大致含量：

样品中蛋白质的含量＝每克样品含氮的质量（g）×6.25×100%

2. 蛋白质的分类

（1）根据形状分类

蛋白质可分为纤维状蛋白质和球状蛋白。角蛋白、丝蛋白等呈纤维状，属于纤维状蛋白；各种酶、白蛋白、血球蛋白、酪蛋白等为球状，属于球状蛋白。

（2）根据化学组成分类

蛋白质可分为单纯蛋白质和结合蛋白质。仅由 α-氨基酸组成的蛋白质称为单纯蛋白质，如白蛋白、球蛋白、谷蛋白、醇溶蛋白等；由单纯蛋白质和非蛋白质物质组成的称为结合蛋白质，其非蛋白部分称为辅基，如核蛋白（辅基为核酸）、脂蛋白（辅基为脂类）、糖蛋白（辅基为糖类）、血红蛋白（辅基为亚铁血红素）等。

（3） 根据蛋白质的生理功能分类

蛋白质可分为保护蛋白、酶蛋白、激素蛋白、抗体蛋白、膜蛋白等。

3. 蛋白质的分子结构

蛋白质的分子结构复杂，为了便于人们的认识和研究，常将蛋白质的分子结构分为一级结构、二级结构、三级结构和四级结构。

（1） 一级结构

在蛋白质分子的多肽链中，α-氨基酸排列的顺序和连接方式称为蛋白质的一级结构。其中肽键为主键。有些蛋白质就是一条多肽链，有些蛋白质则由两条或两条以上的多肽链构成。例如牛胰岛素是由 A、B 两个多肽链构成，共含有 51 个氨基酸残基，其中 A 链含有 11 种共 21 个氨基酸残基，B 链含有 16 种共 30 个氨基酸残基。牛胰岛素中氨基酸的排列顺序如图 18-1 所示。

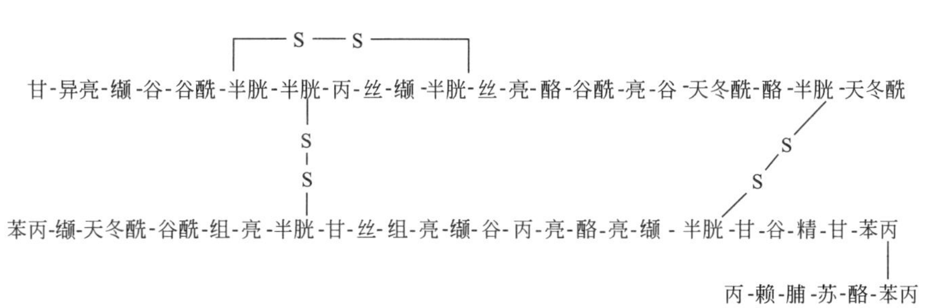

图 18-1 牛胰岛素的一级结构

（2）二级结构

组成蛋白质的多肽链并不是以线形在空间展开的，而是卷曲、折叠成具有一定形状的空间结构。由于多肽链中某些基团的氢键作用，使多肽链在空间形成一定的构象，即为蛋白质的二级结构。其形式主要有 α-螺旋和 β-折叠。

① α-螺旋 多肽链的构象为螺旋形，且多半为右手螺旋，每 3～6 个氨基酸形成一个螺旋圈。

② β-折叠 多肽链充分伸展，每个肽单元平面沿 α-碳原子折叠成锯齿形，平行排列的肽段之间以氢键相连维持构象的稳定。

（3） 三级结构

具有二级结构的多肽链按一定方式进一步折叠盘曲，形成更为复杂的空间构象，称为蛋白质的三级结构。

（4） 四级结构

凡是由两个或两个以上具有三级结构的多肽链以一定的形式聚合而成的聚合体，称为蛋白质的四级结构。

蛋白质的一级、二级、三级、四级结构示意图见图 18-2。

蛋白质分子中多肽链之所以卷曲、折叠和聚合形成空间结构，因素很多，其中一个很重要的因素是副键的作用。重要的副键有氢键、盐键、疏水键和二硫键等。维持蛋白质空间构型的各种副键，见图 18-3 所示。

4. 蛋白质的性质

（1） 两性电离和等电点

蛋白质虽是由氨基酸通过肽键连接而成的大分子，但分子中仍保留未结合的氨基和羧

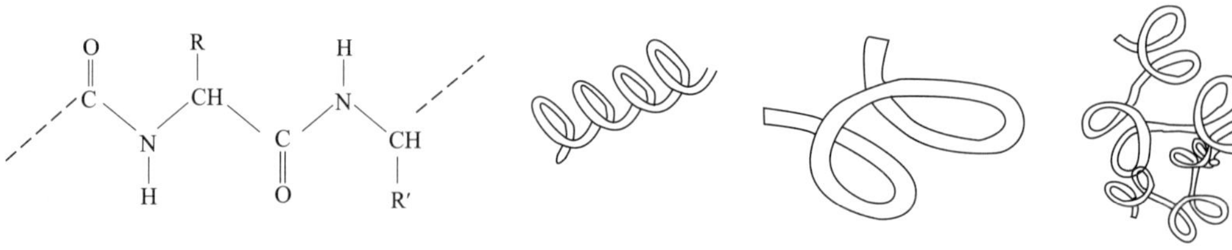

一级结构　二级结构　三级结构　四级结构

图 18-2　蛋白质的一级、二级、三级、四级结构示意图

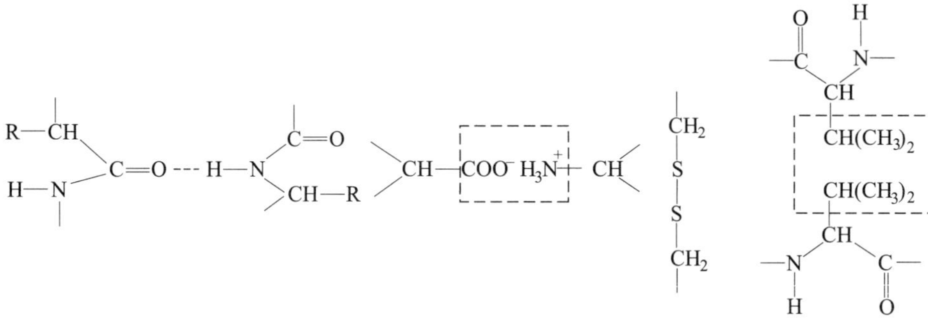

(a)氢键　(b)盐键　(c)二硫键　(d)疏水键

图 18-3　维持蛋白质空间构型的各种副键

基，因此与氨基酸类似，可以发生两性电离。当调节溶液的 pH 到某一值时，蛋白质为偶极离子，在电场中不移动，此时溶液的 pH 值为该蛋白质的等电点，以 pI 表示。

当 pH＞pI 时，蛋白质带负电荷；pH＜pI 时，蛋白质带正电荷。

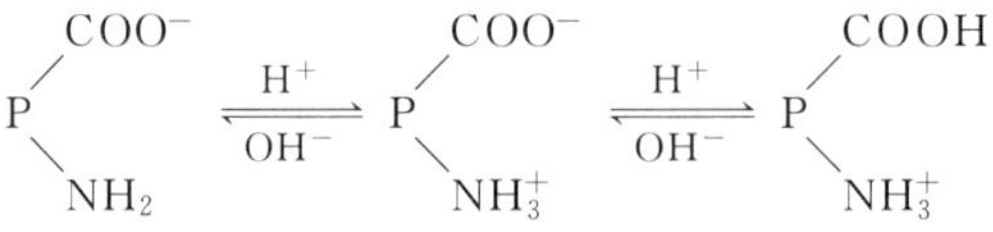

$$\underset{\mathrm{pH}>\mathrm{p}I}{\mathrm{P}\begin{cases}\mathrm{COO^-}\\ \mathrm{NH_2}\end{cases}} \underset{\mathrm{OH^-}}{\overset{\mathrm{H^+}}{\rightleftharpoons}} \underset{\mathrm{pH}=\mathrm{p}I}{\mathrm{P}\begin{cases}\mathrm{COO^-}\\ \mathrm{NH_3^+}\end{cases}} \underset{\mathrm{OH^-}}{\overset{\mathrm{H^+}}{\rightleftharpoons}} \underset{\mathrm{pH}<\mathrm{p}I}{\mathrm{P}\begin{cases}\mathrm{COOH}\\ \mathrm{NH_3^+}\end{cases}}$$

人体内多数蛋白质的等电点为 5 左右，而体液的 pH 值约为 7.4，所以体内的蛋白质以阴离子形式存在，并与 K^+、Na^+、Ca^{2+}、Mg^{2+} 等离子形成盐。

在等电点时，蛋白质的溶解度最小，最容易从溶液中析出。利用这一性质可以分离、提纯蛋白质。

(2) 蛋白质的胶体性质

蛋白质是高分子化合物，其分子颗粒大小正处于 1～100nm 之间，因此蛋白质溶液属于高度分散的胶体分散系，不能透过半透膜。蛋白质分子表面上含有许多亲水基团(如肽键、羟基、羧基、氨基等)，能形成很厚很牢的水化膜。另外，蛋白质溶液不在等电点时，蛋白质带有同种电荷，它们相互排斥，难以聚集。因此蛋白质水溶液较稳定。

(3) 蛋白质的盐析

在蛋白质溶液中加入一定量的无机盐而使蛋白质沉淀析出的方法称为盐析。由于盐的离子结合水的能力大于蛋白质，因而破坏了蛋白质的水化膜，同时盐的离子又能中和蛋白质所带的电荷，结果使蛋白质失去稳定因素而发生沉淀。

盐析是一个可逆过程，被沉淀出来的蛋白质分子结构基本无变化，只要消除沉淀因素，沉淀会重新溶解。不同蛋白质盐析时所需盐的最低浓度不同，利用这一性质可以分离不同的蛋白质。

（4） 蛋白质的变性

蛋白质在某些物理因素（加热、高压、震荡、紫外线、X射线及超声波等）或化学因素（强酸、强碱、重金属盐、有机溶剂等）的影响下，分子内部的副键断裂，空间结构发生了改变，其理化性质和生物活性也随之发生了改变，这种现象叫做蛋白质的变性。

蛋白质的变性已广泛应用于医学实践中。例如乙醇、加热、高压、紫外线等用于消毒灭菌；重金属盐中毒急救时，可先洗胃，然后让患者口服大量蛋清、牛奶或豆浆等，以减少机体对重金属盐的吸收。在制取和保存蛋白质制剂时，应选用低温、合适的溶剂及适宜的pH值等条件，以免蛋白质变性。

（5） 颜色反应

蛋白质与某些试剂作用可显示不同颜色，以此可鉴别蛋白质。

① 缩二脲反应　含有2个或2个以上肽键的化合物，能与碱性硫酸铜溶液作用，发生缩二脲反应。蛋白质分子中含有许多肽键，缩二脲反应后显紫色或紫红色。

② 茚三酮反应　在蛋白质溶液中加入茚三酮溶液，加热后显蓝紫色。此反应可用于蛋白质的定性、定量测定。

③ 黄蛋白反应　含有苯环氨基酸残基的蛋白质，与浓硝酸作用呈黄色，这个反应称为黄蛋白反应。皮肤、指甲不慎沾上浓硝酸会出现黄色就是这个缘故。

④ Millon反应　含有酪氨酸残基的蛋白质遇Millon试剂（硝酸汞的硝酸溶液）即产生白色沉淀，加热后转变为红色。

学习小结

1. 组成蛋白质的α-氨基酸有20种，除甘氨酸外都有光学活性，为L-构型。

2. 氨基酸分子中含有羧基和氨基，属于两性化合物，具有两性电离和等电点。还可发生成肽反应、脱羧反应、茚三酮反应等。

3. 蛋白质为重要的生物高分子化合物，结构复杂，一级结构为多肽链中氨基酸的排列顺序，二级、三级、四级结构为其空间结构，其中二级结构主要有α-螺旋和β-折叠等。

4. 蛋白质的性质主要有两性电离和等电点、盐析、变性、颜色反应等。

（曹晓群）

复　习　题

一、选择题

1. 不含手性碳的氨基酸是（　　）。

A. 丙氨酸　B. 苯丙氨酸　C. 亮氨酸　D. 甘氨酸

2. 溶液的pH<pI，氨基酸存在的主要形式是（　　）。

A. 配离子　B. 阳离子　C. 阴离子　D. 两性离子

3. 不能使蛋白质变性的是（　　）。

A. 煮沸　B. 加酒精　C. 加NaCl　D. 加$HgCl_2$

4. 蛋白质的α-螺旋结构属（　　）。

A. 一级结构　B. 二级结构　C. 三级结构　D. 四级结构

5. 临床上消毒灭菌是利用蛋白质的（　　）。

A. 盐析　B. 变性　C. 显色反应　D. 水解

6. 蛋白质分子结构中的主要化学键是（　　）。

A. 氢键　B. 肽键　C. 二硫键　D. 离子键

7. 下列含有两个羧基的氨基酸是（　　）。

A. 精氨酸　B. 赖氨酸　C. 甘氨酸　D. 谷氨酸

二、写出下列反应方程式

1. 甘氨酸与 HCl 溶液

2. 丙氨酸与 NaOH 溶液

三、问答题

蛋白质分子的主键是什么？有哪些副键？

参考答案 Reference answer

第一章　溶液

一、选择题

1.C　2.C　3.A　4.C　5.A　6.C　7.B　8.B　9.A　10.D　11.C

二、计算题

1.15mL；2. 18.4mol·L^{-1}；3. 6.91×10^{4}；

4. $\Delta \Pi = \Delta c_{os} RT =$ （0.20－0.005） mol·L^{-1}×8.314 kPa·L·K^{-1}·mol^{-1}×298.15K＝483.4kPa

可上升高度＝483.4kPa/1kPa×10.2cm＝4930cm＝49.3m

三、问答题

1. 胶体的电学性质说明胶粒带电，胶粒带电的主要原因有以下两种：（1）胶核表面的选择性吸附；（2）胶核表面分子的解离。

胶核吸附与其组成类似的正离子而带正电荷，形成正溶胶；吸附与其有关的负离子而带负电荷，形成负溶胶。胶粒本身解离负离子，则带正电；否则，带负电。

2. $[(Au)m \cdot nAuO_2^- (n-x)Na^+]^{x-} \cdot xNa^+$

溶胶因胶核吸附负离子而带负电，所以在电场中向正极移动。

3. 由于高分子化合物被吸附在胶粒的表面上，形成一层高分子保护膜，包围了胶体粒子，把亲水性基团伸向水中，并具有一定厚度，所以当胶粒在相互接近时的吸引力就大为削弱，且这层保护膜还会增加相互排斥力，因此增加了胶体的稳定性。

4. 保持相对稳定的因素主要有三点：(1) 胶粒带电；(2) 溶胶表面的水合膜；(3) 布朗运动。

电解质的作用是主要的；可与水强烈结合的有机溶剂（如乙醇、甲醇、丙酮、乙腈等）也可作沉淀剂。

5. 先加明胶溶液再加 NaCl 溶液，比较稳定；先加 NaCl 溶液再加明胶溶液则聚沉。

6.

类型	粒子大小	分散相粒子	性 质
真溶液	<1nm	小分子或离子	均相、稳定系统；分散相粒子扩散快
胶体溶液	1～100nm	胶粒(分子、离子、原子聚集体)	多相、热力学不稳定系统，有相对稳定性；分散相粒子扩散较慢

7.

	性质	高分子化合物溶液	溶胶
相同点	分散相粒径	1～100nm 数量级	
	通透性	不能透过半透膜，能透过滤纸	
	丁铎尔现象	有	
	扩散速度	慢	

续表

性质		高分子化合物溶液	溶胶
不同点	分散相组成	单个水合高分子	原子、离子、分子聚集体
	均一性	均相系统	多相系统
	稳定性	热力学稳定系统	热力学不稳定系统,有相对稳定性
	黏度	大	小
	外加电解质的影响	不敏感,但加入大量电解质离子会脱水合膜造成盐析	敏感,加入少量电解质反离子会抵消胶粒电荷而聚沉

第二章 电解质和缓冲溶液

一、选择题

1. C 2. D 3. B 4. D 5. D 6. B 7. B 8. D 9. B 10. A

二、问答题

1.

酸	H_2O	H_3PO_4	HCO_3^-	NH_4^+	H_2S	HPO_4^-	$NH_3^+—CH_2—COO^-$	H_3O^+
共轭碱	OH^-	$H_2PO_4^-$	CO_3^{2-}	NH_3	HS^-	PO_4^{3-}	$NH_2—CH_2—COO^-$	H_2O

碱	H_2O	NH_3	$H_2PO_4^-$	$[Al(H_2O)_5OH]^{2+}$	S^{2-}	$NH_3^+—CH_2—COO^-$
共轭酸	H_3O^+	NH_4^+	H_3PO_4	$[Al(H_2O)_6]^{3+}$	HS^-	$NH_3^+—CH_2—COOH$

2. 答：能够抵抗外来的少量强酸或强碱或稍加稀释，而保持 pH 值基本不变的溶液称为缓冲溶液。

缓冲容量是缓冲能力大小的量度。定义为：单位体积的缓冲溶液 pH 值改变 1 时（$\Delta pH=1$），所需加入的一元强酸或强碱的物质的量。

决定缓冲溶液 pH 的主要因素是 pK_a 和缓冲比。

决定缓冲容量的主要因素是总浓度和缓冲比。

3. 缓冲溶液的缓冲范围为 $pH = pK_a \pm 1$，超出此范围则缓冲容量太低。

(1) pH = 8.27～10.27；(2) pH = 3.89～5.89

(3) pH = 6.21～8.21；(4) pH = 2.74～4.74

三、计算题

1. 解：$pK_a = 14.00 - pK_b = 14.00 - 4.75 = 9.25$

$$pH = pK_a + \lg\frac{[NH_3]}{[NH_4^+]}$$

$$pH = 9.25 + \lg\frac{0.20mol \cdot L^{-1}}{0.10mol \cdot L^{-1}} = 9.55$$

2. 解：测量结果的算术平均值为：

$$\bar{x} = \frac{\sum x_i}{n} = \frac{73.42\% + 73.57\% + 73.49\% + 74.21\% + 73.92\%}{5} = 73.72\%$$

标准偏差为：

$$S = \sqrt{\frac{\sum(x_i - \bar{x})^2}{n-1}}$$

$$= \sqrt{\frac{(73.42\% - 73.72\%)^2 + (73.57\% - 73.72\%)^2 + (73.49\% - 73.72\%)^2 + (74.21\% - 73.72\%)^2 + (73.92\% - 73.72\%)^2}{5-1}}$$

$= 3.33\%$

相对标准偏差为：

$$S_r=\frac{S}{\bar{x}}\times 100\%=\frac{3.33\%}{73.72\%}\times 100\%=4.52\%$$

3. $Na_2CO_3 + 2HCl \xlongequal{} 2NaCl + H_2O + CO_2$

　　1　　　2

$$\frac{0.3420g}{106g\cdot mol^{-1}}\cdot\frac{1}{5}=\frac{1}{2}x\,mol\cdot L^{-1}\times 0.01842L$$

HCl 溶液的物质的量浓度 $x=0.07mol\cdot L^{-1}$

4. 解：(1) 应加入碱性的 NaAc

(2) 生成 $0.9mol\cdot L^{-1}$ NaAc 和 $0.10mol\cdot L^{-1}$ HAc，则：

$$[H_3O^+]=\frac{K_a\ [HAc]}{[Ac^-]}=\frac{1.76\times 10^{-5}\times 0.10}{0.90}mol\cdot L^{-1}=2.0\times 10^{-6}mol\cdot L^{-1}$$

pH = 5.70

(3) NaOH 过量

$[OH^-]=0.90mol\cdot L^{-1}$，pOH = 0.046，pH = 13.95

第三章　氧化还原反应和电极电势

1. 略 2. 略 3. C

4. (1) −0.068V；(2) 0.818V；(3) 1.107V

5. 解：$\varphi^{\ominus}_{Br_2/Br^-}=1.066\ V$，$\varphi^{\ominus}_{I_2/I^-}=0.5355V$，$\varphi^{\ominus}_{MnO^{4-}/Mn^{2+}}=1.507V$

由题意，$\varphi_{MnO^{4-}/Mn^{2+}}=\varphi^{\ominus}_{MnO^{4-}/Mn^{2+}}+\frac{0.05916V}{5}\lg c^{8}_{H^+}$

(1) 当 pH = 0 时　$\varphi_{MnO^{4-}/Mn^{2+}}=1.507\ V$

此时均大于 $\varphi^{\ominus}_{Br_2/Br^-}$ 和 $\varphi^{\ominus}_{I_2/I^-}$，因此能氧化 Br^- 和 I^-。

(2) 当 pH = 5.5 时　$\varphi_{MnO^{4-}/Mn^{2+}}=0.987\ V$

此时 $\varphi^{\ominus}_{Br_2/Br^-}>\varphi_{MnO^{4-}/Mn^{2+}}>\varphi^{\ominus}_{I_2/I^-}$，因此只能氧化 I^-。

6. 0.404 V

7. (1) $\varphi_{Ag^+/Ag}$和 $\varphi_{Cu^{2+}/Cu}$的电极电势分别为：

$$\varphi_{Ag^+/Ag}=\varphi^{\ominus}_{Ag^+/Ag}+0.05916V\times\lg[c_{Ag^+}]=0.7404\ V$$

$$\varphi_{Cu^{2+}/Cu}=\varphi^{\ominus}_{Cu^{2+}/Cu}+\frac{0.05916V\times\lg[c_{Cu^{2+}}]}{2}=0.3123\ V$$

因为 $\varphi_{Ag^+/Ag}>\varphi_{Cu^{2+}/Cu}$，$Ag^+/Ag$ 是正极，Cu^{2+}/Cu 是负极；

原电池的电动势为：

$E=\varphi_+-\varphi_-=0.7404V-0.3123V=0.4281V$

原电池符号：

(−) Cu｜ Cu^{2+} ($0.10\ mol\cdot L^{-1}$) ‖ Ag^+ ($0.10\ mol\cdot L^{-1}$) ｜ Ag (+)

(2) 电极反应和电池反应分别为：

正极反应：$Ag^+ + e^- \rightleftharpoons Ag$

负极反应：$Cu-2e^- \rightleftharpoons Cu^{2+}$

电池反应：$2Ag^+ + Cu \rightleftharpoons 2Ag + Cu^{2+}$

第四章　原子结构、共价键和分子间作用力

1. 解：

原子序数	电子组态	价层电子构型	周期	族	区
	$[Ar]4s^1$	$4s^1$	4	ⅠA	s
36		$4s^24p^6$	4	0	p
26	$[Ar]3d^64s^2$		4	Ⅷ	d
47	$[Kr]4d^{10}5s^1$	$4d^{10}5s^1$			ds

2. 解：第 4 周期是第一个长周期，其中开始出现含 3d 电子的元素。其最高主量子数等于周期数 4。

(1) 第 6 个元素，除 4s 电子充满外，还应有 4 个 3d 电子，电子组态为：$[Ar]\ 3d^44s^2$，考虑到 d 亚层半满是体系能量低的稳定状态，实际的电子组态为 $[Ar]\ 3d^54s^1$，6 个轨道，6 个电子，根据 Hund 规则，未成对电子数为 6。

(2) 第 4 周期最后一个元素原子序数为 36，所以 $Z=38$ 的元素，应是第 5 周期第 2 个元素，其电子组态为 $[Kr]\ 5s^2$，最稳定的离子应为 +2 价离子，电子排布式为 [Kr]，未成对电子数为 0。

(3) 这应是第 4 周期的主族元素，3d 和 4s 均应已充满，所以，它的电子组态为：$[Ar]\ 3d^{10}4s^24p^3$，未成对的电子数为 3。

3. 解：Ge：$[Ar]\ 3d^{10}4s^24p^2$，$4s^24p^2$；Zn^{2+}：$[Ar]\ 3d^{10}4s^0$，$3d^{10}4s^0$；Co^{3+}：$[Ar]\ 3d^64s^0$，$3d^64s^0$；Ni^{2+}：$[Ar]\ 3d^84s^0$，$3d^80$；Br^-：[Kr]，$4s^24p^6$；Se：$[Ar]\ 3d^{10}4s^24p^4$，$4s^24p^4$。

4. 解：F、S、As、Zn、Ca、Cs

5. (略) 6. A 7. D 8. A

9. 随着氟、氯、溴、碘双原子分子的分子量的增大，分子的变形性增大，分子间的色散力增大，所以在常温下，卤素单质中氟、氯是气态，溴是液态，碘是固态。

10. (1) 色散力。(2)、(4) 诱导力和色散力。(3) 取向力、诱导力和色散力。

11. NH_3、H_2O 是分子间氢键，HNO_3、邻羟基苯甲酸是分子内氢键。

12. C 13. D

第五章 配合物

1. 略

2. (1) 氢氧化二氨合银（Ⅰ） (2) 氯化二氯·二水合铬（Ⅲ）
 (3) 氯化氯·硝基·二乙二胺合钴（Ⅲ） (4) 氨基·硝基·二氨合铂（Ⅱ）
 (5) 四氰根合汞（Ⅱ）酸钾 (6) 六氰根合铁（Ⅱ）酸

3. (1) $[Al(OH)_2(H_2O)_4]^+$ (2) $[Cr(en)_3]^{3+}$
 (3) $[Co(NH_3)_3(H_2O)Cl_2]Cl$ (4) $NH_4[Cr(SCN)_4(NH_3)_2]$

第六章 有机化学概述

一、选择题

1. D 2. D 3. B 4. A 5. C 6. C 7. D 8. A 9. C

二、d<e<b<c<a

三、1. 醚键，醚；2. 碳碳叁键，炔；3. 酚羟基，酚；4. 醛基，醛；5. 醇羟基，醇；6. 酮基，酮；7. 羧基，羧酸；8. 酯基，酯；9. 氨基，胺；10. 硝基，硝基化合物

四、简答题

1. 与大多数无机物相比，大多数有机物一般有如下特点：(1) 结构方面的特点：结构复杂，存在许多同分异构现象；(2) 性质方面的特点：易燃烧，热稳定性差，熔、沸点低，难溶于水、易溶于有机溶剂，反应速率快，副反应多、产物复杂，绝大多数有机物是非电解质，不能导电。

2. σ 键的电子云重叠程度大，键能较大。重叠的电子云沿键轴对称分布，呈圆柱形，绕键轴旋转不影响电子云的重叠程度，所以 σ 键可自由旋转。σ 键的电子云离核较近，受原子核的束缚较大，在外界条件

影响下不易被极化。π键不会主动形成，是在σ键形成的时候，由于轨道方向的限制而被迫形成，故而π键不会单独存在。π键的电子云分布在两核键轴的上下两方，所以π键不能自由旋转。π键电子云重叠程度较小，键能较小，发生化学反应时，易断裂。π键的电子云离原子核较远，受核的束缚较小，因此具有较大的流动性，易受外界的影响而发生极化，具有较强的化学活性。

第七章　烃

一、选择题

1. C　2. B　3. C　4. D　5. B　6. A　7. B　8. D　9. D　10. C　11. C　12. A　13. B　14. D　15. B　16. A　17. A　18. C　19. A　20. C　21. B　22. A　23. A

二、写出下列化合物的名称或结构

1. 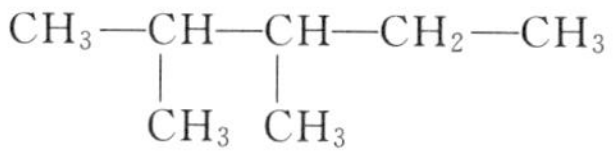 $CH_3—CH(CH_3)—CH(CH_3)—CH_2—CH_3$　2. $CH_3—CH(CH_3)—CH(CH_2CH_3)—CH_2—CH(CH_3)—CH_2—CH_3$

3. CH_3　CH_3（环戊烷）

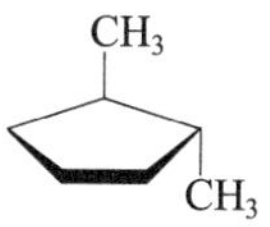

4. 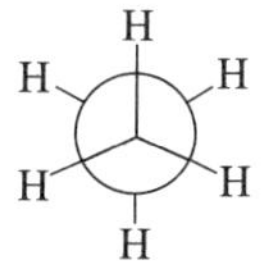 H　H　H　H　H　H

5. 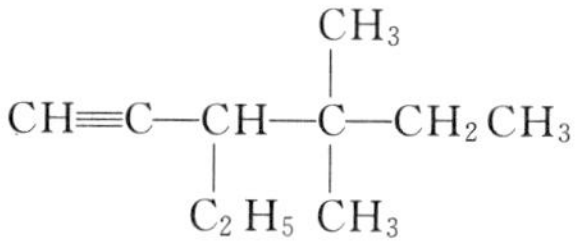 $CH\equiv C—CH(C_2H_5)—C(CH_3)_2—CH_2CH_3$　6. 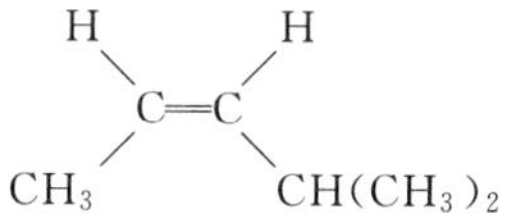 $(H)(CH_3)C=C(H)(CH(CH_3)_2)$

7. 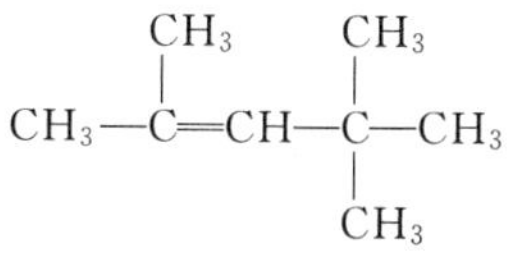 $CH_3—C(CH_3)=CH—C(CH_3)_2—CH_3$　8. 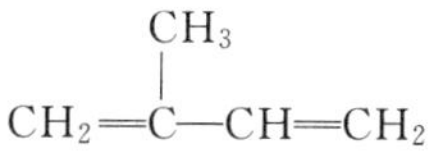 $CH_2=C(CH_3)—CH=CH_2$

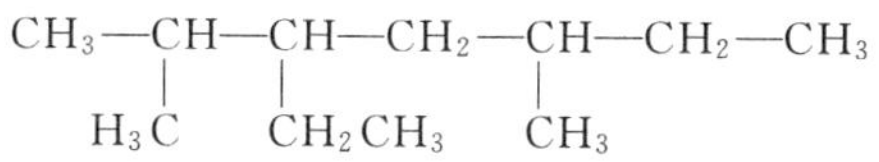

9. 3-甲基-1-丁炔
10. 3-乙基-4-己烯-1-炔
11. 3-甲基-2,4-己二烯
12. (*E*)-2,3,5-三甲基-4-乙基-3-己烯
13. 2-甲基-3-苯基庚烷
14. (*E*)-3-甲基-2-戊烯
15. 1-甲基-2,4-二乙基苯或2,4-二乙基甲苯
16. 1-甲基-4-乙基萘

三、完成下列反应式

1. CH_3CHBr_2　2. 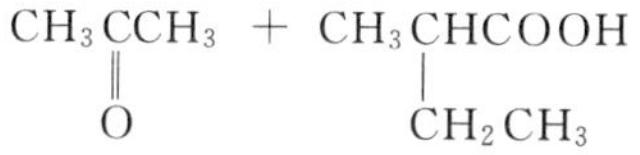 $CH_3C(=O)CH_3$ + $CH_3CH(CH_2CH_3)COOH$

3. $CH_3C\equiv CCu\downarrow$ $+NH_4Cl+NH_3$　4. $CH_3CH=CHCH_2Br$

5. 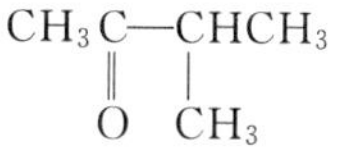 $CH_3C(=O)—CH(CH_3)CH_3$　6. 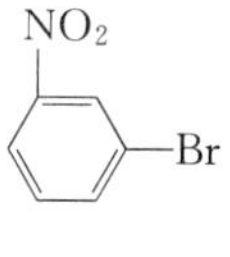 $C_6H_4(NO_2)Br$（间位）

7. 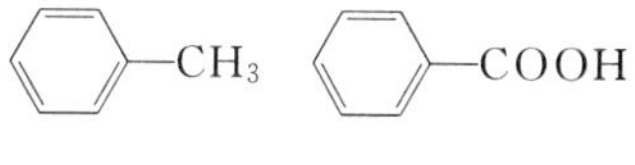 $C_6H_5—CH_3$　$C_6H_5—COOH$　8. 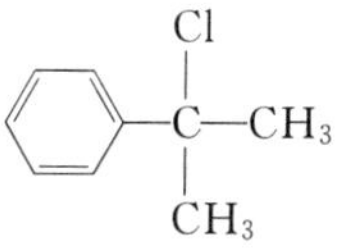 $C_6H_5—C(Cl)(CH_3)—CH_3$

9. 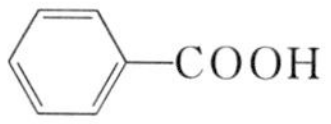 $C_6H_5—COOH$

四、用化学方式鉴别下列各组化合物

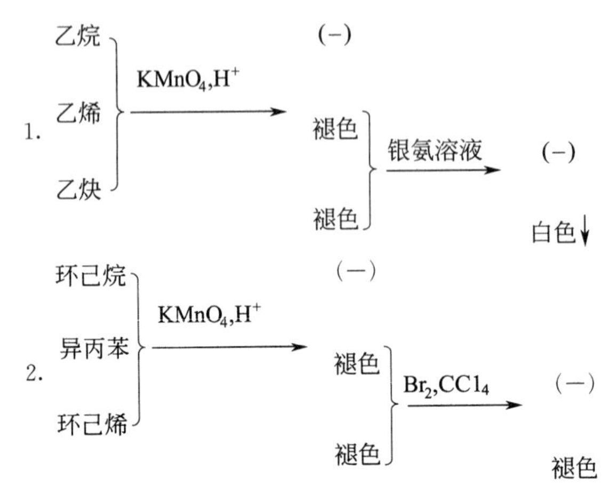

五、推断结构

1. A $CH \equiv CCH_2CH_3$　　B $CH_2=CH-CH=CH_2$

2. A $CH_3CH=CHCH_2CH_3$

B $CH_2=C(CH_3)CH_2CH_3$　　C $CH_3C(CH_3)=CHCH_3$

3. A $C_6H_5-CH_2CH_3$　　B $H_3C-C_6H_4-CH_3$（对位）

六、简答题

1. 维生素 A　　六个双键均有顺反异构，五个 E 式，一个 Z 式。

角鲨烯　　中间四个双键有顺反异构，全是 E 式。

2. 青霉素结构中的内酰胺属于易开环的四元环，不稳定。

第八章　对映异构

一、选择题

1. A　2. A　3. A　4. B　5. B　6. C　7. A　8. B　9. D　10. B

二、填空题

1. 镜像 手性分子
2. 手性
3. 右旋 ＋
4. 旋光度 α
5. 比旋光度 $[\alpha]_\lambda^t$
6. 外消旋体 ±

三、是非题

1. √ 2. √ 3. × 4. √ 5. √ 6. ×

第九章　卤代烃

一、选择题

1. A　2. B　3. B　4. B　5. D　6. B　7. D　8. A　9. B　10. D　11. C　12. B

二、简答题

1. 用化学方法鉴别下列各组化合物

(1) 用 $AgNO_3$ 的醇溶液鉴别

$$\left.\begin{array}{l}\text{2-氯丙烷}\\ \text{2-溴丙烷}\\ \text{2-碘丙烷}\end{array}\right\}\xrightarrow{AgNO_3\text{ 的醇溶液}}\left\{\begin{array}{l}\text{白色沉淀}\\ \text{浅黄色沉淀}\\ \text{黄色沉淀}\end{array}\right.$$

(2) 用 $AgNO_3$ 的醇溶液鉴别

$$\left.\begin{array}{l}\text{1-氯丙烯}\\ \text{3-氯丙烯}\\ \text{4-氯-1-丁烯}\end{array}\right\}\xrightarrow{AgNO_3\text{ 的醇溶液}}\left\{\begin{array}{l}\text{在加热情况下也不反应}\\ \text{白色沉淀（快）}\\ \text{白色沉淀（慢）}\end{array}\right.$$

(3) 用 $AgNO_3$ 的醇溶液鉴别

$$\left.\begin{array}{l}\text{氯苯}\\ \text{氯化苄}\end{array}\right\}\xrightarrow{AgNO_3\text{ 的醇溶液}}\left\{\begin{array}{l}\text{在加热情况下也不反应}\\ \text{白色沉淀}\end{array}\right.$$

2. 命名或写出下列化合物的结构式

(1) 4-甲基-2-溴己烷 (2) 6-甲基-4-氯-3-庚烯 (3) 氯化苄（苄氯）

(4) 2,4-二甲基-1-氯己烷 (5) 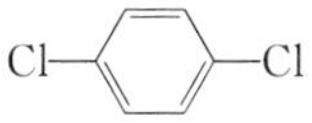 Cl—⟨苯环⟩—Cl（对二氯苯） (6) $CH_3CH{=}CHBr$

(7) $CH_3CH{=}CH{-}\underset{\displaystyle Br}{\underset{|}{C}}HCH_3$ (8) 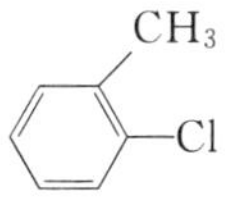 邻氯甲苯（苯环上 CH_3 与 —Cl 相邻）

3. 完成下列反应方程式

(1) $CH_3CH_2CH_2Br + NaOH \xrightarrow[\triangle]{H_2O} CH_3CH_2CH_2OH + NaBr$

(2) $CH_3CH_2\underset{\displaystyle Cl}{\underset{|}{C}}HCH_3 + KOH \xrightarrow[\triangle]{CH_3CH_2OH} CH_3CH{=}CHCH_3 + KCl + H_2O$

(3) $CH_3CH_2Br + Mg \xrightarrow{\text{无水乙醚}} CH_3CH_2MgBr \xrightarrow{H_2O} CH_3CH_2OH$

(4) $CH_3CH_2Cl + AgNO_3 \xrightarrow{CH_3CH_2OH} CH_3CH_2{-}O{-}NO_2 + AgCl\downarrow$

第十章 醇 酚 醚

一、选择题

1. C 2. B 3. D 4. A 5. C 6. B 7. C 8. C 9. A 10. B

二、用系统命名法命名下列化合物或根据名称写出结构

1. 2,2-二甲基丁醇 2. 1-苯基乙醇 3. 4-甲基-3-硝基苯酚

4. 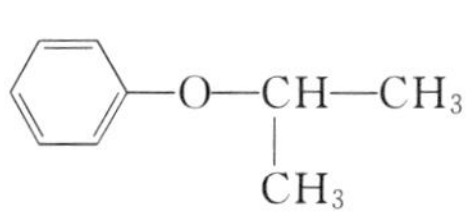 $C_6H_5{-}O{-}\underset{\displaystyle CH_3}{\underset{|}{C}}H{-}CH_3$ 5. 间氯苯酚（苯环上 Cl 与 —OH 处于间位） 6. $CH_3{-}\overset{\displaystyle CH_3}{\overset{|}{\underset{\displaystyle OH}{\underset{|}{C}}}}{-}CH_2{-}\underset{\displaystyle C_6H_5}{\underset{|}{C}}H{-}CH_3$

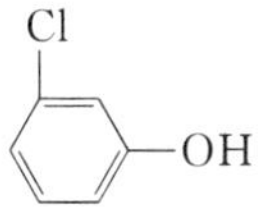

三、完成下列化学反应式

1.

$$CH_3CH_2\underset{\displaystyle OH}{\underset{|}{C}}HCH_3 \xrightarrow[100℃]{60\%H_2SO_4} \underset{\text{（主要产物）}}{\underset{\text{2-丁烯}}{CH_3CH{=}CHCH_3}} + \underset{\text{（次要产物）}}{\underset{\text{1-丁烯}}{CH_3CH_2CH{=}CH_2}}$$

2.

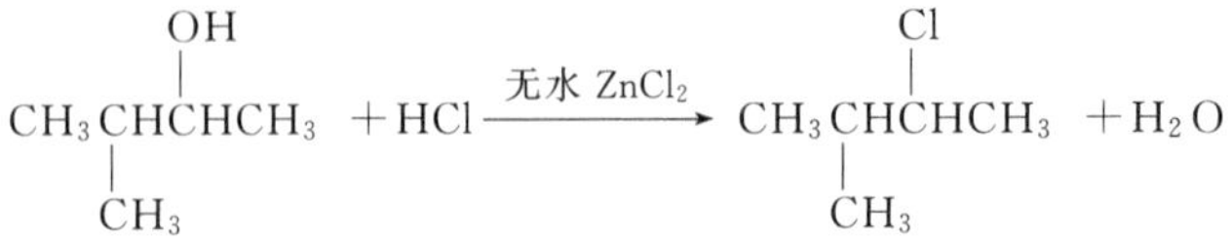

$$CH_3CH(OH)CH(CH_3)CH_3 + HCl \xrightarrow{无水\ ZnCl_2} CH_3CHClCH(CH_3)CH_3 + H_2O$$

3.

$$CH_3CH_2CH(OH)CH_2CH_3 \xrightarrow[稀\ H_2SO_4]{K_2Cr_2O_7} CH_3CH_2C(=O)CH_2CH_3$$

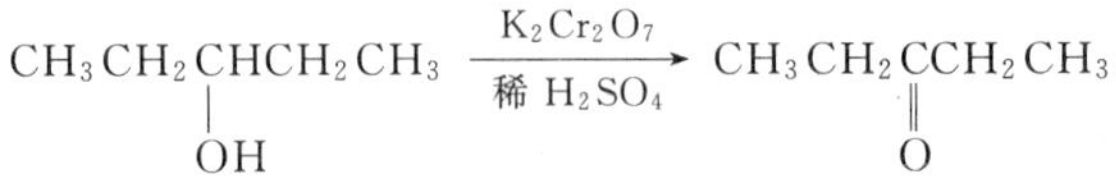

4.

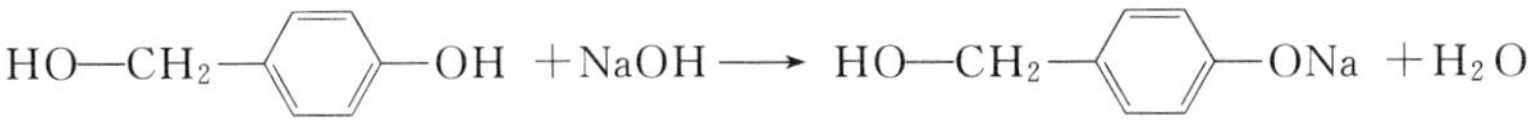

$$HO—CH_2—C_6H_4—OH + NaOH \longrightarrow HO—CH_2—C_6H_4—ONa + H_2O$$

5.

$$C_6H_5—OH + 3Br_2 \longrightarrow 2,4,6\text{-}Br_3C_6H_2—OH\downarrow + 3HBr$$

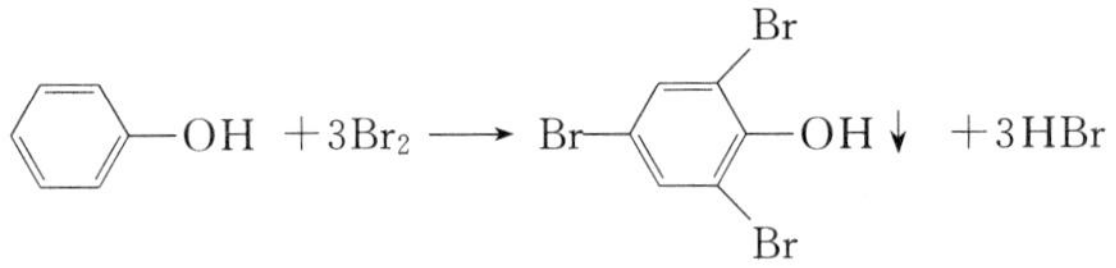

四、鉴别下列各组化合物

1.

正丁醇、仲丁醇、叔丁醇 $\xrightarrow{ZnCl_2+无水\ HCl}$

- 立刻出现浑浊
- 放置片刻出现浑浊
- 室温下放置 1 小时以上没有浑浊或分层

2.

苯甲醇、乙醚、甲酚 $\xrightarrow{FeCl_3\ 水溶液}$

- 无变化、无变化 $\xrightarrow{K_2Cr_2O_7+稀\ H_2SO_4}$ 橙红色变为蓝色、无变化
- 溶液显蓝色

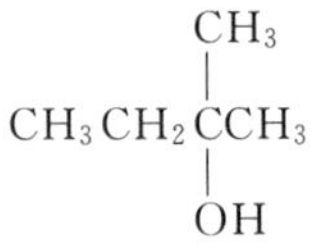

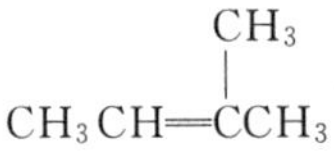

五、

A $CH_3CH_2C(CH_3)(OH)CH_3$

B $CH_3CH=C(CH_3)CH_3$

C $CH_3CH(OH)C(CH_3)(OH)CH_3$

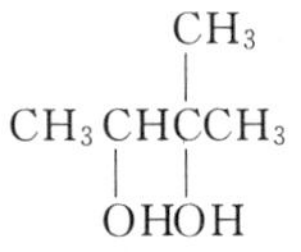

第十一章　醛 酮 醌

一、选择题

1. B　2. B　3. A　4. C　5. A　6. B　7. D　8. D　9. A　10. B

二、命名下列化合物

1. 2,3-二甲基丁醛　2. 3-甲基-2-丁烯醛

3. 对羟基苯甲醛　4. 邻硝基苯乙酮

5. 3,5-二甲基环己酮　6. 二苯基乙二酮

三、写出下列化合物的结构式

1. 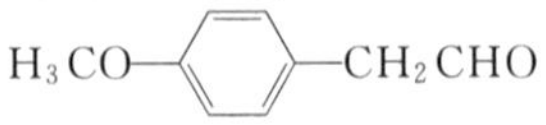 $H_3CO—C_6H_4—CH_2CHO$

2. 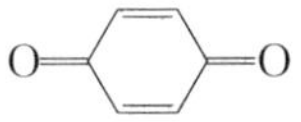 $O=C_6H_4=O$

3. 2,4,6-三甲基-1,3,5-三氧六环（环上三个 O，每个 C 上连 CH_3）

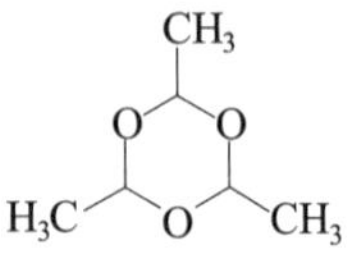

4. 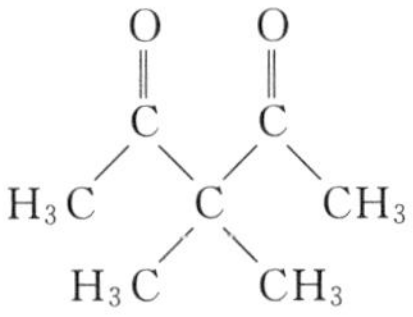 $H_3C—C(=O)—C(CH_3)_2—C(=O)—CH_3$

5. 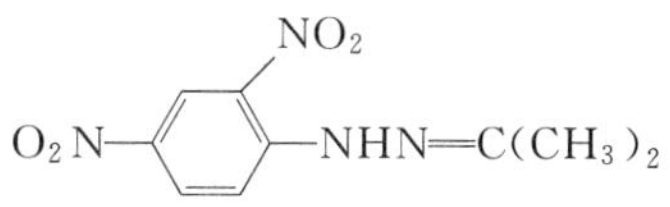 O_2N—$C_6H_3(NO_2)$—$NHN{=}C(CH_3)_2$　　6. 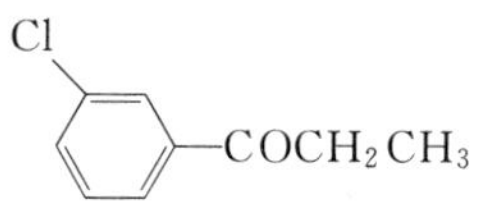 m-$ClC_6H_4COCH_2CH_3$

四、写出2-甲基环戊酮与下列试剂反应的产物

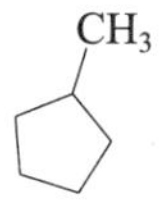

1. 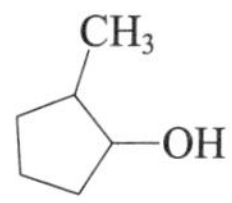 2-甲基环戊醇（CH_3，—OH）　2. 2-甲基环戊醇（CH_3，—OH）　3. 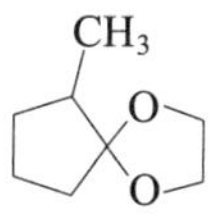 2-甲基环戊酮乙二醇缩酮（CH_3，O，O）　4. 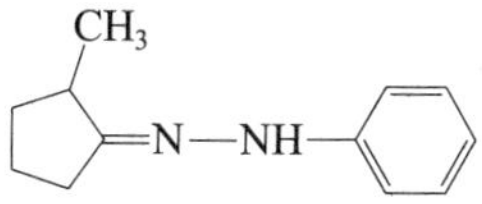 2-甲基环戊酮苯腙（CH_3，=N—NH—C_6H_5）

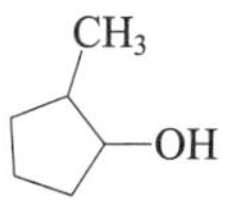

5. 甲基环戊烷（CH_3）　6. 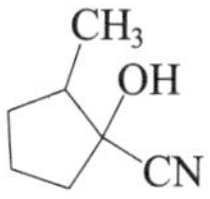 2-甲基环戊酮氰醇（CH_3，OH，CN）

五、用化学方法鉴别下列各组化合物

1. 丙酮、丙醇、丙醛 $\xrightarrow{托伦试剂}$ 丙酮（—）、丙醇（—）、丙醛 银镜；丙酮、丙醇 $\xrightarrow{I_2+NaOH}$ 丙酮 $CHI_3\downarrow$，丙醇（—）

2. 2-戊酮、3-戊酮 $\xrightarrow{I_2+NaOH}$ 2-戊酮 $CHI_3\downarrow$，3-戊酮（—）

3. 苯乙醛、苯乙酮 $\xrightarrow{托伦试剂}$ 苯乙醛 银镜，苯乙酮（—）

4. 丙醛、苯甲醛 $\xrightarrow{斐林试剂}$ 丙醛 $Cu_2O\downarrow$，苯甲醛（—）

5. 1-丙醇、2-丙醇 $\xrightarrow{I_2+NaOH}$ 1-丙醇（—），2-丙醇 $CHI_3\downarrow$

6. 苯甲醛、苯甲醇、苯乙酮 $\xrightarrow{托伦试剂}$ 苯甲醛 银镜，苯甲醇（—）、苯乙酮（—）；苯甲醇、苯乙酮 $\xrightarrow{I_2+NaOH}$ 苯甲醇（—），苯乙酮 $CHI_3\downarrow$

六、完成下列反应式

1. $2CH_3CH_2CHO \xrightarrow[\triangle]{稀\ OH^-} CH_3CH_2CH(OH)—CH(CH_3)CHO$

2. 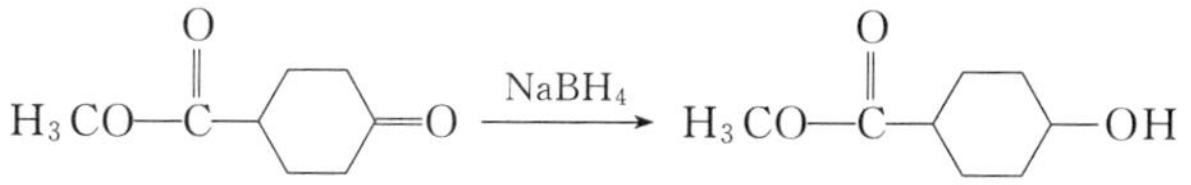 $H_3CO—C(=O)—C_6H_{10}{=}O$（4-氧代环己基）$\xrightarrow{NaBH_4} H_3CO—C(=O)—C_6H_{10}—OH$（4-羟基环己基）

3. $C_6H_5C(=O)CH_3 \xrightarrow{NH_2OH} C_6H_5C(=N—OH)CH_3$

第十二章　羧酸及其衍生物

一、选择题

1. C　2. B　3. D　4. A　5. C　6. C　7. A　8. D　9. D　10. D

二、命名或写出结构式

1. $\ce{HOOC-COOH}$　2. 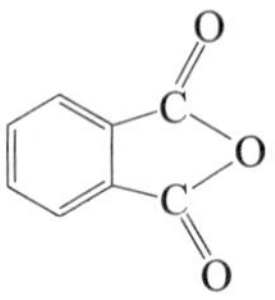 （邻苯二甲酸酐结构式）　3. （乙酰水杨酸结构式：苯环邻位分别连 —COOH 和 —OCOCH$_3$） 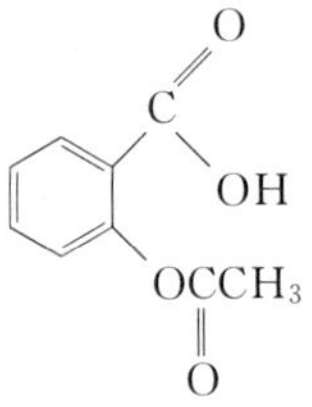　4. $HOOCHC(OH)-CH_2COOH$

5. 顺丁烯二酰亚胺　6. *N*-甲基甲酰胺　7. 尿素

三、用化学方法鉴别下列化合物

1. 甲酸、丙酸、丙烯酸 $\xrightarrow{Br_2/H_2O}$ 甲酸（—）、丙酸（—）、丙烯酸褪色；甲酸、丙酸 $\xrightarrow{KMnO_4/H^+}$ 甲酸褪色，丙酸（—）

2. 乙醇、乙醛、乙酸 $\xrightarrow{Na_2CO_3}$ 乙醇（—）、乙醛（—）、乙酸有气体放出；乙醇、乙醛 $\xrightarrow{2,4\text{-二硝基苯肼}}$ 乙醇（—），乙醛橙黄色深沉

3.
水杨酸、乙酰水杨酸 $\xrightarrow{FeCl_3}$ 水杨酸显紫色，乙酰水杨酸（—）

4.
乙酰氯、乙酐 $\xrightarrow{AgNO_3}$ 乙酰氯沉淀，乙酐（—）

四、完成下列化学反应式

1. 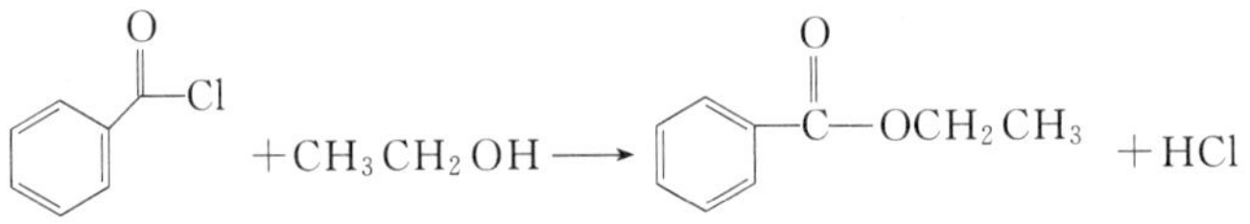 $C_6H_5COCl + CH_3CH_2OH \longrightarrow C_6H_5COOCH_2CH_3 + HCl$

2. $CH_3CH_2COOH + SOCl_2 \longrightarrow CH_3CH_2COCl + SO_2\uparrow + HCl\uparrow$

3. 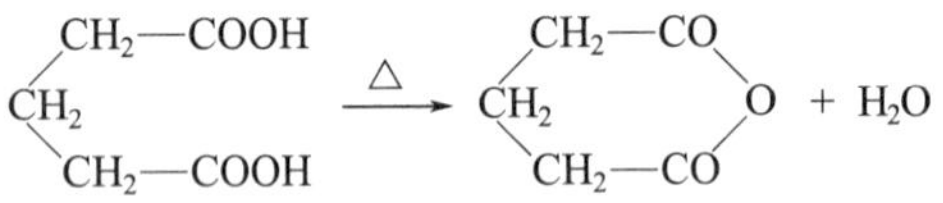 $HOOC-CH_2-CH_2-CH_2-COOH \xrightarrow{\triangle}$ （环状戊二酸酐：CH_2-CO / CH_2 / CH_2-CO，两个 CO 经 O 相连）$+ H_2O$

4. 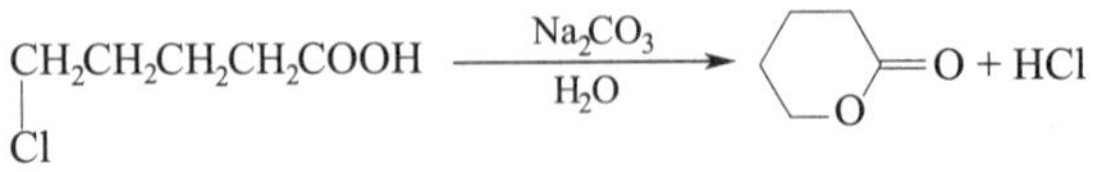 $ClCH_2CH_2CH_2CH_2COOH \xrightarrow[H_2O]{Na_2CO_3}$ （δ-戊内酯，六元环内酯）$+ HCl$

5. 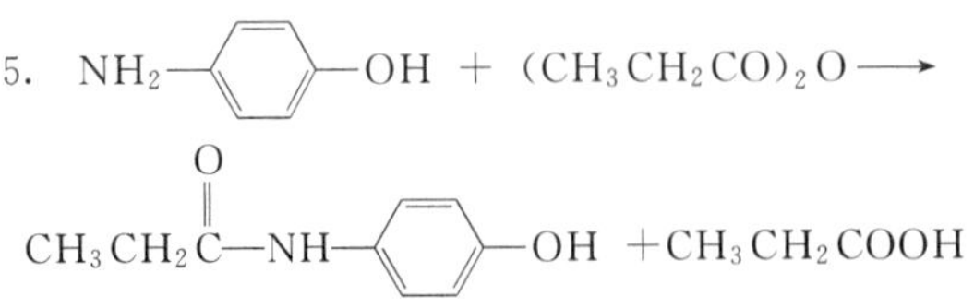 $NH_2-C_6H_4-OH + (CH_3CH_2CO)_2O \longrightarrow$
$CH_3CH_2C(=O)-NH-C_6H_4-OH + CH_3CH_2COOH$

6. 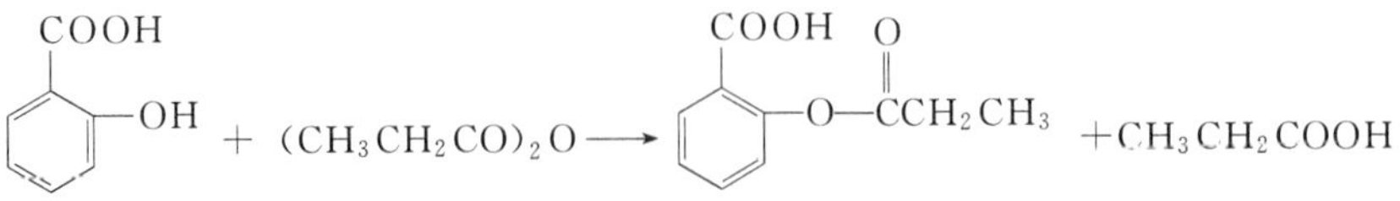 （邻羟基苯甲酸：苯环邻位连 —COOH 和 —OH）$+ (CH_3CH_2CO)_2O \longrightarrow$ （苯环邻位连 —COOH 和 $-O-C(=O)CH_2CH_3$）$+ CH_3CH_2COOH$

7. 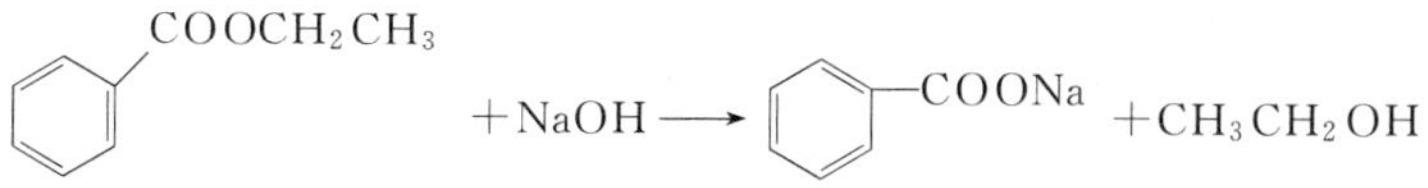 $C_6H_5COOCH_2CH_3 + NaOH \longrightarrow C_6H_5COONa + CH_3CH_2OH$

第十三章 胺类化合物和生物碱

一、选择题

1. B　2. C　3. B　4. B　5. A　6. D　7. A　8. D　9. B　10. C

二、命名下列化合物

1. 邻乙基-*N*-乙基苯胺　2. *N*,*N*-二乙基苯胺　3. 对氨基偶氮苯　4. 苯胺

三、完成下列化学反应

1. 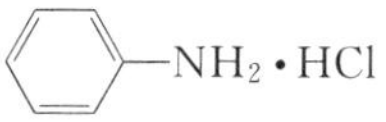 C_6H_5—$NH_2 \cdot HCl$　2. $(CH_3)_2N$—$NO + H_2O$　3. 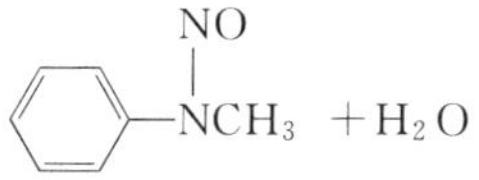 C_6H_5—$N(NO)CH_3 + H_2O$

四、用简单的化学方法鉴别下列化合物

1.

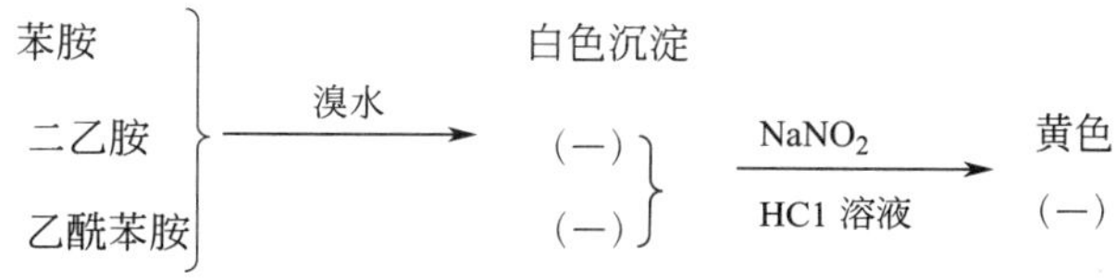

苯胺、二乙胺、乙酰苯胺 —溴水→ 苯胺：白色沉淀；二乙胺：(—)；乙酰苯胺：(—)

二乙胺、乙酰苯胺 —$NaNO_2$, HCl 溶液→ 二乙胺：黄色；乙酰苯胺：(—)

2.

苯酚、苯胺、苯甲酸 —$NaHCO_3$→ 苯酚：(—)；苯胺：(—)；苯甲酸：$CO_2\uparrow$

苯酚、苯胺 —$FeCl_3$→ 苯酚：显紫色；苯胺：(—)

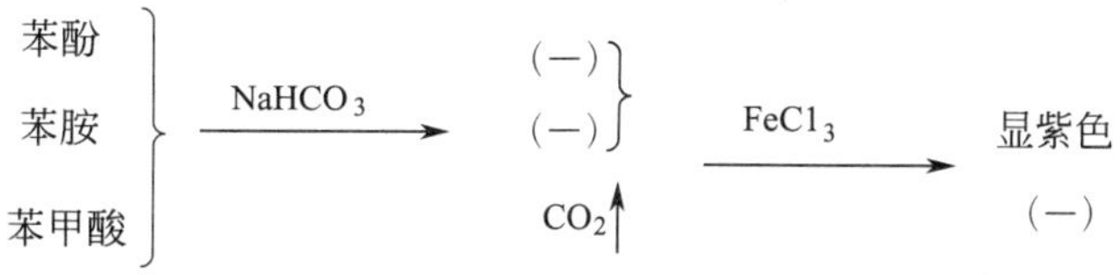

第十四章 杂环化合物

一、选择题

1. B　2. C　3. D　4. D　5. A　6. D　7. D　8. B　9. D　10. D

二、命名下列化合物

1. 3-甲基呋喃（*β*-甲基呋喃）　2. 2-吡咯甲醛（*α*-吡咯甲醛）

3. 2-噻吩乙酸（*α*-噻吩乙酸）　4. 3-吡啶甲酸（*β*-吡啶甲酸）

三、鉴别题

1. 用浓盐酸浸润过的松木片，遇吡咯蒸气显红色，遇呋喃蒸气显绿色，利用此性质可鉴别吡咯和呋喃。

2. 由于噻吩比较稳定，可直接用硫酸在室温下进行磺化反应，生成可溶于水的 *α*-噻吩磺酸。利用此反应可以把煤焦油中共存的苯和噻吩分离开来。

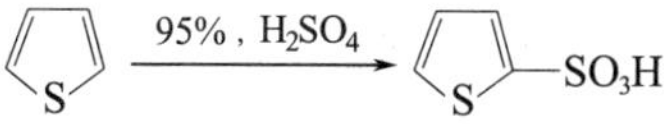

$$\text{噻吩} \xrightarrow{95\%,\ H_2SO_4} \text{2-噻吩}—SO_3H$$

α-噻吩磺酸

3. 吡啶环一般不易被高锰酸钾氧化，尤其在酸性条件下。当吡啶环带有侧链时，则发生侧链的氧化反应。利用此反应可以鉴别吡啶和 *β*-甲基吡啶。

β-甲基吡啶 $\xrightarrow[\triangle]{KMnO_4/H_2O}$ $\xrightarrow{H_3O^+}$ β-吡啶甲酸

第十五章　糖类化合物

一、选择题

1. D　2. D　3. A　4. B　5. C　6. B　7. A

二、解释下列名词

1. 变旋光现象：某些旋光性化合物溶液的旋光度自行改变而至定值的现象称为变旋光现象。

2. 呋喃糖：具有五元含氧杂环（与呋喃环相似）的单糖称为呋喃糖。

3. 吡喃糖：具有六元含氧杂环（与吡喃环相似）的单糖称为吡喃糖。

4. 苷键：连接糖苷基和糖苷配基的键称为苷键。根据苷键上原子的不同，苷键又有氧苷键、氮苷键、硫苷键等。

5. 糖苷：单糖环状结构中的苷羟基与含活泼氢（如—OH、—NH_2、—SH）的化合物脱水，生成的产物称为糖苷。

三、用简单的化学方法区别下列各组化合物

1. 果糖、麦芽糖、蔗糖 $\xrightarrow[\triangle]{\text{苯肼}}$ 果糖：黄色晶体，麦芽糖：黄色晶体，蔗糖：（一）；两种黄色晶体 $\xrightarrow{Br_2/H_2O}$ 不褪色（果糖）、褪色（麦芽糖）

2. 葡萄糖、蔗糖、淀粉 $\xrightarrow{Br_2/H_2O}$ 葡萄糖：褪色，蔗糖：不褪色，淀粉：不褪色；两种不褪色者 $\xrightarrow{I_2\text{溶液}}$ 不显色（蔗糖）、显蓝色（淀粉）

四、回答下列问题

1. 醛基比酮基对氧化剂敏感，酮糖在碱性溶液中会互变异构化生成醛糖，所以能被碱性弱氧化剂（如班氏试剂）氧化；但在酸性溶液中没有这种互变异构化，即酮糖中的酮基不会转化为醛基，所以酮糖不能被酸性弱氧化剂（如溴水）氧化。

2. 糖苷本身没有变旋光现象，但水解后游离出糖就有变旋光现象了。糖苷在中性或碱性水溶液中稳定，不与开链结构互变，所以无变旋光现象；而糖苷在酸性水溶液中能水解生成糖，糖的开链式与环式结构互变就会出现变旋光现象。

第十六章　脂类和甾族化合物

一、选择题

1. A　2. C　3. A　4. A　5. B　6. B　7. A　8. C

二、解释下列名词

1. 皂化值：1g 油脂完全皂化所需氢氧化钾的质量(mg)称为皂化值。

2. 碘值：100g 油脂所吸收碘的质量(g)。

3. 酸败：油脂在空气中放置过久，会逐渐变质，产生难闻的气味，这称为油脂的酸败。

三、写出下列化合物的结构式

1. 卵磷脂　　　　2. 脑磷脂

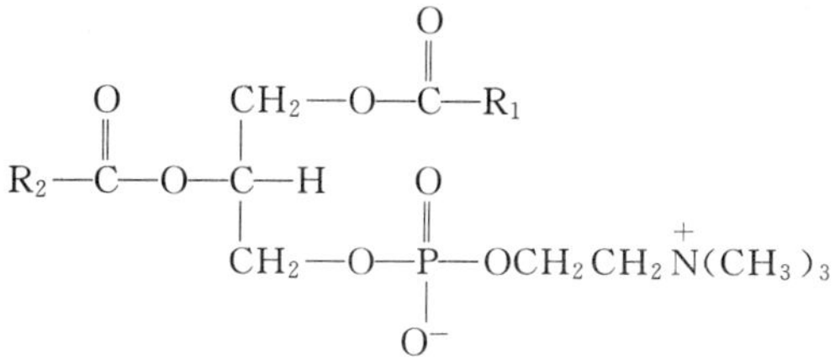

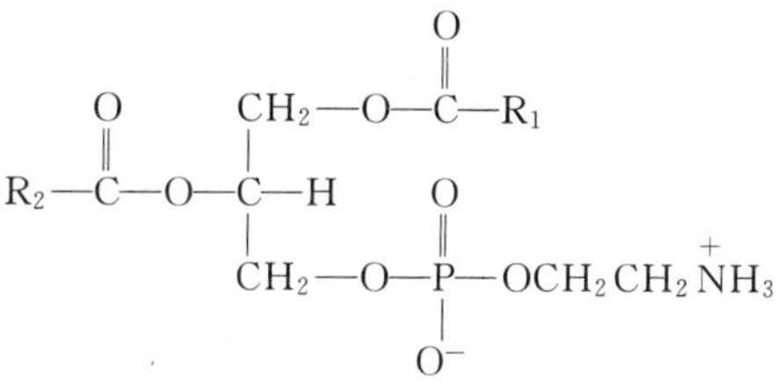

```
                  O                                                    O
                  ‖                                                    ‖
     O      CH2—O—C—R1                                   O      CH2—O—C—R1
     ‖       |                                           ‖       |
R2—C—O—C—H    O                                     R2—C—O—C—H    O
             |     ‖              +                                 |     ‖               +
            CH2—O—P—OCH2CH2N(CH3)3                                 CH2—O—P—OCH2CH2NH3
                   |                                                      |
                   O⁻                                                     O⁻
```

3. 胆汁酸

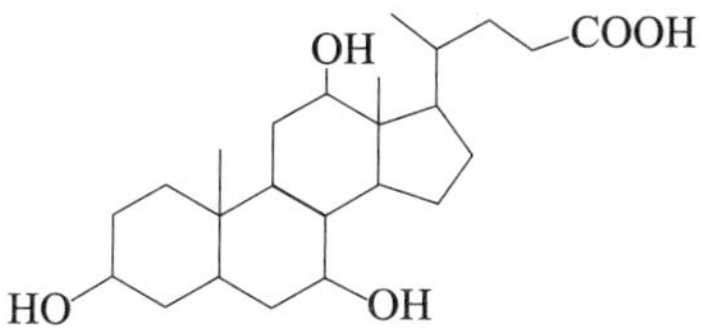

4. 半乳糖脑苷脂

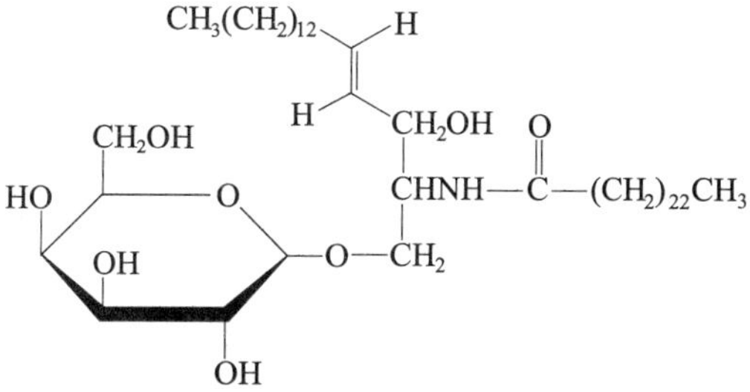

四、完成下列反应式

1.　　　　　　　　　　　　2.

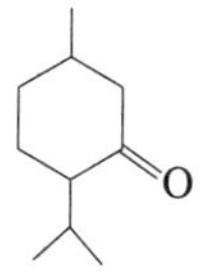

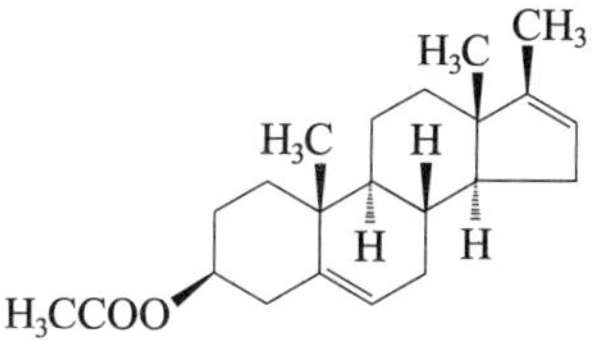

第十七章　萜类化合物

一、选择题

1. C　2. C　3. C　4. D　5. A　6. C　7. A　8. B　9. A　10. D

二、

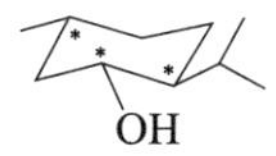

三、

先分别取少许与金属钠作用，能发生反应放 H_2 者为金合欢醇，再取剩余三种少许与托仑（Tollon）试剂反应，有银镜反应者为柠檬醛；又取另两种各少许，能使溴水褪色者为角鲨烯；不发生反应的是樟脑。

第十八章　氨基酸和蛋白质

一、选择题

1. D　2. B　3. C　4. B　5. B　6. B　7. D

二、写出下列反应方程式

1. $\underset{\displaystyle NH_2}{\underset{|}{R—CH—COOH}} + HCl \rightleftharpoons \underset{\displaystyle NH_3^+Cl^-}{\underset{|}{R—CH—COOH}}$

2. $\underset{\displaystyle NH_2}{\underset{|}{H_3C—CH—COOH}} + NaOH \rightleftharpoons \underset{\displaystyle NH_2}{\underset{|}{H_3C—CH—COONa}} + H_2O$

三、问答题

蛋白质分子中的主键是肽键，重要的副键有氢键、盐键、二硫键、疏水键等。

附录 Appendix

附录Ⅰ SI基本单位

量的名称	单位名称	单位符号
长度	米	m
质量	千克	kg
时间	秒	s
电流	安培	A
热力学温度	开尔文	K
物质的量	摩尔	mol
发光强度	坎德拉	cd

附录Ⅱ 弱电解质的解离常数

表1 水的离子积常数

温度/℃	pK_w	温度/℃	pK_w	温度/℃	pK_w
0	14.938	35	13.685	75	12.712
5	14.727	40	13.542	80	12.613
10	14.528	45	13.405	85	12.520
15	14.340	50	13.275	90	12.428
18	14.233	55	13.152	95	12.345
20	14.163	60	13.034	100	12.265
25	13.995	65	12.921	150	11.638
30	13.836	70	12.814		

本表数据录自 Lide DR. CRC Handbook of Chemistry and Physics，90th ed.，New York：CRC Press，2010。

表2 弱电解质在水中的解离常数

化合物	化学式	温度/℃	分步	K_a①(或K_b)	pK_a(或pK_b)
砷酸	H_3AsO_4	25	1	5.5×10^{-3}	2.26
			2	1.7×10^{-7}	6.76
			3	5.1×10^{-12}	11.29

续表

化合物	化学式	温度/℃	分步	K_a[①]（或 K_b）	pK_a（或 pK_b）
亚砷酸	H_2AsO_3	25	—	5.1×10^{-10}	9.29
硼酸	HBO_3	20	1	5.4×10^{-10}	9.27
			2		>14
碳酸	H_2CO_3	25	1	4.5×10^{-7}	6.35
			2	4.7×10^{-11}	10.33
铬酸	H_2CrO_4	25	1	1.8×10^{-1}	0.74
			2	3.2×10^{-7}	6.49
氢氟酸	HF	25	—	6.3×10^{-4}	3.20
氢氰酸	HCN	25	—	6.2×10^{-10}	9.21
氢硫酸	H_2S	25	1	8.9×10^{-8}	7.05
			2	1.2×10^{-13}	12.90
过氧化氢	H_2O_2	25	—	2.4×10^{-12}	11.62
次溴酸	$HBrO$	25	—	2.0×10^{-9}	8.55
次氯酸	$HClO$	25	—	3.9×10^{-8}	7.40
次碘酸	HIO	25	—	3×10^{-11}	10.5
碘酸	HIO_3	25	—	1.6×10^{-1}	0.78
亚硝酸	HNO_2	25	—	5.6×10^{-4}	3.25
高碘酸	HIO_4	25	—	2.3×10^{-2}	1.64
磷酸	H_3PO_4	25	1	6.9×10^{-3}	2.16
		25	2	6.1×10^{-8}	7.21
		25	3	4.8×10^{-13}	12.32
正硅酸	H_4SiO_4	30	1	1.2×10^{-10}	9.9
			2	1.6×10^{-12}	11.8
			3	1×10^{-12}	12
			4	1×10^{-12}	12
硫酸	H_2SO_4	25	2	1.0×10^{-2}	1.99
亚硫酸	H_2SO_3	25	1	1.4×10^{-2}	1.85
			2	6×10^{-7}	7.2
氨水	NH_3	25	—	1.8×10^{-5}	4.75
氢氧化钙	$Ca(OH)_2$	25	2	4×10^{-2}	1.4
氢氧化铝	$Al(OH)_3$	25	—	1×10^{-9}	9.0
氢氧化银	$AgOH$	—	1.0×10^{-2}	2.00	
氢氧化锌	$Zn(OH)_2$	25	—	7.9×10^{-7}	6.10
甲酸	$HCOOH$	25	1	1.8×10^{-4}	3.75
乙(醋)酸	CH_3COOH	25	1	1.75×10^{-5}	4.75
丙酸	C_2H_5COOH	25	1	1.3×10^{-5}	4.87
一氯乙酸	$CH_2ClCOOH$	25	1	1.3×10^{-3}	2.87
草酸	$C_2H_2O_4$	25	1	5.6×10^{-2}	1.25
			2	1.5×10^{-4}	3.81
柠檬酸	$C_6H_8O_7$	25	1	7.4×10^{-4}	3.13
			2	1.7×10^{-5}	4.76
			3	4.0×10^{-7}	6.40
巴比妥酸	$C_4H_4N_2O_3$	25	1	9.8×10^{-5}	4.01
甲胺盐酸盐	$CH_3NH_2\cdot HCl$	25	1	2.2×10^{-11}	10.66
二甲胺盐酸盐	$(CH_3)_2NH\cdot HCl$	25	1	1.9×10^{-11}	10.73
乳酸	$C_6H_3O_3$	25	1	1.4×10^{-4}	3.86
乙胺盐酸盐	$C_2H_5NH_2\cdot HCl$	25	1	2.2×10^{-11}	10.65
苯甲酸	C_6H_5COOH	25	1	6.25×10^{-5}	4.20
苯酚	C_6H_5OH	25	1	1.0×10^{-10}	9.99
邻苯二甲酸	$C_8H_6O_4$	25	1	1.14×10^{-3}	2.94
			2	3.70×10^{-6}	5.43
Tris-HCl	$C_4H_{11}NO_3\cdot HCl$	20	1	5.0×10^{-9}	8.3
氨基乙酸盐酸盐	$H_2NCH_2COOH\cdot 2HCl$	25	1	4.5×10^{-3}	2.35
			2	1.6×10^{-10}	9.78

① K_a（或 K_b）是从 pK_a（或 pK_b）换算过来的。

本表数据主要录自 Lide DR. CRC Handbook of Chemistry and Physics，90th ed.，New York：CRC Press，2010。

附录Ⅲ　一些难溶化合物的溶度积（25℃）

化合物	K_{sp}	化合物	K_{sp}	化合物	K_{sp}
AgAc	1.94×10^{-3}	$CdCO_3$	1.0×10^{-12}	Li_2CO_3	8.15×10^{-4}
AgBr	5.35×10^{-13}	CdF_2	6.44×10^{-3}	$MgCO_3$	6.82×10^{-6}
$AgBrO_3$	5.38×10^{-5}	$Cd(IO_3)_2$	2.5×10^{-8}	MgF_2	5.16×10^{-11}
AgCN	5.97×10^{-17}	$Cd(OH)_2$	7.2×10^{-15}	$Mg(OH)_2$	5.61×10^{-12}
AgCl	1.77×10^{-10}	CdS	8.0×10^{-27}	$Mg_3(PO_4)_2$	1.04×10^{-24}
AgI	8.52×10^{-17}	$Cd_3(PO_4)_2$	2.53×10^{-33}	$MnCO_3$	2.24×10^{-11}
$AgIO_3$	3.17×10^{-8}	$Co_3(PO_4)_2$	2.05×10^{-35}	$Mn(IO_3)_2$	4.37×10^{-7}
AgSCN	1.03×10^{-12}	CuBr	6.27×10^{-9}	$Mn(OH)_2$	2.06×10^{-13}
Ag_2CO_3	8.46×10^{-12}	CuC_2O_4	4.43×10^{-10}	MnS	2.5×10^{-13}
$Ag_2C_2O_4$	5.40×10^{-12}	CuCl	1.72×10^{-7}	$NiCO_3$	1.42×10^{-7}
Ag_2CrO_4	1.12×10^{-12}	CuI	1.27×10^{-12}	$Ni(IO_3)_2$	4.71×10^{-5}
Ag_2S	6.3×10^{-50}	CuS	6.3×10^{-36}	$Ni(OH)_2$	5.48×10^{-16}
Ag_2SO_3	1.50×10^{-14}	CuSCN	1.77×10^{-13}	α-NiS	3.2×10^{-19}
Ag_2SO_4	1.20×10^{-5}	Cu_2S	2.5×10^{-48}	$Ni_3(PO_4)_2$	4.74×10^{-32}
Ag_3AsO_4	1.03×10^{-22}	$Cu_3(PO_4)_2$	1.40×10^{-37}	$PbCO_3$	7.40×10^{-14}
Ag_3PO_4	8.89×10^{-17}	$FeCO_3$	3.13×10^{-11}	$PbCl_2$	1.70×10^{-5}
$Al(OH)_3$	1.1×10^{-33}	FeF_2	2.36×10^{-6}	PbF_2	3.3×10^{-8}
$AlPO_4$	9.84×10^{-21}	$Fe(OH)_2$	4.87×10^{-17}	PbI_2	9.8×10^{-9}
$BaCO_3$	2.58×10^{-9}	$Fe(OH)_3$	2.79×10^{-39}	$PbSO_4$	2.53×10^{-8}
$BaCrO_4$	1.17×10^{-10}	FeS	6.3×10^{-18}	PbS	8.0×10^{-28}
BaF_2	1.84×10^{-7}	HgI_2	2.9×10^{-29}	$Pb(OH)_2$	1.43×10^{-20}
$Ba(IO_3)_2$	4.01×10^{-9}	HgS	4×10^{-53}	$Sn(OH)_2$	5.45×10^{-27}
$BaSO_4$	1.08×10^{-10}	Hg_2Br_2	6.40×10^{-23}	SnS	1.0×10^{-25}
$BiAsO_4$	4.43×10^{-10}	Hg_2CO_3	3.6×10^{-17}	$SrCO_3$	5.60×10^{-10}
CaC_2O_4	2.32×10^{-9}	$Hg_2C_2O_4$	1.75×10^{-13}	SrF_2	4.33×10^{-9}
$CaCO_3$	3.36×10^{-9}	Hg_2Cl_2	1.43×10^{-18}	$Sr(IO_3)_2$	1.14×10^{-7}
CaF_2	3.45×10^{-11}	Hg_2F_2	3.10×10^{-6}	$SrSO_4$	3.44×10^{-7}
$Ca(IO_3)_2$	6.47×10^{-6}	Hg_2I_2	5.2×10^{-29}	$ZnCO_3$	1.46×10^{-10}
$Ca(OH)_2$	5.02×10^{-6}	Hg_2SO_4	6.5×10^{-7}	ZnF_2	3.04×10^{-2}
$CaSO_4$	4.93×10^{-5}	$KClO_4$	1.05×10^{-2}	$Zn(OH)_2$	3×10^{-17}
$Ca_3(PO_4)_2$	2.07×10^{-33}	K_2PtCl_6	7.48×10^{-6}	α-ZnS	1.6×10^{-24}

本表资料主要引自 Lide DR. CRC Handbook of Chemistry and Physics，90th ed.，New York：CRC Press，2010。
硫化物的 K_{sp} 引自 Lange' s Handbook of Chemistry，16th ed.，2005：1.331-1.342。

附录Ⅳ　一些氧化还原半反应的标准电极电势 $\varphi^{\ominus}$（298.15K）

半反应	$\varphi^{\ominus}$/V	半反应	$\varphi^{\ominus}$/V
$Sr^{+} + e^{-} \rightleftharpoons Sr$	−4.10	$Sn^{4+} + 2e^{-} \rightleftharpoons Sn^{2+}$	0.151
$Li^{+} + e^{-} \rightleftharpoons Li$	−3.0401	$Cu^{2+} + e^{-} \rightleftharpoons Cu^{+}$	0.153
$Ca(OH)_2 + 2e^{-} \rightleftharpoons Ca + 2OH^{-}$	−3.02	$Fe_2O_3 + 4H^{+} + 2e^{-} \rightleftharpoons 2[FeOH]^{+} + H_2O$	0.16
$K^{+} + e^{-} \rightleftharpoons K$	−2.931	$SO_4^{2-} + 4H^{+} + 2e^{-} \rightleftharpoons H_2SO_3 + H_2O$	0.172
$Ba^{2+} + 2e^{-} \rightleftharpoons Ba$	−2.912	$AgCl + e^{-} \rightleftharpoons Ag + Cl^{-}$	0.22233
$Ca^{2+} + 2e^{-} \rightleftharpoons Ca$	−2.868	$As_2O_3 + 6H^{+} + 6e^{-} \rightleftharpoons 2As + 3H_2O$	0.234
$Na^{+} + e^{-} \rightleftharpoons Na$	−2.71	$HAsO_2 + 3H^{+} + 3e^{-} \rightleftharpoons As + 2H_2O$	0.248
$Mg^{2+} + 2e^{-} \rightleftharpoons Mg$	−2.372	$Hg_2Cl_2 + 2e^{-} \rightleftharpoons 2Hg + 2Cl^{-}$	0.26808
$Mg(OH)_2 + 2e^{-} \rightleftharpoons Mg + 2OH^{-}$	−2.690	$Cu^{2+} + 2e^{-} \rightleftharpoons Cu$	0.3419
$Al(OH)_3 + 3e^{-} \rightleftharpoons Al + 3OH^{-}$	−2.31	$Ag_2O + H_2O + 2e^{-} \rightleftharpoons 2Ag + 2OH^{-}$	0.342
$Be^{2+} + 2e^{-} \rightleftharpoons Be$	−1.847	$[Fe(CN)_6]^{3-} + e^{-} \rightleftharpoons [Fe(CN)_6]^{4-}$	0.358
$Al^{3+} + 3e^{-} \rightleftharpoons Al$	−1.662	$[Ag(NH_3)_2]^{+} + e^{-} \rightleftharpoons Ag + 2NH_3$	0.373
$Mn(OH)_2 + 2e^{-} \rightleftharpoons Mn + 2OH^{-}$	−1.56	$O_2 + 2H_2O + 4e^{-} \rightleftharpoons 4OH^{-}$	0.401
$ZnO + H_2O + 2e^{-} \rightleftharpoons Zn + 2OH^{-}$	−1.260	$H_2SO_3 + 4H^{+} + 4e^{-} \rightleftharpoons S + 3H_2O$	0.449
$H_2BO_3^{-} + 5H_2O + 8e^{-} \rightleftharpoons BH_4^{-} + 8OH^{-}$	−1.24	$IO^{-} + H_2O + 2e^{-} \rightleftharpoons I^{-} + 2OH^{-}$	0.485
$Mn^{2+} + 2e^{-} \rightleftharpoons Mn$	−1.185	$Cu^{+} + e^{-} \rightleftharpoons Cu$	0.521
$2SO_3^{2-} + 2H_2O + 2e^{-} \rightleftharpoons S_2O_4^{2-} + 4OH^{-}$	−1.12	$I_2 + 2e^{-} \rightleftharpoons 2I^{-}$	0.5355
$PO_4^{3-} + 2H_2O + 2e^{-} \rightleftharpoons HPO_3^{2-} + 3OH^{-}$	−1.05	$I_3^{-} + 2e^{-} \rightleftharpoons 3I^{-}$	0.536
$SO_4^{2-} + H_2O + 2e^{-} \rightleftharpoons SO_3^{2-} + 2OH^{-}$	−0.93	$AgBrO_3 + e^{-} \rightleftharpoons Ag + BrO_3^{-}$	0.546
$2H_2O + 2e^{-} \rightleftharpoons H_2 + 2OH^{-}$	−0.8277	$MnO_4^{-} + e^{-} \rightleftharpoons MnO_4^{2-}$	0.558
$Zn^{2+} + 2e^{-} \rightleftharpoons Zn$	−0.7618	$AgNO_2 + e^{-} \rightleftharpoons Ag + NO_2^{-}$	0.564
$Cr^{3+} + 3e^{-} \rightleftharpoons Cr$	−0.744	$H_3AsO_4 + 2H^{+} + 2e^{-} \rightleftharpoons HAsO_2 + 2H_2O$	0.560
$AsO_4^{3-} + 2H_2O + 2e^{-} \rightleftharpoons AsO_2^{-} + 4OH^{-}$	−0.71	$MnO_4^{-} + 2H_2O + 3e^{-} \rightleftharpoons MnO_2 + 4OH^{-}$	0.595
$AsO_2^{-} + 2H_2O + 3e^{-} \rightleftharpoons As + 4OH^{-}$	−0.68	$Hg_2SO_4 + 2e^{-} \rightleftharpoons 2Hg + SO_4^{2-}$	0.6125
$SbO_2^{-} + 2H_2O + 3e^{-} \rightleftharpoons Sb + 4OH^{-}$	−0.66	$O_2 + 2H^{+} + 2e^{-} \rightleftharpoons H_2O_2$	0.695
$SbO_3^{-} + H_2O + 2e^{-} \rightleftharpoons SbO_2^{-} + 2OH^{-}$	−0.59	$[PtCl_4]^{2-} + 2e^{-} \rightleftharpoons Pt + 4Cl^{-}$	0.755
$Fe(OH)_3 + e^{-} \rightleftharpoons Fe(OH)_2 + OH^{-}$	−0.56	$BrO^{-} + H_2O + 2e^{-} \rightleftharpoons Br^{-} + 2OH^{-}$	0.761
$2CO_2 + 2H^{+} + 2e^{-} \rightleftharpoons H_2C_2O_4$	−0.49	$Fe^{3+} + e^{-} \rightleftharpoons Fe^{2+}$	0.771
$B(OH)_3 + 7H^{+} + 8e^{-} \rightleftharpoons BH_4^{-} + 3H_2O$	−0.481	$Hg_2^{2+} + 2e^{-} \rightleftharpoons 2Hg$	0.7973
$S + 2e^{-} \rightleftharpoons S^{2-}$	−0.47627	$Ag^{+} + e^{-} \rightleftharpoons Ag$	0.7996
$Fe^{2+} + 2e^{-} \rightleftharpoons Fe$	−0.447	$ClO^{-} + H_2O + 2e^{-} \rightleftharpoons Cl^{-} + 2OH^{-}$	0.81
$Cr^{3+} + e^{-} \rightleftharpoons Cr^{2+}$	−0.407	$Hg^{2+} + 2e^{-} \rightleftharpoons Hg$	0.851
$Cd^{2+} + 2e^{-} \rightleftharpoons Cd$	−0.4030	$2Hg^{2+} + 2e^{-} \rightleftharpoons Hg_2^{2+}$	0.920

续表

半反应	$\varphi^{\ominus}$/V	半反应	$\varphi^{\ominus}$/V
$PbSO_4 + 2e^- \rightleftharpoons Pb + SO_4^{2-}$	−0.3588	$NO_3^- + 3H^+ + 2e^- \rightleftharpoons HNO_2 + H_2O$	0.934
$Tl^+ + e^- \rightleftharpoons Tl$	−0.336	$Pd^{2+} + 2e^- \rightleftharpoons Pd$	0.951
$[Ag(CN)_2]^- + e^- \rightleftharpoons Ag + 2CN^-$	−0.31	$Br_2(l) + 2e^- \rightleftharpoons 2Br^-$	1.066
$Co^{2+} + 2e^- \rightleftharpoons Co$	−0.28	$Br_2(aq) + 2e^- \rightleftharpoons 2Br^-$	1.0873
$H_3PO_4 + 2H^+ + 2e^- \rightleftharpoons H_3PO_3 + H_2O$	−0.276	$2IO_3^- + 12H^+ + 10e^- \rightleftharpoons I_2 + 6H_2O$	1.195
$PbCl_2 + 2e^- \rightleftharpoons Pb + 2Cl^-$	−0.2675	$ClO_3^- + 3H^+ + 2e^- \rightleftharpoons HClO_2 + H_2O$	1.214
$Ni^{2+} + 2e^- \rightleftharpoons Ni$	−0.257	$MnO_2 + 4H^+ + 2e^- \rightleftharpoons Mn^{2+} + 2H_2O$	1.224
$V^{3+} + e^- \rightleftharpoons V^{2+}$	−0.255	$O_2 + 4H^+ + 4e^- \rightleftharpoons 2H_2O$	1.229
$CdSO_4 + 2e^- \rightleftharpoons Cd + SO_4^{2-}$	−0.246	$Cr_2O_7^{2-} + 14H^+ + 6e^- \rightleftharpoons 2Cr^{3+} + 7H_2O$	1.36
$Cu(OH)_2 + 2e^- \rightleftharpoons Cu + 2OH^-$	−0.222	$Tl^{3+} + 2e^- \rightleftharpoons Tl^+$	1.252
$CO_2 + 2H^+ + 2e^- \rightleftharpoons HCOOH$	−0.199	$2HNO_2 + 4H^+ + 4e^- \rightleftharpoons N_2O + 3H_2O$	1.297
$AgI + e^- \rightleftharpoons Ag + I^-$	−0.15224	$HBrO + H^+ + 2e^- \rightleftharpoons Br^- + H_2O$	1.331
$O_2 + 2H_2O + 2e^- \rightleftharpoons H_2O_2 + 2OH^-$	−0.146	$HCrO_4^- + 7H^+ + 3e^- \rightleftharpoons Cr^{3+} + 4H_2O$	1.350
$Sn^{2+} + 2e^- \rightleftharpoons Sn$	−0.137 5	$Cl_2(g) + 2e^- \rightleftharpoons 2Cl^-$	1.35827
$CrO_4^{2-} + 4H_2O + 3e^- \rightleftharpoons Cr(OH)_3 + 5OH^-$	−0.13	$ClO_4^- + 8H^+ + 8e^- \rightleftharpoons Cl^- + 4H_2O$	1.389
$Pb^{2+} + 2e^- \rightleftharpoons Pb$	−0.1262	$HClO + H^+ + 2e^- \rightleftharpoons Cl^- + H_2O$	1.482
$O_2 + H_2O + 2e^- \rightleftharpoons HO_2^- + OH^-$	−0.076	$MnO_4^- + 8H^+ + 5e^- \rightleftharpoons Mn^{2+} + 4H_2O$	1.507
$Fe^{3+} + 3e^- \rightleftharpoons Fe$	−0.037	$MnO_4^- + 4H^+ + 3e^- \rightleftharpoons MnO_2 + 2H_2O$	1.679
$Ag_2S + 2H^+ + 2e^- \rightleftharpoons 2Ag + H_2S$	−0.0366	$Au^+ + e^- \rightleftharpoons Au$	1.692
$2H^+ + 2e^- \rightleftharpoons H_2$	0.00000	$Ce^{4+} + e^- \rightleftharpoons Ce^{3+}$	1.72
$Pd(OH)_2 + 2e^- \rightleftharpoons Pd + 2OH^-$	0.07	$H_2O_2 + 2H^+ + 2e^- \rightleftharpoons 2H_2O$	1.776
$AgBr + e^- \rightleftharpoons Ag + Br^-$	0.07133	$Co^{3+} + e^- \rightleftharpoons Co^{2+}$	1.92
$S_4O_6^{2-} + 2e^- \rightleftharpoons 2S_2O_3^{2-}$	0.08	$S_2O_8^{2-} + 2e^- \rightleftharpoons 2SO_4^{2-}$	2.010
$[Co(NH_3)_6]^{3+} + e^- \rightleftharpoons [Co(NH_3)_6]^{2+}$	0.108	$F_2 + 2e^- \rightleftharpoons 2F^-$	2.866
$S + 2H^+ + 2e^- \rightleftharpoons H_2S(aq)$	0.142	$F_2 + 2H^+ + 2e^- \rightleftharpoons 2HF$	3.053

本表数据主要摘自 Lide DR. Handbook of Chemistry and Physics，90th ed.，New York：CRC Press，2010。

附录Ⅴ　常见金属配合物的稳定常数

配体及金属离子	$\lg\beta_1$	$\lg\beta_2$	$\lg\beta_3$	$\lg\beta_4$	$\lg\beta_5$	$\lg\beta_6$
氨(NH_3)						
Co^{2+}	2.11	3.74	4.79	5.55	5.73	5.11
Co^{3+}	6.7	14.0	20.1	25.7	30.8	35.2
Cu^{2+}	4.31	7.98	11.02	13.32	12.86	
Hg^{2+}	8.8	17.5	18.5	19.28		
Ni^{2+}	2.80	5.04	6.77	7.96	8.71	8.74

续表

配体及金属离子	$\lg\beta_1$	$\lg\beta_2$	$\lg\beta_3$	$\lg\beta_4$	$\lg\beta_5$	$\lg\beta_6$
Ag^+	3.24	7.05				
Zn^{2+}	2.37	4.81	7.31	9.46		
Cd^{2+}	2.65	4.75	6.19	7.12	6.80	5.14
氯离子(Cl^-)						
Sb^{3+}	2.26	3.49	4.18	4.72		
Bi^{3+}	2.44	4.7	5.0	5.6		
Cu^+		5.5	5.7			
Pt^{2+}		11.5	14.5	16.0		
Hg^{2+}	6.74	13.22	14.07	15.07		
Au^{3+}		9.8				
Ag^+	3.04	5.04		5.30		
氰离子(CN^-)						
Au^+		38.3				
Cd^{2+}	5.48	10.60	15.23	18.78		
Cu^+		24.0	28.59	30.30		
Fe^{2+}						35
Fe^{3+}						42
Hg^{2+}				41.4		
Ni^{2+}				31.3		
Ag^+		21.1	21.7	20.6		
Zn^{2+}				16.7		
氟离子(F^-)						
Al^{3+}	6.10	11.15	15.00	17.75	19.37	19.84
Fe^{3+}	5.28	9.30	12.06			
碘离子(I^-)						
Bi^{3+}	3.63			14.95	16.80	18.80
Hg^{2+}	12.87	23.82	27.60	29.83		
Ag^+	6.58	11.74	13.68			
硫氰酸根(SCN^-)						
Fe^{3+}	2.95	3.36				
Hg^{2+}		17.47		21.23		
Au^+		23		42		
Ag^+		7.57	9.08	10.08		
硫代硫酸根($S_2O_3^{2-}$)						
Ag^+	8.82	13.46				
Hg^{2+}		29.44	31.90	33.24		
Cu^+	10.27	12.22	13.84			

续表

配体及金属离子	$\lg\beta_1$	$\lg\beta_2$	$\lg\beta_3$	$\lg\beta_4$	$\lg\beta_5$	$\lg\beta_6$
醋酸根(CH_3COO^-)						
Fe^{3+}	3.2					
Hg^{2+}		8.43				
Pb^{2+}	2.52	4.0	6.4	8.5		
枸橼酸根(按 L^{3-} 配体)						
Al^{3+}	20.0					
Co^{2+}	12.5					
Cd^{2+}	11.3					
Cu^{2+}	14.2					
Fe^{2+}	15.5					
Fe^{3+}	25.0					
Ni^{2+}	14.3					
Zn^{2+}	11.4					
乙二胺($H_2NCH_2CH_2NH_2$)						
Co^{2+}	5.91	10.64	13.94			
Cu^{2+}	10.67	20.00	21.0			
Zn^{2+}	5.77	10.83	14.11			
Ni^{2+}	7.52	13.84	18.33			
草酸根($C_2O_4^{2-}$)						
Cu^{2+}	6.16	8.5				
Fe^{2+}	2.9	4.52	5.22			
Fe^{3+}	9.4	16.2	20.2			
Hg^{2+}		6.98				
Zn^{2+}	4.89	7.60	8.15			
Ni^{2+}	5.3	7.64	~8.5			

本表录自 Lange's Handbook of Chemistry，16th ed.，2005：1.358-1.379。

参考文献

[1] 高执棣．渗透平衡的三种效应及渗透温度概念，大学化学，1991（4）；17-19.
[2] 傅献彩．大学化学（上册）．北京：高等教育出版社，1999.
[3] 孟庆珍，胡鼎文，程全寿等．无机化学．北京：北京师范大学出版社，1987.
[4] 梅长林，叶朝阳，赵学智．实用透析手册．北京：人民卫生出版社，2003.
[5] 胡琴，祁嘉义．基础化学．第3版．北京：高等教育出版社，2014.
[6] 武雪芬．医用化学．北京：人民卫生出版社，2012.
[7] 杨金香．基础化学．北京：人民军医出版社，2013.
[8] 李瑞祥，曾红梅，周向葛等．无机化学．北京：化学工业出版社，2013.
[9] 宋天佑，程鹏，王杏乔等．无机化学．第2版．北京：高等教育出版社，2009.
[10] 陆阳，刘俊义．有机化学．第8版．北京：人民卫生出版社，2013.
[11] 吕以仙．有机化学．第6版．北京：人民卫生出版社，2006.
[12] 贾云宏．有机化学．北京：科学出版社，2008.
[13] 刘斌，陈任宏．有机化学．北京：人民卫生出版社，2009.
[14] 徐春祥．医学化学．第2版．北京：高等教育出版社，2008.
[15] 陈常兴．医学化学．第6版．北京：人民卫生出版社，2009.
[16] 吕以仙．有机化学．第7版．北京：人民卫生出版社，2008.
[17] 张天蓝，姜凤超．无机化学．第6版．北京：人民卫生出版社，2011.
[18] 铁步荣，贾桂芝．无机化学．第2版．北京：中国中医药出版社，2008.
[19] 王彦广，吕萍，傅春玲，马成．有机化学．第3版．北京：化学工业出版社，2015.

元素周期表

IUPAC 2013

氧化态(单质的氧化态为0，未列入；常见的为红色)

以 $^{12}C=12$为基准的原子量(注✦的是半衰期最长同位素的原子量)

图例（95 Am）：+2 +3 +4 +5 +6 — 氧化态；95 — 原子序数；Am — 元素符号(红色的为放射性元素)；镅▴ — 元素名称(注▴的为人造元素)；$5f^{7}7s^{2}$ — 价层电子构型；243.06138(2)✦ — 原子量

s区元素　p区元素　d区元素　ds区元素　f区元素　稀有气体

周期\族	1 ⅠA	2 ⅡA	3 ⅢB	4 ⅣB	5 ⅤB	6 ⅥB	7 ⅦB	8	9 ⅧB(Ⅷ)	10	11 ⅠB	12 ⅡB	13 ⅢA	14 ⅣA	15 ⅤA	16 ⅥA	17 ⅦA	18 ⅧA(0)	电子层
1	−1 +1 1 H 氢 $1s^{1}$ 1.008																	2 He 氦 $1s^{2}$ 4.002602(2)	K
2	+1 3 Li 锂 $2s^{1}$ 6.94	+2 4 Be 铍 $2s^{2}$ 9.0121831(5)											+3 5 B 硼 $2s^{2}2p^{1}$ 10.81	−4 +2 +4 6 C 碳 $2s^{2}2p^{2}$ 12.011	−3 −2 −1 +1 +2 +3 +4 +5 7 N 氮 $2s^{2}2p^{3}$ 14.007	−2 −1 8 O 氧 $2s^{2}2p^{4}$ 15.999	−1 9 F 氟 $2s^{2}2p^{5}$ 18.998403163(6)	10 Ne 氖 $2s^{2}2p^{6}$ 20.1797(6)	L K
3	−1 +1 11 Na 钠 $3s^{1}$ 22.98976928(2)	+2 12 Mg 镁 $3s^{2}$ 24.305											+3 13 Al 铝 $3s^{2}3p^{1}$ 26.9815385(7)	−4 +2 +4 14 Si 硅 $3s^{2}3p^{2}$ 28.085	−3 −2 +1 +3 +5 15 P 磷 $3s^{2}3p^{3}$ 30.973761998(5)	−2 +2 +4 +6 16 S 硫 $3s^{2}3p^{4}$ 32.06	−1 +1 +3 +5 +7 17 Cl 氯 $3s^{2}3p^{5}$ 35.45	18 Ar 氩 $3s^{2}3p^{6}$ 39.948(1)	M L K
4	−1 +1 19 K 钾 $4s^{1}$ 39.0983(1)	+2 20 Ca 钙 $4s^{2}$ 40.078(4)	+3 21 Sc 钪 $3d^{1}4s^{2}$ 44.955908(5)	−1 0 +2 +3 +4 22 Ti 钛 $3d^{2}4s^{2}$ 47.867(1)	0 ±1 +2 +3 +4 +5 23 V 钒 $3d^{3}4s^{2}$ 50.9415(1)	−3 0 ±1 ±2 +3 +4 +5 +6 24 Cr 铬 $3d^{5}4s^{1}$ 51.9961(6)	−2 0 ±1 +2 ±3 +4 +5 +6 +7 25 Mn 锰 $3d^{5}4s^{2}$ 54.938044(3)	−2 0 ±1 +2 +3 +4 +5 +6 26 Fe 铁 $3d^{6}4s^{2}$ 55.845(2)	0 ±1 +2 +3 +4 +5 27 Co 钴 $3d^{7}4s^{2}$ 58.933194(4)	0 ±1 +2 +3 +4 28 Ni 镍 $3d^{8}4s^{2}$ 58.6934(4)	+1 +2 +3 +4 29 Cu 铜 $3d^{10}4s^{1}$ 63.546(3)	+1 +2 30 Zn 锌 $3d^{10}4s^{2}$ 65.38(2)	+1 +3 31 Ga 镓 $4s^{2}4p^{1}$ 69.723(1)	+2 +4 32 Ge 锗 $4s^{2}4p^{2}$ 72.630(8)	−3 +3 +5 33 As 砷 $4s^{2}4p^{3}$ 74.921595(6)	−2 +2 +4 +6 34 Se 硒 $4s^{2}4p^{4}$ 78.971(8)	−1 +1 +3 +5 +7 35 Br 溴 $4s^{2}4p^{5}$ 79.904	+2 +4 36 Kr 氪 $4s^{2}4p^{6}$ 83.798(2)	N M L K
5	−1 +1 37 Rb 铷 $5s^{1}$ 85.4678(3)	+2 38 Sr 锶 $5s^{2}$ 87.62(1)	+3 39 Y 钇 $4d^{1}5s^{2}$ 88.90584(2)	+1 +2 +3 +4 40 Zr 锆 $4d^{2}5s^{2}$ 91.224(2)	0 ±1 +2 +3 +4 +5 41 Nb 铌 $4d^{4}5s^{1}$ 92.90637(2)	0 ±1 ±2 +3 +4 +5 +6 42 Mo 钼 $4d^{5}5s^{1}$ 95.95(1)	0 ±1 +2 +3 +4 +5 +6 +7 43 Tc 锝▴ $4d^{5}5s^{2}$ 97.90721(3)✦	0 +1 ±2 +3 +4 +5 +6 +7 +8 44 Ru 钌 $4d^{7}5s^{1}$ 101.07(2)	0 ±1 +2 +3 +4 +5 +6 45 Rh 铑 $4d^{8}5s^{1}$ 102.90550(2)	0 +1 +2 +3 +4 46 Pd 钯 $4d^{10}$ 106.42(1)	+1 +2 +3 47 Ag 银 $4d^{10}5s^{1}$ 107.8682(2)	+1 +2 48 Cd 镉 $4d^{10}5s^{2}$ 112.414(4)	+1 +3 49 In 铟 $5s^{2}5p^{1}$ 114.818(1)	+2 +4 50 Sn 锡 $5s^{2}5p^{2}$ 118.710(7)	−3 +3 +5 51 Sb 锑 $5s^{2}5p^{3}$ 121.760(1)	−2 +2 +4 +6 52 Te 碲 $5s^{2}5p^{4}$ 127.60(3)	−1 +1 +3 +5 +7 53 I 碘 $5s^{2}5p^{5}$ 126.90447(3)	+2 +4 +6 +8 54 Xe 氙 $5s^{2}5p^{6}$ 131.293(6)	O N M L K
6	−1 +1 55 Cs 铯 $6s^{1}$ 132.90545196(6)	+2 56 Ba 钡 $6s^{2}$ 137.327(7)	57~71 La~Lu 镧系	+1 +2 +3 +4 72 Hf 铪 $5d^{2}6s^{2}$ 178.49(2)	0 ±1 +2 +3 +4 +5 73 Ta 钽 $5d^{3}6s^{2}$ 180.94788(2)	0 ±1 ±2 +3 +4 +5 +6 74 W 钨 $5d^{4}6s^{2}$ 183.84(1)	0 ±1 +2 +3 +4 +5 +6 +7 75 Re 铼 $5d^{5}6s^{2}$ 186.207(1)	0 +1 +2 +3 +4 +5 +6 +7 +8 76 Os 锇 $5d^{6}6s^{2}$ 190.23(3)	0 ±1 +2 +3 +4 +5 +6 77 Ir 铱 $5d^{7}6s^{2}$ 192.217(3)	0 +2 +3 +4 +5 +6 78 Pt 铂 $5d^{9}6s^{1}$ 195.084(9)	+1 +2 +3 +5 79 Au 金 $5d^{10}6s^{1}$ 196.966569(5)	+1 +2 +3 80 Hg 汞 $5d^{10}6s^{2}$ 200.592(3)	+1 +3 81 Tl 铊 $6s^{2}6p^{1}$ 204.38	+2 +4 82 Pb 铅 $6s^{2}6p^{2}$ 207.2(1)	−3 +3 +5 83 Bi 铋 $6s^{2}6p^{3}$ 208.98040(1)	−2 +2 +3 +4 +6 84 Po 钋 $6s^{2}6p^{4}$ 208.98243(2)✦	±1 +5 +7 85 At 砹 $6s^{2}6p^{5}$ 209.98715(5)✦	+2 86 Rn 氡 $6s^{2}6p^{6}$ 222.01758(2)✦	P O N M L K
7	+1 87 Fr 钫▴ $7s^{1}$ 223.01974(2)✦	+2 88 Ra 镭 $7s^{2}$ 226.02541(2)✦	89~103 Ac~Lr 锕系	104 Rf 𬬻▴ $6d^{2}7s^{2}$ 267.122(4)✦	105 Db 𬭊▴ $6d^{3}7s^{2}$ 270.131(4)✦	106 Sg 𬭳▴ $6d^{4}7s^{2}$ 269.129(3)✦	107 Bh 𬭛▴ $6d^{5}7s^{2}$ 270.133(2)✦	108 Hs 𬭶▴ $6d^{6}7s^{2}$ 270.134(2)✦	109 Mt 鿏▴ $6d^{7}7s^{2}$ 278.156(5)✦	110 Ds 𫟼▴ 281.165(4)✦	111 Rg 𬬭▴ 281.166(6)✦	112 Cn 鿔▴ 285.177(4)✦	113 Nh 鿭▴ 286.182(5)✦	114 Fl 𫓧▴ 289.190(4)✦	115 Mc 镆▴ 289.194(6)✦	116 Lv 𫟷▴ 293.204(4)✦	117 Ts 鿬▴ 293.208(6)✦	118 Og 鿫▴ 294.214(5)✦	Q P O N M L K

★ 镧系	+3 57 La★ 镧 $5d^{1}6s^{2}$ 138.90547(7)	+2 +3 +4 58 Ce 铈 $4f^{1}5d^{1}6s^{2}$ 140.116(1)	+3 +4 59 Pr 镨 $4f^{3}6s^{2}$ 140.90766(2)	+2 +3 +4 60 Nd 钕 $4f^{4}6s^{2}$ 144.242(3)	+3 61 Pm 钷▴ $4f^{5}6s^{2}$ 144.91276(2)✦	+2 +3 62 Sm 钐 $4f^{6}6s^{2}$ 150.36(2)	+2 +3 63 Eu 铕 $4f^{7}6s^{2}$ 151.964(1)	+3 64 Gd 钆 $4f^{7}5d^{1}6s^{2}$ 157.25(3)	+3 +4 65 Tb 铽 $4f^{9}6s^{2}$ 158.92535(2)	+3 +4 66 Dy 镝 $4f^{10}6s^{2}$ 162.500(1)	+3 67 Ho 钬 $4f^{11}6s^{2}$ 164.93033(2)	+3 68 Er 铒 $4f^{12}6s^{2}$ 167.259(3)	+2 +3 69 Tm 铥 $4f^{13}6s^{2}$ 168.93422(2)	+2 +3 70 Yb 镱 $4f^{14}6s^{2}$ 173.045(10)	+3 71 Lu 镥 $4f^{14}5d^{1}6s^{2}$ 174.9668(1)
★ 锕系	+3 89 Ac★ 锕 $6d^{1}7s^{2}$ 227.02775(2)✦	+3 +4 90 Th 钍 $6d^{2}7s^{2}$ 232.0377(4)	+3 +4 +5 91 Pa 镤 $5f^{2}6d^{1}7s^{2}$ 231.03588(2)	+2 +3 +4 +5 +6 92 U 铀 $5f^{3}6d^{1}7s^{2}$ 238.02891(3)	+3 +4 +5 +6 +7 93 Np 镎 $5f^{4}6d^{1}7s^{2}$ 237.04817(2)✦	+3 +4 +5 +6 +7 94 Pu 钚 $5f^{6}7s^{2}$ 244.06421(4)✦	+2 +3 +4 +5 +6 95 Am 镅▴ $5f^{7}7s^{2}$ 243.06138(2)✦	+3 +4 96 Cm 锔▴ $5f^{7}6d^{1}7s^{2}$ 247.07035(3)✦	+3 +4 97 Bk 锫▴ $5f^{9}7s^{2}$ 247.07031(4)✦	+2 +3 +4 98 Cf 锎▴ $5f^{10}7s^{2}$ 251.07959(3)✦	+2 +3 99 Es 锿▴ $5f^{11}7s^{2}$ 252.0830(3)✦	+2 +3 100 Fm 镄▴ $5f^{12}7s^{2}$ 257.09511(5)✦	+2 +3 101 Md 钔▴ $5f^{13}7s^{2}$ 258.09843(3)✦	+2 +3 102 No 锘▴ $5f^{14}7s^{2}$ 259.1010(7)✦	+3 103 Lr 铹▴ $5f^{14}6d^{1}7s^{2}$ 262.110(2)✦